疾病营养学

第 2 版

何志谦 编著

人民卫生出版社

图书在版编目（CIP）数据

疾病营养学/何志谦编著. —2 版. —北京：
人民卫生出版社，2009.12
ISBN 978-7-117-12055-5

Ⅰ.①疾… Ⅱ.①何… Ⅲ.临床营养-营养学
Ⅳ. R459.3

中国版本图书馆 CIP 数据核字（2009）第 172910 号

| 人卫社官网 | www.pmph.com | 出版物查询，在线购书 |
| 人卫医学网 | www.ipmph.com | 医学考试辅导，医学数据库服务，医学教育资源，大众健康资讯 |

疾 病 营 养 学
第 2 版

主　　编：何志谦
出版发行：人民卫生出版社（中继线 010-59780011）
地　　址：北京市朝阳区潘家园南里 19 号
邮　　编：100021
E - mail：pmph @ pmph.com
购书热线：010-59787592　010-59787584　010-65264830
印　　刷：北京虎彩文化传播有限公司
经　　销：新华书店
开　　本：889×1194　1/16　印张：17
字　　数：535 千字
版　　次：1997 年 9 月第 1 版　2020 年 11 月第 2 版第 13 次印刷
标准书号：ISBN 978-7-117-12055-5/R·12056
定　　价：38.00 元

打击盗版举报电话：010-59787491　E-mail：WQ @ pmph.com
（凡属印装质量问题请与本社市场营销中心联系退换）

第 2 版序

随着医学科学的迅速发展,营养科学在预防和治疗疾病过程中,受到更广泛的关注,并为医疗预防体系中不可少的构成部分。我国人民的疾病结构早已发生明显的改变,例如从传染病到非传染性疾病的转变,使临床工作模式也必然进一步走向人性化与现代化。

用营养的手段进行对疾病的治疗和使患者康复,参与治病救人,需要深入了解疾病中的机体的各种变化过程,特别需要了解患者的实质性的代谢改变,以便对治疗有针对性;并且可以根据病情的改变而调整对策,辩证地面对各种复杂的临床问题。人们已注意到建立医院的营养支持和治疗的体制,这是现代医院的最基本要求,但怎样正确运用和完善这些体制,需要从整体上了解疾病过程中与营养有关的关键性改变,辩证地体察机体、疾病、医疗与预防手段的关系,以及病者机体可能的反应。营养支持在疾病治疗与康复过程中、该怎样从根本上参与对病者的关怀,取得最佳的结果,这是本书所追求的目标,并为这一目的而写的。

这一本书是写给在临床第一线的医师、营养医师和营养师的,并着重从原则和原理上讨论问题,把具体的措施理论化,以避免见树不见林、也避免和同类著作的重复,尤其避免与临床专业书籍的重复,在营养基础理论方面,也不与我编写的《人类营养学》第三版重复,这样可以节省篇幅。在疾病的侧重上,则以与营养物质代谢较明显的病例为主,以便于举一反三,请求读者理解和原谅。

营养对疾病有全方位的作用和影响,但在方式与方法上必须个体化,同一种疾病有时需要不同的营养措施,反之,不同疾病却可以用同一方式与方法,因此,本书各个章节之间是相互渗透的,各章节间实际上不存在先后的关系,而是相互补充的。

本书所收集的材料,一部分是从国外的成果而来的,一切科学的参考材料和论述都是一个发展进程中的认识,应在实践中得出更符合实际的原则和规律。我希望这本书对有志于献身临床医学的人们有所帮助,在这一个领域中,我们迫切需要发展符合我们国情的和病者需要的理论和实践,以便为广大患者和非患者的预防服务。临床营养(Clinical Nutrition)这一名词所指的远不是面对医院病人的营养,对病者进行营养治疗与支持的真实名字是疾病的营养(Nutrition in Diseases),见于欧美的同类书籍和杂志中,故本书的命名与国际接轨。

我衷心感谢医学营养学这一个只有二十多年历史专业的同事们和毕业同学们,以及在这一工作圈内的学者对我的督促,使我下决心在繁忙的环境下写这一版。也感谢营养系已毕业多年的同学们在实践中提出的意见和鼓励,没有这些帮助,这本书是无法针对重点的问题的,特别是对于任何服务对象都应有一个全面的生理与病理的理解,才可能取得实质性的关怀和具有针对性的科学措施。我校门前保留着20世纪20年代留存至今的一副对联,上联写的是"医病医身医心",下联写的是"救人救国救世",我想它所指的是当日孙中山先生的伟大抱负与胸怀、他所倡导的"博爱"中所表达的其中一种伟大理念,时至今日仍然熠熠生辉。

何志谦

2009 年夏于竹丝村

目　录

1 正常人对营养物质的需求

1.1 能量和各类营养素的推荐摄入量

在漫长的进化过程中,人类生存于自身环境,能够适应其环境并进行繁衍,还在一定意义上和环境融为一体,这是一个具有深刻内涵的过程。按照能量守恒定律,人体的能量与其环境进行不断地交换就是一例。作为人类环境之一的食物,在被摄入人体后,就进入不断地分解与合成的运动过程中。各类营养物质在体内处于一个又平衡又不平衡的内稳态(homeostasis)过程。人类必须从食物中取得赖以生存的物质,这些物质可以分为六大类:包括水、蛋白质、脂类、糖类、矿物质、维生素类。如果细分,人体不能合成或合成速度远不能适应需要的营养素类物质,则至今发现的至少可以列出40种以上,其中包括必需氨基酸、必需脂肪酸、矿物质、微量元素、脂溶性及水溶性维生素等。从人体需要角度上来说,这40多种营养素中的每一种都是同样重要的,都是缺一不可的。碘是人体必需的营养素之一,成人每天的需要量仅150μg,然而,碘缺乏可引起人体严重的营养失调,可引发克汀病等疾患。当然,在各种营养素中,有一些人体需要摄入较大的量,有些则不需要;有些可以在体内贮存较多,而一些则贮量有限。此外,在人体的整个生命活动过程和代谢过程中,一些营养素的作用范围较广,例如蛋白质起着较广泛的生理作用,包括各种酶、激素、免疫物质、各种生命活动所需的肽类,以及作为许多营养素的载体,都是蛋白质或与蛋白质有关。但不能说,有蛋白质就有一切,例如如果人体的能量来源没有适当的解决,体内蛋白质就会迅速用于能量而消耗并失去其功能,这主要是说明了各种营养素都在维持人体的生命活动中,各自有它各自的重要性与特定作用,它们互相配合,互相调节,也互相影响。因而人体对各种营养物的需求,也存在一定的比例关系,正是这样,人体需要的是各种营养素构成的物质,理论上称为均衡营养。

在现实生活中,制定各类人群的营养素的推荐量是很有必要的,但这是一个艰巨而需要经年工作才有可能达到的一个目标,中国营养学会于2000年制定了各类人群的营养素推荐摄入量(Recommended Nutrient Intake,RNI)见表1-1～表1-7。因为按照这一推荐量来处理人们的饮食,能够满足各类人群中大多数人(即97%以上)的需要,过去有人称为安全量(safe level)。这些指标是以特定人群在正常活动过程中的需要量(requirement)作为基础的,重要的是,测定这一群人的需要量时,都又是以各个个体的需要量作为根据的,这里就有必要特别指出以下的问题:

(1)群体是由许多个体组成,而个体与个体间是存在着差异的。对营养物质的个体差异来说,个体与个体的差异包括不同个体对营养物质有不同的消化、吸收、代谢和利用;也包括营养物质在体内与其他化学物质有不同的相互关系,体内有不同的贮存与排泄等。

(2)个体与个体间的差异还因为存在着不同的代谢状态、内分泌水平、遗传因素的差异以及生活方式的不同等,引起对营养物质的需要量改变。

(3)某一种营养素的需要量,是在有代表性的一群个体中求出的,因为,他(她)们之间可能每个人的需要量不完全相同,甚至会有较大的差异,已如上述,但我们可以在这一群人体中求得一个平均值。这一平均值不是某一个人的,而是对这一群人的一个概括描述,这一平均数的标准差也界定了个体差异的状况。

表 1-1　中国居民膳食能量推荐摄入量（RNI）

年龄	kcal/d		年龄	kcal/d	
	男	女		男	女
		95(kg/d)	18～		
0～	95(kg/d)	95(kg/d)	轻体力活动	2400	2100
0.5～	95(kg/d)	1050	中体力活动	2700	2300
1～	1100	1150	重体力活动	3200	2700
2～	1200	1300	孕妇		＋200
3～	1350	1400	乳母		＋500
4～	1450	1500	50～		
5～	1600	1600	轻体力活动	2300	1900
6～	1700	1700	中体力活动	2600	2000
7～	1800	1800	重体力活动	3100	2200
8～	1900	1900	60～		
9～	2000	2000	轻体力活动	1900	1800
10～	2100	2200	中体力活动	2200	2000
11～	2400	2400	70～		
14～	2900		轻体力活动	1900	1700
			中体力活动	2100	1900
			80～	1900	1700

（中国营养学会，2000）

表 1-2　中国居民膳食蛋白质推荐摄入量（RNI）

年龄（岁）	RNI(g/d)		年龄（岁）	RNI(g/d)	
	男	女		男	女
0～		1.5～3g(kg/d)	10～	70	65
1～	35	35	11～	75	75
2～	40	40	14～	85	80
3～	45	45	18～		
4～	50	50	轻体力活动	75	65
5～	55	55	中体力活动	80	70
6～	55	55	重体力活动	90	80
7～	60	60	孕妇		
8～	65	65	第一孕期		＋5
			第二孕期		＋15
			第三孕期		＋20
			乳母		＋20
			60～	75	65

表1-3 中国居民膳食脂肪适宜摄入量（脂肪在总热量中的比例％）

年龄（岁）	脂肪	饱和脂肪酸	单不饱和脂肪酸	多不饱和脂肪酸	N6∶N3	胆固醇（mg）
0～	45～50				4∶1	
0.5～	35～40				4∶1	
2～	30～35				4～6∶1	
7～	25～30				4～6∶1	
13～	25～30	<10	8	10	4～6∶1	
18～	20～30	<10	10	10	4～6∶1	<300
60～	20～30	6～8	10	8～10	4∶1	<300

表1-4 中国居民膳食钾、钠、镁的参考摄入量（mg/d）

年龄/岁	钾	钠	镁
0～	500	200	30
0.5～	700	500	70
1～	1000	650	100
4～	1500	900	150
7～	1500	1000	250
11～	1500	1200	350
14～	2000	1800	350
18～	2000	2000	350
孕妇、乳母	2500	2200	450

（中国营养学会，2000）

表1-5 中国居民铁的适宜摄入量（mg/d）

年龄（岁）	适宜摄入量	
	男	女
0～	0.3	
0.5～	10	
1～	12	
4～	12	
11～	16	18
14～	20	25
18～	15	20
50～	15	20
孕妇		
4～6月		25
7～9月		35
乳母		25

表 1-6　中国居民维生素推荐摄入量(RNI)　(mg/d)

年龄(岁)	视黄醇当量(IU)	维生素 D	硫氨酸	核黄素	尼克酸	叶酸(μg)	维生素 C
0～	400	10	0.2	0.4	2	65	40
0.5～	400	10	0.3	0.5	3	85	50
1～	500	19	0.6	0.6	6	150	60
4～	600	10	0.7	0.7	7	200	70
7～	700	10	0.9	1.0	9	200	80
11～	700	5	1.2	1.2	12	200	70
14～							
男	800	5	1.5	1.5	15	400	100
女	700	5	1.2	1.2	12	400	100
18～							
男	800	5	1.4	1.4	14	400	100
女	700	5	1.3	1.2	13	400	100
50～							
男	800	10	1.4	1.4	14	400	100
女	700	10	1.3	1.2	13	400	100
孕妇							
初期	800						
中晚期	900	10	1.5	1.7	15	600	130
乳母	1200	10	1.5	1.7	15	500	130

表 1-7　中国居民维生素的适宜摄入量

年龄(岁)	维生素 E(mg)	维生素 B_6(mg)	维生素 B_{12}(μg)	泛酸(mg)	生物素(μg)
0～	3	0.1	0.4	1.7	5
0.5～	3	0.3	0.5	1.8	6
1～	4	0.5	0.9	2.0	8
4～	5	0.6	1.2	3.0	12
7～	7	0.7	1.2	4.0	16
11～	10	0.9	1.8	5.0	20
14～	14	1.1	2.4	5.0	25
18～	14	1.2	2.4	5.0	30
50～	14	1.5	2.4	5.0	30
孕妇	14	1.9	2.6	6.0	30
乳母	14	1.9	2.8	7.0	35

(4)推荐摄入量是对一个特定年龄、性别的群体而言的,由于存在着个体差异,故除了热能外,不能用需要的平均值作为推荐的量,而应该考虑到这一数量能够照顾到人群 95% 以上的个体都满足其需要,例如蛋白质的推荐量是以在一个群体观察到的需要量的平均值加上两个标准差值而制定的(图 1-1),这一个数量可满足群体 95% 以上的人群需求,以这一个量提供给一个群体,发生营养不足的几率是接近于零的(图 1-2)。值得注意的是,这一量值对常态分布曲线左边的人群来说,是相当充裕,或是过于充裕的。但是这一量值对于所针对的所有人来说是安全的,亦即最为恰当的数量。

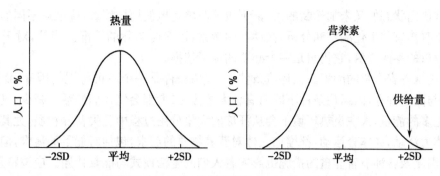

图 1-1 热量供给平均值,营养素供给在距平均值两个标准差处

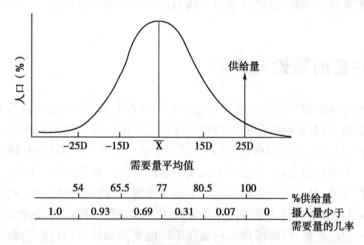

图 1-2 营养需要量的分布与几率

（5）应该明确的是推荐量所指的是营养素,例如蛋白质或维生素,但提供给人体的都是食物。而特定的营养素却又是多种多样的,特别是这种特定的营养素在人的生物利用率（bioavailability）,例如 β-胡萝卜素是维生素 A 的前体,但是 β-胡萝卜素最终将转化为维生素 A 的量可能有多少,是必须考虑的。又如食物中的铁,在畜肉中吸收率相对较高,在植物性食物诸如谷物中的吸收率仅在 5% 上下,因而推荐量会随着人们常用食物的利用率下降而增加其数值。

（6）一些营养素目前仍难以制定出其安全量,这主要是因为有效的资料不够充分。一些营养素有它的高限材料,超出这个高限水平则具有毒性,例如维生素 A、维生素 D。随着研究工作的发展,将会对推荐摄入量不断地进行调整和增补。

必须指出的是:摄入的营养物质不是越多越好。除了作为医学上的药用以外,过高的某种营养素会干扰其他营养素的吸收与利用,造成不均衡。水和食盐都被人们认为是无毒的,但其实过量时完全可以导致水中毒和高钠中毒。即使是不会导致急性中毒的高钠膳食,但它超过人体的需要并没有好处,而且长期过量摄入可以变成为致病因素,引起高血压病。

（7）在各种不同年龄的群体中,最值得关注的是婴幼儿与老人。婴儿在出生后一年中,体重增加两倍,他（她）们的营养素需求量是基于生长发育正常婴儿的母乳的供给,估计从出生到 6 个月龄的婴儿每日摄入 800ml 的母乳,而在 6 个月以后,母乳的供应量不会增加,故补充断奶过渡期的食物是必要的。60 岁以上一般属于老年,有的学者主张将老龄的岁数推后,也有的学者认为可以从 70 岁开始列为老年。但无论如何,老年人是人群中个体差异最大的一群人,因为随着生活实践,人与人的机遇不同,机体状态和疾病的经历不同,人的生理年龄也是不会相同的,但是随着年龄的增长,人体对营养物质的需求在改变之中,这是必须根据实际情况来加以考察的。

（8）将营养素推荐摄入量用于个体,是需要特别加以小心的。因为推荐量是根据一个群体而制定的,是针对群体的。直接把这一个量应用于一个个体时,有可能发生明显的误差。对于某一个对象,他的需要量是在平均值的上面或是下面,亦即常态分布曲线的左边或是右边都有可能。至于患有某种疾病的患者,特别是存在异常代谢状态但又未加诊断的人,都不应该简单化地使用推荐量,应该对不同的个体作深入的调查、了解,必要时作有关生化测定和分析,在动态中考察,以符合实际的情况。当然,对于个体对象也不能完全否定推荐量的参照价值,它仍然是一个必要的参考依据。

(9)影响使用推荐安全量的因素。在环境条件中,气象条件是一个不可忽视的因素,我国幅员横跨热带与寒带,高热与高寒并存,因居住条件不同而有较大差异,二者都会使人们的活动减少。但相对来说,寒冷会消耗人体更多的能量,人在炎热环境下会从汗液的大量分泌过程中丢失营养物质,尤其是电解质。强的甚或极强的体力活动,如体育运动,都增加人体对营养物质的需求,包括对能量的需求,但在现代生活条件下,调节居室温度及各种节省能量的措施也影响着人们的生活模式与能量代谢。应该特别指出的是:疾病是一个影响人体营养素需要很重要的因素,人体可以因为疾病而产生异常的代谢状态。人体因为疾病可需要比推荐量更多的某种营养素,也可以因为疾病而调节某些营养素的摄入。这一问题将在下面章节中论及。

1.2 均衡膳食的理论与实际

除了初生至 6 个月之内的婴儿用母乳喂养可以取得均衡的膳食外,可以说没有哪一种单一的食物能称得上是人类的均衡食物,只有互相匹配的多种食物才可以构成实际生活中的均衡的膳食(well-balanced diet)。应该说,均衡膳食是人类理想的膳食,也是营养科学的一个重要而长远的目标。

均衡膳食不仅是一个理论概念,而且是一个现实追求的目标。总的来说,理论上要求人的膳食既能满足生理和心理上的进食欲望,又能满足生理和心理上的物质需要,这样的满足在一个漫长的生命过程中是最有裨益而无危害的,同时也最有利于维持人体最佳的生理和心理状态,因而这些均衡膳食又是健康和长寿的膳食。随着营养科学的发展,均衡膳食的内涵在不断地充实和发展,目前,均衡膳食至少包括下列 11 个方面的特点:

(1)在一定时间内的膳食所提供的能量能够满足不同性别、年龄、季节、工种、不同环境条件和生长发育阶段等的能量消耗的需要,既不会因能量过低而干扰生理功能和生命活动能力,又不会因能量过剩而引起体能的异常堆积,严重时还引起肥胖症及其继发疾病。

(2)机体所需要的六大类 40 多种营养素在一个动态过程中被机体吸收、利用,使机体的各种组织都能达到正常的作用浓度,既不会因为膳食摄入的不足引起匮乏,也不会因为过多摄入而引起机体的严重超载而干扰物质代谢。

(3)营养素之间彼此相对地匹配。机体对不同营养物质的需求量大相径庭,有的微量营养素(micronutrients,包括各种维生素与各种微量元素)几微克就足以达到生理需要。各类营养素之间存在一定范围的配比关系,超出这个范围就会发生相互干预或干扰,甚至发生无用的循环,造成不必要的分解与合成代谢。这一点在热量供给上最为常见。例如,碳水化合物、脂肪、蛋白质之间各有一定的配比关系,任何一种比例过高都是无益甚至是有害的。其他营养素也不例外,钙、磷、铁、镁、锌、锰、硒等二价阳离子之间的比例如果不相匹配,就会发生相互干扰。另外,营养物质中主要的两大类营养素,一大类为碳水化合物、脂肪和蛋白质等机体的构成物质,另一大类为矿物质、维生素类,后者能够配合前者发挥协同代谢的作用,两者之间如不能匹配得当,就会在使用和运转上出现代谢的异常状态。

(4)同一类营养物质的不同种类在结构上也备有不同的构成部分,例如,不同蛋白质就由不同的氨基酸序列构成,不同脂类也由不同的脂肪酸构成,不同碳水化合物也由不同的多糖、双糖、单糖等构成。对于人体摄入的食物来说,其构成部分在理论上最好与机体所需要的相一致。膳食中蛋白质之间的互补作用的实质就是使蛋白质所提供的不同氨基酸达到与机体的实际需求均衡,从而获得最佳的效价。

(5)水是蛋白质、脂肪、碳水化合物、维生素和矿物质之外的另一类营养素,其地位的重要性实际上居于六种营养物质之首。它在其余五大类营养物质的体内代谢中必不可少,一旦水代谢失调,机体的其他主要代谢环节就都不能正常运行。然而,在一般情况下水极易得到,故其重要性往往被人们忽视。水的需要量随环境条件、膳食及活动条件的不同而异,不过,一般成人每天约需要 2L 水,其中包括了食物中、代谢中产生的水。水的平衡与电解质的平衡是并行的,这些平衡一旦严重失调将会使代谢过程紊乱甚至危及生命。

(6)与体内电解质平衡密切相关的是因膳食构成不同所引起的代谢终产物的酸碱度不同,即酸性、碱性和中性。从这个意义上说,食物还可以分为两大类,即酸性食物和碱性食物,人体有巨大的力量调节这种平衡,但如果二者相对平衡,其代谢产物就不致引起体内缓冲系统的负荷。因此,合理的均衡膳食应该是有利于机体酸碱平衡的。

(7)合理的膳食构成还包括非营养性物质的作用。食物中除营养素之外,也含有非营养物质,例如水果中的单宁酸、植酸等。另外,食物中所含的某种物质可以使机体产生不同反应,即有关中国古代医学所认为的,不同食物在进食后机体会有凉、热、温等的反应,这是我国古代医学实践观察出来的,传说中的神农尝百草,实质是人们在饮食实践中找寻人们所需的各类食物,而且体验出不同食物进食后的机体反应性。果胶是食物中一种有用的膳食纤维,但过多摄入果胶会引起腹泻。相反,单宁酸的过多摄入会引起便秘。因此,膳食构成还要考虑到这些因素。对病者来说,药物对食物的作用也是必须考虑的。

(8)处于生长发育条件下的儿童、青春期少年,他们的代谢处于正平衡状态,而不仅仅是达到一般情况下的均衡。对于体内正在孕育新生命的怀孕妇女,对于母体内要合成许多全价营养物质的哺乳期妇女,她们的营养需要也处于正平衡状态。病愈康复中的病者,体内需要合成新的组织,组织的重建和修复又是另一种类型的正平衡状态,即相对于正常条件下,氮的摄入要稍大于氮的排出,使之处于氮的正平衡状态。但即便是这种状态仍然可以称之为均衡状态。

(9)除消化、吸收和利用之外,人和食物之间还存在着一种反应关系,即人类机体对食物有一定适应、调节和反应能力。例如,食物中存在毒素时,机体会出现呕吐或腹泻,以排除毒物。如果人体所摄入的食物处于适应状态(这包括良好的消化和运转),食物中适量的膳食纤维与其他营养物质匹配,进食时感觉舒畅,同时又不会引起消化不良、过敏反应及不耐受(intolerance)等,亦即不会导致机体异常的感觉和反应。这往往是膳食均衡中易被忽视的方面。细菌污染和食物中毒等不列入这一范畴内,但必须避免。

(10)理论上,均衡的食物还应包括人对食物的心理均衡状态,即人在食物面前的心境状态。人是不是知足、欣赏和享受他所进食的食物,还是仅仅为了饱腹和活命而进食,这是个不同的概念。有的人认为好的食物一定是高脂高动物蛋白;有的人则认为青菜白饭已是人生的一种享受;有的人强调一切为了口味,也有人崇尚天然食物的味感;有的人要挥金如土才能达到心理平衡;而有些人则津津有味地欣赏着清淡合理的膳食,并认为这也是一种高雅文明的情操。进食的心理均衡将是一个恒久的话题,也是营养科学的一个重要课题。

(11)因人与人之间存在着个体差异而使均衡食物在不同个体间是不一样的、相对的,但对于一个群体来说则往往存在一种常态的分布。

中国古代医学的饮食观点是中国灿烂文化的一个组成部分,有的至今仍闪烁着光辉。两千年前的经典著作《黄帝内经》就提出了:"药毒攻邪,五谷为养,五果为助,五畜为益,五菜为充,气味合而服之,以补精益气。"这一论述实际上概括地指明了合理的膳食构成、主次比例,同时也点明了合理的食物构成就是对人体进补,亦说明"补,不是用药物而是用食物",这一观点至今仍然是正确的。古代儒家对饮食也有许多规范,强调"养体"和"养志"的不同范畴,应该说这是人类最早的膳食均衡概念之一。对此,有待于我们进一步研究和发扬。

最终实现均衡膳食的目标是在人们的日常生活和实践中达到的。所谓均衡是一个过程中的概念,是在动态的实际生活中表达的。例如,强劳动负荷的当天不一定摄入与消耗相应的能量,而在休息后的次日则胃口大增,摄入量大于休息前的体力消耗,这二者可以最终在数天或一段时间得以均衡。体内可以贮存一些营养物质,贮存量有多有少,期限也长短不一,例如机体对糖的贮备限度就很小,相反却能够贮存很多脂肪;维生素A的贮存量可满足长达一年的需要,而维生素C仅够短时间内机体的需要,因此,在实际生活中,贮存期短的营养素不能长时间缺乏。对于那些营养缺乏病的对象,他们体内营养物质不仅可能已经耗尽(也就是存在着负平衡),而且将会影响健康甚至危及生命。

有一些膳食指导者要求人们每一顿饭都达到一切营养物质均衡,这恐怕只有那些用母乳喂养的婴儿在摄入充足母乳的条件下才可以达到。那些要求人们每顿饭或每天所有营养素都要均衡的人,只能是把合理营养的宣传教育推入失败的陷阱。因为,这在现实生活中是很难做到,也没有必要做到的。实际上,有些营养素可以较大量地贮存并维持一定时间,例如维生素 A、维生素 B_{12},但另一些维生素在体内的存量有限而代谢较快,例如硫胺素,如果在膳食中后一类营养素明显地缺乏,就可能在几周内出现缺乏症状。因而,为了切合生活实际,均衡的膳食可以用"周"作为时间单位进行动态的衡量与估量,当然,每日膳食中应力求合理和处于均衡状态,无疑是正确而应努力去追求和坚持的。

为指导人们合理膳食的实践,营养师及营养医生把食物类型作了分类,亦即将营养素在食物中量化,用分类的食物指导人们进食,这是一个有效的并易被人们接受的饮食导向。但是,无论怎样分类都有局限性,这是因为人类所能取得的食物数以千计,制作方式也千差万别,人们的饮食习惯也有差别。但是,用分类的食物指导人们尽可能地把各类食物列入每日食谱仍然是目前的最优选择。我国一些学者将食物粗分为:谷类、肉类、奶类、豆类、果蔬类及油脂类,这一分类反映了我国的国情,将豆类及其制品列为一大类,这是恰当的,也是我们与别国不同的。但分类是概略的,食物种类繁多,具体应用时应加以注意,处理得当就可以避免分类上的局限性。果蔬类被营养学者称为保护性食物,这是从水溶性维生素、胡萝卜素、电解质及膳食纤维以及抗氧化因素等诸方面考虑的。此外,这一大类食物中绝大多数在体内生成碱性代谢物,这一点也是其被称为保护性食物的原因。但国内外饮食习惯有所不同,西方的蔬菜以生食为主,故与水果有更多相似之处,而我国则以熟食为主。这两种进食习惯有其产生的历史背景,所产生的实际效果不完全一致,相比之下,我国人民用油锅急火快炒蔬菜或用沸水焯菜等进食方法,在特定的耕作条件下应该说是合理的。

应该指出的是,均衡膳食的前提是无毒、无害,合乎卫生要求,这是毋庸置疑的。

1.3　人体对食物摄入的调节

在正常的条件下,人体每日摄入的食物处于相对地稳定状态,并接近于当时的能量消耗,这提示人体对食物的摄入有粗略的调节能力,但在一定的情况下,人体摄入的食物与其实际需要并不一定均衡,这是一个比较复杂的过程,必须加以注意。

1.3.1　情绪对摄食的影响

因情绪而影响摄食过程已是司空见惯的事,人的欣快情绪或是使食欲加大,或是废寝忘食,但仍以增大摄入量居多。沮丧、忧伤和愤怒,往往抑制食欲,这是机体在情绪的作用下大脑皮质影响神经体液诸因素的结果。应该指出的是,疾病从两个方面影响人对食物的摄入:其一是疾病随着其程序的加剧又可以使人的情绪改变深刻化;其二是疾病本身可以引起病体代谢上的改变,甚至感觉上的改变。例如重症的癌症病者的味觉发生变化,苦味的阈值下降,而甜味的阈值升高,并有厌食的倾向。情绪的异常及发展,可以出现精神性厌食(anorexia nervosa),这已经进入了一种危险的疾病状态。但在开始时往往仅是一种矛盾的摄食心理所引起的混乱,多见于盲目减肥的青春期少年,尤以女性。成年人,在认知的情况下,可以理智地调节自己的饮食而乐在其中,能够保持均衡的心态与体态,这是人类文明的一种表现。

1.3.2　食物摄入的神经体液因素

成年人在正常状态下体重的相对稳定,是人体存在调节的一种表现。当持续的体力负荷增加,摄食量会相应增加,包括日常生活中的气温骤降以致体能的消耗增大。可见机体调节摄入食物的动机之一是维持能量的均衡,但是人体能量的正常来源为三种产热营养素即碳水化合物、脂肪与蛋白质(只是偶然的代替物为酒精)。分述如下:

(1)葡萄糖:因为葡萄糖可以在细胞中迅速转化为能量(转变为三磷酸腺苷),并形成二氧化碳及水,虽然不是所有细胞的能都由葡萄糖提供,但是大脑尤以摄食调节中枢需要葡萄糖,故可以理解血糖下降对人体神经中枢是一个敏感信号。动物实验(鼠)表明,在开始摄食时血糖下降7%,随着摄食而回升。这反映血糖是一种摄食活动的讯号。当然,血糖下降不一定激发进食,例如在注入胰岛素的动物中静脉注入不能通过血脑屏障的果糖,并不激发摄食。这说明胰岛素本身就能发生作用,而不一定只有低血糖才发生作用。胰岛素的作用还包括促使血浆中游离脂肪酸的下降；也包括酮体、氨基酸的下降。而这三类物质可以直接或间接给大脑以信号。相反，高血糖并不一定抑制摄食，在动物实验中，灌注葡萄糖达到 20％～30％的浓度，并不一定引起鼠的摄食改变。因此，推论大脑细胞的葡萄糖利用程度与摄食的关系较大，而周围组织细胞对葡萄糖的需求不一定起重要的作用。一些作者认为，是由于肝脏对葡萄糖的利用程度影响葡萄糖受体，这些受体通过迷走神经给大脑以信号，这一推论是用 α-去氧-右旋-葡萄糖灌注来阻断肝对葡萄糖的利用，取得阻断结果而加以证实的。总之，血浆葡萄糖浓度对人的摄食活动有一定的影响，其中与摄食中枢细胞、肝脏的葡萄糖受体，以及迷走神经的传递信号关系较为主要。

　　(2)脂类：因为体脂是人体能量的贮存库，而过量的能量摄入可以造成人体的脂肪堆积，继而发生肥胖症。机体的脂肪代谢是与食物摄入量的波动同步的。这与下丘脑腹侧中部，亦称"饱满感"中枢有关。动物实验在刺激这一部位时增加了脂肪的分解，故抑制了动物的摄食冲动。脂肪代谢的产物，包括游离脂肪酸、甘油、甘油三酯及酮体等，都随着机体的摄食与饥饿状态的改变而变动，当胰岛素从胰腺释放时，上述代谢产物的浓度就下降。很可能机体脂肪的存贮与动员本身是对大脑的一种信号。已知脂肪组织内的脂蛋白脂酶与摄食活动相关，例如卵巢切除后，脂蛋白脂酶的活性下降，此时脂肪的贮存也下降而摄食活动也下降。总的来说，脂肪的存贮在一定程度上影响人的摄食活动，但机制仍有待深入阐明。

　　(3)氨基酸：氨基酸可以作为能量而被利用，但这种能量不经济，它们的主要作用是在蛋白质方面。含合成代谢调节物质的基质也是一种重要的作用，其中包括肌酐、肉碱(carnitine)、嘌呤、嘧啶及多种神经传递介质，因而氨基酸代谢与食欲的关系比糖与脂肪都较为清楚。

　　早在 20 世纪 50 年代 Mellinkoff 已观察到血浆氨基酸状况能影响饮食行为，首先是人体血液的氨基酸浓度与食欲成反比例，推论大脑对氨基酸的浓度有很敏感的反应，这一论点构成饮食的氨基酸静力学说(amino static theory)。以后的研究观察到在过高蛋白质的不均衡膳食能抑制摄食的现象，同时看到高蛋白不均衡膳食使血浆及大脑的氨基酸模式发生改变，例如高蛋白膳食明显地提高血浆中支链氨基酸的浓度，这类氨基酸却又与食欲有明显关系。因为支链氨基酸可以直接影响大脑中的游离氨基酸水平的升高，也可以间接地阻断存于大脑中比例较大的中性氨基酸的吸收。一部分氨基酸是神经传递介质的前体，如这些介质作用于机体摄食调节时，这一类氨基酸的浓度就会影响人们的摄食行为。例如，在人体的观察，以混合四种氨基酸，即苯丙氨酸、缬氨酸、蛋氨酸及色氨酸的混合物在午饭前半小时给予肥胖的对象，可使其摄食量比平时减少 23.5％，单独以一定量的色氨酸给予正常体重的年轻两性对象，也有同样的效果，这与色氨酸是 5-羟色胺的前体有关。

　　色氨酸是一种必需氨基酸，当摄入蛋白质的量大时，或是体内蛋白质分解时在血中升高，它通过在氨基酸中分量比例较大的中性氨基酸通过血脑屏障。中性氨基酸包括色氨酸、酪氨酸、苯丙氨酸、缬氨酸、异亮氨酸及蛋氨酸。因为机体细胞对氨基酸的汲取存在着竞争，大脑对摄食的影响对氨基酸来说，不是单纯地由于色氨酸浓度一项，问题是，色氨酸总是在食物及血浆中的浓度比例较低。人进食蛋白质时，主要增加的是中性氨基酸，此时色氨酸占的比例较低，亦即色氨酸/中性氨基酸的比值较小，大脑对色氨酸的吸收也较少。相反，摄入比例大的碳水化合物膳食时，引起胰岛素的升高，这一升高使体内各种组织细胞都吸取氨基酸作为原料利用，但胰岛素作用于色氨酸的能力相对的小，色氨酸可通过游离状态或是由清蛋白携带而进入大脑。胰岛素还降低血浆的游离脂肪酸水平，因而清蛋白对它的携带也少了，而色氨酸被携带的机会就多了，在这种情况下，色氨酸占了较大的优势，因而进食大量的蛋白质使大脑的 5-羟色胺下降，而摄入大量的碳水化合物可以使脑内的 5-羟色胺及其前体色氨酸增高。一些观察提示，动物摄入大量的蛋白质膳食后，下一顿就选择高碳水化合物的膳食，相反亦然。可以认为，蛋白质与糖类之间的关系，尤以人对这两类食物的选择，存在着上述的影响因素，摄入产热营养素可以影响机体激素的释放水平，它激发神经冲动而激活迷走神经的接受器，从而使冲动传入大脑，受体也可以产生发向大脑的信号从而影响人的摄食活动，尤其影响人的"胃口"。目前，这一领域还在深入研究中，但可以说，不同的食物是能影响人体的摄食行为的。

1.3.3　食物化学物质对感官的作用

　　大脑是从食物而来的各种信号的组织者与综合者，首先的信号是人对食物的认知，即对食物的视觉、嗅觉，以及对食物的欲望。从大脑的交感神经发出信号，刺激产生饥饿的感觉，引发食欲，结果是促使机体接纳食物的系统处于活动状态。例如唾液开始流动，胃液开始分泌，有关激素的活动增加，一系列感官上的刺激，加上后消化期和后吸收期对食物的反应，使人产生了饱腹感，这些因素的集合，产生了人对一顿饭的终止意识，并且预感到下一顿饭什么时候吃，饭的搭配和量的多少，最终大脑在短期内，处理一顿饭与另一顿饭之间的关系，走向一个均衡营养的长期目标，包括营养物质与热能的利用、输出与贮备等。

（1）感官信号：食物的感官质量，包括味道、气味、质感及外观等，是对摄食行为强有力的决定因素。人类的天性使在生命一开始就有味觉的选择，对甜味特别喜爱，对苦味及酸味特别抗拒，对咸味则是中性的。但味道的选择可以因为经验而改变，因而可以增加或减少对食物的摄入。例如，孩子的食物选择较强地受父母及社会环境的影响。因而，对食物的反应不仅受生物学的影响，还受社会各种媒体、各种交流因素的影响，而个体差异会很大，其接受程度也有差异。

食物的感官性状不仅影响消费，而且影响满足感、消费量的多少和在一顿饭中对食物的选择。但是，人对食物的满足和愉快感，在饿时比饱时大。如果人认为所选择的食物是一种享受，那么感官的作用就会减低。有的人认为燕窝是贵重的补品，其实流传下来的信赖因素远大于有什么作用。实际上燕窝在感官上没有给人们有什么好的感觉，却是花了一笔费用，有的人会感到某种满足。个人根据喜好而自由选择，有时收到的是心理的效果，但这种效果也应该得到尊重。此外，在正常的情况下，人们喜欢吃新奇的、各种各样的食物，也许这一种模糊的倾向性是引导人体取得各种必需营养物质的一种动机，有时也会导致对人体的伤害。其中沿海国家或地区的人，会有拼死食河豚的做法就是一例。

（2）吸收前期信号：随着摄入食物、消化食物，胃的活动增强及容量扩大，这一种前吸收期的信号是由大脑通过迷走神经传出的，已证明胃肠道存在机械性受体、渗透压受体以及化学性受体。葡萄糖、氨基酸及脂肪同时也提示胃肠道激素的释放，有多种激素是抑制摄食的，其中包括肠促胰酶肽、韩蛙皮素（bombesin）、胃泌素、胰泌素、高血糖素、胰岛素、生长激素抑制素、神经紧张素（neurotensin），β-物质及胰多肽。

在肠道的激素中，胆囊收缩素（cholecystokinin，CCK）是在被研究的许多因素中，最能调节饮食的一种激素。静脉注射CCK可引起人和动物的饱腹感，它是在小肠通过脂肪酸及原有的蛋白而释放的，其作用快并使摄食时间缩短。激素的活动又取决于迷走神经的活动，尤以从胃出来的传入神经分支。在动物实验中，如果迷走神经的这一分支切断，就算从静脉注射CCK，也不会停止摄食活动。但是否CCK是唯一作用于这种活动，仍未最后肯定。

（3）后吸收期信号：当食物被消化吸收、进入门静脉、到达肝脏后，通过迷走神经又传回信号到大脑。例如葡萄糖经过门静脉进入肝后，这一过程就可以引起机体摄食行为的改变。

营养素在血浆中的波动也给大脑以有用的信号以监测体内的动态。因为营养物质的波动引起许多血脑屏障运载系统的活性的改变，神经元的感受器接受营养物质的多种信号，包括与受体直接相互反应而使信号改变，也反映营养物质被利用程度，或能量的产生多少，或通过神经传递介质的前体的活动等，在总体上，脑的这种活动作用于调节和维持营养物质在体内的内稳态（homeostasis）。

经典的摄食行为学说认为，下丘脑的侧叶首先提出各种信号，而食欲调节是对这个信号的抑制，但是内源性或是外源性的类鸦片样多肽却是刺激进食的，估计应激引起的摄食会刺激鸦片样物质的释放。故有一种理论认为，肥胖病一部分是因为内源性鸦片样多肽的自动释放所引起的，这一观点尚待证明。摄食行为由许多信号引起，而且不止一种信号，因此多种信号作用的观点，是比较合理的。

1.3.4　大脑对产热营养素的调节

下丘脑对选择产热营养素有一定的调节作用。在动物实验中，下丘脑腹侧正中的损害及在下丘脑中部的切口都可以引起暴食症。在动物实验中，如果将食物分开为蛋白质、碳水化合物和脂肪，下丘脑腹侧损害的动物就选择碳水化合物，原因是因为出现高胰岛素血症；如果动物下丘脑腹侧周围损害，并不引起高胰岛素血症，也仍然增加对碳水化合物的食欲，这很可能是由于下丘脑本身的作用正是调节碳水化合物的摄入。

影响食物选择的已知神经传递介质，包括5-羟色胺（5-hydroxytryptamine，5-HT）、去甲肾上腺素、鸦片类物质。5-羟色胺能的系统，已知是抑制性的。大脑的5-HT合成取决于其前体，即色氨酸的有效性。

因为从色氨酸转变为5-HT的酶是限速的，而脑中的色氨酸浓度，并不容易达到稳定的高水平，以满足合成，故能否影响血浆的色氨酸浓度很重要，加之，大脑色氨酸的浓度是能左右蛋白质或是碳水化合物这两个相对食物选择的。

当食入蛋白质的量很大时，大量的中性氨基酸产生，包括色氨酸、酪氨酸、苯丙氨酸、缬氨酸、异亮氨酸及蛋氨酸。因为氨基酸之间有竞争，因此大脑的色氨酸含量不取决于食物的色氨酸含量。所有蛋白中的色氨酸都是比较少的，大量的蛋白质摄入，使色氨酸与中性氨基酸的比值降低，大脑得到的色氨酸相对少了。相反，含大量碳水化合物的食物，却增加了色氨酸与中性氨基酸的比值。这是因为碳水化合物引起胰岛素的分泌，此时所有氨基酸都被组织吸收，而胰岛素对色氨酸作用却很小，色氨酸就大量被清蛋白携带或游离在血流，因为胰岛素也使游离的脂肪酸在血浆中的浓度减少，因而与清蛋白结合少了，故清蛋白带色氨酸多了，进入脑的毛细血管也多，因此，碳水化合物的摄入，最后使脑中的色氨酸升高，亦即5-HT在脑中增加。

在动物中观察，一顿高蛋白质膳食，在下一顿往往为高碳水化合物，相反亦然。可以用5-HT来解释这个过程，上面已提及。

除5-HT之外，去甲肾上腺素对实验动物的使用也使其选择碳水化合物食物。相反，苯丙胺（亦称安非他明）是中枢性儿茶酚能的拮抗物，能使摄食量下降，对蛋白质的摄入影响较大，估计与酪氨酸的摄入有关。鸦片样物质亦影响对食物的选择，吗啡的使用，使动物选择脂肪性食物，而使用吗啡的对抗物，例如naloxone，可以减少对脂肪的选择。

当然，上述的理论，主要是从生物学及生物化学上去看的，人对食物的调节不仅有生物学的原因，也有心理学及其他原因。因为宗教的信条，人们不吃某种食物，甚至厌恶某种认为不洁或是不该吃的食物，这是无法单独用生物学的方法去解释的，而且在生活中单纯摄食碳水化合物和单纯蛋白质食物是偶然的。对于人们的摄食行为存在着物质因素、体液因素，实验性观察是有启发意义的，也对临床的应用有启发性和实际意义。

1.4 膳食因素对营养素的吸收与代谢的影响

在治疗胃肠道疾病时，人们都很关注改善其对营养素的吸收功能，例如短肠综合征、放射治疗后的肠道异常、胃切除术后等，对有的疾病的治疗则相反，是设法降低病人对营养物质的吸收，或改变其吸收速度，例如糖尿病、高脂血症、肥胖病等都可以考虑采用这种方法，诸如使用高膳食纤维、酶抑制剂以及非吸收性的代用品等。

在吸收营养物质过程中，不同肠段亦有不同的特性。包括不同肠段的内分泌特性，例如，当碳水化合物在小肠的近端吸收时，有更多的胃抑制性多肽排出；而在远端吸收时，则有更多的高血糖素分泌。

食物影响吸收，不仅受其内含的营养素特性影响，也受营养物质相互反应的影响，包括与非吸收性物质的影响，如膳食纤维、抗营养物质等的影响，这一点前面已提及。我国两千年前在医学上已注意到食物的这种特性。食物的这种特性形成了各自的状态，并且人体与食物之间具有的反应性和效应，有时可以影响肠道的状态，甚至结构。

1.4.1 产热营养素及膳食纤维

蛋白质、糖、脂肪被称为三大产热营养素。它们在食物中，以及在混合膳食中与膳食纤维的关系，是很值得注意的。膳食纤维可以说是食物中的非吸收性物质，可是这类物质对于人类胃肠道的正常运转都有重要的作用。

（1）碳水化合物：碳水化合物中有多糖、双糖与单糖等不同结构的同类物质，过去一般认为双糖，例如蔗糖的吸收，会比淀粉要快，故血糖升高也快，但近年的很多实验证明，并非如此。用淀粉的溶液（包括仅有5个葡萄糖单位的聚合物的食物）在人体中观察说明，血液的胰岛素的升高是与双糖一致的，这就提出一个问题，即我们有必要了解更多人体与食物之间的反应。

1）淀粉：淀粉在肠道的水解并不是一个限速的过程，尽管病人有慢性胰腺炎，胰液的排出不足，但与正常人比较,水解淀粉的能力却是一样的。这一研究是以 50g 的淀粉作为负荷做的,但这并不意味着人体消化复杂的化合物不重要,也并不意味着所有食物在构成上的差异不影响消化过程。

如果直链淀粉(1～4 连接)与支链淀粉(1～6 连接)的比例不同,可以看到消化过程是不同的。因为 α-淀粉酶对 1～6 连接的支链并不具有酶解的良好效率,故产生有限的 α-限制糊精,因而消化过程在速度上减慢,但是目前知道在肠绒毛刷状缘上的 α-糖苷酶是非常有效率的,对于它的作用底物,不管是葡萄糖、麦芽糖,还是 α-限制糊精都一样分解得很快,而且毫无区别。有一些报道还认为糖分子的链长度大至 10 个葡萄糖单位反而吸收得更快,部分原因是因为这种聚合体有降低渗透压的作用,因而能增加效率。

无论怎样,直链淀粉与支链淀粉还是有一定的差别,原因是由于直链淀粉的氢键的结构比较紧密,故在物理上较难受到淀粉酶的作用,而支链淀粉的结构相对开放,易于受到酶的作用。就这一意义来说,在动物实验(鼠)中,鲜豆的淀粉(含直链较多)比玉米的淀粉(支链较多)消化为慢,水解的速度也较慢。因此,不同类食物的淀粉会有不同的结构。在体外实验的整粒豆(含 30％～40％直链淀粉)引起的葡萄糖血糖反应,比谷类低,因而谷类含 25％～30％直链淀粉,豆类消化的速度在体内实验也不如其他淀粉性食物。原来设想豆类的直链淀粉高,应该在消化中产生更多的葡萄糖,少一些麦芽三糖,但实际情况不是如此。在研究高直链淀粉的长颗粒大米中,可以看到直链淀粉的含量是与米的血糖效应有关系的。直链淀粉越多,反应曲线越平坦。高直链淀粉的膳食,在健康人体中,会减少胰岛素的分泌,也减少血清的脂类。此外,淀粉的水化程度,是消化率的决定性因素,因而这就与烹调加工的方式存在着函数的关系。被充分煮的淀粉比未煮的淀粉产生较高的血糖反应,这是因为淀粉的明胶化程度不同,消化率不同。淀粉吸收水分越多,越能开放并接受酶的作用。此外,豆类在煮之前研磨,对消化的作用是大于在煮后研磨的,湿热对食物的作用,也大于干热。

从豆类与谷的比较可见,许多食物的构型会影响吸收率,豆类的吸收率低于谷类制品,而且消化率与血糖反应的关系也是平行的,这些观察无论在健康志愿者或是病人身上都一样。此外,从这些研究中也得到启示,即食物的形式、纤维,以及非营养物质的因素、抗营养物质是否存在,都对吸收有决定性的影响。

2)糖类对于麦芽糖、麦芽三糖、α-限制糊精、蔗糖、乳糖、葡萄糖及果糖等,在体内都有良好的运载系统。果糖的吸收效率差一些,且运载量也限于一定的负荷;五碳糖的木糖,仅能吸收 50％;糖醇或多元糖醇,如山梨醇、木糖醇等的吸收都不好,因而,糖类之间在吸收上有较大的差异。

在研究糖与淀粉中,早期的想象和实际不一样。例如蔗糖与同样分量的淀粉比,对正常人或是糖尿病病人,蔗糖的吸收反应差于淀粉,但不同的是蔗糖对血糖的浓度有明显的影响,而果糖对血糖的影响则小,乳糖与蔗糖处于中间,影响最大的是麦芽糖与葡萄糖。这种作用在一定程度上与在蔗糖的组成中一半是葡萄糖有关,而果糖对比淀粉可以升高血浆的脂肪,因而可以使血糖的反应曲线变平坦,而不是升高。

(2)脂肪:大多数脂肪是以甘油三酯的方式吸收的,已经对许多种油脂,包括奶油、猪油、大豆油、可可油、玉米油,以及棉籽油的吸收率都作过研究。早期研究已清楚,奶油、猪油、比目鱼肝油及玉米油的吸收率都一样,于 6～8 小时内吸收值最大,其中乳糜微粒在一定时间内达到高峰。在 2～4 小时内吸收24％～41％,在 4 小时为 53％～71％,6 小时为 68％～86％,12 小时为 97％～99％。在人的淋巴系统比较长链脂肪酸的吸收,包括棕榈酸、油酸、亚油酸和硬脂酸,则硬脂酸在合成甘油三酯方面稍差些,而油酸在合成胆固醇方面稍好些。一些研究提示,在高钙的情况下,棕榈酸与硬脂酸的吸收稍差些,对低熔点的不饱和脂肪酸,则不受影响。因而认为,在甘油三酯中第 1 位及第 3 位碳原子上如果有棕榈酸及硬脂酸,会降低其吸收率。

使用中链甘油三酯可以增加脂肪的吸收,主要是因为中链甘油三酯不需变为脂肪微粒,就能作为脂肪酸进入门静脉而被吸收入肝,而且在吸收过程中也不需要胆盐的作用,故其吸收效率比长链脂肪酸高 4 倍。

在很多疾病情况下,中链脂肪酸是被鼓励使用的,包括小肠的病变、短肠综合征、胰及胆的功能不全,以及 β-脂蛋白血症等。但中链脂肪也有很多缺点,例如因为它不引起形成乳糜微粒,故脂溶性维生素就不能离开肠道细胞的运载,在实验动物的观察中,若以中链脂肪代替玉米油,体重的增加比玉米油少 20％,在人体用这种中链脂肪以增加体重,也有较大的差异。应该指出的是不应在肝硬化病人身上使用中链脂肪,因为很难廓清短链与中链脂肪,以致引起肝性脑病。

(3)蛋白质:一般认为动物性的蛋白质比植物性蛋白质易于吸收与利用,但奇怪的是,肝硬化病人使用植物性蛋白质与动物蛋白质的效价是一样的。当蛋白质被加热,氨基酸间的链会产生交联,其支链则与糖交联,此时赖氨酸的支链与还原糖结合,产生米勒反应,使蛋白质的生物价值下降。但是,蛋白质的加热也是必需的,因为可以去除那些抗营养物质,增加吸收率。

(4)膳食纤维中很多存在于有同样营养素含量的食物,都具有不同的消化与吸收率,其中一个重要的原因是因为不同食物中含不相同的膳食纤维构成,包括不同分量的膳食纤维,以及不同种类的膳食纤维。目前已知,膳食纤维是指人体消化液所不能消化的各种多糖类及木质素。据此,膳食纤维就至少包括纤维素、半纤维素、果胶、黏胶和木质素5类。每一类都有其特性,黏胶类和果胶为水溶性的,可以延缓胃的排空,使小肠对糖及氨基酸的吸收减慢,也减慢药物的吸收(例如地高辛)。膳食纤维使胆酸的排出增加。一些纤维的作用是有一种阻隔的作用,包括果胶,使食物与绒毛之间不易直接接触,但不一定达到阻隔的目的。

黏胶性的膳食纤维曾用于糖尿病的病人,也可以减低血胆固醇与高脂血症。这种物质也有利于胃术后有倾倒综合征的病人。但膳食纤维的含量,尤以谷类的纤维,并不影响淀粉类食物,对食后血糖的反应。可能其他类膳食纤维也有这种作用,有待进一步研究。

(5)营养素之间的相互作用:营养素之间的相互作用,可以影响对食物的消化,因为通过呼出气中氢的存在,可以测定碳水化合物的吸收不良。在面包中除去麦麸(麦胶蛋白,又称面筋),碳水化合物的吸收不良就可以解除,而重新加入面麸,症状又会出现,尤见于一些病人。

脂肪是可以延长胃排空时间的物质,故有脂肪存在可引起其他营养物质的吸收减慢。脂肪与脂肪间的相互作用,有的也可以互相促进吸收,例如脂肪中的卵磷脂,有利于脂肪的乳化和成为乳糜微粒,并促进甘油三酯的吸收。

膳食纤维有可能对微量元素的吸收发生负面影响。有报告认为 Ca^{2+}、Fe^{2+}、Mg^{2+} 是受影响的,而植酸则是与纤维素有关的一种抗营养物质,对铁和锌的吸收也有不利的影响。但实验表明,每日膳食纤维的摄入量若仅为 25g,并不明显地影响微量元素的吸收。

1.4.2 食物的形式与食物中的非营养物质

食物的形式,尤以碳水化合物的形式,对于吸收有一定的影响,而非营养物质对于吸收也存不同的作用。

(1)食物形式:苹果整个的食入与磨碎后食入,对血糖的升高有不同的影响,磨成浆后,血糖曲线变平,亦即延缓其吸收。烤马铃薯与食用同样分量的葡萄糖,其耐量曲线则是一样的。大米若是先磨再煮,其对血糖和对血胰岛素的反应,与葡萄糖是一样的。以葡萄糖的空腹状态作为基线,又以 50g 的糖负荷曲线的面积计算,并与标准的食物作对比(即 50g 的葡萄糖或白面包的相当碳水化合物量对比)可以得出一个值,称为血糖指数,或称血糖生成指数(glycemic index),它可以反映葡萄糖的吸收的速度与状态。很多传统食物的构成与形状的差异都是比较大的。例如整粒的大麦,这种食物有低的血糖指数,如果面包中全粒大麦增加,其血糖指数会下降,故可以推算,传统的糙麦、糙米会使食后血糖的反应降低。当然,食物的形式不一定能从一种食物推论到另一种食物,但是有一点是肯定的,那就是食物的性状,即加工模式能在消化上引起不同的效果与反应。

(2)酶抑制剂:酶的抑制物质多存在于植物的种子、谷粒、豆等之中,例如大豆就有胰蛋白酶的抑制剂,这是植物对自己种子的一种保护性能。在人们食用时,经加热和加工,酶就会破坏,因而酶抑制剂一般不构成营养问题。

但是提纯的酶抑制剂可用于营养的控制,因为这类制剂可以抑制或改变小肠对营养物质的吸收,尤其用于对碳水化合物的吸收。例如,在小麦中提出抗 α-淀粉酶,这种酶可以减低淀粉消化的速度,也减低餐后的血糖反应,后来,又发展了 α-糖苷水解酶的抑制剂,加上抗蔗糖酶、抗麦芽糖酶及抗淀粉酶,可用于糖尿病患者,也用于倾倒综合征。在倾倒综合征病人中,虽然丢失了糖,但用酶抑制剂可使症状都得到缓解,故这一种酶的抑制剂有发展的前景,犹如发展胰酶制剂来解决胰功能不全一样的有用。

(3)皂角素(saponins):这是一种三类萜两性糖苷,具有表面活性与乳化稳定的作用。对热又相对稳定,故存在于含油的食物与油料中。在正常条件下,皂角素在人体是不被吸收的,而这种物质被人们注意是因为它可能有沉淀胆固醇,并能使胆酸与膳食纤维结合的能力,故可以干扰脂肪微粒的形成。但亦可以因此而引起脂溶性维生素的吸收不良。

(4)鞣酸(tannins):这类物质中最重要的是多酚,是一种有力的还原剂,广泛存在于植物界。这种物质不怕烹调过程的加热,并可与蛋白质结合,而降低蛋白质的吸收率。这种物质也降低胰蛋白酶与淀粉酶的活性,因而,鞣酸会影响食物中蛋白与淀粉的吸收。由于在人体的研究很少,初步认为,它与消化率及血糖反应有负相关的关系。

(5)植酸(phytates):主要的物质为肌-肌醇1,2,3,4,5,6-六环双氢磷酸,存在于许多高纤维的食物中,主要存在于谷类、豆类及蔬菜类中。在面包和馒头的发酵中,这类物质可被破坏,但植酸又与金属离子与蛋白质分子结合,还可能与淀粉结合,因而可以降低大分子营养素与微量元素的吸收。因此,植酸是引起钙、锌及铁缺乏的因素之一。钙加入面包可以增加对淀粉的吸收。这是因为植酸与钙结合,而钙是淀粉酶的触酶。故实验证明,在有植酸加入的面包中,因加入钙而减少了植酸的干扰。植酸的存在也可使血糖反应减缓,食物中的豆类以及含植酸较高的食物,除去植酸可提高利用率。

(6)外源凝集素(lectins):在植物性食物中,这一种物质是一个大的蛋白与糖蛋白的家族。外源凝集素在细胞表面与碳水化合物受体结合,当浓度很高时,可引起动物肠黏膜的损害,但对进食鲜利马豆(kidney bean)观察,如果以一般的进食量摄入,未发现有毒性反应。但不能忽视这种物质的抗营养和干扰作用。

(7)食物的血糖指数:或称血糖生成指数(glycemic index)。含碳水化合物的食物,一般只知其大体的构成或含量,就可以进行膳食设计。但对于某些病人,例如糖尿病病人,最好能估计食入后可能的血糖反应。因此,Jenkin等建立了血糖指数的概念,上面已提及。血糖指数不仅在食物间有差异,而且也有个体差异,估计其差异系数为16%。混合的豆类食物,其血糖指数与其他淀粉类食物比,相对为低。我们观察到传统的八宝粥(咸味或人工甜味剂代糖),有较低血糖指数。在淀粉类食物中,莲子也有较低的指数。因此,可以利用这一个方法发现和设计既有营养,又有利于稳定血糖的食物。一些研究也表明,低血糖指数的食物,也可以在降低过高的血脂中有一定的作用,这也对糖尿病病人的治疗有利。因而,运用这一指数可以使饮食治疗得到进一步的改进。

(8)结肠的吸收与短链脂肪酸:食物的营养物质并不一定在小肠吸收完成,食物中未吸收的营养物质,可以在结肠中继续吸收,就总的蛋白质代谢来说,氨及细菌的氨基酸代谢产物,有时可能产生不利的影响,例如在脑性肝病中发生影响。但在碳水化合物吸收不良的情况下则不同,一部分在小肠未被吸收的碳水化合物进入结肠,多见于吸收得慢的食物,通过呼气中氢的研究,测出约有 7%～20% 的淀粉进入结肠,如果伴有其他食物,如豆类,则这个比例还要大些。在小肠未被吸收的碳水化合物,包括淀粉、糖以及膳食纤维,一部分可以在结肠进一步得到发酵、代谢与吸收,例如可以转变为短链脂肪酸而被吸收,因此,对吸收不良的对象应把这一段肠道的作用计算在内。

在结肠内发酵的碳水化合物,主要产生了短链脂肪酸(short-chain fatty acids,SCFA),包括乙酸、丙酸、丁酸及其盐类。这类阴离子可在结肠被吸收,并对局部及肠道发生一定的代谢作用,因为 SCFA 可以促进二价金属离子的吸收,很可能被膳食纤维所捕捉的微量元素,在结肠段因为膳食纤维被发酵分解,这些微量元素又重新游离而被机体所吸收。肠道中的钙可与乙酸结合,而增强了被吸收的可能。短链脂肪酸也可以被肠道细胞所利用,有人认为这些脂肪酸可能有抗癌的作用。丙酸大部被肝所吸收,用于糖原异生,而且它可以抑制胆固醇的合成,而乙酸或其盐类可被肝及周围组织吸收。但上述三种 SCFA 中,乙酸是明显出现在血流中的一种。

结肠的乙酸盐类可以降低血清的游离脂肪酸,而丙酸则已证明对碳水化合物的代谢有影响,它又是人体的糖原异生的底质。在人体观察未能证明丙酸有降胆固醇的作用,但有实验表明,丙酸可以阻止乙酸在肝细胞参与合成胆固醇和甘油三酯。这是有意义的。因为从人类直肠灌注乙酸,在 1 小时内,就可以增高血浆的胆固醇,而生理量的丙酸,却可以阻断这一作用。

(9)植物化学素:为植物性食物中含有的抗氧化物质,这种物质种类繁多,就类胡萝卜素来说就有 600

种之多,抗氧化物的主要作用在于抵消人体在正常代谢中不断产生的自由基或活性氧分子,自由基的攻击可以引起细胞膜的破坏,进而攻击细胞内诸细胞器,包括细胞核及其包含的 DNA 分子而引起炎症性反应或是致命性的突变,这是近年来受到学者十分关注的问题,在日常饮食蔬菜类食物中常见的叶黄素(lutein)、番茄红素(lycopene),以及玉米黄素等都是学者研究的众多抗氧化物(antioxidants)之一,这类物质在疾病的预防中有重要的地位。

总之,食物中除有营养物质外,食物与食物间的营养与非营养物质,存在着相互关系,在防病及治病中利用这些已知关系是重要的。

1.5 营养对免疫功能的影响

人类为了生存,必须从环境中取得机体所需要的各种物质,用以营造机体的生命活动物质和保持生存的能力。在生命活性物质中,免疫物质(包括抗体等免疫体,以及各类免疫细胞等)是不可少的一种构成,作用在于抵御致病因素的侵袭,使机体得以生存。环境与机体有着千丝万缕的关系,以致成为疾病营养学中一个必要组成部分。

1.5.1 概述

所有多细胞的动物,都有一种识别自体和异体物质的机制,而且能够抵御和对抗从体外入侵的异物,其基本单位为细胞、细胞的表面结构上有识别物质,这些识别物质可以在细胞膜中运动。其中一些结构的功能与受体相仿,使细胞对外界刺激与激素发生作用和效应,包括一些细胞的吞噬作用,以及产生免疫作用。

高等动物有复杂淋巴网状组织器官,以及特殊的细胞,称为淋巴细胞,这类细胞对异物发生专一性的免疫作用,并且能够记住千万种不同的异物,一旦再遇到时,能迅速地作出不同的反应。在淋巴细胞中有一个极大的克隆存在,细胞的每个克隆,能具有表面受体分子,称为抗体的决定物质。其中有的细胞产生并分泌相应的抗体、T 淋巴细胞的分裂和增殖,并扩大克隆就是其中一例。

细胞免疫反应可分为三个阶段:开始阶段为抗原结合到免疫竞争细胞,中间阶段则被刺激的细胞分化与增殖分裂,最后阶段为免疫 T 细胞,或 B 细胞产生抗体与抗原发生反应。这些过程反映获得性与接受性的免疫过程。获得性免疫基本上取决于特殊抗体活性和与免疫 T 细胞的作用。

在免疫系统中的免疫细胞是重要的。哺乳类动物分为中枢性淋巴系统,与周围性淋巴系统两部分。中枢性淋巴系统包括骨髓、胸腺,以及胸导管等部分,而周围淋巴系统则包括脾脏、淋巴结、扁桃体、与淋巴组织相连的黏膜组织,以及体内其余分散的淋巴组织。在中枢淋巴系统中的淋巴细胞的分化与增生不包括抗原敏感的主细胞对抗原的反应作用,主要在周围的淋巴细胞。

免疫反应是由多种类型的细胞,以及细胞间复杂的相互作用而产生的。这些细胞包括淋巴细胞、巨噬细胞、颗粒细胞、肥大细胞,以及树突状细胞(dendritic cells)。它们是提供抗原的辅助细胞。这些细胞在许多器官的特殊的微小环境中相互作用发生免疫反应。下面几种细胞是比较重要的:

(1)颗粒细胞:在血液中的颗粒细胞包括中性粒细胞、嗜碱性粒细胞,在血流中见到的这类细胞早已充分分化,它的半衰期短,细胞直径为 12～15pm,它源于骨髓。中性粒细胞亦可被认作多形核的白细胞,而嗜酸性粒细胞和嗜碱性粒细胞的核多为两叶。

中性粒细胞在血流中最多,占 75%,但寿命仅为数天。有一部分存在组织内部。它们具有一系列的功能,包括作为内源性发热因素放出产生发热的因子,消化外来的物质及坏死的组织。因为这种细胞在防护的第一线,故吞噬许多种的微生物。中性粒细胞与嗜酸性粒细胞一样,对抗原—抗体的综合免疫作用有吸引力,尤其是当补体因子 C5a 被动员之后,主要是这两种细胞具有对免疫球蛋白 IgG 分子的 Fc 部分的受体作用,也有补体 C3b 的受体作用。

成人每日产生约 1260 亿个中性粒细胞,其中有约 250 亿在循环中流动,另外有约 250 亿结合在血管内皮中,但可以随时游出血管内皮之外。有相当一部分中性粒细胞留在骨髓内,因而在需要的时候,可以在 1 小时内从骨髓中动员 20 倍于血流中总量的中性粒细胞出来。嗜酸性粒细胞仅占循环白细胞的 2%～

6％,它们的特性是外膜粗糙,可被伊红染红,胞内的颗粒富集并有水解酶类和过氧化物酶,含有碱性蛋白以及嗜伊红的阳离子性蛋白,虽然这些细胞抑制和杀灭外来微生物的能力是有限的,但它们的产生对许多寄生物感染有重要的免疫作用。

在血流的白细胞中,嗜碱性粒细胞仅占 0.5％～1％。能够接受 Fc 段及 IgE 抗体分子。在这种细胞的胞浆中,有粗糙的颗粒,会有多种生物活性分子。而肥大细胞则在组织中其功能与嗜碱性粒细胞相对应,在血管周围及小气管支的肌肉周围很丰富,这两种细胞都能产生 IgE 分子并结合在 Fc 受体上,肥大细胞在人体创伤时破裂,释放出能引起炎性反应的因子,从而引起人体炎性反应。

(2)巨噬细胞:巨噬细胞寿命长,是单核细胞,直径 12～25pm,来源于骨髓中对放射性敏感的前单核细胞。巨噬细胞的前体,即前单核细胞初从骨髓出来时为小细胞(12～15pm),不具活性,在白细胞的总量中占 5％,很多这种细胞可固定在血管壁上,以及诸如肝、脾等器官内,并在这些地方起吞噬以及胞饮作用,通过这种作用使这种细胞成熟。巨噬细胞具有多种的表面受体,包括 Fc 受体,它可以与人体的免疫球蛋白 IgG$_1$、IgG$_3$ 的抗体结合,它还有 C3b 受体,这种受体可以结合 C3b 的补体部分。一些抗体也可以与巨噬细胞结合,使巨噬细胞粘住或处理外来的抗原,在获得性抗微生物的细胞免疫方面,巨噬细胞起很重要的作用,免疫 T 淋巴细胞分泌淋巴激动素(lymphokines),这种物质引导巨噬细胞靠近感染的区域以杀灭外来微生物。巨噬细胞溶酶体中的水解酶水平很高,这些酶也会包括胶原蛋白酶、弹性蛋白酶及脲。巨噬细胞还能给提呈淋巴细胞抗原,以引起免疫反应。

(3)淋巴细胞:淋巴细胞在免疫反应中起中心作用。一个正常成年人具有 1 万亿个淋巴细胞以上,大部分存在于淋巴组织系统中,但淋巴干细胞(stem cell)存在于骨髓中。淋巴细胞主要分为三种:即 B 细胞、T 细胞和空白细胞(null cells)。空白细胞对杀灭抗组织免疫细胞有重要作用。T 细胞的一次再循环的间隔时间为 30 小时,B 细胞的时间可以短一些。大部分在胸导管的 B 细胞,以及在血流中的同类细胞,都有较长的生命周期。

淋巴细胞的再循环作用是很重要的。首先,因为可以迅速使淋巴细胞到达抗体处;其次,可以将特殊的免疫反应运到远距离的淋巴组织中去;最后,能维持大量、可移动、有记忆的淋巴细胞,当某种曾入侵的抗原再次出现时,能够及时赶到和识别。

吞噬是免疫的一个重要方式,这包括吞噬细胞的导向、移动,以直接面对敌对物体,同时又能识别敌对物质,粘住及吞噬这些物体等,其中要有一定的专一性抗体来执行上述过程,也还需要依靠 Fc 及 C3b 受体对致病微生物的协同作用。

1.5.2　人体免疫球蛋白

人体的丙种球蛋白(gamma globulin)在 1937 年发现,因为这种蛋白质在电场中移动得慢,其他两种即甲种蛋白(alpha globulin)与乙种蛋白(beta globulin)移动得快,以后有五大类免疫球蛋白被发现,即免疫球蛋白 G(immunoglobulin G,IgG),以及 IgM、IgA、IgD、IgE。IgG 研究得最多,其基本结构也较为清楚,IgG 为一个 Y 字形的单节显性结构,有四个多肽链的复合物,其中有两条轻链,两条重链,称为 κ 及 λ 链。对免疫球蛋白的氨基酸序列也作过很多研究,每条链有一个区是固定不变序列的,其他部分都是可变的。可变部分代表抗体分子部位(图 1-3)。在 IgG 分子中,每一条重链(H 链)有一个可变动的部分或区域,称为 CH1、CH2 及 CH3,后二者具有很多生物活性,包括激活补体、运转结合分子及巨噬细胞。

(1)免疫球蛋白 G(IgG):人体的免疫球蛋白 G,可以再细分为四类,即 IgG$_1$、IgG$_2$、IgG$_3$ 及 IgG$_4$。这四种球蛋白分别占总量的 66％、23％、7％及 4％。在血液中,IgG$_3$、IgG$_1$ 及 IgG$_2$ 可以按排列结合补体,但 IgG$_4$ 不能激活这一通路来进行结合有关分子或物质。

(2)免疫球蛋白 A(IgA):这一种球蛋白可细分为两种,即 IgA$_1$、IgA$_2$,二者在血液中的比例为 40：1。IgA 有两个分子的形式,即血清 IgA,以及分泌性 IgA。血清 IgA 是一个 4 条链的多肽结构,而分泌性 IgA 则有一条 J 链使二者匹配。

(3)免疫球蛋白 M(IgM):IgM 是一个 19S 星形的多聚体,有五个基本单位结合在一起,以二硫链以及 J 链将其结合,每一个重链带 4 个部分,虽然分子内含有 10 个有力的抗原结合点,但只有 5 个是可以结合

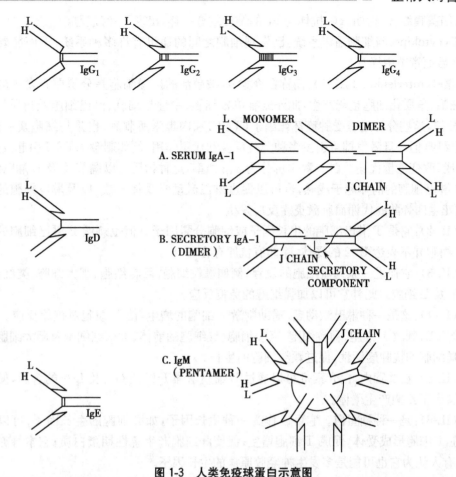

图 1-3 人类免疫球蛋白示意图

五类免疫球蛋白，即 IgG、IgA、IgM、IgD 及 IgE，分子中 L 为轻链，H 为重链，还有 J 链

大分子量抗原的，因为它是多键价的，故 IgM 具有很高的携带抗原的能力，包括多糖。它是一种有力的凝集素，亦是一种有力的补体激活性抗体。

(4)免疫球蛋白 D(IgD)：血浆中这种免疫球蛋白仅占总免疫球蛋白的 0.2%。IgD 在未成熟的淋巴细胞表面上存在，能与 IgM 结合。

(5)免疫球蛋白 E(IgE)：IgE 在人的血浆中有较低的浓度。它是一种强有力的抗体，作用于引发预防性的超敏反应，例如枯草热、过敏性哮喘、食物过敏等。其作用主要是与肥大细胞有亲和力，通过 Fc 部分作用。IgE 与碱性细胞作用也是如此。当特殊性的抗原与 IgE 反应并与肥大细胞联合，肥大细胞就会失去颗粒化，并释放有力的调节剂，例如，组胺、5-羟色胺、白细胞激动素及舒缓激肽(bradykinin)等。

1.5.3 人体中的抗体

一种抗体分子的专一性来自其 L 链及 H 链上的氨基酸的序列不同。这也是与抗原的专一性相对应的。因为这一类的基因突变是经常的，故由克隆的选择过程作细微的调控。重链上的基因，在人体至少有 4 个亚组群，而基因产生其中一个可以与稳定部位的基因结合。在人体的轻链中也有类似的结构，也可以与稳定部位的基因结合。在轻链中，结合的部位为 J 基因，它由 13 个氨基酸序列构成，并反映两个主要信息；一个是 DNA 的再结合，而另一个信息是 RNA 的缝接(splicing)，但这一步骤要求在 DNA 已经转录了之后。这些链的结构是复杂的，目的是使抗原的多变性能够得到免疫的反应，包括异物和宿主的多样性特征。

(1)补体系统：补体系统含有 17 种不同的氨基酸，由 9 种组成物构成典型的补体激活通路，以及由某些抗原—抗体相互作用在细胞表面上反应，包括细胞解体反应，这 9 种典型的通路列为 C1～C9，号数是在发现过程中分别命名的次序。C1 有 3 个亚组群即 C1q、C1r 及 C1s，有一个补体激活的第二通路称为可选通路，这是非专一性的，不是由抗原—抗体复合而成，这种结合有如细菌的内毒素与高分子量的多糖，补体的 C3b 结构与细菌膜结合,犹如 IgG 抗体与 Fc 的结构结合一样,出现了免疫反应。

(2)细胞素(cytokine)与细胞通讯系统:已发现细胞之间的通讯有许多种系统,下面简要列出这些系统,有一些则在后面章节中提及:

白细胞介素-1(interleukin-1,IL-1):简称白介素-1,被激活的巨噬细胞是分泌白介素-1 的主体。成纤维细胞、内皮细胞、角质化细胞也能产生,此外还有单核细胞、中性粒细胞、淋巴细胞及角质形成细胞(keratinocyte)可分泌,这些分泌过程受肿瘤坏死因子(TNF)和内毒素所刺激,也是与细胞素一样,是受损后细胞素的早期反应,但一旦激发即可引发多种免疫反应和代谢作用,例如刺激 ATCH 引起发热,肝脏的急性期蛋白质合成,改变能量代谢。白介素-1 可分为 α、β 两型,这种物质可以调节 T 及 B 淋巴细胞的激活,以及使 T 及 B 淋巴细胞的前体趋于成熟,也可以促进淋巴激动素受体合成,以及淋巴细胞的增生。白介素-1 通过影响花生四烯酸的代谢而刺激炎症反应发生。

白介素-2(IL-2):它是 T 淋巴细胞的生长因子或细胞分裂因子。但也刺激 B 淋巴细胞的生长。一般休止状态的 T 细胞并不表达 IL-2 的受体,除非有抗原存在。

白介素-3(IL-3):它促进一系列血细胞的发育,例如颗粒细胞、巨噬细胞、肥大细胞、类红细胞、红细胞母细胞,以及 T 及 B 细胞。此外它可以加强细胞的免疫反应。

白介素-4(IL-4):这是一种淋巴激动素,辅助刺激 B 细胞的增生,使 B 细胞对抗原反应。也刺激 B 细胞产生 IgG$_1$ 及 IgE,刺激 T 细胞、颗粒细胞、巨噬细胞、红细胞的前体、大核红细胞及肥大细胞,尤其是 IL-4 可以刺激巨噬细胞的抗肿瘤活性,促进颗粒细胞的生长。

白介素-5(IL-5):在试管内,白介素-5 可以通过 B 细胞增强 IgM、IgG$_1$、及 IgA 的合成,使嗜伊红细胞成熟,使 B 细胞及 T 细胞产生受体。

白介素-6(IL-6):是一种糖蛋白。它可以作为一种生长因子,如肝细胞的生长因子;可以引起免疫球蛋白的生成;在 T 细胞形成受体,促成 T 细胞增生;促使肝细胞产生急性期蛋白质;它本身亦是一种产生发热的物质。有人认为它也可能是多发生神经胶原病的生长因子。

白介素-7(IL-7):在骨髓中,是前 B 细胞的生长促进因子,对 B 及 T 细胞发育具有有力的促进作用。

白介素-8(IL-8):这种分子在内皮细胞与血液的界面上引起炎症反应。

干扰素-α,干扰素-β(interferon-α,interferon-β;IFN-α,IFN-β):白细胞是这种干扰素的主要来源。成纤维细胞也能产生 IFN-β。IFN-α、IFN-β 能抑制细胞增生,抑制肿瘤细胞生长,抑制成纤维细胞分化,可以刺激巨噬细胞的活动增加,包括细胞激动素的产生,引起自身免疫和炎性反应。此外,在试管内有抗病毒、抗细菌、抗真菌和抗肿瘤的作用。

干扰素-γ(IFN-γ):它可以激发巨噬细胞的抗细菌的能力,并可以引发抗肿瘤的作用。此外,也可以抑制病毒的繁殖。

粒细胞—巨噬细胞菌落刺激因子(granulocyte macrophage-colony-stimulating factor,GM-CSF):由 T 细胞引起的细胞激动素对控制血细胞容积很重要,GM-CSE 可以刺激超氧化物的产生。此外还有:浸润抑制因子(migration inhibition factor,MIF)、变型生长因子(TGF)、结缔组织生长因子、低分子的炎症细胞激动素等,都属于这类源于细胞的物质,与免疫有关。

肿瘤坏死因子(tumor necrosis factor,TNF):是一种 17kD 蛋白质,由单核—巨噬细胞分泌,在分离这种因子的早期认为它是一种可溶性因素并引起恶液质,在体内它能将肿瘤产生坏死,因此它的出现也是病人处于临界状态的信号,在健康人体的观察,注入这种因子产生类似菌血症的一种反应,同时增加体内应激激素的释放,体温升高,并增加肝脏急性期蛋白质(acute phase protein)的合成,也观察到如果增加可溶性的 TNF 受体,可见到明显的炎性反应,包括菌血症、肿瘤及艾滋病感染,故它的出现将引致外周蛋白质的丢失,改变脂肪的代谢,包括使细胞内的脂肪分解和肝的脂肪生成,增加 TNF-α 也会引起外周组织对胰岛素的抵抗。可溶性 TNF 受体却可以中和 TNF 与其他因素关联,从而抑制 TNF-α 的形成。

(3)免疫系统的异常:免疫的缺乏症是指正常免疫功能的下降,包括在免疫系统中,有一个或一个以上结构的功能下降,表现为对传染病易感性的增加。这种缺乏有的是先天性的,有的是后天种种原因引起的,后面将探讨有关环境对免疫的影响的一些问题。

1.5.4 营养不良与免疫反应

有很多营养研究提示,严重的蛋白质缺乏病可以抑制抗体的产生,而其他营养物质,包括吡哆醇、泛酸、叶酸的缺乏,也能抑制抗体的反应能力可以干扰抗体的生成。但有不少问题是需要探讨的,因为营养不良是多因素的,例如厌食或食物摄入过少,就有可能引起多种营养物质的缺乏。这到底是哪一种营养素在对免疫起作用,仍然是难以准确回答的。单独一种营养素的缺乏所引起的缺乏症,用动物实验的方法,严格控制膳食才有可能取得合理的结论,因为动物实验还可以设置一个合适的对照,但从各种细胞素的来源可知,实际上各类营养素的缺乏,都可导致各种免疫细胞的生成与代谢,实际上全面而均衡的营养才有可能促进免疫细胞与免疫物质的生成。

(1)蛋白热量营养缺乏的影响:Cooper 报道,蛋白或是蛋白热量营养不良,可以影响淋巴细胞的状况,他以 6%、12% 及 27% 的膳食蛋白比例来观察动物,认为动物抗体的生成与蛋白质或蛋白热量的营养有关。相反,一些研究认为,急性与慢性的蛋白质热量缺乏,一部分 T 细胞所形成的免疫功能却升高了,其中包括延迟的超敏反应,以及免疫细胞的增生。在肿瘤免疫研究中,类似前述中度蛋白热量不足的动物,B 细胞系统被压抑,以及 T 细胞系统被节省。例如,当鼠患肿瘤后营养被剥夺,其 T 细胞活性是正常的,形成对肿瘤的细胞毒性的作用,与阻断肿瘤的抗体却减少了。如果蛋白质减至 3%,对肿瘤细胞的杀灭能力还会下降。长期低蛋白膳食,尤其是蛋白质低到 0.5%,可见到动物细胞吞噬功能下降,血中免疫物质如 C3 的浓度降低,甚至失去对结核菌素的反应。人类蛋白热量营养不良,可以影响体内很多系统,因为易感性增加往往并发传染病而引发更严重的后果,包括体液的免疫能力与细胞作用的免疫功能下降,也包括严重的胸腺萎缩与 T 细胞缺乏,这种情况尤多见于儿童。在临床上见到的蛋白热量缺乏症,其单核细胞分泌的 IL-1 减少,当蛋白质营养改善,IL-1 的释放也就增加。而蛋白质已消耗尽的豚鼠,如果给予 IL-1,则不会出现发热、白细胞增多,以及急性期蛋白的反应等。因此,蛋白质热量不足对患者的抵抗力、免疫力有不利影响。

(2)单一营养素缺乏对免疫的影响:相对来说,单一营养素缺乏本身在实际生活中是少见的。近年来很多动物实验是针对某一种营养素的,这些理论性研究,也能提供许多有用的启示。

氨基酸:必需氨基酸的缺乏可以减低体液的免疫反应,而单一的非必需氨基酸却未见这种影响。例如色氨酸缺乏的大鼠,其 IgG 及 IgM 受到抑制,而当重新加入色氨酸于食物时,却能够恢复,有几个研究提示色氨酸能维持正常的抗体生成,苯丙氨酸缺乏也有类似情况,使抗体不能发生正常的反应。苯丙氨酸与酪氨酸都缺乏,可以抑制大鼠的免疫细胞对肿瘤细胞作出反应,蛋氨酸与胱氨酸的缺乏,使血液凝集素的抗体水平下降。有人认为大剂量的天门冬氨酸可能有利于改善那些免疫抑制的疾病,包括恶性肿瘤。必需氨基酸的缺乏,还可引起抗体合成的障碍,而且有人证明,氨基酸的不平衡也有这种不利的作用。

锌:因为锌缺乏可以引起淋巴组织的萎缩,使细胞及体液免疫异常,又因为锌缺乏病是一种广泛的缺乏病,且锌在体内的贮存能力又低,故引起普遍的注意。锌是 90 多种含金属酶的辅因子,参与 DNA 的转录等作用。在免疫系统,免疫细胞繁殖和分化中都要有多种酶来支持,T 细胞的成熟及更新也需要锌。

儿童缺锌可以引起淋巴细胞减少,伤口愈合减慢,胸腺萎缩,并对疾病的敏感性增加。许多同类的实验反映锌的缺乏引起体液与免疫细胞的免疫功能受到抑制,而恢复锌供给可以逆转回到接近于正常。

铁:人类缺铁会出现延缓超敏反应,中性粒细胞与巨噬细胞的杀灭异物的功能也降低。蛋白热量营养不良的人,其血中的运铁蛋白仅为正常的 34%。据 McFarlane 报告认为,血中运铁蛋白的水平与蛋白热量营养不良的生存率呈负相关,低的运铁蛋白有利于致病菌取得有效的铁质,而严重蛋白热量缺乏的人,血中运铁蛋白含量低。铁的缺乏也会使淋巴组织萎缩,从而引起抗体生成的减少。

铁对中性粒细胞的细胞也有明显的影响,因为这些细胞使用含铁的酶。故铁的缺乏可以减少淋巴细胞的活性与反应,减少血流中的 T 细胞,减少体内的抗体,以及影响体液的能力。但是摄入铁过高或过大的负载不但不利于改正缺乏的情况,反而会和缺乏一样不利,尤以使 T 细胞的作用下降为显著。

对其他微量元素都逐一作过研究,可以说,没有一种微量元素对免疫不发生某些影响的,锰可以刺激巨噬细胞的扩散,铜作用于网状内皮系统,与传染病病菌可起反应,相反,缺乏会对传染病易感。镁的缺乏可以引起胸腺萎缩,血浆 IgG 下降一半。硒的缺乏造成克山病,但适量增加硒可以逆转,而且可以用维生素 E 来缓解缺乏症,因为硒是含硒蛋白酶,是谷胱甘肽过氧化物酶的组成成分,故缺硒引起抗氧化的能力下降。

一种微量元素过高,会干扰其他微量元素的代谢,尤以铜及锌为明显,例如镰刀状贫血病人使用大量的锌,可以引起铜的缺乏。在实验性锰的大剂量摄入后,可引起铁贮量的下降,也引起血红蛋白合成的下降,补充铁可以使这种作用逆转。

维生素类:因为维生素类都与细胞的生成与代谢有诸多方面的关系,早年已知水溶性维生素的缺乏,可使动物淋巴细胞减少、淋巴组织萎缩,吡哆醇缺乏,还可引起淋巴细胞对入侵的异物反应下降,包括抗体下降与细胞的反应下降。泛酸、核黄素、叶酸的缺乏,都能引起抗体反应的降低,T 细胞功能的下降。维生素 C 的缺乏,可引起炎症反应、T 细胞活性、吞噬功能也都减弱,这种反应,也见于维生素 A 及维生素 E。

上述这些在动物实验观察到的结果,与均衡营养的论点是一致的。事实上各种必需的营养素缺乏时,都会引起机体代谢的异常,以及细胞,包括免疫细胞功能的异常,尤以在严重缺乏时,更加明显。

脂肪酸与免疫反应:必需脂肪酸可以影响免疫的功能。必需脂肪酸的缺乏,可以影响细胞启动其免疫与体液免疫反应,当给予动物过量的亚麻酸时,可给予环氧化酶抑制剂来缓解。Thomas 以 20% 的椰子油或 20% 的多不饱和脂肪给 B_{16} 黑色素瘤的动物,可看到延缓超敏反应,而对照的动物,给予有限的必需脂肪酸,却未见这种异常。许多人证明过多不饱和脂肪和必需脂肪(N-6 型)的膳食,可以增强肿瘤的生长,这些油脂包括向日葵油与玉米油,Lee 观察到鱼油能抑制炎症反应,这是通过抑制中性粒细胞与单核细胞的 5-脂氧酶的通路而达到的。花生四烯酸是主要的 20 碳不饱和脂肪酸,它是前列腺素类的前体之一。增加膳食中的 N-3 型脂肪酸,可降低花生四烯酸在组织的浓度,因为可以抑制十八碳二烯(N-6)合成花生四烯酸,但一些报告认为,过多的鱼油也会抑制免疫功能。因而可以说,脂肪对免疫的影响是有的,但是目前还未有一个定量的结论,这是因为大部分的实验都在动物实验中取得的。

总之,根据目前所知,蛋白热量的营养缺乏,视其严重程度,对免疫细胞及体液免疫的作用最明显。虽然其中还有一些争议,其中主要的争议是因为蛋白热量营养不良时,往往同时也存在多种营养素的缺乏,例如锌的缺乏,可以引起细胞免疫力下降。除了影响 B 及 T 淋巴细胞的功能外,蛋白热量缺乏也影响吞噬功能,尤见于儿童。当然,在病人中给予最适合的营养,纠正营养物质的缺乏,纠正其异常的代谢状态,是医务人员的责任。而且在医疗机构内是可以用不同的方法完成的。在营养与免疫功能方面,我们还有很多工作在前面,计划免疫的实施,使我国千百万儿童免于死亡和疾病的折磨,在近年看得更清楚。营养在疾病的预防中,将有极大的潜在力量可以发挥。

1.6 营养物质与药物的作用

我国自古就有"医食同源"的说法,认为与其以药物为治疗手段,不如先用食物。这在营养科学仅从食物在人体中各种反应而取得经验的古代,在一定意义上说是合理的,而且中国古代早就把食物分成不同的属性,例如温性、寒性、热性等类,这一个总的食物概念是从人体对食物的反应来考察的,既看到食物滋养的作用,也注意到营养物质以外的作用,这些因素可以影响治疗过程,因为古代人对营养认识的局限,劳苦大众的营养状态存在问题,提出"药补不如食补"在这种估计的条件下是合理的。西方营养科学的发展受工业革命的影响,并且从基本实验科学和食物的化学成分分析开始,注意并不断发现了人体必需的各种化学物质,至今已明确有六大类营养素,从而建立了现代营养学的基础,这是一个很大的发展。食物不仅含有营养素,而且含有非营养素,这一点虽然被西方的营养科学工作者认识和注意到了,但是我国古代的学者早就把食物的这两重性质列入描述的范围之中了。

营养物质和食物中营养物质以外的其他物质,以及各种药物,在广义上来说都是化学物质,在一定条件下,这些物质之间都有可能发生相互反应,这就是药物与食物之间最简单化的相互关系的前提。这种关系可以是生理性的、病理生理性的,也可以是病理性的。此外,食物与药物间可以是协同的,也可以是对抗的,其中包括对吸收、利用、运转等过程的相互影响,例如食物中过多的半纤维素可以影响地高辛的吸收;一些药物也可以阻断营养物质的代谢通路,例如肿瘤治疗中的抗叶酸药物甲氨蝶呤;而有些药物在实践上是抗营养素的。这几个方面应该引起临床工作者的关注。

值得注意的是,现代生活出现了"富贵病",这类因为营养物质的不均衡所引起的疾病因素,尤以引起慢性病的因素,早已露出我国的地平线,例如我国 2002 年全国营养与健康状况调查提示,随着我国人民生活水平的明显提高,因饮食与生活模式不当而引起的超重和肥胖病,高血压,高血脂等潜在的疾病因素,已明显摆在我们面前,水可以载舟,也可以覆舟,营养物质不恰当可以致病,因势利导,营养物质也能参与疾病的预防和治疗过程。

1.6.1 我国订定的食物又是药物

在我国传统医学中,有很多食物可以同时作为药物使用,其中第一批经批准的共有 33 种之多,包括乌梢蛇、蝮蛇、酸枣仁、牡蛎、枸杞子、甘草、代代花、罗汉果、肉桂、决明子、莱菔子、陈皮、砂仁、乌梅、肉豆蔻、白芷、菊花、藿香、沙棘、郁李仁、青果、薤白、薄荷、丁香、高良姜、白果、香橼、火麻仁、橘红、茯苓、香薷、红花、紫苏;第二批有麦芽、黄芥子、鲜白茅根、荷叶、桑叶、鸡内金、马齿苋、鲜芦根 8 种,这些药物都具有一定营养素。在后卫生部分别增补至一共 70 个品种,包括:八角茴香、刀豆、姜(生姜、干姜)枣、山药、山楂、茴香、木瓜、龙眼肉、白扁豆、百合、花椒、芡实、赤小豆、佛手、青果、杏仁(甜、苦)、昆布、桃仁、莲子、桑葚、榧子、淡豆豉、黑芝麻、胡椒、蜂蜜、莴苣、薏苡仁、枸杞子等。

在现代的治疗中,也有使用维生素即作为药物在最高允许浓度范围内进行有限时间的治疗,例如治疗皮肤的角化使用大剂量维生素 A,同时又注意避免中毒,尤以对于儿童;用维生素 D 治疗结核性皮肤病,即寻常性狼疮;利用尼克酸对血管扩张的作用来对抗家族性的高胆固醇血症,并用于降低血脂等,这些都必须在严格的医学监督下才允许实施。

在一定条件下,酒精饮料是药物也是代用的热能。我国古代很多草药都需要用酒来抽提,古代甚至是近代,在不得已的情况下,用酒精来供应一部分甚至是短时间内的全部热量。

1.6.2 膳食因素对药物的影响

药物在胃肠道主要是通过扩散作用吸收的,虽然肠道的任何地方都有吸收能力,但经口服用的药物大部分是在小肠近端吸取的,而在吸收之前,药物要经过溶解的过程。食物结构能够影响药物的吸收率,主要是从下列三个方面发生作用:

(1)胃排空时间:胃的排空时间影响药物的吸收,如果是空腹或胃内仅有少量食物,药物很快离开胃而进入小肠,并被良好地吸收;相反,如果药物是一种固体,那就首先要被胃液溶解,以后有待于胃的排空和吸收,在这种情况下,饭后服用药物会好些,尤其是那些胃排空慢的食物。饮用不同的饮料也影响吸收,稀的饮料有利于药物的溶解与吸收。

(2)在肠道内的相互作用:在肠内,食物与药物都会发生物理或化学的作用,例如四环素如果和含钙丰富的食物同时服用,吸收的效果会差些。含有较高的镁、锌及铁的食物也不利于四环素的吸收,因为药物可以与金属物络合以致不易吸收,这仅是一例。药物也可与管饲的食物反应,因为管饲的处方会和药物形成沉淀或是凝胶,甚至会使鼻饲管阻塞。

(3)竞争性抑制:因为食物的摄入而使内脏的血流增加了,也使药物的吸收增加了,这种作用多见于服用 β 受体阻滞剂,包括普萘洛尔或同类药物。药物的吸收还可被某种营养素干扰,例如左旋多巴若与高蛋白食物同时食用,其药效降低,因为大量氨基酸可与左旋多巴竞争。甲基多巴也遇到相同的问题。

因食物而使吸收明显延缓的药物包括阿司匹林、叶酸、铁剂、异烟肼、左旋多巴、青霉胺、土霉素、青霉素 G、非那西丁、安替比林、四环素、氨茶碱、苯妥英钠等,此外,由于进食食物而使吸收在一定程度上延缓的药物也很多,包括地高辛、奎尼丁、磺胺嘧啶、磺胺甲噁唑、对氨基苯磺酰胺等。

1.6.3 药物对摄食和营养物质的影响

药物可以引起食欲下降,饱腹感或是对食物的异常反应。药物引起的食欲下降可以分为中枢性与周围性两种影响,中枢性的如苯丙胺及类似制剂,虽然这种药物禁止作为减肥药物使用,但儿童使用右旋苯丙胺作为多动症治疗,可引起生长停滞,但停药后可以纠正;依索唑胺用于利尿也有同样的作用。此外,很多减肥的药物都会影响食欲,这是一种目的,以用于减肥的一种方法,这里不一一讨论。

药物中最能影响食欲的是一些肿瘤化学疗法的药物,这类药物一般都具有急速引起厌食的作用,有的还可以引起口腔或肠道溃疡,另一种原因则是药物本身对肠道有毒性,加之在治疗过程中,食物本身会造成一些不愉快症状,包括疼痛和腹泻。

有时环境中的有毒物质也可以影响食欲,多聚联苯就是一例,它污染了环境,从而直接波及人类。

药物对食欲的抑制,有的是原发性的,有的则是继发性的。原发性的药物诸如右旋安非他命、左旋多巴、甲基纤维素等,而继发性引起食欲下降的药物如青霉胺,它可以引起味觉丧失,又如氟脲可以引起口腔炎。

(1)药物引起营养素需要量的增加。人体肠道的一些微生物可以合成营养素,这些营养素可以部分地被宿主利用,例如肠道微生物合成的生物素可以供应人体的需要,但长期用抗生素的病人却无法得到这一类营养素,有些长期慢性腹泻的病人也会丢失这一部分的营养素。广谱抗生素可以抑制肠道维生素 K 的合成,如果病人同时有肝脏疾病,或是使用抗凝药物,就会出现维生素 K 不足所引起的问题,抗生素也可以杀灭肠道中的益生菌,引起不利于消化过程的问题。

(2)药物引起消化和吸收不良这一大类药物包括抗酸药、泻药、抗生素,如磺胺类药物、异烟肼等。碳酸氢钠摄入后,空肠的酸碱度升高,此时叶酸的吸收下降,甚至可以引起缺乏症。老年人服用大量的抗酸药物含有铝或氢氧化镁,或是混合铝镁制剂,可以引起磷的耗竭症状,因为膳食中磷与铝及氢氧化镁结合,形成不溶性的盐类而排出体外,在这种情况下,膳食中磷的含量低时就更为易发。磷的耗竭往往有肌肉无力、全身虚弱、四肢麻木、厌食、溶血性贫血以及昏迷,个别病人出现低磷性的骨质软化症。

磺胺可以抑制叶酸酶类,又可以与叶酸竞争运转,故可以引起叶酸吸收不良。

治疗结核病的两种药物。即利福平与异烟肼,这两种药物都干扰维生素 D 的正常代谢,因此而影响钙的吸收,异烟肼抑制肝的 25-羟化酶以及肾的 1-α-羟化酶,而利福平是一种微粒体酶的引发剂,引起 25-羟基维生素 D 的代谢,使这一维生素的活性型在血流中降低,其后果的严重程度视服药者的机体与饮食状态而不同,但注意避免钙代谢异常是必要的。

阻断氢受体的药物如西咪替丁(cimetidine),这种药降低蛋白质携带的维生素 B_{12},尤以剂量为1000mcq/d 时明显。

抗惊厥药苯妥明(phenytoin)可以引起癫痫病儿童的低血钙症及佝偻病或是骨质疏松,但这种抗癫痫药作用于钙吸收的机制仍未清楚,可能它直接作用于骨的生长或是干扰维生素 D 的代谢作用,尤以新的药物投入使用时,应加留意。

在临床进行营养治疗中,不可忽视病人在使用药物时的情况和反应,这是治疗营养中不可少的一个组成部分。

1.7 激素与营养素的相互作用

病人在疾病过程中的代谢,与健康人的代谢是有差异甚至完全不同的。用营养手段治疗病人时,正确调节病人的代谢十分重要,有时甚至具有决定性的作用。

本章重点探讨产热营养素的代谢与激素的关系,并尽可能反映一些必要的基础理论,因为体内激素的异常本身,也是一种病态或是疾病。

1.7.1 胰腺的激素

(1)糖代谢:糖代谢是一个极细致的调节过程,主要是通过胰岛素和一些与其作用相反的激素,如胰高血糖素、去甲肾上腺素、皮质醇及生长激素之间的相互作用来完成。只要葡萄糖的内稳态能维持住,每日食物的构成和品种即使千差万别,也能保持血糖的恒定。正因为大脑和生命活动要求这一个恒定的水平,尽管食物中没有碳水化合物亦能维持这一要求。

胰岛素的中心性作用是调节糖代谢,与其他多肽性激素一样,所产生的代谢作用是通过细胞表面的受体而实施的。这一作用又取决于酪氨酸专一性蛋白激酶的激活,这种酶存在于受体的 β 亚单位中。胰岛素与细胞表面受体结合后,胰岛素加速细胞膜运转糖,并使运转速度在肌肉内增加 3.2 倍,在脂肪细胞内增加 30 倍,这一运载的作用是由一种特别的蛋白质,从细胞内的膜池,运入对胰岛素敏感的浆膜中(亦即脂肪组织、肌肉组织及心肌等),这种运载蛋白位于胰岛素敏感组织,并都依赖钠来促进运载作用,名为 $GLUT_1 \sim GLUT_4$。$GLUT_4$ 是一种初级的蛋白质,参与由胰岛素刺激的转运,病者体内组织若是对胰岛素的作用有抵抗性,是因为在肌肉中 $GLUT_4$ 的表达下降。胰岛素对促进膜的糖运转是很有力的,快的时候仅在 1～2 分钟内,最迟也不过在 15～20 分钟内完成。

很多组织,尤以大脑与肝独立地保持对葡萄糖的汲取,并不受胰岛素浓度限制。$GLUT_1$ 是具有多种运载能力的,$GLUT_3$ 为对脑的运载,$GLUT_2$ 则以肝作为主要工作对象。下丘脑作为脑的一部分,对于糖的需求,在一定程度上依赖胰岛素,尤以下丘脑葡萄糖敏感的部位,即腹侧正中部位与侧核区。相反,骨骼肌在收缩刺激时可以直接吸取葡萄糖而不需要胰岛素的刺激。

为了增加葡萄糖的运载,胰岛素还对细胞之间的葡萄糖代谢产生重要的作用,在实验性的糖尿病动物模型中,各种有关糖酵解与氧化酶的活性,包括葡萄糖激酶、磷酸果糖激酶、丙酮酸激酶等的活性都降低。而那些糖原异生的酶类,例如葡萄糖-6-磷酸酶、果糖-1,6-双磷酸酶、磷酸烯醇丙酮酸羧激酶,以及丙酮酸羧激酶的活性都升高。上述的异常都可以受胰岛素的作用而纠正,胰岛素还促进糖原的合成,这是通过对糖原合成酶的转换为活性的葡萄糖-6-磷酸独立型的作用,同时也降低磷酸化酶的活性,从而达到提高合成的效果。

胰岛素还能引发酶的作用,使葡萄糖中碳的再循环减少,因而促进葡萄糖用于贮存,对于调节骨骼肌的葡萄糖代谢,胰岛素起关键的作用。在组织培养中可见,葡萄糖本身刺激糖原贮存,在组织的高峰是在高浓度葡萄糖放入培养基的两小时之后,而胰岛素是在这之后为继续贮存葡萄糖才需要的。胰岛素的作用,还在于在脂肪组织中,刺激糖的酵解及脂肪生成,以及在骨骼肌中促进糖酵解糖原合成,同时在肝及肾抑制糖原异生作用。

当食物碳水化合物产生热能,血浆胰岛素就立即升高,同时降低高血糖素的浓度。在动脉升高葡萄糖浓度之前,胰岛素先升高,这样的早期胰岛素释放产生一个"稳定效应",这一效应使胰岛素会随着葡萄糖的吸收而不断的调节,使餐后血糖能够始终保持在一个稳定的状态。当葡萄糖被吸收,肝脏产生葡萄糖的功能就减低,而肝、肌肉及脂肪组织对葡萄糖的吸取却在增加,食入糖的 75% 是通过肝代谢后转到周围组织的,一次大量的口服葡萄糖大部分为肌肉所利用。

当机体发生饥饿的时候,如何维持血糖的正常水平是机体的一个严重的问题。在非酮症状态,大脑的能量需要只能由葡萄糖提供,一旦没有葡萄糖就会引起中枢神经系统损坏及死亡。成人的葡萄糖池中仅有 15～20g 糖,而糖原可以动员到血流的,亦仅有 70g,二者加起来,最多能维持 8 个小时的能量供应。因此,糖原异生作用对于后吸收期,在维持血液中血糖的浓度至关重要,而且糖原异生在 24～48 小时空腹之后变成唯一的能量来源。只有肝及肾含有葡萄糖-6-磷酸酶,这种酶对葡萄糖进入血流是极为重要的。肝与肾也含有糖原异生的酶类,包括丙酮酸羧化酶、PEP 羧化激酶、果糖-1,6-双磷酸酶等,如果很长时间空腹,此时肾的糖原异生变得重要,于是肝就变成唯一内源性葡萄糖的生产器官(EGP)。饥饿是与胰岛素水平低下、高血糖素的升高并行的,糖原异生增加,在血流中胰岛素的下降,周围组织利用葡萄糖减少,增加脂肪的分解,于是游离脂肪酸成为主要的氧化燃料,血浆中胰岛素水平下降、高血糖素升高,这一条件下就会增加从游离脂肪酸转变为酮体。如草酰乙酸及 β-羟丁酸,这类物质可以代替葡萄糖作为大脑的能源,从利用葡萄糖转变为利用脂类基础的物质,包括利用游离脂肪酸与酮体作为能量使用。对于长期处于因疾病而引起的饥饿状态是有的,因为可以避免肌肉的大量分解,β-羟丁酸也可以直接增加骨骼肌的蛋白质合成,同时减少亮氨酸的氧化。

胰岛素的缺乏,见于 1 型糖尿病病人(即胰岛素依赖型病人,IDDM)。这些病人的糖原异生酶类的活性是升高的,而糖的分解与氧化酶类的活性下降。此外,IDDM 病人相对或绝对地出现高血糖素血症,可以理解,这反映了胰岛素的失控,而胰脏的 α 细胞分泌高血糖素,此时用胰岛素治疗及控制血浆前葡萄糖水平至接近正常,可以纠正这种高的高血糖素水平。

因为胰脏的胰岛细胞腺瘤与增生所产生的高胰岛素血症会引起后吸收期的低血糖,在这种情况下,血糖虽然下降,而胰岛素不会降,结果是内源性葡萄糖的产生速率减慢,葡萄糖的利用率也相对降低,但如果按降低的血糖浓度对比,则使用率相对地提高了。胰岛素对低血糖的作用是强大的,一旦胰岛素的分泌浓度足够,任何相反的激素和相反的调节作用都敌不过它。当高血糖素及肾上腺素二者缺乏,胰岛素出现时,后吸收期低血糖就可以发生,这种情况见于 IDDM 病人。

高血糖素是胰脏的 α 细胞分泌的,它进入门静脉循环,在生理条件下仅作用于肝,这种激素的作用是通过激活腺嘌呤环化酶而发生,当给予高血糖素时,环腺苷酸(cAMP)在肝中的浓度立即升高,故高血糖素是一种有力的糖原分解与糖原生成的激活剂,而且在数秒钟内可以增加内源性的葡萄糖产生,虽然这种作用是短暂的。高血糖素降低果糖-2,6-双磷酸,这种物质是糖原异生与糖原分解的关键性调节剂。高血糖素所引起的高血糖是短暂的,因为增加糖原的分解不能持久,可能又引起胰岛素的分泌。高血糖的自动控制也会抑制内源性葡萄糖的产生。

人体在禁食时 75% 的内源性葡萄糖的产生是由高血糖素引起的。如果胰岛素与高血糖素同时缺乏,在葡萄糖生产的降低,与葡萄糖的利用之间不会平衡,因为只有 40% 的对胰岛素敏感的组织使用葡萄糖。因此,血糖浓度会维持住或稍下降。胰岛素对肝的作用,主要是对抗高血糖素的。

在实验性的观察中,以生长激素抑制素灌注和部分胰岛素的取代,产生高血糖素的缺乏,使摄入葡萄糖之后血中的葡萄糖浓度减低 30%。切除胰脏的病人出现高血糖素缺乏使胰岛素"再循环"的率降低,并且增加葡萄糖异生作用前体的浓度。前体例如丙氨酸与乳酸,但长期的低血糖不会发生,因为会有肾上腺素的分泌而阻止,如果同时有高血糖素与肾上腺素的缺乏,见于长期的 IDDM 病人,在摄入葡萄糖很久而无补充之后会发生低血糖。

当机体运动时需要增加葡萄糖的生产,以适应肌肉的做功,通过高血糖素的分泌,同时抑制胰岛素的释放,约增加 60%～70% 的葡萄糖生产,另外的 30%～40% 则由肾上腺素分泌来完成生产。高血糖素与胰岛素的改变是与降低果糖-2,6-双磷酸在肝的浓度有关,以增加糖原异生作用物。同一时间提高肾上腺素浓度,产生了果糖-2,6-双磷酸浓度在肌肉的升高,结果使糖分解与乳酸的产生以供给糖原异生之用,在运动中高血糖素的缺乏与肾上腺能的被阻断,并处于最大氧消耗量的 60% 条件下,在运动后的 30～60 分钟可以引起低血糖。

如果发生胰岛细胞胰高血糖瘤,则胰高血糖的生产过多,就会发生葡萄糖的不耐受和低氨基酸血症,并且出现特有的皮疹(一种坏死性侵入性红斑)。这种红斑被认为是由于高血糖素血症或是低氨基酸血症所引起的。

糖原分解性及糖原异生性的活动若是高血糖素引起的,则会发生轻度的高血糖,但这种情况可以用膳食治疗方法来控制,而这种综合征是以休息代谢增高为特征的。

如果由于胰岛细胞瘤引起生长激素抑制素,即患生长激素抑制素瘤。此时会同时抑制胰岛素与高血糖素,引起轻度的糖尿病。但极少发生高血糖,亦不会发生高酮血症,因为生长激素与高血糖素都会受到抑制,生长激素的同类物,如奥曲肽(octreotide),可以像生长激素一样,减缓 IDDM 病人餐后血糖的升高,和降低餐后胰岛素的需要。

(2)脂类代谢:胰岛素与高血糖素对脂代谢也有重要的作用,胰岛素浓度增加,就刺激脂肪生成与脂肪贮存,在空腹状态下,减少胰岛素和高血糖素水平,促进脂肪分解与氧化。甘油三酯的贮存作用,是一种有效的能量贮备,甘油三酯的贮存,可以作为能源来支持几个星期以上的禁食。但碳水化合物的贮存总量,仅是供给数小时的空腹的能量需要,因此,贮存脂肪的同一重量,差不多等于贮存糖与蛋白质的两倍,而且还减少一半的细胞内水贮备。

在饱腹状态下,脂肪的生成需要胰岛素与高血糖素,在脂肪酸合成时也需要葡萄糖,包括需要葡萄糖用于酯化,同时也供给乙酰辅酶 A(CoA)作为长链脂肪酸的前体;供给 α-甘油磷酸从脂肪酸酯化成为甘油三酯;提供辅酶 II,即烟酰胺腺嘌呤二核苷酸磷酸(NADPH)。胰岛素刺激携带性的葡萄糖运载,包括激活丙酮酸脱氢酶,将葡萄糖转变为乙酰辅酶 A,以及抑制脂肪分解、减少棕榈辅酶 A,因为这种辅酶是抑制脂肪生成的。在人体中,在混合有碳水化合物和脂肪的膳食的情况下,多半的脂肪不用于能量转化,而是贮存下来。

在脂肪组织中脂肪酸的贮存方式为甘油三酯,这些甘油三酯既可从膳食,即乳糜微粒而来,也可以从内源性的脂肪而来,包括 VLDL 而来。甘油三酯主要被脂蛋白脂酶水解,水解的位置是血管内皮细胞的表面,而胰岛素对于维持及激发脂蛋白脂酶具有重要的作用。胰岛素还作用于脂肪组织吸取游离脂肪酸。因而,胰岛素缺乏时,脂蛋白脂酶的活性下降。

在人体、肝及脂肪组织是合成脂肪的部位,当碳水化合物取代脂肪时,这一过程就会发生,肝脏主宰从脂肪组织出来的脂肪酸的去向,但在肝脏合成的、大部分仍然是 VLDL,然后分泌入血流,其廓清过程与乳糜微粒相似。当胰岛素缺乏时,磷酸己糖的活性不正常,亦不为脂肪酸合成提供 NADPH,因为葡萄糖的利用减少,故有效的乙酰辅酶 A 及柠檬酸也减少,从而减慢了脂肪的生成。

脂肪分解过程是从脂肪组织释放游离脂肪酸及甘油,这个过程见于禁食、运动、应激,以及未控制的糖尿病。低水平的胰岛素及增高的高血糖素加强了从脂肪组织中动员脂肪出来。有几种激素,包括高血糖素、儿茶酚胺、促甲状腺激素(TSH)、促肾上腺皮质激素(ACTH)等都对脂肪分解起重要的作用,这些激素主要通过环腺苷酸 cAMP 作用于对激素敏感的脂酶而完成脂肪分解的,在脂肪分解中,甘油从脂肪细胞扩散出来;又因为脂肪组织是缺乏甘油激酶的,故难以再利用甘油。而游离脂肪酸,既可进入血流,又可与甘油磷酸再酯化为甘油三酯,回到脂肪组织中。胰岛素的部分抗脂肪分解作用,是刺激脂肪酸再酯化。

脂肪分解后,甘油与游离脂肪酸进入血流,甘油在肝或肾被代谢,在那里磷酸化之后,可以再酯化为甘油三酯,也可以用于糖原的异生,而游离脂肪酸被组织吸收后,在肝脏,可以再酯化为甘油三酯,也可以氧化,或变为酮体。这三种去向取决于当时激素的环境,如果没有葡萄糖及胰岛素,又没有高血糖素,这种情况下,肝内仅一小部分的游离脂肪酸再酯化而形成甘油三酯,并以 VLDL 的方式释放。游离脂肪酸代谢的关键因素是胰岛素与高血糖素之间的比率。

被激活的脂肪酸一定要运入细胞的线粒体进行氧化,或是转变为酮体。游离脂肪酸或是它们的乙酰辅酶 A 系列物不能进入内线粒体的膜,肉碱棕榈酰转移酶-1 是存在于内线粒体中的,这种酶可以 CoA 转移脂肪酰基给肉碱(carnitine)才可以进入线粒体。第二种酶名为肉碱棕榈酰转移酶Ⅱ,反向地运转脂肪酰基给线粒体的 CoA,使这些脂肪酸进行 β-氧化,或是转变为酮体草酰乙酸及 β-羟丁酸。作用的关键性酶,即肉碱棕榈酰转移酶是通过胰岛素与高血糖素作用于丙二酸单酰 CoA 而调节的,例如,低的胰岛素及高的高血糖素浓度就会增加脂类的氧化及酮的生成,增加了脂肪组织的脂肪分解和游离脂肪酸运送,而酮体在血流中被肌肉代谢,也被大脑及心肌所代谢。

糖尿病病人经常发生脂肪代谢的异常,约 1/3 的病人患有高甘油三酯血症,这一现象反映了胰岛素的关键性作用;既作用于肝使之产生甘油三酯,也从含量丰富的脂肪组织移出脂蛋白。胰岛素也是脂蛋白脂酶发挥正常功能所必需,如果胰岛素严重缺乏,高甘油三酯血症是由于脂蛋白脂酶缺乏而继发地产生的,"糖尿病性脂血症"出现奶浊色的血浆,以及皮肤上有突起的黄色脂瘤;说明对 1 型糖尿病的控制不良,加上有家族性的高甘油三酯血症,但以胰岛素治疗可以迅速纠正。而 1 型糖尿病病人如果取消胰岛素的注射,会减少脂蛋白脂酶的活性,并在一两天内出现高甘油三酯血症。

不论有否糖尿病,肥胖病人的 VLDL、甘油三酯的产生率高于正常,这种现象与增加血流中的葡萄糖及脂肪酸进入肝脏有关,是一种对胰岛素抵抗的综合征,但这一种高脂血症在肥胖病人减重时也会表现出来。

由于胰岛素缺乏的 IDDM 病人(1 型),以及由于对胰岛素抵抗的 NIDDM 病人(2 型),还有其他因素作用于脂蛋白代谢,在 IDDM 病者中可看到 LDL 的增加,这是因为减少了胰岛素刺激的 LDL 受体活性而引起。至于 NIDDM 病人,原因是多方面的,如低水平的 HDL,甘油三酯强化了 LDL 及 VLDL 粒子,以及堆积了 VLDL 的剩余分子,增加了脱辅基脂蛋白 CⅢ 及 CⅡ 的比值等因素,从而改变了脂蛋白的代谢。

关于膳食结构对糖尿病病人脂蛋白代谢有何影响,目前还有争议。最近一般都采取低脂肪、高复合碳水化合物膳食。这是基于降低 LDL 胆固醇和防止冠心病而考虑的。但有的学者认为以中等度的单不饱和脂和适当高碳水化合物膳食对于控制 VLDL 和增加 HDL 都有好处,尤其是对于 NIDDM 病人。

(3)蛋白质代谢:胰岛素与其他激素对蛋白质代谢的作用是巨大的,仅数小时的禁食,蛋白质就能提供氨基酸作糖原异生之用。如果继续禁食,代谢的调节就会出现节约肌肉蛋白质的现象,例如中枢神经系统开始增加对酮体的依赖性。长期的空腹或饥饿状态,胰岛素水平下降,肌肉仍然继续提供氨基酸,当胰岛素水平提高时这个过程就可以逆转。如果能量的供给足够,肌肉蛋白质又开始合成,使其恢复正常的蛋白质水平。

胰岛素使血浆中很多氨基酸的浓度下降,在糖尿病病人的两餐间隙中,在血糖低下时亦随之而有一些氨基酸浓度的降低。在血浆中必需氨基酸的水平下降模式,是与肌肉蛋白质相对浓度相关的,在试管内实验性分离的肌肉浸于溶液中,肌肉游离氨基酸的含量是与胰岛素的浓度成比例的。以葡萄糖加入培养液时,心肌随即停止蛋白质的分解。胰岛素亦可抑制培养中的肝细胞内蛋白质分解,其抑制程度与胰岛素在肝细胞内的浓度平行。胰岛素也使氨基酸被骨骼肌吸收。

运动抑制氨基酸从骨骼肌蛋白中的释放,但主要作用在非肌纤维蛋白质上,当培养的肌肉加入胰岛素,即促进用同位素标志的氨基酸进入肌肉中合成为蛋白质。

重要的是,在 IDDM 病人中看到,胰岛素是调节蛋白质平衡的激素。例如一旦停止胰岛素治疗,病人就会立即出现氮的负平衡,在实验动物中也可看到,糖尿病鼠的内脏组织蛋白均低于对照动物,但肝脏例外,肌肉中蛋白质被动员。在 IDDM 病人,如果以胰岛素治疗,可以减少蛋白质的丢失。

在试管内与在体内实验有若干的不同,当给予 IDDM 病人胰岛素时,使细胞内游离氨基酸的浓度减低,这是通过抑制蛋白质在肌肉中分解来达到的;结果是,胰岛素不能增加体内肌肉蛋白质的合成,但这不是指在试管内而言的。

高血糖素对氨基酸代谢的作用有三个方面:①使氨基酸在膜的运载增加;②减少蛋白质的合成,增加分解代谢,同时又存在胰岛素缺乏时更明显;③增加氨基酸转变为葡萄糖,即糖原异生作用。

在肝脏灌注高血糖素后,可增加糖原异生作用,这一作用还可以灌注 AMP 而得到重复。高血糖素使肝脏对甘氨酸、丙氨酸、谷氨酸、苯丙氨酸的利用增加,在异生作用下形成糖原,同时也加速尿素的生成。

在禁食早期,血浆高血糖素和胰岛素二者的浓度都先后分别相对应地升高及降低,结果引起糖原异生作用增加与尿素生成。长期的饥饿状态,大脑接受酮体并作为能源使用,这在第五章节中将论及。

当蛋白质单独摄入,同时没有伴有糖类摄入,胰岛素仅轻度升高,骨骼肌肉就可以贮留蛋白质,同时伴有高血糖素的升高,并避免了低血糖。

1.7.2 甲状腺激素

(1)碳水化合物代谢:甲状腺对糖代谢发挥多种作用。甲状腺功能亢进(甲亢)的病人,约有 30％具有中等程度的葡萄糖不耐受症状,其中一个原因是甲亢病人胃排空的时间缩短,而肠吸收速度也加快之故。而甲状腺功能低下的病人则相反。此外,甲状腺功能亢进的病人的胰岛素分泌减少,在服用或注射葡萄糖的时候也是如此。同时,甲亢病人肝的葡萄糖生成比平时增加约 20％,肝也对胰岛素的敏感性减低,肝的糖原贮存因为甲状腺激素分泌过多而减少。甲状腺激素调控肾上腺及正肾上腺对糖原异生及高血糖作用,可能是通过有环腺苷酶的反应性的 cAMP 系统。在动物实验可见到甲状腺素对糖原有两相性的作用,即低水平的甲状腺素在有胰岛素的存在下增加糖原合成,而大量的甲状腺素则极大地增加肝的糖原异生作用。对于肾上腺素来说,小剂量的甲状腺素会加强糖原异生,而大剂量则会抑制。低甲状腺激素时肝及肌肉的糖原减少。甲亢病人的糖原异生增加的原因,很可能是糖原的前体充足,即从蛋白质与脂肪分解提供前体充足之故。所以内脏吸取糖原前体增加 20％～120％,相反,甲状腺功能低下病人的糖原异生在一定程度上被抑制。

整体的葡萄糖转换率在甲状腺毒血症时增加,其中一部分为葡萄糖的再利用。这种再利用一方面是通过 Cori 循环,即增加葡萄糖—乳糖循环,另一方面为葡萄糖—丙氨酸循环,相反,甲状腺功能低下时转换率就下降。

(2)脂类代谢:甲状腺素对脂代谢有多方面的影响,包括对脂肪的合成、动员及分解等方面。但分解的作用大于合成,故过高的甲状腺素分泌的结果是减少总体的脂肪贮备,也降低血浆的浓度。脂肪分解的主要作用是直接刺激 cAMP 的产生,以及其他脂肪分解的因子的配合作用,包括儿茶酚胺、促甲状腺激素(TSH)、促肾上腺皮质激素(ACTH)、生长激素、糖皮质醇及高血糖素等。甲状腺功能低下的情况相反。

甲亢病人的游离脂肪酸运转入肝与周围组织增加。游离脂肪酸的转换率,在毒性甲状腺功能亢进时增加两倍,脂肪氧化也有相似的情况,这是甲状腺素的增加氧与能消耗的作用之一。甲亢病人肝的甘油三酯合成增加,因为大量的游离脂肪与甘油进入肝内,同时,合成及清除胆固醇与甘油三酯同样也增加,尤以后者。故血清胆固醇与甘油三酯水平中等度下降。甲状腺功能低下的病人相反,而且 HDL 胆固醇也低,肝及脂组织的脂蛋白脂酶活性也低。

(3)蛋白质代谢短期内投以甲状腺激素可使肝内的蛋白质与 RNA 增加,而肌蛋白质则减少。长期给药可使肝与周围组织的器官变小,减轻。甲状腺激素使肝脏吸收氨基酸增加,这个过程与甲状腺激素使 DNA 的转录与 RNA 翻译增加有关。

临床上,过高的甲状腺激素会出现相反的作用,即蛋白质合成受抑制,胶原蛋白的分解代谢增加。人体在患恶性甲状腺肿时,氮的排出增加。而甲状腺功能低下者,其蛋白质合成与分解二者都下降。病人还可以出现氮的正平衡,在治疗黏液水肿过程中,往往伴有动员细胞外的蛋白质,并出现氮的负平衡,但血浆蛋白水平则正常。

1.7.3 糖皮质激素

(1)碳水化合物糖皮质激素过多即可增高血浆胰岛素与葡萄糖的水平,亦即产生胰岛素的抵抗。这种抵抗已超乎肥胖,而接近库欣综合征。这种病人的大部分有葡萄糖不耐受,而糖尿病病人则只有15%~20%不耐受。

糖皮质激素对胰岛素的反作用,在葡萄糖内稳态方面有许多步骤,其一是控制糖原异生作用物速率方面,有①从周围增加异生作用物前体,如氨基酸及乳酸;②增加糖原异生作用的酶,如丙酮酸羧化酶及磷酸烯醇丙酮酸羧激酶;③刺激胰腺 α 细胞产生高血糖素。其二是使糖皮质激素影响葡萄糖耐受的是减少运载葡萄糖的载体。其三是使受体的亲和力降低,以及受体数目减少。糖皮质激素引起的高血糖反应如果加上高血糖素、儿茶酚胺或生长激素,都会使血糖水平更高。

糖皮质激素刺激肝糖原的集积,这些糖原的来源是从蛋白质释放的氨基酸。

(2)脂类代谢:在脂肪细胞内,糖皮质激素通过激活对 cAMP 依赖,而对激素敏感的脂酶作用,肾上腺素引起的脂肪分解则是由皮质醇推动的。皮质醇似是儿茶酚胺单独作用于脂肪分解所必需,而糖皮质激素则是使生长激素能够处于作用最佳状态所必需。对于皮质醇的脂肪分解作用的同时也防止了蛋白质的合成。

长期用糖皮质激素会使血浆的甘油三酯升高,这种情况常见于糖尿病。而慢性糖皮质激素治疗可引起脂肪肝,因为肝吸收了大量的游离脂肪酸。

慢性过高的糖皮质激素会引起人体过多的脂肪,在库欣综合征中,人体的脂肪分布也改变,脂肪集积在锁骨下、躯干和面部。此外,糖皮质激素的受体数目及其信息 mRNA 在腹部皮下增加。腹部脂肪的增加尤见于大网膜组织。注射 ACTH 也使脂酶激活而直接产生脂肪分解作用。

(3)蛋白质代谢糖皮质激素的一个主要代谢作用,是刺激骨骼肌使蛋白质分解,很多临床上的库欣综合征病人都见到这种情况,即骨密度下降,增加毛细血管的脆性,皮肤萎缩,肌肉消耗症状,儿童生长停滞等。除了蛋白质的分解以外,糖皮质激素抑制肌肉蛋白汲取,相反,增加肌肉蛋白的分解,激活支链酮酸脱氢酶,使支链氨基酸氧化,新的丙氨酸合成,以及肌肉的谷氨丙胺释放。

与上述相反的是,糖皮质激素增加肝脏的蛋白质含量,注射糖皮质激素可以使肝及肾脏增加蛋白质与 RNA。动物实验注射皮质醇使肝脏吸收 α-氨基异丁酸,增加肝的游氨基酸氮,糖皮质激素的这一作用取决于膳食,亦即必须有足够的能量与蛋白质才可以达到。如果出现炎症反应,则糖皮质激素使肝细胞增加白介素-6 的受体,这种白介素有力地合成急性期蛋白,例如 C-反应蛋白、纤维蛋白原。

1.7.4 生长激素与胰岛素样生长因子-1

生长激素和胰岛素样生长因子-1 不同,胰岛素样生长因子-1(insulin-like growth factor-1,IGF-1)是由肝及其他组织由于生长因子的刺激而合成的。营养物质的摄入似乎可以直接影响 IGF-1 的产生。在志愿者身上的观察,5 天禁食后 IGF-1 水平下降了 60%～70%。动物实验证明膳食如有足够的蛋白质与热量,才能使 IGF-1 刺激软骨生成。有一种生长调节素假说"somatomedin hypothesis"认为,生长激素的很多合成代谢,和生长促进作用是由 IGF-1 所调节的,故 IGF-1 又称为生长调节素 C(somatomedin C),而生长激素则是直接作用于葡萄糖与脂肪的代谢。

(1)碳水化合物代谢:用急性的方式使用生长激素可以产生两期的反应,开始的两小时有胰岛素样的作用,直接刺激胰岛 β 细胞分泌,引起血糖下降,周围组织也利用葡萄糖,但是,生长激素在正常人中并不引起低血糖。在 2～12 小时内,生长激素却显示出抗胰岛素的作用。

用慢性的方式注射生长激素的结果,是胰岛素的抵抗状态,60%～70%病人会发生葡萄糖的不耐受性与肢端肥大症。肢端肥大病人仅 6%～25%有血糖升高,但这种病人有高胰岛素血症,并有胰岛素的抵抗,当病人注射生长激素后,也是如此。在多数病人胰岛素分泌的增加是用以补偿胰岛素抵抗的,慢性的生长激素过高引起肝脏的葡萄糖生成率增加,同时又减少周围对葡萄糖的利用,结果是降低葡萄糖的氧化,肢端肥大病人的周围组织对葡萄糖的利用减少,是与周围血中单核细胞胰岛素受体的数目减少一致的。血浆中游离脂肪酸及酮体的升高抑制了肌肉组织对葡萄糖的利用,这一点可以部分解释为什么肢端肥大病人受体的缺损,一旦肢端肥大症得到成功的治疗,葡萄糖耐受性改善,血浆的胰岛素浓度也下降。

慢性生长激素的升高产生了抗胰岛素的作用,许多 IGF-1 的作用类似胰岛素,在分子结构上 IGF-1 与前胰岛素相似,而 IGF-1 的作用是通过细胞表面的受体,IGF-1 能增加葡萄糖的运转,能在肌肉与心肌增加糖的分解与糖原的合成。

(2)脂肪代谢:急性注射生长激素的作用与葡萄糖的作用相同,注射后数小时内,血浆游离脂肪酸的浓度下降,但长期注射生长激素,血浆中游离脂肪酸与酮体的浓度就升高,在人体的观察说明脂肪分解加速。生长激素的作用与糖皮质激素的作用一样,但作用的时间要在注射完毕 1 小时之后,而这种脂肪分解的作用可以因为抑制蛋白质的合成而阻断。

在人体的观察中,脂肪细胞中的脂肪分解,以及生长激素对脂肪的生成作用,在人体不同局部有不同的分布。例如作用于腹部细胞,比周围细胞(例如臀部)要大,因而病人用生长激素治疗有时可改变其脂肪的分布。

与生长激素的作用相反的是,IGF-1 增加脂肪生成,并抑制由肾上腺激发的脂肪组织的脂肪分解作用,在人体注射 IGF-1 可使血浆甘油三酯下降,并降低总胆固醇对 HDL 胆固醇的比值。

(3)蛋白质代谢生长激素的一种主要作用是促进骨骼肌呈线性成熟,IGF-1 对这个过程也有作用,使 DNA 及 RNA 的合成增加,也使蛋白质在纤维细胞与软骨细胞中增加。在骨骼外的作用则是增加蛋白质合成细胞的速度,IGF-1 的这种分泌见于多种器官,对于组织肥大及修补过程中,可能作为一种合成代谢的因素,动物生长激素缺乏(脑下垂体切除)引起氮的负平衡,许多器官的蛋白质与 RNA 都降低生长激素的注射,使氨基酸结合到肝脏及肌肉的蛋白质中,这种情况也见于人体。

1.7.5 儿茶酚胺

儿茶酚胺是由肾上腺素、去甲肾上腺素及多巴胺通过全身的交感神经元分泌,小部分由肾髓质分泌。因为肾髓质的主要分泌物是肾上腺素。肾上腺素与去甲肾上腺素都有 α 和 β 两种相互制约的活动,但去甲肾上腺素产生 α 肾上腺素能的作用占优势。体力活动是刺激交感神经系统,以使肾上腺髓质分泌的主要力量。此外循环功能不全、创伤、寒冷条件、疼痛、情绪的应激与低血糖也与强体力活动一样,都具有刺激的作用,但肾上腺素对低血糖的恢复能力只限于高血糖素不存在的前提下才有这种作用。

(1)碳水化合物:儿茶酚胺对碳水化合物的作用是多方面的,α 肾上腺素能抑制胰岛素的分泌,而 β 肾上腺素能的刺激增加胰岛素释放。α-肾上腺素能对胰腺 β 细胞的抑制性作用在应激或是交感神经受刺激物条件下占优势,α 及 β 肾上腺素能都能刺激胰脏对高血糖素的释放。

在肝及肌肉内,儿茶酚胺使糖原分解,β 肾上腺素能刺激及激活磷酸化酶,通过 cAMP 来抑制糖原合成。此外,α 肾上腺素能系统能激活磷化酶,通过 cAMP 与膜的钙运转来抑制糖原的合成。肝的糖原分解可能主要通过 α 肾上腺素能的作用及 cAMP 的机制,儿茶酚胺则是通过 α 肾上腺素能刺激肝糖原合成的,包括增加前体运转入肝及肌肉的乳酸和丙酮酸输出作用。此外,α肾上腺素能增加肝对氨基酸的吸收。在交感神经的刺激下,血流中胰岛素的降低和高血糖素的升高,也促进糖原的分解与糖原的合成。

灌注肾上腺素使其在血浆中的水平升高,可抑制胰岛素分泌,促使周围组织对葡萄糖的吸收。当灌注胰岛素时,肌肉的氧消耗增加。

(2)脂代谢:儿茶酚胺的主要作用为对脂肪的分解,特别是作用于对激素敏感的脂酶。这些酶存在于脂肪组织、肝、心及肌肉中。脂肪的分解过程还受 cAMP 作用,通过 β_1 肾上腺素能刺激腺苷环化酶。此外,儿茶酚胺对抑制胰岛素的分泌,对于脂肪的分解也起重要作用。

儿茶酚胺也能增加脂肪的生成与酮的生成。肾上腺素能的刺激,可增加肝的甘油三酯合成,这个刺激与增加游离脂肪酸的运转有关。儿茶酚胺的作用提高血脂水平,促进胆固醇的合成并在血浆中升高,这与激活 3-羟-3 甲戊二酰-CoA 还原酶有关,故儿茶酚胺急性灌注使血液中甘油三酯升高。

(3)蛋白质代谢:儿茶酚胺对血浆的氨基酸水平的作用与胰岛素一样,例如灌注肾上腺素使血中氨基酸与应激状态情况一样,氨基酸水平下降,但丙氨酸的水平不变,这一改变的条件是胰岛素没有分泌,或是使用 β 肾上腺素能的阻滞药如普萘洛尔(propranolol)。与胰岛素相反,肾上腺素使周围组织吸收氨基酸作为糖原异生,增加丙氨酸的合成。

1.7.6 其他

性类固醇激素与催乳激素是有影响的激素之一,雌激素用于作为避孕药,这种制剂有引起轻度糖尿的报告。最近也有报告用孕激素的同类物,作为口服避孕药,尤以使用 19-诺酮可以改变葡萄糖的耐量。但低剂量制成的口服避孕药的作用不明显。动物实验给雌鼠以睾酮,能引起胰岛素激发的葡萄糖运转,增加血浆胰岛素水平,降低糖原合成和出现胰岛素的抵抗。

药物剂量的孕激素也影响脂蛋白代谢,例如增加血浆 VLDL 胆固醇的水平,而雌激素却可以增加 LDL 的廓清,因为可以增加胆固醇在胆汁中的排出,故这一作用曾用于治疗家族性高胆固醇血症,尤其治疗低乙种脂蛋白血症(dysbetalipoproteinemia)(Ⅲ型),以及一些绝经期后的妇女的杂合型家族性的高胆固醇血症(Ⅱ型),而雌激素可以明显地增加血浆的 HDL、胆固醇水平。孕酮中的 19-诺酮系列,往往与雌激素一起作为口服避孕药,却降低 HDL 的水平,但流行病学的报告未证实口服避孕药有影响脂蛋白代谢的说法。

雄激素的注射使性功能低下的男性减少尿氮的排出,并可引起体重增加,因为肌肉组织增加了,尤其是在胸肌及臂肌,为了使体内的氮贮存增加,一般对病人使用雄激素。使用这类激素可能使病人体重增加,其主要原因是因为有增加食欲的作用。

药物剂量的雌激素能抑制内脏的生长,其作用主要在于抑制 IGF-1 的生成。催乳激素对 IGF-1 有较弱的作用。但对于生长激素缺乏的人却可以产生氮的潴留及肌肉的增长。

此外,细胞素(cytokine)及二十烷酸在代谢上有一定的作用。

在严重创伤、传染病中可以出现异常的代谢反应,特别是能够迅速地动员体内的碳水化合物、脂肪与蛋白质的底质。这一种现象是因为引起了"应激性激素"的作用,包括从内分泌器官分泌的皮质醇和儿茶酚胺。现在才明白在免疫器官的细胞如巨噬细胞、单核细胞、淋巴细胞等,它们不仅能够进行组织修复,清除传染病微生物,也能对创伤和传染病作出代谢反应。

(1)碳水化合物代谢:血栓烷 A2(thromboxane A2,TXA2),前列腺素 F2a(prostaglandin,F2a,PGF2a),以及 PGE2 同类物,都是从二十烷酸而来的(亦称花生四烯酸),当肝的库普弗细胞分泌能作用于增加糖原分解,以及吞噬细胞吞入细菌的脂肪多糖之后,这一种前列腺素就被释放,这一点可以部分地说明为什么机体发生传染及炎症时,会发生胰岛素抵抗及葡萄糖的不耐受。

(2)脂肪代谢肽型的细胞素,肿瘤坏死因子-α(tumornecrosis factor-α,TNF-α),亦称为恶液质素(cachectin),可以产生很多代谢性及营养性的干扰,尤其是对有严重疾病的患者。在脂肪代谢方面,引起脂肪的分解,抑制脂肪的生成,这主要为 TNF-α 刺激脂肪细胞内的对激素敏感的脂酶,同时又抑制脂肪酸结合蛋白与甘油-3-磷酸脱氢酶。

(3)蛋白质代谢：TNF-α促进肌肉蛋白的分解代谢，同时可引起厌食，导致实质上的饥饿状态。而厌食与饥饿二者却不互相影响。但除了肌肉消耗之外，各种内脏如肝、心、肺等却能得到保护，蛋白质含量增加，内脏器官的重量也增加。TNF-α还影响循环中的蛋白质，如清蛋白和运铁蛋白。疾病急性期蛋白也会增加，可能因为这个过程影响了白介素-6的生成。白介素-6是刺激肝脏合成急性期蛋白的最有力的物质，这一点说明免疫细胞的一个作用是放弃周围组织的保存，却保持了内脏的稳定性，从而保护了人体的生命。

2 疾病状态下的营养

2.1 疾病状态下的异常物质代谢

凡在疾病状态下,人体的代谢都会有不同程度、不同范围和不同持续时间的改变,只是有些改变不一定容易为人们所察觉罢了,本书所提及的各种疾病,包括在其他章节中所提及的,都存在着异常的代谢,只是本章可以说是把带有共性的异常代谢,作了专门性的探讨,而在其他的具体疾病,例如先天性疾病,只作专一性的补充而已。

2.1.1 饥饿状态

人体需要 40 多种营养素,缺乏任何一种营养素都可以引起相应的缺乏病。在发病时和发病过程中,实际上是某种缺乏的营养素已处于饥饿状态(hunger states),在营养科学上,任何一种营养物质的不足、缺乏,都会存在着对这种营养素的"饥饿",这个含义和日常生活中人们所言及的"饥饿"是不同的。地方性甲状腺肿是因为碘缺乏而引起的,实际上那些缺乏碘的人早已存在着碘的饥饿,只不过这种饥饿和没有东西吃的饥饿有不同的感受而已。如果几天不吃饭,就会产生饥饿,人会提出自己有饥饿的感受,碘也会有饥饿,但不一定缺乏的人一开始就会感觉到,直到出现病态被医生告和才发现而已,故称之为隐蔽性饥饿(hidden hunger)。

这里提出的"饥饿"状态,是指人们一般提出的在空腹时的饥饿,有社会的原因,例如战争、灾荒所产生的饥饿,或者是经济上的原因。本章所提的主要是疾病或病态的原因引起的饥饿。当然,有的人会盲目节食而使自己处于饥饿状态而不察觉,这不一定属于病态,但至少也是心理上和认识上的不正常状态。

临床上,一般所说的饥饿是指慢性的营养不足的状态,这种状态的发生与发展,与各种疾病有很大的关系。特别是与蛋白热量的营养不良最为密切(这将在下一章中提及),在这种不正常的状态中,生理与生化过程的改变是重要的代谢问题,故本章将作重点的探讨。

生理上所说的饥饿是人体营养的中心问题,它与各种领域的代谢都有关系,与临床上的很多环节都有密切的联系。

(1)体重下降:当膳食的摄入低于机体的能量消耗时,实际上已是处于一种饥饿状态。因为如果摄入小于消耗,机体就不得不动用内源性的燃料来解决能量上的"赤字"。同时机体中的物质也就被消耗或丢失掉。这当然是一个最易见的现象,其实丢失的,远比能量一方面复杂得多,绝不是简单的热量平衡问题。这些问题都是在多次青年志愿者的长期实验中看到的。在 20 世纪 40 年代美国的明尼苏达实验就是其中一个典型的实验。其中一项观察实验是让 32 名志愿者每日只摄入相当于正常需要量三分之二的热量(1600kcal),经过 24 周,最后平均每人丢失 23% 的体重,在身体结构上,体内 70% 的脂肪在这个实验过程中丢失,同时大量的肌肉也消失,亦即约有 24% 的"活性组织"被消耗掉,这些组织是除掉脂肪的肌肉组织而言的,可以看做是内脏以外的,"外围"的蛋白质。从另一种方式上说,除了体内脂肪以外的"瘦"组织是骨骼肌(称为外围蛋白质),占总量蛋白质的 80%;如果以去掉脂肪的内脏器官、血细胞和骨髓、免疫系统等算在一起(称为中心蛋白质),为上述 80% 以外的 20%。也有人从另一角度去计算机体的构成,即把去掉脂肪的组织细胞,称为"机体细胞群"(body cell mass),机体总的瘦组织是可以与去脂组织区分的,因为去脂组织是指全身脂肪以外的一切组织而言。

人体脂肪的丢失是比较易看出来的,因为丢失的比例相对较大。但是丢失活性的瘦组织对于不是过胖的人来说,却是带有关键性的问题。随着人体持续饥饿的进程发展,细胞的代谢发生变化,内源性氨基酸的氧化也降低,同时,机体利用蛋白质的效率提高了,这种在饥饿状态下,组织对蛋白质的大量吸收的现象是早为学者所看到的。

(2)保存体内蛋白质的决定性因素:因为饥饿的机体不得不牺牲相当量的蛋白质,以用作支付热量的平衡,这在机体的长期的饥饿中是划得来的,因为可以保住性命。当然,除了重建热量平衡之外,饥饿的机体也要重建氮的相对平衡。

在上述青年志愿者的实验观察中,蛋白质的摄入是接近当时美国推荐供给量的[$0.75g/(kg \cdot d)$],但机体蛋白丢失与消耗仍然发生。这是机体为了挽救生命而作的适应性的改变,同时还降低能量的消耗。许多实验表明,在恒定的蛋白质摄入所达到的氮平衡时,当能量摄入增加,这种平衡就改善,当热量摄入减少,平衡变得失调。当蛋白质与热量的摄入都处于稍低于仅能维持的水平状态之下,能量的作用是很有力的。在大多数的情况下,关于热能的来源是属于哪一类的食物,都是无关紧要的。

Kinney 等强调测量能量摄入与能量消耗的重要性,因为热量平衡直接影响氮的平衡,尤其是对于住院病人。

蛋白质的摄入量也很重要,因为临床上的饥饿往往是总的食物摄入量低于需求量,而不仅仅是总的热量。能量与蛋白质的缺乏有依存关系,所以导致丢失更多的蛋白质比减少能量的消耗在临床上更重要。在一个大的热量摄取变动范围内,氮的平衡随着蛋白质摄入的增加而改善,尤其是从低蛋白摄入变为中等度蛋白摄入的情况下更为明显。当蛋白质的摄入增加到达维持量水平(能量亦为维持量),氮平衡的改善能继续下去。但二者不是同步的,这表明蛋白质贮留利用的效率降低了。在这种情况下,能量与蛋白质的摄入对于氮平衡来说,是相互作用的。因此,增加能量的摄入来改善氮平衡,可以因为蛋白质摄入的不足而失败,相反,增加蛋白质的摄入却可以代偿负的能量平衡。故高蛋白但却又是饥饿的膳食,反而易于维持氮的平衡,只是有一定的组织物质的消耗;低蛋白而低热的饥饿膳食,最终会丢失更多的蛋白质。在停止饥饿膳食实验,重新恢复机体组织时,高蛋白的摄入,不论能量供给在哪一个水平,都可加快蛋白质在体内的保留。当然,临床上使病人复原的措施,应该不但有充足的蛋白质,也应有充足的能量。

在一定量的蛋白与热量摄入的情况下,氮在身体内存留下来的效率,是与原来机体蛋白质的耗竭程度呈负相关的,亦即机体在前所丢失得越多,复原时吸收蛋白质的效率也越高。瘦小体型的人对维持蛋白质平衡的量也相对少于个子大而肌肉多的人。但是蛋白质缺乏的病人,细胞会有适应性,亦即在缺乏的情况下,氨基酸的利用率会高一些。

以一定的膳食给予不同的人,结果会有很大差异。这一种人体内在的影响因素至今已用基因的多态性(gene polymorphism)来解释,这是近年一个重要的突破。当看到意想不到的膳食反应时,应该注意到可能有许多调节性的因素在作用,其中就有可能是因为先天因素引起。例如有些人具有吸收不良,或是微量营养素的摄入不足,或是存在着机体的应激状态等。当然,有时考虑到的因素都控制了,个体与个体间对于饥饿的反应仍然会有较大的差异,从个体化的生物化学来看,正常人氨基酸的需要量会有相当大的差异,这就可以说明问题。

(3)生物化学的适应性:前面讨论的是对饥饿的生理的适应性,在此则探讨适应性在激素与生物化学方面的作用。

食用实验性的饥饿膳食几天之后,休息代谢率(RMR)就下降,这一个早期反应来得很早,以至于丢失的是些瘦组织,机体这种改变是为进一步存在饥饿状态下,可以再作调整的准备。这一种适应性,可以说是饥饿性的低代谢,主要是由于儿茶酚胺的转换与作用引起的,同时也由于周围的甲状腺素 T_4 的代谢作用。血清游离 T_4 及促甲状腺激素水平虽然是正常的,但是周围组织将 T_4 转变成为活性的 T_3 的作用在几天内降低了,有的甚至数小时内降低了。热量的摄入,尤以碳水化合物的摄入影响这个从 T_4 转变为 T_3 的进程,其中很明显的是通过胰岛素分泌的影响,因此,循环中 T_3 的下降与人体休息代谢的下降在饥饿过程中是共存的。虽然这个机制的全过程目前还未完全清楚,例如在一种没有碳水化合物的膳食但又能维持热量的情况下,T_3 下降了,而休息代谢并不下降,控制得不好的糖尿病是与血清 T_3 水平下降有关的,但是代谢率却升高了。

在没有并发症的饥饿状态下,儿茶酚胺的分泌与转换率下降,这在人体的血液和尿液中是可以测量出来的。正在发生饥饿的病人,血压、心率以及中心体温都降低。这种病人对气温下降的反应迟钝,对去甲肾上腺素注射的反应也一样很慢,都低于正常人。瞳孔的大小是交感神经张力的一种指示器,但在饥饿的情况下也减弱了。

为了维持细胞间正常的钠与钾的梯度,构成了总休息代谢中的相当一部分能量,但是钠泵活性却是受胰岛素水平影响的,也受 T_3 及儿茶酚胺的作用影响,这三者都在饥饿过程中改变了,因为钠泵的活性降低,这一重要的因素能使休息代谢的适应性降低,至少在严重的饥饿中发生这种下降。同时,钠泵的活性下降也意味着细胞内钠的增加和细胞内钾下降,从而使代谢率也下降。又因为肠道、肝及肌肉是对休息代谢发生反应的,这些器官的活动性降低了,可以想象这些器官内的 Na^+-K^+-ATP 酶也降低了。

当然,在饥饿时,蛋白质的转换也降低,这一改变也影响休息代谢消耗,而且在蛋白质崩解时,在热力学的作用下,消耗更多的能量。

(4)蛋白质代谢:在动物实验中,当以蛋白质缺乏膳食饲养,其氨基酸代谢酶的活性有适应性的改变,这种变化见于肝及肌肉等处,也改变蛋白质的转换率,肝蛋白质的含量也降低。这样的低蛋白质含量的肝也耗尽了能保护组织的硫醇,即谷胱甘肽,蛋白质在肝脏的合成作用减少。在蛋白质缺乏时,白蛋白的合成迅速减少,但在喂饲缺乏蛋白质膳食的早期,肝脏的蛋白质分解率仍可维持或是增加的,这一点,加上缺蛋白质膳食使蛋白质合成降低的事实,可以看到,早期肝的蛋白质耗空和肝的营养物质的丢失已经开始发生了。但在肌肉则不同,肌肉蛋白质在早期仍然相对地保留住,只是在饥饿状态形成后,肌肉的蛋白质合成会很快下降,而且,分解也在下降。

蛋白质代谢的调节,可以从人体的动态的整体代谢情况看到其规律性,通常以必需氨基酸的亮氨酸以稳定同位素标志作观察,供给至血液含量稳定达到正常的浓度,又补充不标志的亮氨酸并了解这种不标志的亮氨酸对已标志的亮氨酸在血流中的稀释度,在不继续摄入这种氨基酸的情况下,可在动态中测知亮氨酸在全身的分解程度。因为在血流中消失的亮氨酸,不是用于蛋白质合成,就是氧化作为能量来消耗掉,而氧化的部分,则可以从呼出气体中测知。因为亮氨酸可以用同位素标志羧基的碳来测知(当然,亮氨酸的氧化作用也可见于尿素的合成或用氮的排出来衡量),同时亦可以计算出用于合成新蛋白质的量。也有人用 ^{15}N-甘氨酸作类似的实验观察。当然,这种测定方法,有一定限制性,因为器官对氨基酸的吸取有快有慢,转换率也有不同,体内也还有蛋白质在分解,必须加以区分,但这一实验是能够从人的整体中去做的,故其优点大于缺点。

以标志的亮氨酸作整体的灌注测量,可以了解到蛋白质的合成、氧化及分解等。总量在蛋白质缺乏时都下降,前所提及饥饿的人,当给予充足的热量与蛋白质补充作复原过程中,体内蛋白质的转换率可以同时恢复至正常,而氮也可以达到正平衡,而以低热量但有一定蛋白供给同类复原的人,蛋白质可以达到正平衡,但蛋白质的转换率(合成与分解)只处于限制状态。在复原性的补充尽管是在后期进行,但当血清的必需氨基酸的水平接近正常,吸收后期从周围组织所释放的很多氨基酸仍然处于抑制状态,这就提示蛋白质的合成远大于分解。

饥饿状态是与机体蛋白质转换率的减慢相联系的,因为这样可以保留能量的消耗,也因为蛋白质的合成是一个耗能量的过程;游离氨基酸池的流动速度是不可能与调节得很细的氨基酸氧化过程相比的,但不论蛋白质的转换率如何,外源性能量供应能增加氨基酸的保留。

(5)激素对蛋白质转换的影响:饥饿使许多激素发生改变,但目前对激素的适应性改变还了解得不多。T_3 对肌肉的代谢进行调节,但在饥饿状态下,实验性证据材料很少,只是知道在饥饿开始时 T_3 的水平下降。对空腹的肥胖者给予 T_3,可使氮的丢失增加,说明 T_3 在饥饿时的下降是有利于人体对饥饿适应的。周围血液循环中的生长激素在饥饿时升高,但是这种激素的靶子,即胰岛素样生长因子-1(IGF-1)则是不正常的。IGF-1 从肝脏释放入血流,这一过程是受营养和生长激素控制的。在人体可以观察到,蛋白质和热量的摄入都可以影响 IGF-1 水平。当膳食中的能量严重地受限制时,碳水化合物的数量就成为主要的了,也影响 IGF-1 对生长激素反应的因素。IGF-1 刺激净蛋白质的合成是与胰岛素很相似的,在培养的细胞或培养肌肉纤维的结果都同样是如此。在对饥饿的被试者作恢复性补充食物时,其血中的 IGF-1 水平会极大地升高,同时氮的存留明显地改善。因为 T₃ 促进生长激素所引起的信息 RNA 的表达而形成 IGF-1,也刺激肝脏释放 IGF-1,故饥饿的复原性补充食物的作用,可以因为胰岛素刺激 T₃ 的升高而取得效果。也有人试验以药物剂量的生长激素使低热的膳食能够提高氮的存留。

胰岛素刺激蛋白质的合成,抑制肝及肌肉的蛋白质分解。在蛋白热量缺乏时,胰岛素的释放异常,而周围对它的反应也异常。

在饥饿的早期可以引起肌纤维的代谢改变,尤其是那些能使用无氧糖分解产能的纤维,饥饿会使肌纤维大量的丢失,但这一类纤维的丢失更大;在这个过程中,蛋白质的转换也会下降,同时也通过中枢神经系统使肌张力下降。

肌肉功能性改变的程度,与蛋白热量的缺乏程度,以及外科手术的大小是成比例的。当然这一种关系也与之前的营养状态有关。此外,如果肌肉不活动,就算有足够的营养,也难以避免肌肉的萎缩。肌肉的萎缩也可因为中枢或周围的运动神经损坏、长期卧床,以及宇宙飞行员的失重状态等出现。由动物实验可见,仅数小时的不活动,肌肉的蛋白质转换就开始发生改变。与饥饿不同的是,制动性肌肉萎缩的作用在抗重力的慢速肌纤维大于快速肌纤维,这在动物实验中可以看到。

2.1.2 不稳定的蛋白质

早年已知道除了肌肉与内脏含有蛋白质之外,人类机体仅能贮存很少量的蛋白质,但在饥饿开始的数天内就都被消耗掉了。今天了解这一现象,并知道可以在蛋白质与热量摄入水平的变异中发生获得与丢失蛋白的过程。一个健康人摄入无蛋白质膳食后,3～5 天内尿氮的排出仍然维持原来的状态,再继续下去,尿氮排出会降至每日 2～3g 为止,这种现象称为蛋白质不可避免的、强制性的损失(obligatory losses),或称为内源性氮丢失。当原先水平的蛋白质摄入量恢复,氮的正平衡就会出现,一直到原来丢失的氮量填补到原有状态为止,上述这种取得的蛋白质与丢失的蛋白质,有的称为"贮存"蛋白质或称"不稳定"蛋白质(labile protein),大致人体总蛋白中约有 3% 是这种蛋白质,这个数值是很小的,但对于理解人体对饥饿的适应性很有帮助。

(1)代谢上的意义:不稳定蛋白质虽然很小,但也大于人体的游离氨基酸池。氨基酸池仅占体氨基酸量的 0.5%～1.0%,如以必需氨基酸计,则含量更小。因为这个池又小又会很快的转换,估计它的作用是调节组织蛋白质的分解与合成。又因为这种不稳定的蛋白质与氨基酸池能作快速交换,它对于决定氨基酸的氧化限度起着决定性的影响,尤其是那些刚从食物中进入氨基酸池的氨基酸。

在蛋白热量受到限制,不稳定蛋白质消失殆尽时,若新的蛋白摄入水平能够适合内稳态,或是继续以一个低的速率从"内源性"的来源动员,到持续性瘦组织丢失,那么身体的蛋白质丢失会停止。在动物(鼠)中观察到,饥饿时急性丢失最多蛋白质的是肝,加上其他内脏器官提供很大的分量,同时,也见到这些丢失蛋白的器官有很快速的蛋白质转换率,如果继续发生饥饿的状态,丢失蛋白质就出现在肌肉内,体内肌肉可以说是主要的蛋白质贮存库。

对于不稳定蛋白质的急性改变,机体在数天之内也有适应性的改变,例如肝内氨基酸的运转与动员的酶类发生改变,激素的改变等。这种"调节"与"适应"需要数天到数小时的过渡时间,如果膳食的改变是长期的一种状态,则在膳食改变时,血浆中必需氨基酸水平的变动是不大的。相对稳定的游离氨基酸池,可以由于增加蛋白质的合成,与减少内源性蛋白质的分解,或是减少氨基酸的氧化等环节得以维持,往往在两个餐次之间,可以出现氨基酸的细致调节,包括对不稳定性蛋白质的调节在内。

(2)适应性的"妥协"(accommodation):膳食蛋白质不足将持续氮的负平衡,亦即体内蛋白质的不断丢失,最终又在低的基础上,开始一种更低水平的氮平衡。但此时机体为了生存,早已牺牲了许多瘦组织的存量,这种不正常的过程,可以称为"妥协"(accommodation)过程。妥协和适应是不同的,因为适应是生理性的,而妥协则是机体被迫采取的一种病态措施,以调整不利的局面,这种局面是被迫的,因为早已经存在着生命的危险性了。

2.1.3 临床上适应性"妥协"特点

当持续处于饥饿状态时,机体组织中的蛋白质不断被消耗,当蛋白质缺乏的不良后果变得难以承受的时候,为了维持生命,适应性的妥协就会发生,能量在一个新的低水平发生平衡。一旦人体"弃车保帅"的做法出现,即使机体生存下来,也要在代谢和功能上付出代价。首先,丢失的是脂肪保护层及肌群,因而也丢失生理上的各种体力。机体出现低代谢状态源于低甲状腺激素分泌水平,饥饿的机体体温是低的,对外界气温的下降也缺乏正常的反应,因为丢失了许多肌肉组织,实际上是丢掉了机体的蛋白质贮备,在留下的肌肉中,蛋白质的转换速度也会放慢,蛋白质的调节能力会衰减,故饥饿状态下的机体,对于代谢的应激仅有微小的分解代谢反应。而蛋白热量缺乏症的病人的外貌,看起来比实际的年龄会大得多和衰老得多,而实际身体结构上也与老年人的结构有很多相近之处。

除了丢失周围的蛋白质之外,中心的蛋白质的亏空和丢失也相继出现,其后果视严重程度而增加对生理和功能的影响,其中包括出现贫血,改变心肌的结构与功能,改变及降低肺的机械功能和对呼吸刺激的反应;改变肠道的解剖形态与吸收功能,伤口的愈合不良,也改变服用药物的代谢,以及免疫能力的下降等。

病人的免疫能力是一个关键性问题,尤以对于需求长期生存下来的对象,虽然在人体处于长期饥饿状态下,免疫功能的改变还没有足够的了解,但是长期的饥饿状态的结果,肯定产生不同程度的免疫力降低,尤以细胞引发的免疫力(临床上见于皮肤试验的过敏的延缓反应)。在一个较广的范围内,细胞色素(cytokine)的产生与释放,在蛋白热量缺乏病者中,是直接受到抑制而引致功能低下的。在一些微量营养素缺乏时,也会如此。

能够形成适应性的妥协的关键,是机体组织的耗竭程度不低于临界的水平,包括体重不继续下降,血浆的白蛋白水平能恢复到正常,周围血的淋巴细胞数也回到正常范围,皮肤的敏感试验也能接近到正常的状态等。相反,如果没有达到适应性的妥协状态,中心部分的蛋白质将被波及,周围蛋白也继续丢失了最后的贮备,如果发生应激的情况,又会产生进一步的中心部分的蛋白质缺乏。因为应激的激素刺激胰岛素的分泌,将大量地使用中心部分的氨基酸(图 2-1),同样的现象也见于对未有应激的病人,使用单独的高碳水化合物而没有氨基酸的长期静脉输液。相反,如果原来为营养良好的病人发生应激症状时,则周围的蛋白质会被动员来支持中心部位的蛋白质。

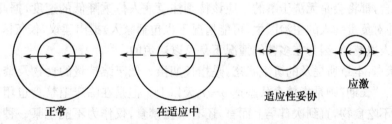

图 2-1　对饥饿的适应

如果中心蛋白发生缺乏症,出现无变应性(anergy)的低蛋白血症及水肿,这就意味着走向更危险的状态。这与干瘦型或湿型蛋白热量营养缺乏是相似的。这一过程也可以因为高能量与低蛋白的供给而形成。当然,成年病人的这种状况还不完全与仅因为长期慢性营养不良所发生的蛋白热量缺乏的儿童一样。成年病人的蛋白热量营养缺乏,似乎在中心部分蛋白质丢失会同时混合与周围的损失,或交叉地发生。

(1)适应性"妥协"的失败:当上述病人又加上代谢性应激,如在发热和心率加快的情况下,应该考虑到病人有破坏这种适应性妥协状态的可能,虽然病人对代谢应激反应可能是迟钝的。然而,反应迟钝并不意味着不存在问题,由于应激产生蛋白质严重消耗的症状,使血清尿素不正常地升高,同时出现尿中尿素氮排出增加。直到现在,这一个简单的指征,反映这一种逆转了的适应妥协。病人从过去的体重稳定转为体重下降,反映病人没有能力去增加体重,甚至在存在水肿的情况下也不增重,正是反映了新的瘦组织的丢失再次发生。这个时候主管的医生和营养医师就应该考虑这到底是什么原因,是否摄入食物的进一步减少,或是原发症严重恶化,或是并发了新的引起代谢应激的疾病。因为不仅中心的而且周围的蛋白质已经有了很大的消耗。

很可能同时并存的是矿物质和微量营养素的缺乏,尤其是钾、磷及锌,可能还有镁,以及多种维生素。

(2)代谢性疾病的蛋白质问题：甲状腺功能亢进、嗜铬细胞瘤、胰高血糖瘤、无法控制的糖尿病，以及糖皮质激素过多的状态等，都是对蛋白质产生消耗的疾病。如果存在这类疾病，必须考虑现实病人的营养状况。因为蛋白热量营养不良会迅速地发生，或者是适应性的妥协急速地变为恶化的状态，这类病人的蛋白质代谢始终是异常的，尽管对胰岛素依赖型糖尿病病人予以胰岛素治疗，也是如此。此外，尽管血糖控制住了，但是蛋白质的耗竭会严重化而成为一种危险因素。

用糖皮质激素或是抗代谢药物治疗炎症性疾患，或是对肿瘤病人使用药物化疗，以及较大面积的放射治疗，也可以使饥饿状态的适应性妥协变坏。对于很多的恶性肿瘤来说，厌食是一种系统性病症，包括胰、胃及肝的改变，化疗本身，可以引起厌食。腹部的照射治疗，心理的因素，使进食状态很可能严重地恶化，加上发热和感染，使食物摄入量减低。这常见于白细胞减少症与免疫性抑制的病人，必须引起注意。

(3)除去导致死亡的因素：脂肪是动物贮能的主要物质，在饥饿状态下，可以说，体内脂肪的贮备量多少，可能是与生命存活时间的长短有关。如果每天人体总共消耗 2000kcal 的热量计，那么一个正常人脂肪的贮备量可以维持两个月。这一估计是可以粗略推断非肥胖症的人处于绝食情况下的存活时间，肥胖症病人不进食可以维持最多达 310 天。与脂肪及碳水化合物不同，机体的瘦组织贮备尽管是轻度的耗竭却会有更加严重的后果。

成年人体内约含有 10～11kg 的蛋白质，至少一半是存在于活性瘦组织之中。但是总的计算，如果以这些蛋白质全部用于能量，则人体最多使用两周的时间，可是如果瘦组织损失一半，人就不能存活。从一些绝食自杀者身上看到，如果蛋白质消耗仅达总量的 20%，生命就会终止。因为病人在病前的体重不一定准确知道，故可以用体质指数(BMI)作估计，Henry 建议，BMI 为 13 已是一个最危险的指征。

这里所说的饥饿状态是指有医学上和手术后病人所发生的饥饿。最常见的死亡疾病例如肺炎，这一种疾病与呼吸机制、肺的淤滞、无效的咳嗽有关。皮肤的感染、败血症、腹泻及失水、原发病的恶化，这些疾病的后果，都会因为饥饿而引起免疫上的缺乏而更加易受攻击。这些病还会降低可用的蛋白质储备，出现体温降低、贫血、各种微量营养素的缺乏等，一些病人往往死于心律失常。

不论是哪一种原发病，当瘦组织的耗竭超过 40%，死亡的可能就会增加，也不论用什么方式治疗，如果不与营养疗法结合，都将会是无济于事的。应该特别注意病人体重降低的速度，据此，还可以推断病人能存活多长时间，并对负责病人的主治医生(可能情况下也包括家人)提出建议，仅仅因为处于饥饿状态而引起死亡实在是令人遗憾的，因为在多数的情况下是可以避免的。

(4)长期禁食状态：本章所提及的饥饿状态，是指长期摄入低于维持量的食物及禁食以致所有食物能量都不摄取的状态。"长期"则是指禁食状态达 3～7 天以上。但是在临床上禁食也用于以 24 小时计，或是前一天晚饭后再不吃食物，直到次日早上而言，还有一些禁食，仅作为不能吃某一种食物而言。这几种禁食都不是这里所界定的范围。

长期禁食的代谢是以低胰岛素状态为主导的代谢，是机体有限的碳水化合物完全枯竭的结果，可以说是胰岛素缺乏的结果，包括酮性酸中毒。因为尽管每日摄入仅 150g 的碳水化合物，也能使胰岛素的水平升至可以避免酮中毒发生的水平，仅极少数病人在酮血症中有严重的蛋白热量缺乏，但是内分泌或代谢系统的疾病例外。胰岛素对所有中间代谢都有巨大的影响，因而特别需要了解，尤以对饥饿的生物化学过程要注意了解，是不是发生营养问题与严重的胰岛素缺乏有牵连(例如禁食与糖尿病)，是否蛋白质缺乏时存在有足够的碳水化合物能量等。研究禁食的代谢应该深入到激素对产能物质的调节以及蛋白质的代谢等问题上，因为这样才能对糖尿病有一个更确切的了解。

(5)饱食和后吸收状态：禁食状态的描述最好从禁食前的最后一餐饭食开始，饱食状态的特点是血糖浓度的增加；脂肪及其代谢中间产物，以及氨基酸在血浆的浓度增加。另一特征是由于吸收营养素，以及由神经及肠道激素信号二者所引起的胰岛素的分泌、使胰岛素调节被吸收的营养物质的存放。主要是通过刺激葡萄糖在肝脏变为糖原；葡萄糖的运载；在肌肉合成糖原，甘油三酯合成。氨基酸的运转及合成为蛋白质(主要是在对胰岛素敏感的周围组织中，特别是肌肉)，此时高血糖素水平是不改变的，或是降低的，尤其是膳食中含有碳水化合物，若是膳食含蛋白质而碳水化合物很低，可以刺激高血糖素的分泌。这一作用引导肝脏继续使糖原分解与葡萄糖的合成，因此可以维持血糖水平。尽管如此，胰岛素同时还刺激和推动葡萄糖与氨基酸进入周围组织之中。

随着处理和排放所有被吸收的营养素的完成,饱食状态就结束,并过渡到开始使用内源性的能量,这一过程约从最后一餐到12小时之后,与一般临床上的所谓空腹的时间接近(即晚饭后到次日早晨不摄入食物的时间)。这段时间一般称为后吸收状态,这种状态是以下列情况为指征的:即器官问的释放、运转及氧化内源性脂肪酸,氧化从肝脏的糖原而来的葡萄糖,以及肌肉的氨基酸,所有上述这些过程的结果是循环血液中的胰岛素水平下降。虽然进食的是高比例的碳水化合物膳食,但后吸收状态期内的能源仍然是脂肪,在此期间内的休息代谢所消耗的能量,有三分之二是由脂肪提供的。

(6)葡萄糖的关键性作用:在正常男人的后吸收期内,血浆葡萄糖的表观吸收率约为每小时8～10g,机体的游离葡萄糖池约为16g,所以每2小时就可以更换一次,如果循环中葡萄糖浓度急速下降至临界线之下,可以立即发生精神活动的改变和昏迷,长时间的低血糖可以引起大脑的损坏。对于提供稳定的葡萄糖给大脑,肝脏对于保证提供和调节血流中的葡萄糖给大脑,是没有任何其他选择的。正常人能对血糖严格调节到一个很窄的范围之内,起码有三个调节的体系:第一,高胰岛素水平促进肌肉汲取葡萄糖及脂肪,刺激肝的糖原合成,同时也抑制糖原的分解,因此可以防止合成的葡萄糖从肝脏释放,所有这些行动都是使血流中葡萄糖的水平降低的。而低的胰岛素水平可以容许血中葡萄糖水平通过增加从肝糖原转变为葡萄糖,同时又限制葡萄糖被肌肉与脂肪所汲取而达到;第二,是通过高血糖素的作用,以便增加血葡萄糖的浓度;第三,自律神经和激素的反调节系统可以在大脑葡萄糖不足时被激活,刺激糖原的快速分解,并使血糖浓度升高。所以在正常的情况下,正常血糖是完全可以控制的。

在后吸收状态期间,肝释放葡萄糖的速率恰好相当于脑及其他组织的使用量。成人每天总量为200～250g,相当大部分的葡萄糖是在后吸收状态下,肝脏从糖原转变而来的,而其余的则是从非碳水化合物来源转变而来。葡萄糖前体的主要来源是三碳的中间代谢产物池,例如从甘油三酯水解出来的甘油。乳酸及丙酮酸则是从葡萄糖水解通路而来的。这两种物质是来源于原来的葡萄糖,它们是在肝中生物转换为葡萄糖分子[乳酸是从柯里(Cori)循环而来的],因此,体内的葡萄糖并不因此而增加或减少。

柯里循环的作用占血浆葡萄糖转换的40%,这一循环的好处有:①组织取得能量从无氧的Embden-Meyerhof通路而来,不会使葡萄糖分子损失,乳酸及丙酮酸分子形成水解的最终产物都回到肝脏再合成为新的葡萄糖分子。这一过程的能量代价,是由肝脏氧化脂肪酸过程中承担偿付的。②肌肉组织不能释放所贮存的葡萄糖,因为肌肉缺乏葡萄糖-6-磷酸酶,而肌糖原的分解取得的葡萄糖-6-磷酸被代谢为乳酸及丙酮酸,这些物质可以离开组织在肝脏作为糖原异生的前体,于是这种新合成的葡萄糖都可以被大脑所利用。在正常的膳食条件下,大脑完全地氧化葡萄糖为二氧化碳及水,因此这个过程是不可逆地排入葡萄糖池中,如果膳食中没有葡萄糖,或没有内源性的糖原贮备,制备达到需求的底质来源无论从哪一种氨基酸(亮氨酸的碳原子不能转变为葡萄糖,故例外),或从甘油三酯水解的甘油而来,虽然在后吸收状态期间葡萄糖的分解大量地满足大脑的需求,但是整个机体的糖原贮备仍不足以满足大脑3天的需求,因此,大脑的葡萄糖需求要从氨基酸转变为葡萄糖来补充,据有人观察每天约需12g。

胰岛素及高血糖素的改变的合拍,使肌肉的氨基酸有效地在肝转变为葡萄糖。在禁食的第一天,胰岛素水平下降,而高血糖素维持或过渡性地升高,这二者推动在肝脏的酶,抑制糖的分解以及以糖原异生使三碳的中间代谢产物转变成为葡萄糖,同时又阻断它通过三羧酸循环而氧化。低的血浆胰岛素水平允许从脂肪组织的甘油三酯中动员出脂肪酸,又从肌肉中动员游离氨基酸出来,同时,低胰岛素与高血糖素的比值,激活了肝对脂肪酸的氧化,一旦肝被这一过程激活,脂肪酸的氧化就没有限制性了,因此,随着葡萄糖及其前体转变为乙酰辅酶A的减少,从氧化脂肪酸而产生的乙酰辅酶A增加了,虽然一些乙酰辅酶A估计是从被氧化脂肪酸中产生,最后是通过肝内三羧酸循环被氧化,大部分是转变为草酰乙酸的。草酰乙酸最终转为β-羧丁酸,少量转变为丙酮。在血流中这三种底质表现为已知的"酮体"。这是低胰岛素对比高胰高血糖素比值的标志,也是快速肝内脂肪酸氧化的标志。

虽然小量的草酰乙酸在饱食状态中也能被产生出来,在肝被利用,但循环中的酮体浓度差不多测不出来(0.1mmol/L),从肝脏输出的酮体:也仅有痕量的存在。在禁食的数天之后,合成草酰乙酸的速度极大地增加了,差不多所有被合成草酰乙酸及β-羟丁酸离开肝脏,作为燃料的底质在其他组织,包括肌肉与大脑中,当酮体的浓度升高,这些物质就代替葡萄糖作为大脑的燃料,此时大脑中葡萄糖的氧化率下降。

在一个连续 5 个星期的人体禁食观察中,脑对葡萄糖的汲取,每日低至 40g,低于正常人的一半,而且其中仅 60% 氧化为水与二氧化碳,其余则转回循环作为可再利用的乳酸及丙酮酸。最近用正电子发射层面 X 线检查研究证明,机体在三周禁食之后,在清醒状态下所有的大脑区域都异常地减少葡萄糖的利用。这应该除了能利用酮外,大脑有另外一种为了生命存活的适应。

2.1.4　减少蛋白质丢失的机制

首先要了解的是在禁食条件下蛋白质的代谢过程。在长期禁食的条件下,血浆支链氨基酸的浓度极大地提高。在 1~3 天禁食后,亮氨酸的转换率中等度地增加了,但这种现象是可以通过给予碳水化合物而阻止的,而胰岛素的下降,却可以使肌肉蛋白质的分解增加。在这种禁食状态下,实际的肌肉蛋白质的分解增加了,如果仅从亮氨酸的转换率来作测量,很可能低估了转换率,因为能测量到的是两种相对立作用的影响;即肌肉蛋白质分解的增加,以及减低绝对的不稳定蛋白质分解率之间的总和。尿中排出的 3-甲基组氨酸,是一个肌纤维蛋白分解的指标,在开始禁食的几天之内也增加,禁食约一周后,这一种急性的蛋白质转换变为亮氨酸或赖氨酸转换率的下降,若机体蛋白质丢失还保持时,亮氨酸的氧化维持在一定的水平,但到了三周之后,氮的排出会明显地下降,被测量的蛋白质转换率也下降,而 3-甲基组氨酸排出同时减少,这个时候若提供少量的碳水化合物,亮氨酸的转换率会进一步降低,同时减少氧化和减少从尿中氮的排出。相反,在一周的低热蛋白质补充作恢复性再摄入的情况下,虽然能量是不足的,但氮的平衡是正平衡,而亮氨酸的水平却依旧和在长期禁食的状态一样。

大脑能利用酮来代替葡萄糖可以解释为对禁食的适应。在两周以上的禁食,尿氮的排出率降低到每天 4~6g,与开始禁食前比,仅为开始时的一半或三分之一。从适应性上讲,这个时候约 50% 的尿氮以氨的形式排出以缓冲蛋白质引起的酮酸产生,故可以用碳酸氢钠使其减少。有人认为这正是减慢机体氮丢失的一个保命的措施。因为酮体逐步增加来代替葡萄糖作为大脑的燃料,可以减少从氨基酸异生为葡萄糖,而节约了蛋白质。

两周禁食后,好像有一个信号一样,告诉蛋白质不要再分解。这个信号之一是胰岛素的缺乏,蛋白质不需要分解来作为糖原的异生,即不需要用蛋白质提供碳。机体这个措施确是一个救命的方法。

在后吸收状态期,肌肉是在氨基酸的负平衡之中,丙氨酸与谷氨酸的释放远大于其他氨基酸,但可以测知仅有三分之一的丙氨酸从后吸收状态期内释放的均来自肌肉蛋白的丙氨酸,其来源是丙酮酸与氮。但还未能确定的是,丙酮酸的碳骨架来源,以及氨的基团的来源从哪里来。有人认为,丙酮酸是差不多全部从葡萄糖分子中出来的。丙氨酸从肌肉释放,并为肝所汲取而转变为葡萄糖,并不提供新的葡萄糖分子给机体,但在称之为"葡萄糖丙氨酸循环"中回流。新的葡萄糖分子可能以氨基酸碳骨架直接带到肝,或是当它们在肌肉内转变为谷氨酰胺之后被合成。另一观点认为,大部分氨基酸在肌肉中转变为丙酮酸,以后加胺变为丙氨酸而释放入肝。按后一观点,丙氨酸是大量地属于由氨基酸提供的糖原异生的前体,它并不是底质循环中的部分。丙氨酸的氮可以从支链氨基酸而来,这正是葡萄糖—丙氨酸循环的观点,或是丙氨酸可以是一个载体,运载氮入肝,这些氮则是肌肉内氨基酸分解代谢而形成丙酮酸而来的。

丙氨酸在后吸收状态期的肌肉内,处于负平衡状态。与谷氨酰胺相同,因为每个谷氨酰胺分子含有两个氮原子,因而它是氮的重要的肌肉的运载体,比丙氨酸还重要。肾是另一个汲取谷氨酰胺的地点,肾脏用谷氨酰胺作为产生氨的底质。在禁食时,器官之间的谷氨酰胺的改变是激烈的,其中一部分是代谢性酸中毒,伴随而来的是酮中毒。

过渡性的肌肉蛋白质分解的增加,减少蛋白质的合成,使游离氨基酸用于分解代谢,这可能是两种作用的结果,即外源性氨基酸的缺乏同时又是胰岛素的缺乏(同时还会继发 IGF-1 的下降)。这两种物质都是抑制肌肉蛋白质合成的。在禁食期内,肝脏通过改变胰岛素与高血糖素间的比率而推动糖原异生。在禁食初期,血浆的丙氨酸水平下降,虽然当时丙氨酸大量地从肌肉中释放,这是因为肝例外地对丙氨酸贪婪地吸收并将它变为葡萄糖。长期的禁食,上述的状况没有多少改变。长期禁食对蛋白质的庇护作用似乎存在于肌肉中,因为随着禁食时间的延长,肌肉对所有氨基酸的输出都降低了(尤以丙氨酸与谷氨酰胺),问题是什么信号使肌肉这样做。

当大脑适应性地以酮体的氧化作燃料后，少使用葡萄糖，从而对提供糖原异生前体，即从氨基酸分解代谢来提供前体的要求下降，很可能这就是个信号，提示肌肉作出这个反应。在开始禁食不久，脑中的酮氧化酶就已经具有活性，而且似乎血的酮体水平，即 2mmol/L（在禁食 48 小时就达到）已能容许有效地使用酮体了。人体的实验证明在禁食数天之后，血浆中的葡萄糖转换已减少 40%～50%。在这种情况下，葡萄糖的利用已完全作为氧化与再循环，因为 Cori 循环没有改变，长期禁食也如此。禁食早期，葡萄糖转换的下降是与氧化的下降同步的，虽然有大量的机体氮丢失达每天 12g，这会出现在禁食的第一周，但若是丢失 75g 蛋白质（瘦组织蛋白含 16% 氮，按重量计）。这一分量可以产生最多 45g 的新葡萄糖，但一旦糖原用完之后，这个数量对于大脑的需求是远不能满足的，所以大脑的能量供应转向依赖酮体。

在禁食的 3～10 天之内，肾对酮体保留的效率已经提高，并限制酮体从尿中排出。在禁食的后一段时间，肌的酮体氧化大量地被脂肪酸的氧化代替，在面对不断的产酮的情况下，酮的氧化减少，血的酮体浓度增高，故很可能：血浆的酮体浓度增高就是对肌肉节省蛋白质的另一个信号。还有一个可能是：肌肉将氧化酮体转而氧化脂肪，也意味着保护蛋白质不至于分解。至少阻止支链氨基酸的分解，最后，酮体也能刺激胰岛素的分泌，虽然是不高的分泌，这对于节省蛋白质仍然是有利的。

2.1.5 减低体重膳食与饥饿

这一问题将会在下面的章节中提及，在这里只是连接提及一些有关问题。

常规的减低体重的膳食是用以治疗肥胖病（obesity）的，但也有一个适应过程。这一个过程与非肥胖的人出现饥饿状态没有差别。因此，在肥胖病人进行的减轻体重中，也遇到基础代谢率的适应性降低，瘦组织消耗减少，尤其是在膳食的热量严重地降低，或是蛋白质的摄入量不足的条件下发生。机体这一种适应是与对肥胖病治疗（即减肥）的目标矛盾的。在体重降低的代谢，理想的目的是可以被病人接受的快速减少脂肪贮存，而又能保存瘦组织的贮存以保持健康与营养物质的保留，以及阻止基础代谢的下降等，为了达到这一目标，病人应该保持体力的活动，而且应该提醒病人记住，当热量平衡是负性的话，蛋白质的利用就会被削弱。为了补偿这一缺陷，减重过程的蛋白质的摄入量要比推荐的供给量高。

肥胖者与正常人在饥饿状态的代谢是不同的，例如能量的摄入对非肥胖的人可以极大地减少，而没有生理上的适应性妥协可以降低能量消耗、而能够达到新的能量平衡，在这种情况下，脂肪与瘦组织二者继续逐步地丢失，一直到死亡，食入蛋白质多的高都没有用，可是肥胖病人可以持续丢失脂肪而仅仅丢失很少的、能够耐受丢掉的瘦组织。事实上，在肥胖病人饥饿中的节省蛋白质，正是为什么能量消耗维持在高水平，能量平衡维持在负平衡的理由（表 2-1）。

表 2-1　24 周饥饿后机体结构的改变（%）

组成	对照	24 周	改变	组成	对照	24 周	改变
总重量	100	100	−23	活性组织群	57	56	−24
脂肪	14	5	−71	细胞外液	24	34	+4

注：实际是在 24 周中，每日蛋白质 50g，热量 1600kcal，开始时体重为 69.5kg，总共体重减少 15.9kg，脂肪丢失 6.9kg，而活性组织丢失、相对于瘦组织群丢失 9.7kg，可见脂肪与活性组织的总量大于总体重的减轻

在体瘦的健康者和肥胖病者中可以比较，在不同的饥饿状下，氮排出状况，实验的结果可以看到，体内积贮有很多脂肪的减重肥胖病人，可以忍受饥饿并更有效地保住其体内蛋白质，而且保住蛋白质的效率远比非肥胖者高。动物实验（鼠）也得到同样的结果。但是在人体的实验中有些实际问题，例如非肥胖者摄入的蛋白质相对很少，而肥胖者反而摄入得很多，因而看不出蛋白质保留上的差别。

在极度限制热量情况下，体重的丢失与氮的丢失率，是直接地与原来体重以及原有瘦组织块成比例的。如果这一概念能够成立，饥饿状态的肥胖病人，摄入固定蛋白质的量时，蛋白质的分量变动是直接与肌酐的排出相平行的。而肌酐是用于衡量瘦组织块的指标。因为氮丢失率在肥胖病人与正常人在禁食中是相似的，故相对来说，氮的丢失会在肥胖的禁食者中慢一些。

有几个因素可以解释肥胖病人在减重中有节约蛋白质的作用。其一是在全身性脂肪分解中释放的脂肪酸流量，在肥胖症病人比一般人大得多，因为有更多的甘油三酯贮备作为脂肪分解的后盾，原来大的脂

肪流量在肥胖病人处于饥饿中就更大,因为代谢率大些。在一定的意义上说,还有点像外源性热量对蛋白的节约作用一样,其次,肥胖症病人本来的周围组织对胰岛素的抵抗力就大些,因此分泌胰岛素比正常人多,高的循环血流的胰岛素能够产生更高效率的体内蛋白质的再循环利用。可是,我们目前还没有足够的材料来定量表达肥胖程度与节约蛋白的线性关系。有轻度的肥胖症病人常常能够在有高蛋白的减重膳食中维持氮平衡。最后一点是,强烈的体育活动和更大的体力负荷,对于一个还健康的,活动性好,而又心胸开朗的肥胖症患者来说就有一种节约蛋白质的作用,这比一个不活动而饥饿的病人强,或是与有慢性病的病人对比强,上述肥胖病者在蛋白质节约上比病人好得多。临床上的经验说明,治疗性的饥饿作为体重的降低,对于肥胖病人来说,心理上的耐受较之一个瘦的又不得不处于饥饿状态的人要好。

(1)用低热量膳食以减低体重,在医生指导下每日摄入 600kcal 的热量来减重,曾被很多人使用过。因为比较容易执行,亦可以在短时间内降低体重。这里只提出一些基本问题,因为下面的章节还要进一步探讨这个命题。首先,一些肥胖病人在上述膳食下,可以在 2~3 周中能够维持氮平衡为零,但不是所有人可以,开始时,病者是急速地丢失氮的,以后在 1~3 周内,逐步改善氮的平衡,但个体差异是大的,有的病人永远达不到,氮的丢失在男性也大于女性。对于那些极度肥胖的人,估计因为有更大的瘦组织块,有的人不可避免地丢失体内的氮,因为丢掉体脂却又减低额外的肌肉作业和支持体重,而且热量的限制又是很大的,因而更重要的是提供常规的膳食中高生物价值的蛋白质,以及其他营养素,如微量营养素使瘦组织能够维持合成的能力。

和长期禁食不同,肥胖病人的蛋白质转换率可以在很低热量的膳食中维持,但是要有足够的蛋白质供给。如果只有低的蛋白质摄入量,或是摄入的是低生物价值的蛋白质,则蛋白质的转换将会极大地下降。

因为碳水化合物的摄入量是有限的,有时低到零,所有极低热量的膳食都是轻度或中等度产酮性膳食,在代谢上与禁食很相似,因而,有的学者,例如 Bistrian 称这一种高蛋白质而无碳水化合物的膳食为"节约蛋白质的缓和禁食"。在这种情况下,体重降低的模式与全禁食不同,体重降低的绝对值变慢,但脂肪丢失的速率则与禁食相同,因为当瘦组织被节约下来时,代谢的速度减缓,因而这种禁食或者减重的害处相对较低,不好的地方,是很容易把丢失的体重重新恢复过来,而且代谢率极大的降低,反而容易使体脂回复。

"节约蛋白质的缓和禁食"在一位 35 岁,112kg 体重的妇女中的计算值如表 2-2:

表 2-2　一位节约蛋白质缓和禁食者的计算值

能量消耗	节约膳食	禁食
休息代谢	−10%	−25%
活动系数	+50%	+25%
食物特殊动力作用(kcal/d)	50	0
酮尿(kcal/d)	50	100
总计(kcal/d)	2260	1600
能量摄入(kcal/d)	500	100
能量平衡(kcal/d)	−1760	−1500
体重的降低(g/d)		
脂肪组织	219	182
瘦组织	0	125
总计	219	312

这是一个理论上的计算值,用以估量很低热量的膳食时的代谢状况。能量的状态只是一个方面,当然还应该注意其他微量营养素的不足。这个妇女在 3 周中,以每日 420g 净瘦肉作为食物(80g 蛋白质,20g 脂肪),取得氮的零平衡,而在完全禁食的情况下,每日丢失 4.0g 的氮,在这个估计值表格中,食物特殊动力作用按总热量的 10% 计,蛋白质按 16% 计,瘦组织按 20% 蛋白的重量计,这一计算值与实际临床的观

察相近。

（2）酮病在代谢上的意义：当提到酮病与酮性酸中毒时，很容易就想到严重的糖尿病病人。这种病在最严重的状况下，脂肪被大量的动员而且产生大量的酮，同时发生糖原的异生作用。在没有胰岛素的情况下，从肌肉及脂肪组织动员一些葡萄糖，使血糖升到较高的水平。在正常的禁食的人，若循环中酮体明显升高就会刺激胰岛素的分泌，被释放的胰岛素既抑制生酮作用又促进周围的酮体的利用，因此酮体的水平不会高于 $6\sim8$mmol/L。当患严重的糖尿病时，这一种反馈的机制不起作用，酮体的水平可以升至 $12\sim14$mmol/L，这样就难以被体内缓冲系统所耐受，在这种情况下，病者如果不用胰岛素治疗，就会波及生命。

长期的禁食的特点是血糖水平不高，且能维持在一个较低的水平。因为糖原异生作用较慢，周围对糖的利用也不正常，胰岛素的水平也低，但不是像糖尿病那样的胰岛素缺乏，而是因为较低的血糖浓度，对胰岛素没有大的刺激性。机体正常血糖的反馈机制以及对酮体的控制水平仍能保留住，故酮症在禁食中的出现是生理性的，是代谢调节的一部分，在这种情况下与糖尿病的酮症酸中毒不完全一样。

摄入葡萄糖可以刺激胰岛素分泌，并据此而消除酮病，因此葡萄糖被称为抗酮生成物质。膳食中的蛋白质也是有抗酮生成作用的。虽然在人体的情况下它的作用力没有葡萄糖大，在高蛋白而无糖的膳食中，血浆酮体的浓度为 $2\sim3$mmol/L，这比长期禁食的人低一半以上，从碳水化合物丰富转到无碳水化合物的膳食，结果是过渡性地丢失体内的蛋白质，以及出现维持性延续的低酮血症。在一定时间的适应之后，机体对完全取消碳水化合物的食物都没有问题，只要有足够的蛋白质及总能量，机体能够很经济地使用蛋白质。从另一方面说，一种膳食每天含有 $100\sim150$g 葡萄糖并不具有典型的产酮性，但其结果是持续丢失体内的物质。因此可以认为，酮症并不是一种灵敏的、专一性的饥饿或是需要动员脂肪的标志，实际上却可以简单地认为它表明低胰岛素状态的存在和持续，但不是病态的胰岛素缺乏，只是膳食中的碳水化合物很低。这一原理，用于肥胖者的减重，见在后面章节中的讨论。

2.2 蛋白质热量营养缺乏病

前文已提及有关蛋白热量缺乏症的基础，包括生理与生物化学的问题。蛋白质热量营养不良与缺乏至今仍然是一种常见的病态，最基本的原因是长期的食物不足，而这种不足可以由于任何原因，包括社会、经济、心理、生物学及环境等，也包括意外的原因。人们已注意到温饱是生活上的一个首要的基本问题，从营养学上说，温饱的最低界线就是不发生蛋白热量的缺乏症状。当然，从广义和从发生蛋白热量营养不良的原因来说，这类问题很多，并不一定是因为经济上的问题，有时仅仅是人们对营养知识的缺乏。本章提及的重点将放在由于各种可见及不易察觉的疾病原因所引起的蛋白热量的临床问题，其重点又在不足方面。

2.2.1 蛋白质热量营养缺乏病的病理生理

蛋白质热量营养不良（protein-energy malnutrition，PEM）是经过一段时间食物摄入的短缺而逐步地形成的，因而大部分病者遇到的是一个慢性过程，有时长达一两个月。其间人体发生一系列的代谢与行为上的调整、挣扎，不断降低在代谢上对蛋白质热量的要求，一步步在一个低的水平上平衡、妥协，然后很可能逐步恢复，也可能调节失效，尤其是持续地出现营养物质无法适应机体的需要。或是遇到并发疾病，包括传染性疾病和其他一切引起机体应激状态的疾患，于是这种缺乏性疾病就会恶化，本来就是十分脆弱的凑合性平衡变为难以纠正的持续性失衡状态。

PEM 的发生若是一个很缓慢的过程，多数可能是干性的蛋白热量缺乏症状（marasmus），病人对这种缺乏和营养现状相对较易耐受和适应，在一定程度上也可以勉强地维持住脆弱的平衡状态。但是急性的蛋白热量缺乏往往发生的是水肿型的，非洲称之为 Kwashiorka，它是非洲语的音译，也可以说是水肿型的。

（1）能量的动员与消耗能量摄入减少后的一段短时间内，机体的能量消耗就减少。对于儿童，开始表现为不活跃，不愿做体力活动，而在成年人则变得懒散，休息多于活动。如果这样的调节仍不能解决体内能量的继续亏损，体内的脂肪就被动员，从而减少了体脂，体重也因而下降，随后，去脂组织(lean body mass)逐步减少，这是肌肉蛋白质分解代谢的结果，尤以丙氨酸的丢失，因为它可以很快转变为能量，这种消耗进程继续发展的结果是皮下脂肪的继续减少，与肌肉的消耗，但内脏肌肉可以维持稍长一些时间，尤以干瘦型 PEM。虽然 PEM 病人的基础代谢率按体重来计算增加了，但是进一步消耗时就会下降。湿性 PEM 病人的内脏器官蛋白质分解快一些，因而会影响这些器官的功能，也降低其氧的消耗，亦即基础代谢率按去脂组织的重量计算是下降了。

(2)蛋白质的分解与合成：因为膳食中蛋白质的生物利用率低，因而降低了体内蛋白质的生物合成。同时，机体的适应性引起机体对蛋白质的节约，以维持依赖蛋白质的各种功能。例如在肌肉内降低的酶中有缩醛酶、氨基酸脱氢酶、丙酮酸激酶等，在肝内活性下降的有苯丙氨酸脱氢酶、尿素循环酶等，但内脏蛋白质的分解是对机体不利的，会危及生命。

在正常人中，膳食的蛋白质分解后有 75% 的氨基酸进入体内的氨基酸池，而组织内分解的氨基酸则被再利用作为新蛋白质合成之用，其余 25% 用于其他代谢过程。当蛋白质摄入减少，氨基酸的转换就会变小，而且适应性地将 90% 以上的氨基酸再利用作为蛋白质合成，氨基酸的分解也减少了，包括尿素合成减少，尿氮排出下降，一些蛋白质的半衰期也增加，例如白蛋白的合成率降低，但数天之后，这种蛋白质的分解也降低，半衰期延长，而且细胞间质的白蛋白也移入细胞内池以应付白蛋白合成的减少。如果外源蛋白质继续减少，适应的机制会变得无能，细胞内部肿胀，压力就使水外溢到细胞间隙中去，并因而引起水肿。

(3)激素的改变：PEM 病人的激素水平也发生变化，而且细胞对激素的反应也有变动，故情况是复杂的。这些变化的激素主要是作用于增加糖与脂肪的分解，从这些分解中取得能量并维持机体内稳态，在增加氨基酸动员的同时，又要保住内脏器官的蛋白质，这个过程就不得不放弃肌肉蛋白质的保留而增加肌肉蛋白的分解。总的能量代谢也减慢了。由于食物摄入减少、血浆葡萄糖与氨基酸水平下降，故总的是胰岛素水平降低、生长调节素降低，而肾上腺素、生长激素、皮质激素等则升高，高血糖素也升高；低血浆氨基酸刺激生长调节素的活性，肾上腺素也可使尿素合成减少，从而有利于氨基酸的再循环利用。如果病者有感染，将是一种应激性改变。干瘦型 PEM 因为有更严重的能量缺乏，对周围胰岛素的抵抗增加，很可能是因为生长激素的脂肪分解活性使脂肪分解，而血浆的游离脂肪酸增加也使周围对胰岛素发生抵抗，这个过程中糖皮质激素与肾上腺素也有一定的作用。同时，循环中低的胰岛素与高的皮质醇会进一步使生长调节素的分泌减少。此外，由于 5'-脱碘酶的活性下降，三碘甲腺原氨酸的产生减少，反而增加了不具活性的反 T_3，故甲状腺素的水平也降低了，甲状腺素水平的降低使产热作用与氧的消耗减少，从而节约了能量。有的学者认为，PEM 之所以产生干型与水肿型，很可能部分与激素代谢的不完全相同有关，尤以肾上腺皮质激素的反应。因为好的反应有利于保存内脏的蛋白质，从而对低蛋白摄入的适应能力增加。

(4)血液学与氧的运输：PEM 使血红蛋白及红细胞减少是可以理解的，其原因一部分是由于机体减少对运输氧的要求所发生的适应，加上体内去脂组织的减少和活动的减少，对氧的需求也降低了。膳食氨基酸的减少，使造血活动也减少了，这样也可以使有限的氨基酸用于应付其他蛋白质的合成上。当膳食改善时，氧的需求就增加，造血活动也会上升，当然需要铁、叶酸等微量营养素的支持。但是，如果不解决蛋白质及热量的供给，给病者提供的铁质或血红素也不会使造血活动发生改变。

(5)其他因素的改变：蛋白热量的缺乏成为一个引起其他营养素缺乏的轴心，产生任何一种或一种以上的缺乏症，包括因为视黄醇结合蛋白缺乏引起视黄醇不能从肝中动员。此外，人体更容易受到种种疾病的侵袭、攻击而受到损害。

在心脏方面，心的搏出量、心率、血压都会降低，中心部位的循环被保住而周围的循环减弱，会有体位性低血压的症状出现，严重时，可发生低血容量性休克。与此同时，肾的血流与肾小球滤过率随心搏出量的减少而下降，尿的浓缩能力与酸化能力变得很薄弱。

在 PEM 病人中，一个重要的问题是免疫系统的削弱，包括 T 淋巴细胞及补体系统的削弱。胸腺及淋巴系统的萎缩、淋巴细胞减少、脾内 T 淋巴细胞部位和淋巴结的 T 淋巴细胞耗尽，其中重要的原因是由于胸腺的因素引起，细胞素(cytokine)的代谢也发生改变，尤以白介素-1 的活性下降，使 T 细胞的浸润能力减弱,同时还有多种补体的产生减少,补体的活性及协调能力也受到严重压抑,这一点可以说明为什么PEM病人特别易受革兰阴性杆菌的侵袭。在这种情况下,B淋巴细胞还是相对正常的,但抗体的生成减弱,尤其是免疫球蛋白A。当营养一旦改善和扭转,免疫能力可以比较快地复原。

细胞素是在肝、脾的单核细胞与吞噬细胞中形成的,这种多肽激活邻近的组织并进入血流,严重PEM的儿童其巨噬细胞同其他免疫反应一样低下,白介素-1和肿瘤坏死因子等的活性降低。这类孩子如果受到感染时,其反应迟钝,白细胞数也不会明显升高。

在PEM病人中电解质往往是紊乱的,因为肌肉蛋白质丢失使体内的钾减少,也因为低的胰岛素水平使细胞内的能量底质减少,三磷酸腺苷及磷酸肌酸的效能降低,这一改变使细胞内的钠钾交换改变,使钾丢失而细胞内的钠增加。因为丢失了去脂组织,体内的水分也丢失,而细胞内的水会过多,这也是肌无力的原因之一。

PEM病人的胃肠道功能失调,肠道吸收脂肪与多糖的能力减低,而且这种能力的下降与蛋白质丢失的程度平行,其中包括胃、胰及胆的分泌下降,但这一阶段机体对吸收高营养的食物还是有潜力的,只是很容易发生腹泻,处理得不好,腹泻会使病人丢失更多的营养素。

在年岁小的PEM病人中会出现大脑发育减慢,包括神经鞘的发育、神经传递介质的形成减慢、神经传导的效率不正常等都可能发生,智力发育也会出现不可逆的损害。

2.2.2 蛋白质热量营养缺乏病的临床

(1)影响因素:一般认为膳食缺乏蛋白质的同时、又有蛋白对热量的比值低、是最主要的发病原因,这个过程不可避免地存在其他营养素的缺乏或不足。而在儿童之中对于营养物质的需求存在个体差异,这可以解释为什么有些病人呈水肿型,一些人则不是水肿型。此外,还有很多其他的因素,例如患有蛋白质缺乏的病人,如果以大量的碳水化合物负载,或是并发传染病或是摄入有毒性的食物等,都有可能加重病情。

就以严重缺乏蛋白的情况下给予大量碳水化合物为例,激素的调节可以因此而失控,因为:①碳水化合物的大量摄入引起胰岛素的释放,肾上腺素与皮质醇的分泌减少;②脂肪的分解减少;③肌肉蛋白质的分解减少,使体内氨基酸池缩小,内脏蛋白质的合成减少;④肝脏减少合成血浆蛋白质,尤以白蛋白,使细胞内的压力减少,血浆内水分减少,并流入细胞间隙,组织压力升高,心的每搏输出量减少并引起水肿;⑤因为过多的碳水化合物增加肝的脂肪酸合成,脂肪分解发生障碍并导致脱辅基β-脂蛋白作为脂肪的载体减少,引起脂肪肝和肝大。

低白蛋白血症是发生水肿的一个重要原因,因为可以使血浆胶体渗透压降低,从而使毛细血管内的液体流入细胞间质。但是血浆白蛋白的状况无论在成人或儿童,也无论是发生水肿或没有水肿都不是绝对一致的。在动物实验中可以看到,给予钾及其他矿物质也可以使水肿消退,这些矿物质液体没有蛋白质而仅有少量糖,因此,不能认为血浆白蛋白浓度的下降是引起水肿的唯一原因。水肿不仅可能因为钾的缺乏引起,也有肾血流和肾小球滤过率降低等因素,这种因素还引起钠的潴留及肾素、醛固酮的产生。这些激素的改变又反过来促进肾小管对水与钠的再吸收,因而形成水肿。此外,还有许多有关水肿形成的说法,但可以认为,水肿的发生是多因素的,血浆白蛋白的降低只是一个重要的因素,还有许多其他主体与环境因素在发生作用。

(2)机体适应的失效:不断的蛋白热量不足和体内物质的不断丢失如不加以纠正,机体代偿的极限就会出现,如低血糖、低体温、循环和肾功能的削弱,酸中毒及昏迷等发生,严重的会波及生命。病情恶化可以在数小时内变得难以控制,甚至死亡,其他器官派生的症状也会出现,例如肝的衰竭可以引起出血倾向、黄疸,肺部的衰竭则可引起呼吸衰竭等。

高碳水化合物低蛋白质膳食可以造成人为的严重代谢紊乱,对于水肿的病人供给太高的蛋白质亦可导致严重的后果。当这些病人从原来没有膳食蛋白到骤然给予大量蛋白,或是大量输血,就会使细胞内的蛋白质浓度突然急速地增加,使大量的细胞外液进入血管,引起心血管的功能不全,导致肺水肿。对于严重的蛋白热量缺乏的病人突然供给高蛋白及高热量,甚至可引起死亡。

(3)诊断要点:病史和饮食史是最基本的依据,对于儿童病人,生长发育状态以及按年龄对应的生长百分位数反映了营养状态的概貌,但使用体重别身高及身高别年龄都可以提示病者过往的营养状况,一般认为体重别身高的不足很可能反映过往有消耗症,而身高别年龄很可能反映生长发育的迟缓,因而可以将病人分为四种范畴,即:①正常;②消耗症但不是生长迟缓(急性 PEM);③消耗性生长迟缓(即同时有急慢性PEM);④生长迟缓但不是消耗症(PEM)刚过去,目前使用正常的膳食。

对成人使用体质指数(body mass index,BMI)是一个较好的衡量方法,这个指数的值是体重(kg)除以身高(m)的平方,一般认为,正常男女成年人的最低限为 18.5,BMI 值在 17.0～18.4 为轻度 PEM,小于16 为重度 PEM,两者之间则为中等度 PEM,但对青春期的对象,有人建议在 11～13 岁儿童低于 15.0,14～17 岁儿童低于 16.5 都可以认为属于 PEM。

在临床症状方面,干型和水肿型有一定的差异:

干型:有全身性的肌肉消瘦,全身性皮下脂肪丢失、骨瘦如柴,大多数人的体重降至理想体重的 60%。在儿童则出现生长迟缓、头发稀少、干燥、无光泽、易脱落,皮肤干燥、无弹性而且发生皱纹,病人没有表情、冷漠、易激惹,孩子出现猴子样的面型,病人自己感到饥饿但又厌食,也不能耐受摄入大量的食物,容易呕吐,有时还会出现腹泻。虚弱是普遍的状态,心率、体温及血压都下降,但有时可以发生心动过速。也有低血糖、腹胀,淋巴结易触及。这种病人易并发传染性疾病和因缺乏维生素引起的眼病及其他缺乏病。

水肿型:水肿,多出现在下肢,有软的指压陷窝,水肿可延及腹、上肢甚至面部,多数病人的皮肤有病灶性改变,有时难以和癞皮病区别,同时会出现红斑、角化和色素沉着。皮下脂肪仅有一定的保留,头发干燥、无光泽、易脱落,原来的黑头发变为红棕色,甚至变黄,病者面色苍白、四肢冰冷、无表情、厌食,故有时需要管饲。常发生饭后呕吐或腹泻,肝大,质软而边缘圆滑,腹鼓胀、心动过速常有发生,低体温和低血糖常见。并发症与干性 PEM 一致,一旦发生,病情会十分危险。

(4)生物化学的改变:大部分病人的生物化学改变如下:

1)血清总蛋白质,尤以白蛋白明显地降低,多见于水肿型 PEM,而干型则多为中等度降低。

2)血红蛋白与红细胞压积下降。

3)血浆中非必需氨基酸与必需氨基酸的比值,在水肿型上升,而干型 PEM 则正常。

4)血清游离脂肪酸上升,尤以水肿型 PEM。

5)血液葡萄糖含量正常,但空腹 6 小时以上则下降。

6)尿肌酐、羟脯氨酸、3-甲基组氨酸、尿素氮的排出降低。

血浆中许多营养素的含量都有减低的倾向,但反映不了机体的贮备情况,例如血清铁及视黄醇水平可能正常,但实际上已耗尽,或是体内有一定潴留,但没有蛋白质载体运到血流,例如维生素 A 缺乏,可以由于视黄醇结合蛋白的低下无法运载而发生。

细胞内钾及镁的浓度下降,但钠升高,这些改变在 PEM 病者中的程度可以有所不同。

2.2.3 蛋白质热量缺乏病的治疗原则

对于 PEM 病症,在任何情况下都是一种急症,应该尽早采取处理措施,其主要目的为:①立即纠正威胁生命的不良条件;②在不影响机体内稳态的条件下,有步骤地恢复和补充营养物质;③在确保机体营养复原中预防并发症。

(1)首先的任务是解决水与电解质的紊乱:水肿型 PEM 不易察觉其低血容量问题,但可靠的症状诸如有口渴、口干舌燥、少尿、虚弱及脉搏加快、血压降低、四肢冰冷等都是脱水的重要症状。这种丢失与正常人的失水不同,PEM 病人的水与电解质紊乱是低渗压性而又伴有中等度的低钠血症,加上有轻至中等度的酸中毒,但如给病人适当的能量和调节电解质,则酸中毒可以纠正。此外,病人可以耐受低钙血症,部分原因是酸中毒引起钙离子在血浆中增加,另一原因则是低蛋白血症,因而没有足够的蛋白质与钙离子结合;机体的钾丢失但不发生低钾血症;机体也有低镁,但不一定有低镁血症。以上都是 PEM 在水、电解质紊乱的特点。

补充水分的同时应使成年病人在 24 小时内有 500ml 的尿量,儿童则要有 200ml 的尿排出。口服补液盐(oral rehydration salt,ORS)可用世界卫生组织的推荐处方,即每升水中含氯化钠 3.5g,柠檬酸钠2.9g(或是 2.5g 碳酸氢钠)、氯化钾 1.5g,葡萄糖 20g(或 40g 蔗糖),这一配方的结构相当于 310mmol/L

的渗透压,即含有90mmol/L钠,20mmol/L钾及111mmol/L葡萄糖。此配方是安全的,当水电解质纠正以后,可以在膳食中按每公斤体重补充6～10mmol钾,但这些钾的总量亦应包括了食物中的钾量。

口服上述补液应一口一口慢慢呷饮,间隔时间约3～5分钟一次。对于儿童,可在12小时内给中等度失水病人按每公斤体重提供70～100ml的口服补液。脱水的婴儿在补液同时应供给母奶。这类病人应该每小时都观察和衡量服后的反应,必要时予以调节。如果有呕吐及腹泻,应该适当地补充已丢失的液体。如果失水未解决,在12小时后可以再按每公斤体重供给70～100ml口服补液。但水电解质一旦纠正了,出现有排尿和血压升回正常时,可考虑用小量液体配方食物,其中应包括有钾、钙和镁的补充。如果口服有困难,可用鼻饲,必要时以静脉补充。

(2)补充蛋白质:在给予营养物质时,碳水化合物摄入量过大或速度太快会引起水肿及心力衰竭,已如前述。而补充蛋白质亦须稳妥,以利于耐受。有的人担心病人不耐受乳糖,这要看实际情况而定。但用脱脂牛乳粉是一个首选的方法,因为这种含蛋白质较高而热量又比较低的较佳食物,同时又含有一定量的病人需要补充的钾、镁及锌,正好符合要求。如果有乳糖不耐受的现象,还可以用乳糖酶加入奶液中以除去乳糖。此外,在可以稳定使用上述食物时,应补充维生素类,特别是维生素A。当儿童耐受食物之后,可以配以每100ml含蛋白质3～4g和能量130～140kcal的液体饮料,其中尽可能有复合的矿物质与维生素。

无论儿童或成人,当上述措施为病者接受并稳定之后,应该进一步预防营养不良,特别是应该进一步全面地补充各类营养物质。

(3)临床上各种PEM病者的蛋白热量补充:由于疾病的原因而并发消耗性疾病和蛋白质热量不足是常见的,这种情况也会出现在原发性蛋白热量不足的时候,但后者并发传染性疾病而使缺乏症加重了。这两种情况的表现和治疗措施大体上是一致的,这里更多的是针对由于疾病而继发蛋白热量营养缺乏,并且更多地针对青年及成人。

1)蛋白质:在禁食的动物和人类氮排出率和它们的代谢率成比例。Munro提出,内源性氮排出在鼠、狗、人分别是230、77、45mg/(kg·d),而它们的基础代谢率分别是108kcal/(kg·d)、38kcal/(kg·d)、23kcal/(kg·d),内源性氮的丢失约为2mg/(kcal·d)。这种丢失称为必不可免的氮丢失,范围在41～69mg/(kg·d)。另一方面,被禁食的人重新摄入蛋白质时,蛋白质并不会因为摄入增加而相应地增加排出量,因而身体的氮得到补充。这种氮补充在早期主要由于肝内氮快速贮存,而肾脏内贮存较少,肌肉就更少。因此,重新补充蛋白质早期的好处在于增加了肝蛋白。然而,这种早期明显的氮贮存是不持久的,一般在4～7天后就慢下来。

最近一些报告强调在肠外营养中,氮平衡对营养素需要有决定性的作用,因此,分析和解释氮平衡的资料是有价值的。成人肌肉和内脏的量有限,因而可求出身体氮的含量。一个营养良好的成人不能达到正氮平衡,除非肌肉和内脏器官肥大或其他组织增加,这种增加主要是指脂肪组织的蓄积。增加的氮主要用于支持性结构的生长,如结缔组织、血管,以及需要支持额外增加的脂肪重量所需的肌肉纤维变大。这个概念得到对志愿者研究及对肠外营养病人研究的证实。

Munro注意到尿氮的排出量部分地取决于氮摄入量,因此,维持个体的氮平衡的氮需要量在一定程度上取决于前阶段膳食氮的摄入量。如果个体在饥饿之前或蛋白质摄入以前接受的是高蛋白膳食,高尿氮排出将在减少了蛋白质摄入之后仍持续数天,结果造成负氮平衡。所以饥饿或蛋白质摄入减少前的膳食是很重要的,在这之前的氮摄入越高,饥饿开始后的负氮平衡越明显,反之亦然。动物实验表明,营养越好的动物创伤以后的高代谢状况越明显。而这种反应在营养不良的动物并不明显。在临床上也有同样的现象。然而,在创伤后几天之内尿氮排出是下降的,直至与摄入水平相等或等于至少2mg/kcal的代谢率,因为蛋白质的分解的代谢随着代谢率升高而升高。然而,高起始的负氮平衡与上述有关的丢失量在50～60g之间(体内总氮量为1500～1800g),此后则下降至2mg/kcal的代谢率,这一估计说明短期内的氮平衡仅反映50～60g的氮排泄量。

2)蛋白质与能量的关系:许多年前发现能量摄入增加,也就是脂肪或碳水化合物摄入增加,氮潴留增加,每多增加1kcal,将会增加2mg氮。Calloway发现,当蛋白质和能量摄入增加时,氮潴留增加。然而,当供给的量不足,未满足需要时,这种效应受到限制。

创伤时氮排出与代谢率成比例地增加,因为在创伤病人蛋白质成为一个重要的能量来源。蛋白质的质与量对于氮平衡也是很重要的。Greenberg 给病人提供 2g/(kg·d)适合比例的氨基酸,虽然提供的总能量尚未满足病人需要,但也可以达到正氮平衡。最近 Hoffer 等对肥胖症病人的研究也表明,给予除高蛋白以外的禁食,即只给蛋白质 1.4g/(kg·d)能保持正氮平衡,而仅给低蛋白的禁食 0.8g/(kg·d)则出现负氮平衡。因此,对于消耗性病人给予氨基酸有利于保持氮平衡。

蛋白质摄入的效率并不取决于能量的总量和来源。Yeung 等观察到,全静脉营养的病人相当明显地增加了体重,但将其与用要素膳的病人进行比较,其体重的获得是由于机体水和脂肪的增加,而在氮潴留方面,两组却是相等的。传统认为烧伤病人需要高能量,当高蛋白摄入达 2.78g/(kg·d)时,若增加葡萄糖的能量,对蛋白质或代谢的影响是微小的。在 Collins 的研究中,大手术后的总体氮能够与滴注氨基酸或氨基酸与葡萄糖液维持恒定。因此,单纯以总氮作为基础似乎氨基酸滴注是可以满足正氮平衡的目的。但 Yeung 的试验表明,补充能量能使病人恢复的早些,并发病也少些。这些观察可能需要改变我们对氮平衡、以及机体氮是评价营养治疗效果最好的方法的观点,同时也表明营养对肌肉功能的效果是迅速的,肌肉功能的改变就是在整个身体结构个改变很小时也会出现。

3)蛋白质需要量:从前面对蛋白质代谢的讨论已清楚表明,蛋白质的需要量取决于多种代谢因素,例如病人先前的营养状况,营养耗竭的程度、非蛋白能量的供给以及预期的代谢率。一般来说,给更多的蛋白质,体内潴留的氮也就越多,尤以对消耗性的病人来说。

蛋白质需要量,是根据达到氮平衡所需的蛋白质和能量,并确定能达到氮平衡这一方法来确定的,因而,这就需要观察不同摄入量并同时测定丢失正好为零或稍微氮正平衡的量,当丢失超过摄入时,病人将丢失体内的氮,反之亦然。另外估计蛋白质需要量的方法是测定满足必需氨基酸所需要的蛋白质,因为胱氨酸和酪氨酸可代替 30% 的色氨酸和 50% 的苯丙氨酸,所以这些氨基酸的需要量也应计算在内。

青年人的需要量,根据氮平衡资料估计青年男性的平均蛋白质需要量为 0.6g/(kg·d),而其标准差为 12.5%,故 0.75g/kg 为加入两个标准差的量,估计可以满足 97% 的青年男性的需要。然而,这个量是以鸡蛋白为参考蛋白,具有高比例的必需氨基酸。对于采用混合膳食时应该适当调整到以满足必需氨基酸的需要,故总的估计为 1~1.2g/(kg·d)。这个资料也应用于青年女性。可用的资料表明需要量并不随年龄而改变。儿童和青少年的蛋白质需要量必须加上生长所需的量才是满足氮平衡的量,根据计算,蛋白质需要量在不同年龄是不同的,在前面已提及,本书作者根据在我国青年人中进行的氮平衡的实测结果,用上述方法和原则进行核算,其结果与上述的数值十分接近,在中国青年人中,蛋白质的推荐摄入量为 1.16g/d,可见不同种族的年轻人,其蛋白质的需要是一致的。

肠外营养(全静脉营养):人们经常关心,从静脉供给氨基酸在促进氮潴留的效果上是否与口服蛋白质一致,是否所有氨基酸混合液制剂对于促进氮潴留也都是一样的? Patel 等比较了静脉给酪蛋白水解物和口服酪蛋白水解物要达到氮平衡所需要的量,结果表明:从静脉给水解物的氨基酸构成与口服酪蛋白相比用同一指标得到的是一个较低的平衡量。这一发现表明静脉给酪蛋白水解物与口服都有一样的效果,用口服还是静脉的方法补充氨基酸就涉及怎样得到更经济的氮源的问题。此研究还表明蛋白水解物和全蛋白是不同的,全蛋白在水解过程中丢失了含硫和芳香族的氨基酸。Anderson 等设计和注射一种混合氨基酸,并使这两组水解中失去的氨基酸得以强化补充。用同样的方法进行研究,这种强化后混合氨基酸在静脉注射时更稳定,并且与口服蛋白质达到同样的促进氮平衡的效果,每公斤理想体重 1g 就能满足病人达到正氮平衡的需要。

在确定给多少蛋白质时,还存在着相互影响的因素。对正常人来说,仅需 0.4g/(kg·d)就能维持平衡,Anderson 在静脉注射混合氨基酸的研究里也发现同样结果。然而,需要提高氮贮留就应提高摄入量,在增加摄入量从 0.25~2g/(kg·d)之间是线性的。而代谢率增加时,氮丢失也增加,氮平衡的需要量也应提高。总之,氮摄入越高,消耗病人对于能量平衡的依赖就越少。另一方面,肝肾功能不良时将减低对氨基酸负荷的耐受。综合这些因素考虑,理想的做法是全静脉营养时给病人每天每公斤理性体重 1~1.5g 的一个平衡的氨基酸混合液,同时监测病人的血浆蛋白和尿氮的排出是有用的,最近注意到氨基酸混合液中各种氨基酸与人体的模式相似,有利于提高其生物价值与利用率,同时谷氨酰胺等的加入,有利于对静止的肠黏膜细胞的保护,使肠外营养不断得到改进。

4)能量供给

①碳水化合物:在正常膳食中,成人每天共摄入约 400 克碳水化合物,其中主要为淀粉,仅有少量的糖。

淀粉的 80％为支链淀粉,20％为直链淀粉,直链淀粉其分子结构呈直链,为 1-4-相连的 α 链;支链淀粉是在这些键上加上分支结构,这些结构为 1-6-交连的 α 链。

②脂肪:膳食脂肪主要由含有 4 种长链脂肪酸的甘油三酯组成,两种是饱和脂肪酸,即软脂酸(C_{16})和硬脂酸(C_{18}),两种是不饱和脂肪酸,即油酸($C_{18:1}$)和亚油酸($C_{18:2}$)。膳食中也含有亚麻酸($C_{18:3}$)和中链脂肪酸(C_6 到 C_{10})。亚麻酸为 ω-3 型多不饱和脂肪酸和它的衍生物 EPA(eicosapentenoic)和 DHA(docosahexenoic)存在于鱼脂中,它具有抗炎症和降低过高甘油三酯的作用,同时它在人体视网膜及大脑中含量最丰富,具有重要的生理作用。

蛋白热量的补充是补充各种营养物质的基础,但对于重 PEM 的病人,首要的是纠正水电解质的紊乱,然后补充蛋白质,也逐步而慎重地补充能量,但这不排除在其间补充维生素和矿物质,或是立即加以补充。成人如果可能,可由液体的配方膳转入正常的膳食,以保证有均衡的营养,其中应有较合适的、生物价值高的蛋白质。一些维生素,例如叶酸和 B_{12} 可以用肌肉注射来补充。

2.3 肥胖病

肥胖病是一种营养不良性的疾病,是以体内过多堆积脂肪为特征的。肥胖作为病态,不是富贵的表现,而是一种身体变得不健康的前奏。因为肥胖是更易于发生后继退行性疾病的,目前肥胖病定义为一种慢性疾病。病者往往是摄入过多的能量,尤以含脂肪高的食物,同时又更少地进行体力活动。摄入的热量与消耗热量的多和少是相对而言的,二者有相互依存的关系,例如,如果摄入增加而消耗同时又减少,过多的脂肪将不可避免地堆积在体内,可以认为:肥胖病存在着多种发病因素,至少包括遗传因素、环境以及个人行为模式等的影响,人体的超重和肥胖,也与人们的价值观有关,例如以胖为福,故应有不同病因的理解,但在人体的生物动力学上,肥胖也离不开牛顿的热力学定律,简单来说:宇宙间的能量,既不能创造,也不能消灭,只能从一种形式转变为另一种形式,人体当然受这个法则支配,膳食中的能,转变为人体的各种生物能,包括各种生命活动、体力活动、维持体温和各种代谢所消耗的能,但摄入的能超过消耗的能就立刻贮存于体内,例如变为脂肪。

我国 1992 年全国性营养调查的结果反映,城乡人民营养不良者(BMI＜18.5)明显地减少,而超重者在城市的青壮年中,却有明显增加。1992 年的调查中超重者达 14.9％,而 1989 年为 12.0％,1982 年仅为 9.7％。而在 2002 年的全国营养与健康调查、成人超重已达到 18.8％,这反映人们的生活普遍改善了、但超重者明显地增加,肥胖病也明显增加,这种增加的趋势是引人注目的。当然,如何判断过胖仍是一个有争议的问题,因为一般人在成年之后,女性从 20～60 岁的体重呈逐步增加的趋势,而男性也从 20～50 岁之间增加,其后,相当一部分人的体重可能会逐步地减少。

Garrow 提出一个目前多数临床家所接受的体质指数(即 body mass index,BMI),亦即以体重(kg)除以身高(m)的平方(W/H²)求得,根据这一指数,不论男性或女性可以分为以下四级:

Ⅲ级 W/H² ＞40

Ⅱ级 W/H² 30～40

Ⅰ级 W/H² 25～29

0 级 W/H² 20～24.9

体质指数的不足之处,是对于只是因为肌肉非常发达而增加体重的人,会错误地列为肥胖病,当然这种人很少。所以这一个指数总的来说对于体重对比身高所描述的状态,是比较合理的,而且能够反映体脂的情况。BMI 值在 18.5～24.9 可作为正常范围,从人寿保险的资料提示,BMI 大于 25 时死亡率会增高,而且随着级数的增高而更加明显地增高死亡率,图 2-2 是一个简易的分级图,例如 70kg 体重,身高 1.75m,两个数值在表中的垂直交叉点落在 0 级,亦即可列为正常范围。

2.3.1 相对体重的测量

有许多可以将机体的体重作出衡量的方法,例如体重别身高(W/H),只是这一指标对于体脂的灵敏度还不够理想,有人也采用过 W0.33/H,及 W/H^3,这两个指标,也可以在一定程度上反映超重的界线,但用 BMI 衡量,比较为多数学者接受。

(1)皮褶厚度:人体一半以上的脂肪在皮下组织,随着体重的增加,皮下脂肪的百分比也增加,这些皮下脂肪在特定的部位,可以用标准的方法测量出来,亦即可以用皮褶厚度计直接测得。但不同年龄、不同性别的皮褶厚度及分布都有所不同,故主要的问题是:人体到底测量哪些部位,和测量多少个部位,才可以较好反映体脂的情况,这一难题目前还未取得一致。加上皮褶厚度测量仪器的使用,需要非常熟练的人来掌握,否则误差就会较大。

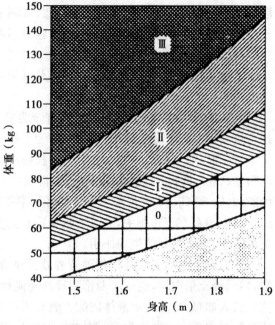

图 2-2　身高与体重求出的体块指数分级
(据两个数值的交叉点计级数)据 Garrow

在儿童中测量皮褶厚度比在成人测量的可靠性差,在儿童阶段,性别的差异就已经开始,因此,从 5 岁儿童开始,就要区分性别和按不同的标准,在成年人,性别的差异当然也很明显,因为在男人,体脂占体重的 11%,而女性却占 18%。三头肌和肩胛下皮褶厚度是常用的指标,因为不同地区人体脂肪的分布存在着差异,有些作者建议用几个体部位的总测量值来反映体脂的含量,例如 Durnin 等所使用的是 4 个部位的总值,即二头肌、三头肌、肩胛骨下,及髂骨上四个部位被认为与体脂有一定的关系。

(2)其他方法测量体脂:用其他比较可靠的方法测量体脂更困难和昂贵,测定所需的时间更长,故往往用于研究。这种间接测量的方法来测定没有脂肪的部位及组织,然后以总体重来减去这个已测的重量,余下就是脂肪的重量,例如全身的水含量,可以用氚标志的重水,或双标记水(double labelly water)的稀释法求得,因为氚及 ^3H_2O 可以迅速地在体内的水中平衡,故这一测定在 2~3 小时之内可以完成。又因为天然同位素氚不具有放射性,很安全,故适用于儿童及育龄妇女。估计水与无脂肪的体块(fat free mass,FFM)有固定的比例,亦即无脂肪体块为水块的 10.73,而计算 FFM 是从总体重中减去而求得总体的脂肪的含量的。天然的 ^{40}K 在体内的含量,也可以用全身的计数器中求得,而全身的 ^{40}K 的测量可以作为去脂组织的一个指数,因为钾仅存在于人体去脂的部位之内,^{40}K 在总钾中占 0.012%,又因为可具有放射性,故可以用灵敏的计数器来求得其含量。

另一方法为比重法。人体全身的比重是各种组织比重的总和,包括体内的骨骼、水分、脂肪、蛋白质等,它们之间的比重是不相同的。但是容易的做法是把机体的构成划分为脂肪和去脂体块(fat free mass)两类,脂肪的比重为 0.900g/ml,去脂体块为 1.100g/ml,因此,随着体内脂肪比例的增加,比重也相应增加。因而,体内含脂肪的总量也可以通过全身的比重法来求得,但需要人体全身浸入水中,而且测定肺及腹部所含的全部气体量来校正。

(3)腰围与体重:在正常或超重的人体中,脂肪的分布也极为重要,也是一个很值得注意的问题。脂肪集中在腹部者称为中心性肥胖,已证明这一类型的肥胖与慢性病呈正相关,故亚洲包括我国在内的很多学者都极为关注,建议男性腰围的切点为 90cm,女性为 85cm。

2.3.2 肥胖病的发病与后果

制定在人群中可以作比较的体重参考值,不是一种容易做到的事。其中一种方法是求出一个理想的体重值,内含着性别与身高的系数,这个数值又与长寿的最佳状态有相关的关系,这一种指标用于在人寿保险的统计中。另一种方法是在人群中,根据性别、年龄、身高、制定百分位,在这个不同年龄组的百分位中,求出哪一个位数是不正常的,例如有的地区求出 BMI 的百分位大于 85 位为超重,严重的超重在 95 百分位,人寿保险公司以理想体重作为最低发病率的指标,而超重就放在大于理想体重 10％以上,肥胖症放在大于理想体重的 20％以上。但在实际应用上,特别是因为随着年龄的增长,体重有增加的倾向性,在这种倾向性中如何加以判断还有不少难题。

(1)儿童的肥胖病:西方工业国家的肥胖病在儿童就开始,根据一些调查约有三分之一的婴儿是超重的,学龄期儿童的超重约有 6％～15％,成人则 20％～30％,一般认为女性肥胖病多于男性,并且有从儿童伸延到成年的倾向。我国 2002 年全国营养与健康调查反映,我国居民的超重和肥胖症比 10 年前明显的增加,成人超重达 22.8％,肥胖病达 7.1％,而儿童的肥胖病已达 8.1％,在大城市达 9％,这是一个很值得注意的问题之一。有的人认为肥胖的孩子会变成肥胖的大人;有的学者估计约有一半肥胖的儿童,到成人时期发生肥胖病;有的学者的调查资料提示,成人的肥胖病患者,有三分之一原来在儿童时代已是肥胖的,如果在青春期是肥胖病者,80％到成人期也继续患有这一种病症。如果婴儿期是肥胖症的话,20 年后会仍有 26.5％继续肥胖,似乎儿童期的肥胖病越严重,成人成为肥胖病的机会越高。这是一个值得特别注意的问题。

(2)社会经济的影响:不少流行病学调查说明,人们的社会经济状态与肥胖病者有很强的相关关系,尤以女性。在美国,社会经济的调查以高收入与低收入两组对比,发病率呈负相关,因为收入低的妇女有 30％成为肥胖病人,中等收入的妇女约有 16％,而高收入的仅有 5％。男人的情况是相似的,但反差不像女性那么强烈。肥胖病与不同的种族似有一定的关系,例如东欧地区的人超重特别高,不同宗教也有影响,例如犹太教、天主教徒有较高的发病率。但所有这些国外的调查结果,其规律性不是绝对的,英国低收入而又从事重体力劳动的人,肥胖病也就不多,就是其中一例,这些流行病调查的结果,其文化,社会以及遗传因素与我国不同,因而不宜直接推论到我国,但是国家经济的发展与肥胖病的流行倾向,是很值得我们注意和研究的。

不同种族在肥胖病发生上也有差异,美国黑人的发病率高于白人,据 1976～1980 年调查将年龄校正后,20～74 岁的黑人妇女发病率为 46.1％而白人仅 25.2％。

(3)肥胖病的发病率与死亡率:很多研究都认定肥胖症与高的死亡率有关系,即肥胖病的增加,死亡率也增加,但肥胖度的增加与死亡率不呈线性关系。人寿保险公司的统计材料是有局限性的,因为参加保险的人往往是比较富的健康人,不能代表一个群组,但从流行病材料看,男性体重过高,或是患有肥胖病,其死亡率高于女性。另一些报告认为在不超过理想体重的 20％的条件下,并不明显地增加死亡率的危险性。挪威在 1963 年及 1975 年的大量人口研究提示,BMI 大于 27 时,死亡率就相对地增高。

根据目前的许多调查反映,体重与死亡率的关系,在生命的不同时期是有不同的,Whitehall 研究了 18000 名英国人,提示在体重的百分位与死亡率之间,随着不同的年龄而变化,例如在成年的男人冠心病的死亡率,从体重的低到高的五分位是线性的,但对于老人,却没有这种线性关系,有另外三个研究老年人有关体重与死亡率的关系都认为,老年人体重增加却有保护性的作用。

在青年人中发现肥胖病与死亡率有相关关系,但却没有发现这种关系存在于老人。可以推论,长期而持续的肥胖病会影响人的健康甚至可以引起死亡。此外,随着人的变老,引起死亡的其他疾病比肥胖更危险,也可能在肥胖与死亡的关系上,肥胖病只是影响死亡的一个原因,而不一定影响总的死亡率,亦即是说,随着肥胖症的增加,人死于冠心病的危险因素中糖尿病的因素增加。肥胖症与一些癌症的关系也比较密切,例如女性的乳腺癌。但是,确定人的最佳体重,目前以体质指数为依据已为一个共识,如果从一个人的体重变化过程去认识,有可能有利于疾病的预防。对于不同的病患有不同的体重适度,不同的时期也有不同的体重适度,因而,至今尚没有一个单独的适宜体重,并适于所有情况。

(4)几种死亡原因:分析在高于平均体重 20％～40％时,疾病与死亡的因素是加大的,1979 年美国Build 的研究结果,提出对有关疾病的探讨,虽然情况不可能直接用于我国,但却是有思考意义的。

1)心血管病的前瞻性研究中发病率与死亡率都与肥胖病有关,在已经控制了吸烟对象群的一个研究中,低体重与低发病率相关。肥胖病总是易发高血压、糖尿病及高脂血症,这已经很清楚的了,因为肥胖者的血压、血脂以及血糖值都与肥胖有明显的关系,并早已为学者们肯定,一些学者认为每增加体重的

10%,收缩压升高6.5mmHg;也升高血浆胆固醇12mg/dl;以及增加空腹血糖2mg/dl。虽然这种相关的关系,女性没有男性明显,但从总的来说,肥胖病与心血管病的关系,妇女和男人是一样的。

在20~40岁时发生肥胖症对心血管病的影响大于以后发病。在30.8岁时,高的BMI就会出现高的心肌梗死,并与突然死亡和心力衰竭有关。这一观察得到另外后继研究的支持,即40岁以下的肥胖病对冠心病的影响,比老年肥胖者要大,而其主要危险因素为静态生活模式、吸烟、高血压、高脂血症等与肥胖病有关的因素。

2)血脂因素:虽然高甘油三酯血症是与肥胖病有关系的,但不一定具有很高的相关性。甘油三酯主要由VLDL运载,高甘油三酯血症可能与对胰岛素的抵抗有关,其后果为高胰岛素血症以及肥胖症。而肥胖症增加血浆甘油三酯的分泌。此外,由于肥胖症病人血中游离脂肪酸的水平升高,肝对游离脂肪酸的汲取增加,同时也增加甘油三酯的分泌。这个过程还由于肝脏抽提更多的葡萄糖前体,使甘油三酯的产生增加。但肥胖病人的血甘油三酯水平仅升高一些,或甚至是正常的。因为脂蛋白脂酶的活性在肥胖病人中升高,当病者降低体重时,这种酶还可以增高,故很可能上述酶的活性增强了VLDL在外周的清除。在体重降低后,本来高的甘油三酯水平会下降,这个下降的过程也伴以VLDL及甘油三酯生产的下降,以及血胰岛素水平的下降。肥胖病与血胆固醇的升高也有关系。因为肥胖病人的HDL是低的,因而LDL与HDL的比值在肥胖病者中是升高的,这一个比值的升高,增加了心血管病的危险性。

3)糖尿病:肥胖病与糖尿病二者是有极高相关性的,实际上,肥胖本身是发生糖尿病的决定性的内环境因素,这在许多流行病学的研究中被一再论证,尽管是中等度的肥胖病也可以增加至十倍糖尿病的危险因素,例如妇女的体重在五分位的高位时,与低位比较,增加4倍的糖耐量。

苹果型的肥胖(脂肪集中在腹部,故又称中心性肥胖)在糖耐量与高胰岛素血症的危险因素高而比梨形肥胖(脂肪集中在臀部)大得多。

肥胖病又是与高胰岛素血症相联系的,而且人越肥胖,空腹胰岛素就越高,这在非糖尿病的肥胖者中也是一样的,而瘦人却没有这种反应。

胰岛素的抵抗又是一个重要的方面,在肥胖病人中均有胰岛素过高的现象,包括基础水平以及受刺激后的反应水平,这提示了存在胰岛素的抵抗,包括肝及肌肉的抵抗,使周围对糖的汲取减少,而肝的汲取增加。相反,脂肪组织的敏感性却维持在高的水平,因而营养物质就转入这一种组织之中,增加了脂肪的聚积。

胰岛素的受体及后受体的损伤是另一个重要的因素,胰岛素作用于细胞的第一步,是将激素连接在专一的受体上,这种受体位于浆膜的外围,这一过程引起了系列的后受体生物化学变化,诸如葡萄糖与氨基酸的运转,刺激蛋白质的合成,激活某些酶类并抑制另一些酶类,刺激某些基因的转录,亦抑制其他转录等。一般来说,在高的胰岛素水平若在血浆中占优势,则胰岛素的受体就减少。这种细胞膜的胰岛素受体的自我调节,使在高胰岛素水平时,用低的受体数目出现来适应,称为"向下调节"。现在已清楚,肥胖病人的胰岛素受体是减少的。

肥胖病人有可能改变胰岛素受体的数目,或是改变受体对胰岛素的亲和力。但实验表明肥胖病者细胞内的后受体在糖代谢中是有缺陷的,这也许是对胰岛素抵抗的重要原因。

应该指出的是,长期的高胰岛素血症,可以使胰脏陷于衰竭状态,最终是胰岛素的反应性下降,使代谢无法补偿。

4)高血压:高血压也是与肥胖症相伴的一种现象,其原因仍未肯定,但随着体重的增加,血压就会上升,这已经是一个很明确的事实了。相反,高血压病者在减重之后,血压亦随之而下降,体重下降是与血容量的减少,心每搏输出量的减少,交感神经活性下降等有关的。

心搏输出量与周围血管的抵抗二者,是血压的决定性因素,这些因素也影响总体钠的含量,以及神经体液因素。在限制热量时,体内钠会附带性减少,在这种情况下,不需要体重的减低也有降血压的作用。

在肥胖者的高血压中,胰岛素参与一定的作用,因为血浆胰岛素浓度的改变,可以影响肾脏的钠运转,胰岛素能降低钠的排泄,不管血浆葡萄糖如何改变也是如此。空腹或低热膳食时,出现钠的排泄,胰岛素水平下降,而给予食物时,胰岛素升高,钠的排泄发生。肥胖病人的高胰岛素血症可以通过增加肾对钠的吸收而引起高血压,因为吸收钠以后使细胞外液容量增大了,从而增加心脏的搏出,增加周围的抵抗,从而升高血压。

脂肪在体内的分布也许与血压有关,中心性脂肪亦即上半身尤以腹部的脂肪堆积,比下半身脂肪堆积有增加高血压和动脉硬化的可能性,一些学者认为,脂肪堆积的位置与心脏和内脏更接近是一种可能性。

5)其他问题:肥胖病可以引起许多问题,这里只是把常见的有关疾病提出,见本书有关章节。

肥胖病的病者由于机体组织的增加,呼吸的负载也增加,但是如果胸壁运动的能力遇到了极限,就会出现二氧化碳的潴留,这一状况会最终导致嗜眠症。二氧化碳在这种情况下起麻醉的作用,可导致在睡眠中正常呼吸暂停,从而更加加重了二氧化碳的潴留。此外,红细胞增多症也会由此而发生,这种增多会引起血栓,病情的发展,还会引起肺动脉的高压,心脏的扩大,并可引起充血性心力衰竭。

肥胖病人也可以引起胆囊的问题,肥胖病的发展,体脂越多的堆积,胆囊的危险性就越大,尤以在妇女方面,随着体脂的增加,脂肪的贮备越多,越易发生胆石症。因为较易在胆内形成过饱和的胆固醇,而胆固醇的分泌增加,同时胆囊的活动力下降,这样一来,更易形成胆结石的核心,亦即具备了胆固醇胆石形成的条件。

肥胖病者骨性关节炎发病率大于正常体重的人,而且随着体重的增加,发病越易恶化,主要是因为体重增加,对关节负荷相应增加了。

随着体重的增加,尿酸的水平也会升高,其机制未明。纵然尿酸的增加是没有明显酶症状,但尿酸对肥胖病人的不良作用大于正常人。

肥胖病也是引起某些癌症的危险因素,如果肥胖高于理想体重的40%,死亡率在男性为1.33,女性为1.55,男人以直肠及前列腺癌的死亡率高,女性则以乳腺、子宫内膜、胆囊、子宫颈、卵巢的死亡率高,尤以子宫内膜癌为明显。此外,肥胖病与宫颈涂片上的动情素有关。这一种雌激素的活性增加,会增加绝经期妇女乳腺癌的危险性,其机制有待于阐明。

2.3.3 肥胖病的遗传与环境因素

在研究肥胖病的发病原因中,对双胞胎的观察曾用以衡量在遗传因素和环境因素中,哪一个因素相对较为重要。有人观察过双胞胎分别在不同的住所生活,其体重是相同的,认为遗传因素决定人的体重。但Newman的观察却是相反,认为住在一起的双胞胎的体重接近,不住在一起的反而体重有差别,亦即认为环境因素影响较大。作者还观察到兄弟式的双胞胎,在不同地方养育,体重区别大于同卵双胞胎,这提示,体重有遗传的成分在内。但是肥胖病病因有遗传因素,基因的影响肯定是存在的,但基因的表达会受到环境因素修改,也受行为因素修改,把上述这些复杂因素加起来构成病症。目前认为,没有单一的肥胖综合征。肥胖的发生是多因素的。因此,遗传学者并不会从一个单一的因素去探讨问题,而是从一个系列去看。Bouchard认为,从一代到另一代人的遗传因素,在BMI方面能传递的方差(Variance)为35%,而基因占5%。在体脂的分布上,尤以中心脂肪或内脏脂肪分布,有的人认为腹部型的脂肪有一部分原因是由基因型而来的。对同卵双胞胎都给予过量的喂养,双胞孩子之间的反应是很一致的,而一对与另一对双胞胎之间却有较大的差异,因此,在过量摄食时基因型的作用似是重要的。当然,单一基因的异常是能够造成肥胖症的,多见于黑色素皮质-4-受体基因(melanocortin-4-recepter gene,MC4R),又如瘦素(leptin)这种167个氨基酸的蛋白质产于脂肪组织,它对体脂存量有重要影响,它对大脑提出信号于它的受体,以调节脂肪的贮存,但它的基因突变,就可以引起肥胖症,但学者倾向于认为,如肥胖由基因引起时,往往是多种基因同时作用的,而环境是可以影响基因表达的。

美国10个州的营养调查提示,在家庭中,环境因素对于肥胖病是最重要的。在429对父母与收养的子女配对的皮褶厚度研究中,198对与遗传无关的配对,加上6372对生物学性的父母子女的配对比较,结果,肥胖病在亲生子女与非亲生子女之间并无明显的差别。此外,无论是亲生与非亲生的情况,父母的皮褶厚度与子女的相关性都很高,如果父母分成为瘦、中等和肥胖三个类型,加上母亲类型与父亲类型配对,例如以瘦母-瘦父,瘦母-胖父等四种排列组合,则孩子随父母的肥胖而胖一些,但这些结果还不能证实基因的决定性作用。在家庭内,肥胖的父母会创造有更多美味可口的食物条件,这说明重要的可能是家庭的文化因素,父母如果喜好食而不喜好动,或是以食物来表达子女的爱,这种家庭的文化不容忽视,它的作用不少于基因带给孩子的影响,应该指出的是,学校是对儿童青少年引导的重要基地,作者在 20 世纪 90 年代从小学一年级的 310 名男女学生中,从一年级一直指导到六年后毕业,每日有均衡的膳食与有限的零食,每日运动一小时和自由活动半小时,六年中没有一人超重,入学时的 6 名超重女生经过六年,全部回到正常的健康体重,这些全日制的学生一年三分之二时间住校,但有三分之一的时间回家度假和周末返家休息,尽管如此,对学生以正面的,尊重他们的反复宣传教育,是十分有用的,这也是一种文化因素,可以预防肥胖症。有人研究了 374 个收养非亲生子女的家庭及其子女,认为父母与子女之间并无体重的相互关系,在孩子们已长大的时候,一般的环境似没有多大的影响。有人研究了 1068 个家庭,认为家庭环境的影响的方差为 18%,可以说,遗传因素与环境因素对体重的影响大小,与肥胖病的基因有关,也与生活模式,家庭的文化背景有重要的关系。

认识到家庭与社会环境对肥胖症的重要性是极为重要的,有肥胖基因的孩子如果在一个医学或是极有文化素养的家庭,基因的作用未必可以表达出来,反之,孩子没有易产生肥胖的基因,但生存在一个暴饮暴食的家庭,其发病几率会很大,事实上,已发现多种肥胖基因,例如上述黑色素皮质-4-受体基因,也有一些少见的疾病,对于肥胖症有着重要的影响:例如 Prader-wili 综合征、Down 综合征、Berdet-Biedel-Alstrom 综合征,库欣综合征,以及下丘脑的疾病、甲状腺低下、生长激素缺乏等都可引致肥胖,不应该忽略,后面将提及。

(1)肥胖病者的内分泌问题:一些人认为肥胖病的发生有内分泌腺的影响,但真正由内分泌所引的肥胖病是罕见的。垂体分泌过多的 ACTH 或外源性 ACTH 过多均可引起肾上腺皮质功能亢进症,即库欣病。这种病可以引起中心性肥胖,但为什么机体中心地区的细胞增殖,又充满脂肪,而四肢的同一细胞却没有这种反应? 至今还没有答案。但这种中心型肥胖是与高血压和糖尿病的发病有关的。

严重的甲状腺功能低下症,在体内会出现脂肪的充斥,但所增加的体重却都是水,而且极少肥胖病人有甲状腺功能低下症。

性腺功能减退有时会造成轻度的肥胖,但未明发胖的原因。妇女有多发性卵巢囊肿综合征时体重也会超重。一些学者认为,这种病人卵巢是雄激素的主要来源,不仅雄激素产生过高,而且在患肥胖病时,性激素结合到球蛋白的数量减少,因此,很少的雄激素被结合。这种妇女病人有明显的胰岛素抵抗。

肿瘤的压迫可以引起下丘脑受损,包括下丘脑的感染、外伤都可以引起肥胖症,但这是继发于神经纤维损害,并位于腹侧正中区的,这一区正是摄食中枢的所在,因而产生影响是很可能的。

在儿童中,肥胖病有时可见到一些先天性的综合征,例如 Prader-willi 综合征、假性低甲状腺功能综合征等。

但总的来说,由于内分泌的异常引起肥胖病是很少的,相反,肥胖病却引起激素水平的改变,由于对胰岛素的抵抗,胰岛素在血液中升高,在高碳水化合物热量摄入时 T_3 升高,但甲状腺素的水平是正常的。在肥胖病人中,从尿排出的游离皮质醇与氢化可的松类有时也会增多,很可能是与增加皮质醇的转换率有关。而这一种改变又与肥胖病人有更多的去脂组织有关。此外,肥胖病人的血浆皮质醇水平是正常的,生长激素水平也在正常的低限之内。这说明激素并未有明显的改变。

(2)生热作用影响肥胖病人,曾被认为肥胖是因为消耗热量少,亦即能的使用效率高。这一说法引起极大的争议,能量的消耗有四种方式,即基础代谢、体力活动的消耗、食物特殊动力作用,以及对于生长发育期的孩子,生长也需要能。

基础代谢在轻体力活动的成年人中,占总能量消耗的 60%~70%,机体的去脂组织按公斤体重占基础代谢的主要比例,比脂肪组织大得多,因为去脂组织占主要地位,故可以解释为什么基础代谢男性高于女性,老年人低于中年人。儿童的代谢率高,是由于生长发育的需要。

代谢率在配对试验(同一年龄、性别及体内去脂组织状况下)时,个体间有相当大的差异,大者相差可达 30%。因而,有同样大小的去脂组织,在摄入同样热量的对象中,有些人可以增加体重,而有些人不能,反之,不同情况的人同样可以维持体重,即使摄入不同的热量。

值得指出的是,肥胖病人的基础代谢高于瘦人,因为肥胖病者的去脂组织相对较大,但如果这种对比是以公斤体重为单位比较,则肥胖者的基础代谢低于正常的同类人群。可以理解,肥胖者的代谢性组织是相对地少了。故有人认为,如果代谢率相对较低,就有发生肥胖症的危险性。此外,如果24小时内的呼吸商都大,说明体内燃烧的是以碳水化合物为主,这就可以增加体重;如果胰岛素抵抗出现,也有可能会在一定程度上增加体重。

食物特殊动力作用,亦称食物产热作用(thermic effect of food,TEF),这在摄入常规膳食的人,TEF约为所摄入热量的10%,食物的产热作用需要有胰岛素的参与,如果胰岛素缺乏,或是有抵抗,就会发生葡萄糖氧化的异常,从而使生热作用异常。这种作用在肥胖者当中是减少的。减少是由于肥胖症引起,而不是原发性的,故难以认为食物特殊动力作用的减少,可引起肥胖病。加之,肥胖病者的基础代谢是高的,总的能量消耗而言,肥胖病者也大于瘦人。

(3)关于脂肪细胞:脂肪细胞分布在全身各处,这些细胞是能的贮库,它是有弹性的,可以扩大或缩小,以适应能量的贮存与利用。脂肪细胞的能量存放有两种形式,一是将脂肪细胞扩大或胀大,二是减少细胞的数目。由于脂肪细胞的体积大小仅为$0.3\sim0.9\mu m$,且数目也有很大的伸缩性,从2×10^{10}到16×10^{10},因此,脂肪在体内的贮备有很大的伸缩性。

脂肪细胞的前体为前脂肪细胞,但是什么东西激活前脂肪细胞,使其分化成为脂肪细胞,并贮存脂肪,目前还不清楚。在能量处于正平衡并持续时,脂肪增加贮存,脂肪细胞变大,一直达到$1\mu m$的大小才停止。如果能量的正平衡继续下去,脂肪细胞的快速分化就会发生,脂肪细胞的数目也就增加,而且没有什么限制。因而人体脂肪的贮量是可以很大的,估计人体从出生到22岁之间,脂肪细胞数目增加了五倍,如果能量一直超过需求,脂肪细胞的数目也可以一直增加。脂肪细胞一旦形成,是很难不再分化,故在体重减轻的情况下,细胞还是存在的。但总的倾向是在体重下降时只是细胞变小,而不是消失。

估计在一岁时,脂肪细胞的数目已达到一个平台,如果继续有脂肪的贮备,细胞的数目就增加。长期过量的喂养会使细胞的数目增多,即增生。对一个增加脂肪细胞数目的孩子不一定在以后变为肥胖的成人,因为增加了的仅是脂肪细胞的数目,在成长的过程中,如果不增加过多脂肪,依然可以生长成正常的体态。

总之,肥胖症可以分为:①脂肪细胞肥大;②既有肥大又有脂肪细胞增生两种因素同时存在两种类型。肥胖病人若没有脂肪细胞的肥大,不会先出现增生。但这两种分类对于治疗的预后有用。理论上,脂肪细胞肥大这一类型对于控制体重优于细胞增生型,比较明确的是,基因的因素是非常有力的,但存有肥胖基因的孩子,如果能帮助其避免能量的入多于出,还是可以按正常范围的体态生长的。

(4)脂蛋白脂酶:脂蛋白脂酶(1ipoprotein lipase,LPL)是在脂肪组织中,使脂肪细胞从循环中汲取甘油三酯的一种决定性酶,这种酶来自脂肪与肌肉细胞,并分泌到毛细血管内皮中。在毛细血管内皮作用于循环中的VLDL甘油三酯,被激活的脂蛋白脂酶促进并使甘油三酯分解为甘油磷酸及游离脂肪酸。脂肪酸的分子量小,易于进入脂肪细胞,进入脂肪细胞后又再进行酯化,并又以甘油三酯的形式贮存下来。

在肥胖病人体内的脂蛋白脂酶(LPL)是升高的,如果以每个脂肪细胞计,LPL与细胞的大小以及正常的体重呈正相关的关系。但肝素LPL以及肌肉的LPL(又称肝脂酶)则不一样。种族的差别也存在LPL的差别,美洲比马印第安人有高的肥胖病发病率,但LPL的水平却低于白种人。

肥胖病人能够提高LPL,作为一种原发性的缺陷,使甘油三酯进入细胞内。因为体重降低的人LPL的活性升高,而当体重恢复时,LPL又降低。在体重下降时,LPL的进一步升高,趋向于使脂肪廓清,增加脂肪细胞的存贮;恢复到肥胖状态。但这是一种假说没有被以后的实验所证实。相反,在一些实验中见到,体重降低到一定程度并稳定下来以后,LPL的活性不是上升,而是降低,而其他组织的脂酶并不受影响。当大量摄入食物时,LPL的活性升高,并高过原先减体重前的水平,这就说明,肥胖病人减低体重后,很容易再变为肥胖者。

(5)肥胖病复发(体重再现):减低体重的肥胖病人,大部分恢复旧日状态,作为病就是复发,下面的原因分析主要是推论或是假说:

因为减去体重,能量需要减少。在进行减低体重过程中的病者,其基础代谢率减少15%~30%,结果,即使一直食用低热减重膳食,第一个月减重容易些,第二个月就很难,第三个月更难,这个降低了的代谢率对于恢复到正常膳食时会更容易再增重。加之,减了头一次重之后,组织有一种"狼吞虎咽反应",增加了对底质的利用。在脂肪组织及肝脏也有适应性的脂肪生成,在脂肪组织,这种亢进的脂肪生成则是以从葡萄糖形成甘油三酯与二氧化碳为特征的,而葡萄糖迅速地转移入组织势必升高胰岛素的水平,加上组织对胰岛素的敏感性增高,又加强了脂肪生成,引起血糖水平的下降,产生饥饿感觉,刺激食欲,从而增加食量。

动物实验反映,禁食一定时间之后(4天),再喂饲时吸收率就上升,即使喂饲量仅为原来的60%,也能恢复到原来的90%的体重,而且仅仅照原来的食量就可以完全恢复到原来体重上来,不用额外增加饲料。

在严重的肥胖症病人中,若大幅度的降低体重,例如从152kg降到100kg,在7天时就要从1432kcal/(m²·d)降到1020kcal/(m²·d)。即使一个肥胖症病人1021kcal/(m²·d)比一个63kg体重的正常人摄入1341kcal/(m²·d)低,肥胖病人却可以耐受较长时间的热量短缺,甚至可以支持一年以上。可能脂肪细胞有一种适应能力,调节能量的平衡,这一点可以解释为什么肥胖病人体重降到一定程度之后,再难以降低体重。上述的都是理论上的探讨,有待实践的论证。

2.3.4 肥胖病的治疗

多年的实践提示,降低体重,并把降低的体重状态维持住,是极为困难的,尤其是对于那些超重达理想体重的125%以上的人。

(1)改变吸收状态法使人体对热量的吸收处于不完全的状态,是降低体内脂肪重量的一种方法。有人认为是战略性的方法,最初认为使用纤维素在这一点上特别有用,但很多实践证明纤维素对于肠道吸收营养素的阻碍程度是很有限的。

使用实际上不能为人体吸收的脂肪代用品,例如多聚蔗糖是一种制品,它可以在膳食中代替脂肪,但没有能量;过氟酰溴化物,是一种合成的惰性化合物,它可以覆盖在胃肠道的表面而阻止吸收;也有阻碍天然食物中大分子物质的制剂,例如糖苷酶的抑制剂 acarbose,它可以抑制碳水化合物的水解,又如脂酶的抑制剂阻碍对脂肪的吸收。但是上述制剂的效果有限,并有若干副作用。

(2)用不均衡的低热量减重:这种膳食在三大产热营养素的比例上,是不均衡的,也会引起微量营养素的不均衡,但这种膳食尽量照顾到食物的组成或构成,易为病者接受,这类食物可以分为不同的类型:其中一种为高蛋白质、高脂肪及低碳水化合物的生酮型,其脂肪占总热量的20%以上,因为估计酮体可以抑制食欲,但实际抑制的效果不明显。

这种膳食会增加钙的排泄,产生高尿酸,故有潜在发生痛风症的可能。膳食中高胆固醇对高脂血症者也有影响,这种膳食也会引起恶心、低血压及疲乏症状。

上述的膳食也有许多调整的模式,例如有一种形式为高蛋白质(40%~50%),低脂肪(30%~35%)与低碳水化合物(20%~25%),这一调整使热量更低,因为脂肪减少,估计有同样的酮作用。这一类膳食可以引起恶心、低血压与疲乏症状。膳食会有高的饱和脂肪酸和胆固醇(为正常的2倍以上),而维生素则较低。

另一种膳食则是与上述结构有根本性不同的,即为高碳水化合物、低蛋白(35g/d)低脂肪(总热量的10%)的膳食。这一类型强调用水果、蔬菜、谷类,不用奶制品,但容许脱脂奶,不用砂糖,用低钠、铁、必需脂肪酸,以及脂溶性维生素,在常用膳食中这是一类脂肪较低的膳食(总热量20%~30%的脂肪)。总的是低热量,然而有适当的蛋白质。比较几种类型膳食,这一种膳食曾一度被采用较多。

可以设想,一个70kg体重的人如果每日给予优质蛋白质35g、脂肪20g,总热量1800kcal,碳水化合物就需340g。蔬菜内的碳水化合物约占2%(1kg蔬菜约占20g碳水化合物),其他的多糖就要占大部分。其中有一部分植物蛋白质为外加的。这个设计的食物容量大,在执行上,处理蛋白质较难,若用大米(蛋白质含量低于小麦及杂粮)为主食,则蛋白质会比原设计稍高些。蛋白质及脂肪的比例相对稳定后,按减重的需求与减重的计划,可以订出总热量的供给。

(3)全禁食及调节性禁食法:有的医学者建议采用禁食的方法来减低体重,也用于非胰岛素依赖型的糖尿病病人。方法是间断地执行禁食,主要问题是这种方法不仅丢失脂肪,而且丢失了去脂组织,尤以年龄大的病人,丢失去脂组织后,很难恢复过来,加上利尿而致矿物质的丢失。

为了使上述的膳食不至于有缺乏症。有一种设计称为"蛋白质补充的禁食",膳食压缩至每日400~

700kcal,体重急速地下降。蛋白质的提供方式或是用配方食品,或是用天然食物如瘦肉、禽肉或鱼类。这种膳食有一定危险性,故过去美国只允许最多使用 16 周,因为这种膳食可使病者每周降低体重 1.5～2.3kg,即使蛋白质是高生物价值的,也难以避免去脂组织的丢失。

以上述方式进行禁食时,开始时,禁食者氮的排出量为每天 11～23g,以后逐步减少丢失量,整个禁食过程(15 天)可丢失 154g 的氮(亦即 963g 蛋白质),这是一个很大的蛋白量。但如每日增加 100g 的多糖,可减少氮的丢失约 40%,给予每天 55g 的优质蛋白,在开始 10 天都出现氮的负平衡,但 20 天后,一些病人可以回复到平衡,所有病人每日都应给予维生素及矿物质作补充,也补充必需脂肪酸。据 Vertes 报告,在 1200 个门诊减重病人中,有 4 个人死亡,是否与减重有直接关系未明。酮血症可以抑制氨基酸从肌肉中动员出来,有一些实验观察论证了这种想法是合乎实际的,因为胰岛素的水平对于蛋白质并不具有决定性的影响。

用上述这种膳食的病人,有一小部分会发生问题,例如出现房性心律失常,原因到底是继发性心肌蛋白质性萎缩、心肌炎,还是钾的缺乏,或是其他矿物质丢失,目前还不清楚。

有人认为这一种膳食如果是工业产品,其蛋白质的生物价值会低,而且有蛋白质亦未必能同时提供相应的微量营养素。

这种减肥的膳食也引起一些疾病,其中有站立性低血压的问题,因为钠增加从尿的排出,以及低血容量的影响,还有高酮血症引起钠的继发性利尿,去甲肾上腺素的分泌异常也产生这种作用。其他症状包括脱水,对冷环境不耐受,疲倦,皮肤干燥,头发丢失,月经失调,胆囊炎,胰腺炎等,都间有发生。

人们倾向于使用补充蛋白质的改良性禁食,因为可以少丢失蛋白质。在开始 10 天的体重降低的构成中,一部分仅是水的丢失。

(4)均衡的低热量膳食法:上述的各种膳食都遇到不少的问题,简单说是因为不均衡,因此在设计上以中等度的能量,例如以 1100～1200kcal 供给,这种膳食可以照顾到大量和微量营养素的供给,因而这种膳食可以继续使用几个月,而不需要额外的补充营养物质。在这个设计中,蛋白质的比例提高,即蛋白质为每天按 60g 计,占 2401kcal,当然应是高生物价值的蛋白质,占总热量的 25%,膳食至少要有 20% 的碳水化合物,20% 的脂肪。这种膳食脂溶性维生素及必需脂肪酸都能够解决,因为有一定的碳水化合物存在,故有抗生酮作用。如果膳食的总热量在 1000kcal 以下,应增加维生素及矿物质的补充剂。即使每日总热量减少,但不应低于正常供给量的 500～1000kcal,而总摄入量每天不应少于 1000kcal。病人必须在医生的严密监督下减重,这样的减重速度慢些,但比较安全。

在上述的食物组成中,应包括下列五类食物,包括肉、禽、鱼类及其代用物,以及奶及其制品,还包括谷类及其制品、蔬菜和水果、豆制品、烹调油。

因为这一种膳食打算在一个长时间内达到减重效果,故膳食应该有较好的接受性,也不太刺激食欲,也不能压抑进食兴趣,食物要适应减轻体重者的口味与习惯。医学执行者应该有耐心的引导和说服能力。

(5)体力活动:作为治疗的手段,采取加强运动的方法受到广泛的注意,因为体重受摄入食物量与消耗能量这两种相互作用的因素影响,如果摄入量恒定,而体力活动加大,体重就会减轻,但是活动量要相当大,能量消耗才明显。在一定动作下能量的消耗应该按其绝对的动作时间计算,例如动作过程中有休息,则这个休息时间应该减去。运动后,病者会有氧债,亦即在运动后一段时间氧的消耗仍然增加,但视运动的强度而影响这一段时间的长短(或氧债的多少)。

重要的是运动后的食物摄入量。有人认为,运动会抑制食欲,但仍未被认可。瘦体重的人在运动后会增加摄入食物量,这对于轻度及中等度(775kcal/d)活动都会如此。肥胖病人对于运动的反应与瘦的人没有明显的差别。减重的运动量最好不引起摄食的增加。

流行病学的观察反映,尽管体育活动不一定能明显减少体重,但参加运动的肥胖患者比不参加的病者有更少的危险性。如果用膳食达到了减低体重的目的,用体力活动和运动来巩固减重的成果却是非常有效的。但这并不意味着,在开始控制食物时,不能同时加强体育活动。因此,减重者参与体力劳动和体育运动应受到鼓励,而且应列入整个计划中。

在体育活动中使用一些多种维生素及微量元素制剂,是有必要的。例如 L-肉碱(L-carnitine),这是一种维生素类的物质存在于体内,是可在体内合成的一种类维生素,它的主要的作用是将长链脂肪酸运入细胞线粒体内,同时又把脂肪代谢产物运出。肉碱的充足,有利于脂肪的顺利运输,运动能加快能量的消耗,故在运动过程中同时又使用肉碱,有利于脂肪动员的效率,从而达到消耗体脂的效果,但单独使用 carnitine 而不运动,效果不明显。

(6)改变摄食行为:改变人们认为发胖就是福气的看法很重要,也有认为肥胖就是富裕的表现。认识肥胖病的不良后果,包括影响活动,引发疾病及缩短寿命等。进行正面的引导是十分重要的。病者有了正确的认识,才有可能改变饮食行为和对饮食的选择。

避免零食,进食时应用正常的餐桌,端坐,慢咽细嚼,集中精神在进食上,不看电视及书报之类,不大口大口进食是重要的。进食的节奏也应定时。选择食物时,应将高能量浓度的食物改为低能量的一类食物等。如果减重者自觉和自制,其效果是很好的。如果有同一志愿的肥胖者共同进食,也有一定的效果。

但是降低体重不在于当时或是在控制膳食开始时的效果,因为在体重降低的初期,相当一部分水被排出。减重的重要效果在于维持所达到的成果。

(7)药物治疗:大部分减重的药物是食欲的抑制剂,也有脂肪酶的抑制剂等,但对引起厌食性的一些药物,如苯丙胺(amphetamine)等,各国政府都采取禁用措施,其副作用太大。当然,有的药物作用于其他方面,厌食性的药物可抑制食欲。有一些在结构与作用上与苯丙胺作用相似,只是在 β 碳上加上一个酮,在 N 末端有一乙基团。但对于这类药物的使用有很大的个体差异,因而会有不相同的效应,故有的限制使用。无论如何,一切减脂肪措施都必须在医学监督和指导下执行。

各类药物的使用有不同的效果与评价。如果使用剂量与使用情况不一致,可能有不同的效果,而且应该根据病人的膳食习惯和摄食情况来个体化地使用这些药物。例如,病人不吃早餐,中餐少吃,在晚餐才大吃加有吃夜宵的习惯时,这种人早上服药会没有效果。更重要的是,厌食性的药物不应该以为它具有全能,而在用药时放弃饮食治疗和对减重者的运动要求,因为开始时降低体重是相对容易的,而维持住已降低的体重却不很容易。

增加食物容积的药物,例如甲基纤维素,以及其他纤维,有过较多人使用,但至今没有说服性的证据。因为不见得这些纤维性物质会引起吸收不良,也未见可以减少食物的摄入量。药物在一定的情况下是有用的,作为辅助也许值得考虑。

(8)其他疗法:因为肥胖病是一种广泛存在的疾病,发病可因人、因情况而异,故措施可以是多样的,这里只提及的是常见的一些方法。

1)心理治疗:这种疗法目前的效果还未取得明显的成功,如果这种方法的有效报告是阳性的话,在青春期似有较大的效果。当然,一些肥胖病人会有情绪方面的问题,包括忧虑、压抑,但也有完全没有心理上的负担的病人。

2)外科手术治疗:各种方法治疗肥胖症失效后,在必要的情况下,求助于外科手术。对于肥胖病者可以接受而又安全的手术有两类:①将肠道缩短,使对热量的吸收降低;②缩小胃的容积,使胃纳量降低,从而减少摄入量,但这是有危险性的选择,实在不宜提倡。国外有多种空肠及回肠的吻合搭桥方式,包括端端吻合,切除空肠及回肠的各一部分,或是端侧吻合,目的是使食糜经过肠道的流程缩短,通过短路减少吸收。例如空肠切去 12～15 英寸,回肠切去 4～8 英寸作端端吻合是一种方法。同样,这两段肠道比例先后还有 14∶4,10∶10,14∶8 等。此法术后能使体重下降,其程度因人而异。但上述两种方式会有很多副作用,如术后易发生低钾、低钙及维生素 B_{12} 的缺乏,以及引起肝的中毒、肾结石等。手术本身也存在着危险因素,包括肺栓塞、肺炎、静脉炎等,也有术后死亡的案例。

胃的搭桥手术开始于 1967 年,主要为切除胃的大部分与空肠吻合,胃与空肠接口的地方直径为 9～11mm,故胃的容量仅为 50～60ml,以后有许多改进的方式。这种手术比肠吻合手术的死亡率低,但术后也有出现并发症的可能,例如切口渗漏、吻合处发生阻塞、腹内的溃疡等。术后的效果还与对病者的教育和饮食控制等有关,例如进食太快往往立即发生呕吐,如果呕吐是慢性的,食管炎、低钾血症、营养不良与脱水就可以发生。

肥胖病是一种自己认为好,却又是不幸的病,治疗是必要的却又是困难的。需要综合的,因人而异的个体化措施。这种疾病对于社会也是一种压力,应该得到同情,最好的方法是预防,我国出现超重和肥胖的倾向增加,这是一个需要加以重视的问题,首先是必须使广大群众认识到生活不断的改善是美好的,但是事情会过犹不及,要了解均衡的膳食与健康的体重对于生命的重要性,应该特别认识到在超重的早期适当调节身体重量,效果和执行都易,到了肥胖症则不易,因此预防是最佳的选择,到了今天,早期预防应该是一种文明的行为,我们也应该反对人们盲目"减肥",因为会波及自己的健康与寿命,但在 BMI 超过 25后,立即采取加大运动同时又适当在均衡的基础上节食,是一种自我保健的文明行为,应大力地提倡和鼓励。

2.4 影响摄食的异常行为

摄食的不正常往往是来自异常的摄食行为,并最终导致人体正常功能的改变,从而发生疾病。一般人很少有摄食行为上的极端,人的进食存在着人与人之间的差异,年龄与性别上的差异。但摄食一旦出现极端化,其后果是肉眼能看得见的,那就是人变得很瘦或是很胖。在众多人们的生活模式中,不平常的行为甚多,禁食、限食和暴饮暴食是易见的。由于饮食而引起代谢的异常,在前章已讨论过,本章的重点是另外的一个方面,主要为精神性厌食(anorexia nervosa)与精神性贪食(bulimia nervosa),尤其是前者。

精神性厌食是以自责性禁食,使体重不断降低为特征,有内分泌上的异常,但心理病理上的扭曲以致对进食和体重有一种固执性偏见,是形成了异常的饮食行为的主因。这种病多发生于青春期的女性,少数人开始发病可以更早一些,即月经初潮之前已开始,男性病者少见。

神经性贪食则是另一种严重的病态摄食,以经常暴食以及食后自动催吐催泻以除去食物的一种失控进食行动为特征。这种人也以关注自己的体形为理由来行动的,多见于青年妇女,而一些亚临床的病者也见于正常体重的妇女。

2.4.1 概要

神经性厌食者有病理生理改变,但基本情况与半饥饿状态相似。实际上是,大部分病者存活在一个能量低的进食及其适应性反应之中。这种适应是不计代价的,因而病者在体内各系统生理功能都不同程度地受到损害,以至于无法实施正常的体力与生理活动。在这一点上,与病人处于半饥饿状态下,机体不得不适应这种现状的情况相类似。

甲状腺激素与儿茶酚胺代谢的改变,增加了病者对冷的耐受性。病者的皮肤和头发干燥,血中胆固醇及胡萝卜素降低,踝关节反射时间延长,以及便秘等,都是半饥饿状态病者常见的。禁食性利尿及急速大量给予食物时出现水肿等,将在后面章节中详述。

能量的减少在下丘脑的反应也是一种适应性的反应。实际上机体是为了生存下来而作了调节,脑下垂体的促性腺激素改变是一个好的例子,在半饥饿状态下,这些激素的分泌调节改变了,结果是月经周期阻断,停止排卵和闭经,同时也丧失性欲以致不育,这种情况当然不会怀孕。客观上保留了体内的铁与蛋白质免于从月经中丢失。

神经性贪食的综合征所具有的半饥饿状态,在本质上与神经性厌食相似,所不同的是,精神性贪食有更多种的决定性因素,一种压抑性的精神素质,使病者喜欢用抗抑郁药物。一些实验表明,精神性贪食病人的肠促胰酶肽的代谢异常,使食后的饱腹感丧失。

另一实验提示,正常体重的精神性贪食妇女,实际上只是处于半饥饿状态,因为不久前她是超重的。而当时对于她本人却是不正常的,这类妇女的休息代谢低于正常妇女。

2.4.2 摄食行为的病因

一般认为摄食行为的异常是多因素的,主要根源于三个方面:即生物学的、心理学的及社会学的。这也反映个体间有更广的背景与差异性。现在仍有不少问题被认为很可能是一种遗传性的作用,使病人容易发展为饮食异常。这种易犯病的脆弱性有较大的个体差异,当然家庭对病者的影响也是不可忽视的。

社会的价值观与期望值也对发病有很大的影响,对一些妇女形成了无形的压力,这些因素对于饮食行为异常有重要的作用。精神性厌食的早期影响可以在青春期激素改变后开始。心理的冲突,引起人格与行为的改变,这些改变引发饮食改变。社会风气是其中一种,例如社会上的观念为苗条是美,这改变了人的心理动机。各种致病因素,对发病者影响不同,心态和背景(家庭压力)也不同等。

多数病人在青春期就控制自己的饮食,尤在月经初潮后的短期内开始,病者感到自己的体重增加很明显,对自己的形象很挑剔,女孩子初期的表现为限制自己吃甜食、零食及高热能的食物。这种行为在同龄的女孩眼中,只是天真地控制自己的饮食而已,可是,病人的这种做法越来越明显和顽固,要求也更加严格了,因而体重不久就下降,而病人自己却一次一次地降低其体重指标,体质上也降低,逐步出现饥饿的体征。但病人不以为然,病人变得远离社会生活,好静和好隐居,否认自我的节制,遮遮掩掩,浸在自我之中。病情再发展,她变得易激惹,对其家庭怀有敌意,在校的表现变坏,虽然学习时间不缩短,但心理压抑和淡漠占生活的主导地位。

压抑不住的饥饿感可能随之发生,因为半饥饿的状态在继续,这个过程会长达一年以上,也会导致急性体重增加转而成为肥胖症,常常形成精神性贪食症,出现暴发性狂食,如果这一病人的内心实际上是追求苗条的,食后就会千方百计让自己呕吐,滥用利尿与泻药,以维持低的体重,这样反复结果,最终不是形成精神性厌食症,就是精神性贪食病。

暴食的同时又催吐催泻这一种反常的矛盾行为,也发生在正常体重的妇女中。这些人从未有过精神性厌食的病症,有些人会超重,有些人则希望自己苗条些,在这一发病过程中,病人往往是从经常故意不吃正餐开始的。

2.4.3　临床和治疗

多数精神性厌食者在20岁前后发生,少数在月经初潮之前,发病比例女性远大于男性,全球都有发病,而且有增加的趋势。但严重的病例相对地少,在欧美国家的统计结果认为,这些病例多发生于社会经济条件高的家庭。发展中国家的报道很少,我国在上海等地也报道过这种病例,但不多见,也有可能被忽略。

病人到达医院时,初发的症状可能都看不见,只看到消瘦。实验室检查也可能没有异常,而精神性贪食病者,也只能看到肥胖症。

很多在临床上的观察反映,在精神性厌食者之间,膳食结构是有很多相似之点,即病者都拒食碳水化合物。在96个病例分析中提示,病人之间有很大的差异,虽然所有人都限制自己和减低其热量摄入,但62%的人挑选坏的食物,仅38%有较好的食物质量,所有病者的饮食都没有节奏和制度,暴吃、禁食、催吐交替。

临床体征为干燥和薄的皮肤,体形单薄,体脂消失,有心动过缓,低血压,低体温,能耐受低的环境温度。病人常常感觉腹痛和腹胀,通常有便秘。女性闭经是恒定的一种症状,男性则消失了性欲,头发变细如纤毛。

病人的人格形象主要是有模特行为,理想主义,随波逐流,追求高的学术水平。举止僵硬,既严肃得像是很冷漠,又礼貌得像是故意做作。有时过分的活动,失眠是经常的,最终则是神经抑郁。

精神性贪食者往往每周发生数次暴食,这类病人与精神性厌食者有些不同,这些人多数以自己的情绪来控制行为,经常有自杀的倾向。饮酒也是其中的一种内容,临床上会见到这些病人的唾液腺肿大,但无压痛,可能与暴食有关。这种病人没有可靠的实验室诊断指标,只是缺铁性贫血常见,由于自己催吐,滥用泻药与利尿药,都可以引起水与电解质紊乱,低钾可引起心律不齐、肌肉软弱、肾功能不全,甚至可以致命。

治疗问题:这一类病人都有生理和心理问题,都需要有一个较长的治疗过程,特别是心理的咨询与饮食的咨询服务。在严重的消瘦的情况下,住院是必要的,不管病人的病情如何,恳切的教育是首要的,病人能适当了解体内变化与影响十分重要,但禁忌对病人恐吓。相反,应鼓励病人摄入正常的均衡膳食,在情绪上支持病人的改进、控制及逐步改变摄食上的异常行为。

在没有必要时,可以免用补充性食物,或全静脉营养,也不必要求病人吃比正常要多的食物量,因为病人体重已降低,代谢率也低,故食物及热量一定要从小量开始,不应操之过急。开始的小量食物,首先是为了解决病人的心理异常,从心理治疗着眼,因为病人可能还害怕体重增加,变胖,这个时候要她吃大量食物,会适得其反,并使治疗失败。病人逐步理解和对肥胖恐惧减少或解决之后,可按其身高推断其体重作为目标,以这个目标的低限作为供给原则,使病人一步步复原。这个程序是:了解膳食史,设计热量的逐步供给计划,了解病人的习惯与喜好,安排均衡的饮食;观察病人的接受性,不断调整食物的性质与用量,使趋于合理化,但这个过程是不能离开反复的说服和教育以及鼓励的。

上述的治疗过程需要临床上多部门的合作。病人是否能治愈,也需要多年的观察才能取得结论,估计至少一半的病者是可以复原的。

2.5 对病者营养现状的估量

对于进入治疗过程的病人,认真了解各种过往和当前的状况,对于采取最佳的措施是极为重要的。这不但对于了解和确定病人的基本情况是十分重要的,而且有助于判断现实状况以及衡量治疗效果。

人体的测量指标是不可少的,但功能性和临床体征的检查,有时是重要的补充,有时甚至是有决定性意义的。日常生活中常常见到,一个体质很好的健康人,在人体测量方面不见得非常特殊,但他的耐力、智力和精力远超过常人,说明人体测量不一定是唯一的衡量方法,因为有时不能反映对象的功能问题,即是说,对于病者的了解,人体测量重要,但不能忽视临床与功能方面的观察。

正常的营养使人体的结构与功能处于正常的范围,但是正常营养可以受到种种原因干扰,以至于失衡。从最基本的问题来说,至少有三种原因,即摄入食物量减少,身体的需要量增加而没有相应的摄入增加,以及身体对食物或营养素的利用率降低了。当然还可以有其他原因,但最终还会落到上述这三个方面。

食物的失衡,在一定的时间内,可以引起功能性的改变,在蛋白质热量方面,有时数天之后就会看到改变。有的营养物质在体内的贮存量大些,故缺乏的反应迟些,但也要看体内贮存量的大小和能否及时地动员出来。有时从功能性改变可以较准确地预测治疗的效果,例如手术后是否会有并发症,这种衡量的准确性比人体测量较好些,如果将二者结合,会有更好的预见性。如果有一个仔细地体格检查从而有一个全身性的总体估量,能够发现客观的、可能性的改变。

(1)饮食史:这是最重要的环节,不应该草率从事,因为在工作上的大意会导致错误的估量。了解饮食史必须有可靠的依据,家人是一个很好的旁证,他们会提供材料,例如为病人做过多少东西吃,但这又不一定是定论性的,因为实际病人只吃了给她的一半。病人因误解与恐惧,有时会说假话、报假的数字,也有的是因为记忆力不好,故询问病史的方式与方法有时是影响准确性的,办法是对有疑问的地方与病者讨论。尽管如此,大部分病人提供的材料是可以参照的,这些问题下面还会论及。

(2)体重改变:不一定每个病人都记得住,也不一定病人在病前称过体重。在目前国内的医院和家庭中,很少有方便而又准确的磅秤,就算不准确的磅秤,如果前后体重的称量都在同一个磅秤上测量的话,还是可以参考的。婴儿体重磅秤的灵敏度最好在10g,成人可以设在200g,因为一次排尿就可达250~300g。

确切了解病人最近的体重变化,如果数字是可靠的话,是有重要价值的。如果是进行性的减重,应该了解是自愿或自动去减的,还是不知不觉发生的,例如自己认为需要减重,饮食方式和生活方式都改变了。

称量的条件也很重要,夏天询问病人时,若测知一个准确的体重,但上一次测量是在冬天,若是穿着衣服称重的,这样相差可达1~2kg,故在询问时要根据实际的情况和条件去判断误差的大小。有的病人去年的衣服和鞋都太宽而不能穿用了,因为瘦了5kg以上,这是其中一种可靠的依据。

(3)进食的种类与分量改变:了解病人在病前最传统的膳食体系很重要,因为这是个基础,询问时最好有人们日常用的标准实物和容器,例如是200ml的碗,还是300ml的碗,杯子大小等。食物可按顺序了解,即五类食物,包括谷类、肉蛋奶类、豆类、蔬菜水果类、油脂类(这一类可问每月使用多少烹调用油,多少人享用等基础数字,估计出每日多少)。病后及两周前的两个时期的膳食改变有重要的价值,这样可以了解食物结构有没有改变,食量有没有改变以及食物形式有没有转变(例如从吃饭变为吃稀饭)等,病人还会有喜好的改变,例如凡有油脂的都不吃,不吃青菜,以及平时对食物的禁忌和对食物的过敏与不耐受等,都应记录。

(4)添加食物制剂的情况:最通常是了解病者平时有没有自己添加丸剂,包括维生素、钙、铁、锌等片剂、水剂、补剂和在正餐以外的小吃,要考虑种类、剂量、持续的时间与停用时间。

(5)摄食过程的改变:摄食过程的改变有些是影响营养状态较持久而起作用的问题,主要包括食欲、厌食、咀嚼和吞咽能力,胃容量的改变,呕吐和恶心等,这些主要集中在对营养物质的消化与吸收是否有障碍和异常上。

2.5.1 营养性体格检查

如果病人已作了第一步的住院体格检查,已有病历时,除了需要深入了解的问题外,可以不重复检查,而转入重点检查,尤以各种营养素的缺乏体征方面。但要注意的是,随着人们生活水平的改善,有一部分缺乏症是属于亚临床性质,并不容易发现。

(1)体质指数(BMI):成年人体质指数低于18.5或高于26都值得注意,青春期低于15也是一个信号。体质指数的改变,也可以作为病人康复的提示信号,因为病人的身高是不会在短时间内改变的,而体重则可以在短时间内明显增减。

另一方法是与本地区的标准体重对比,包括体重所在的特定百分位数。

(2)肌肉与脂肪组织的改变:可以用皮褶厚度计,或是观察、检查应该存在脂肪的地方,例如眼窝、颊、胸廓的肋间、下腹、皮下静脉的显露程度等。严重消瘦的人,腹部的脂肪减少明显,可以触及骨突;肌肉的消耗与丢失常见为两颞、颞部凹陷,这是易见的颞肌变薄;肩部瘦削,三头肌消耗及四头肌萎缩,四头肌的萎缩在坐位时或蹲位时容易察觉出来,在爬梯时也易发现。

(3)水肿:在下肢出现指压的凹窝,这是低血浆蛋白或钠潴留的表现之一。

(4)骨的疾患:骨变软,脊柱后凸。肋软骨增大如念珠,前臂关节变大如戴镯,这是维生素D缺乏之征;驼背是脊柱因骨质疏松后萎陷而常见,但骨痛可能有不同的原因,包括维生素A中毒。

(5)皮肤病变:皮下出血或点状出血可能是维生素C或维生素K缺乏;而毛囊角化、突出、变黑则见于维生素A缺乏;皮肤色素沉着、对称性皮炎、在有光照的地方有分界、痂瘢,往往是尼克酸缺乏或是与之有关的色氨酸缺乏;口角有痂和裂纹、发红,也出现于鼻翼两侧的鼻泪沟,这可能是锌的缺乏,这种病人的味觉异常,头发脱落。蛋白热量缺乏也可见到薄而粗糙,有裂纹似的皮肤。

(6)头颈部:维生素A缺乏易见于眼结合膜的干燥,有皱纹,病人侧目而视时易察觉,严重时可见到一个白色的斑块,可以用消毒棉拭抹除去。在硫胺素明显缺乏时会有眼肌麻痹。但一种维生素缺乏往往伴有同族的维生素不足,例如唇裂及口角炎、阴囊炎及舌炎、杨梅舌、舌的水肿(舌后两侧有牙齿的压痕)等。

(7)心肺的症状:如心力衰竭,呼吸困难,四肢尤以下肢水肿、心动过速,脉搏在收缩压时大而舒张压时微弱等,这很可能为硫胺素缺乏,应与其他心肺病鉴别。严重时呼吸急促,是由于酸中毒引起,对于幼儿应特别注意。

(8)神经系统:眼肌麻痹是韦尼克-高沙可夫综合征的一部分。在这种情况下,周围神经麻痹,刺痛,见于手及足部,这种症状出现于手套及袜子所遮盖的区域,并有软弱无力症状。维生素E缺乏会有神经鞘的病变,有共济失调,下肢缺乏位置的感觉,因视网膜病变而视力不好。维生素B_{12}缺乏也可以引起亚急性脊神经变性,失去震动感,体位感,有共济失调,下肢收缩性麻痹等。低镁、低钙、低钾,有口腔周围及外周四肢的感觉异常,手、脚趾痉挛,复视,头痛等症状,这时要注意是否服食维生素A过多。

2.5.2 营养缺乏现状的总评估

临床上有时需要对病人的营养缺乏状况做一个总的、全面的评估,包括临床上已有的材料:病史、体格检查、人体测量及有关的实验室检查结果,这些结果有时是没有专一性的。评估的目的是进一步预计并发症的可能性与预后,特别是及时补充营养物质对于治疗疾病、加快康复、避免并发症,或是直接纠正营养不良性疾病本身有利,并为进一步的措施提供根据以提高治疗质量。目前衡量的模式有多种,在此提出较可行的一种。

2.5.3 临床总体衡量法

临床总体衡量法(subjective global assessment)这一方法是考虑到一些客观指标用以衡量各种各样的病人而未能达到目的,故设计这一种方法(SGA)。这一方法的基础是详尽的病史和体格检查,但省略了人体测量和实验室生化指标。这种方法强调了询问病史的五个方面,包括:①体重改变;②饮食改变,即食入量和质的改变;③存在的胃肠道症状;④功能性容量或能量消耗水平(从只能卧床到有正常工作能力);⑤在病者现实状态下疾病应激对代谢的要求高低。表 2-3 列出了上述 5 个方面的信息,然后以良好、中等营养及严重营养不良来划分。

表 2-3　总体衡量的检查项目

姓名:

病历号:

病床号:

病史:

一、过去六个月内体重的丧失:_____ kg,相当于丧失_____%

　　过去两周内体重:增加( ),无改变( ),减重( )

二、饮食改变:无改变( ),改变( )　持续____周

　　若有改变则改为:固体饮食少于正常( ),低热量液体( ),全流质( ),饥饿状态( )

三、胃肠道症状(持续两周计):无( ),恶心( ),呕吐( ),腹泻( ),厌食( )

四、工作能力状态:没有改变( ),能力低下( ),持续时间( ),低于原来水平( ),能走动( ),卧床不起( )

五、代谢的要求:无应激( ),低度应激性( ),中度应激性( ),高应激( )

六、病症与及其有关的营养要求:初步诊断:

　　体检(以 0 为正常,1、2、3 为逐步增加其重度)

　　皮下脂肪(三头肌)——肌肉消瘦(四头肌)——踝水肿——骶水肿——腹水——

　　其他:

　　总评:营养良好( ),中等营养( ),严重营养不良( )

评定者:

日　期:　　　年　月　日

这一做法完全基于询问和直接临床观察和检查,可以说是以直接的观察分析为主的,与一些住院病历中描述病人状况相似,但细致和认真得多,因此较简易,故不同询问者对同一病者所得的结果有较大的重现性。一些实验性观察,两个执行者之间重现性可达 91%,但此法也有局限性,包括预测和预后的估量会带主观性。但作者认为,在有条件的情况下,选用一些生化指标和对病者进行一些人体测量作为补充,并不是不能相容的,尤以对一些具有潜在高危倾向的病者来说。

对住院病人的营养状况作出一个比较规范的衡量,是医院发展和改革的一部分,目的是为了提高医疗效果,减低发病与死亡率,提高服务水平。同时,衡量病人营养状况制度化和规范化后,有利于使医院不同部门相互配合,以达到正确给予病人营养措施和营养支持的目的。

人们可设法找到一些衡量的指标和方法,但是遇到了相当的困难。目前各种方案都有缺点和局限性,这主要因为人类可以发生的病种数以千计,而疾病在不同的个体中的表现与反应又都千差万别,所以用单一指标作判断是困难的,加之,对病者的衡量过程要考虑到设备条件与经济条件和医院的人力条件,故发展客观指标还需时间和努力。

多种在肝脏合成和分泌到血管的蛋白质,对于了解蛋白质的代谢有一定的可靠性,因为病人的体细胞多核糖体的聚合需要大量这一类蛋白质以适应新生细胞的需求。事实上,当机体处于饥饿状态时,肝内的蛋白质与 RNA 水平就下降,根据这一原理,预计在蛋白质缺乏时,这类蛋白质也会下降,其中包括白蛋白、运铁蛋白、视黄醇结合蛋白及前白蛋白(prealbumin)等。白蛋白是这类蛋白质最丰富的一种,正常血清中为 35~45g/L,在肝细胞内,它不是原来就有的,而是由一系列前体提供合成,首先就是前原白蛋白(pre-prealbumin);它比白蛋白多 24 个氨基酸残基,肝细胞多核糖体要用约半个小时才能合成一个白蛋白

分子而分泌到血流，肝细胞不储存白蛋白，故都排到血流中，估计每日共排出 17g，它的半衰期为 20 天。在血浆中这种蛋白的下降如果是由于合成减少，这就与其转换率(turn over rate)成正比，在这类蛋白质中，前白蛋白的半衰期较短，即 12 小时，故在蛋白质营养低下时，它比白蛋白更灵敏。虽然血浆中的白蛋白降低提示内脏蛋白质的消耗，但肝脏改变它的合成速度就使血流中的白蛋白水平不会骤然下降，因为这种蛋白的半衰期长，故一些临床观察认为短期的蛋白质热量改变不会改变白蛋白的水平，但前白蛋白与视黄醇结合蛋白则可以有近期的反应，包括近期补充蛋白质的反应。但是，上述所有的蛋白质水平下降并不是专一的，亦即不一定是由于蛋白质耗尽或摄入不足而引起的，这种蛋白质严格地受肝功能的影响，例如肝病及败血症时，这种蛋白质的水平就可以降至低水平，尽管蛋白质摄入的质与量都足够。此外，一些可以大量丢失蛋白质的病(肾、肠)可使血浆蛋白质水平下降，故以肝脏产生的几种蛋白质作指标存在着局限性，血中这种蛋白低下并不一定是摄入的不足。可能前后的动态对比(在疾病因素未明显改变的条件下)，也许能反映蛋白质状况的改变。

2.5.4 营养不良的功能性改变

上述的临床总体衡量法，从食物摄入的改变，身体结构的改变等情况，取得综合性的衡量，但不一定能够反映功能性的改变，如果能有若干有用的功能改变的依据，对病人的估计会更准确些。

在临床上常用的是测量"延迟的皮肤过敏反应"(delayed cutaneous hypersensitivity，DCH)来预测术后感染的可能性。用 DCH 来了解营养不良对免疫的能力有否改变是有意义的，但有一些病和一些药物会干扰这一试验。下列是在不存在营养不良的条件下，一些非专一性的因素可以改变 DCH 反应的，即：①传染病包括病毒、细菌及肉芽肿；②尿毒症、肝硬化、肝炎、创伤、烧伤及出血；③类固醇、免疫抑制剂，可能还有阿司匹林等；④全身麻醉及外科手术。因此，临床上极危重的病人的很多因素会使 DCH 不灵敏。

对于一些可以走动的病人，可以在测力计上运动以了解其耐力和运动时的心率改变。但这种试验难用于有心脏、肺部病变的人。

也有人采用测量某一肌肉的收缩能力大小，以了解营养状况。认为肌肉功能的改变，可以提示营养不良和营养改善，这一方面的工作和研究正在发展之中，应该说，目前还没有一种可以用于各种主要病种的有效测量方法。

2.6　对膳食状态的估量

这是一个医学营养学的基本问题，在前面已提及一部分。主要是从临床的应用的角度提及，而不是从系统的角度去探讨。在个人电脑已普及的今天，很多过去繁重的膳食营养素计算和估量问题，都变得简易了。十年来这一变化极大地推动了医学营养学对病人及正常人群的了解，增加了工作的准确性。总的来说，衡量健康人的膳食是最基本的必要的工作，它将为我们了解膳食、健康与疾病的关系，并为人们找到改善的依据。

2.6.1 了解膳食状态的基本问题

要作膳食状况的估量是一件复杂的事，因为膳食与许多社会因素、文化因素有密切的联系，因此，了解的目的要准确，否则重点会不清楚，而且不能达到预料的效果。

作任何的膳食了解及衡量，不论是一个个体，或是一个群体，首先都要考虑下列几个基本问题：目的，主要的对象(个体或群体中的群组)；主要的问题和重点，调查或了解的对象会有哪些反应，会发生什么困难和障碍，要多少时间，以及能够和要求达到的准确性。在对一个群体调查了解时，还要考虑经费。

2.6.2 取得食物摄入信息的回顾方法

这里所提及的，重点在个体对象，并倾向于在医疗和保健单位的个体对象，对于群体，在下一节中讨论，以免过多重复。

回顾方法是追述过去已发生了的摄食情况，包括 24 小时的回顾法、食物频率调查法等。所有回顾法都有一个关键的问题,就是记忆的准确性和食物估量的同一性,因而对不同情况的人会有过高或过低估量的偏性。

回顾性的调查或收集资料,取决于很多因素,特别取决于如何与被了解对象会面,也取决于工作者本人的素质和表现,这是一个取得双方认识一致和与客观实际一致的艰难过程,时间又不允许很长。对于住院病人,很可能比健康人更易接受一些,因为病人住在医院,这些对象都比较准确了解自己的摄食情况对治病的用处,对于一般人,记忆24小时内摄入的食物相对比较好,48小时已到了极限;对于带孩子看病的母亲,对孩子的摄入状况,记忆也许稍好一些,但限于母亲喂孩子或是给孩子烹调的情况下才可靠。如果时间许可,询问者可以提出有启发性的简短问题以提醒对方回忆起一些细节,要注意是询问不是盘问或审问,这是要特别注意的。如果病人不顾事实随便答复所提的问题,反而会前功尽弃。

另一个问题是相对地准确定量问题。因为要按本地使用的度量和容器,一般人难以回答食物的重量、容量,一个水果也有大小,糕饼也有大小等,有实物在现场使工作有良好的效率并增加准确度,关键是在询问中取得食物的分量,最后得到原料的重量或容积的可靠数值。

(1)24小时回顾法:这个方法多用于个体,如果在一个群体中了解人们的营养状况,就要在一个群体中随机抽取一定的样本来做,因为这样做才有代表性,反映可能高低不同的摄食量。单独一次的24小时回顾询问,有时对于一个个体也不一定是可靠的。次数越多,可靠性对于同一个个体来说就越高,一般每周做3~4天回顾,其中一个在周末。

在一段长时间做同一个人的24小时回顾查询,就可以见到食物的摄入,在不同的一天中有一定的差异。

24小时的回顾法用于研究食物与某种生物化学变化也会不够准确。对于病人入院后的24小时回顾,只是了解入院前一段,或一周前的摄食情况,再往后回顾就难以准确。但是如果发病是一两个月之前的事,那个时候的饮食概况,多数病人是不能记住的,可以用经常性的,一天24小时进食的状况作参照,即是病人经常食用的食物和分量来估量,但这种询问的结果,只提供一个轮廓性的描述,有时也有参考的价值。

24小时回顾法应在一个没有干扰、并取得病者的了解和信任的环境执行,有一定的实物和容器的模型或图像(按原物大小的图像)提供给病者,是在被采访者完全理解回顾的意义的情况下做的。

回顾可以从一天任何时候开始。如果在下午,就先从午餐开始,依次为当日的早餐,和昨天的晚餐,一共24个小时,三餐之外的食物包括补充剂、维生素等制剂,都必须列入询问及登记之内。熟练的工作者当时就知道询问对象的大体情况,大体的热量摄入。如果相差太大,可以和询问对象讨论和核对,例如一个60kg体重的人,一天摄入量低于1000kcal,或高于3000kcal,可以询问被查者的食物的次数、感觉和是否为偶然的情况,是否一顿饭只吃半碗米饭等。一次调查不要超过半小时,有笔记本电脑的工作人员,当时已经完成了登记和计算。

这种方法的优点是方便易行,时间短,费用低,对象的顾虑、阻力和干扰都小。可用于临床的床边和门诊。这种方法比饮食史的回顾会更客观些,而且至少能了解对象饮食的一个概貌。不同的工作人员采访同一个对象的同一时间,可以有较好的重现性,因为询问者与被询问者是相互信任的。

这种方法的缺点是在食物数量上不够准确,而且有的人一天和另一天的食物有较大的差异。但在我国目前的情况,大部分人的差异不会是很大的,只要调查者有足够的熟练和技巧,熟悉本地的方言和生活习惯,而被询问的人记忆力不差。但难以避免有例外的情况,例如有的被询问者认为吃不好,吃得太少不体面,或是认为吃得太多不像样,或是隐瞒喝酒之类,这种情况病者较为少见,除非是有心理和(或)精神疾患的病人。

24小时回顾法取得的食物结构,并将每一种食物换算为原料重量,例如饭换算为米,然后按当地的食物成分表核算。我国有计算食物成分的软件,故执行运算是不难的,所以关键的问题仍然在于收集原始资料的准确性。

(2)食物频率回顾法:记忆自己过去一段时间食用哪一类的主要食物是不会太困难的,但是本法只知道某种食物在一定时间内食用的频繁程度还是不能确定这种食物数量的,因而这种方法的缺点就是难以取得对食量有一个确切的估量,但是这种方法对于了解一个群体的价值,大于24小时回顾查询。

使用这种方法也应根据地方的习惯,列出可能经常食用食物的清单,每种食物都有一个空格,对于频度可用符号打上自己的食用频度,各种类的食物也都有每周或每10天的食用次数,从而可以取得一个摄食营养物质的状况。

这种方法也可以用问卷方式,更可以用面对面的询问方式,执行方便而费用少,特别可以了解食物构成的模式,并可用于大量的人群调查,能够找出食物与疾病有关或倾向。如果使用电脑,分析工作就会更快。

这种方法的反映与问卷的内容、形式、可接受性等而有差别。如果询问填表的,有些人不回信,不全回答,有的食物也有一定能列入问卷的表内因而会被忽略,低估了结果,作为了解食物类型和构成,这种方法不错,但作为了解一种具体食物的食用情况,不一定能反映出来。

当然,如果在设计上,对被查对象的种族、类型、年龄组群、生活习惯准确性就会大一些。例如集中在育龄妇女、老人等就易于设计问卷。

在病者中使用这一方法,适合于了解病人一贯的食物喜好和基本构成,对营养不平衡或是有某种代谢疾患的人是有意义的。

除了回顾方法以外,还可以有随访法、菜篮称量法、家庭账簿法等。在此不一一论述。

2.6.3 群体营养状况的估量

评价人体营养状况的方法和途径,取决于评价的目的和要求,也要看受从事这项工作的人力与物力资源。因为评价来源于衡量,衡量一群人的时候,对象是生物学上和生理上有个体差异的人,需要有一个比较客观而又综合的方法,才能如实反映实际,因而比较多的学者同意,人体营养状况评价的定义是:从膳食、生物化学、人体测量及临床等研究中收集到所有信息的解释。这些解释可用于营养调查(nutrition survey)、营养监测(nutrition surveillance)、营养筛查和干预(nutrition screening, nutrition intervention)等。在临床,也用于对病者营养状况的估量,指导营养支持和营养治疗等。

从某些意义上说,营养状况评价的重要目的之一,是发现是否存在着营养缺乏现象和饮食的均衡性,特别是原发性的缺乏;但在临床,也要明确由于疾病而继而缺乏病的发展是有阶段的(表2-4),因而实际上被观察的人群,很可能存在着不一定相同的营养状况,如果存在着营养不足,也会在不同的阶段之中,因而需要从上述几个方面去衡量,于是有人称这一个综合的方法为一个体系。

表2-4 营养缺乏的发展阶段

阶段	营养物质耗竭的阶段	检测主要方法
1	膳食中营养素不足	膳食调查
2	组织内贮量下降	生化检查
3	体液中的浓度下降	生化检查
4	组织的功能降低	人体测量/生化检查
5	营养素依赖酶的活力下降	生化检查
6	功能性改变	行为/生理检查
7	临床症状的出现	临床方法
8	解剖形态及体征改变	临床方法

(Marie. F. K. , 2006)

在衡量营养状态的体系中,不仅要求其科学性,也需要有一个恰如其分的指标及其上下限,以及恰当的删除值(cutoff point)。这一个体系还应该包括尽可能收集人群中有关营养的可靠参考资料。

(1)食物消费量:群体或个体在特定时期的食物消费量,是可能摄入食物的依据,也是取得营养物质量的最基本依据,问题是结果的准确性和对结果的合理解释。

对于群体,我们过去有丰富的称量法和账簿法经验,这两种方法的关键是样品的代表性。今天,很多集体单位的食堂已经改变为自由选购制,往往实际上只能用个案法为基础计算,可用直接观察或询问登记。误差是废弃剩余食物,个人零食、饮料,往往被忽略。

现代生活形式的改变,食物消费单位落在每一户家庭中(consumption of household level)。国际上也使用此法,即收集每户家庭在特定时间内的实际食物消费量,包括购买及接受赠送的食物总量,其中包括从家庭带往工作单位的食物(午餐),但不包括从家庭取走的食物。这一概算并不顾及家庭中是否有特殊的被照顾的人物,也不管家庭中人的年龄与性别,只求出每人平均的消费食物量,据此通过食物成分表求出平均营养物质的量。取得上述信息可有如下方法:

1)家庭账簿法:此法要求被测对象有一定的文化水平,有一个非常方便的表格,和有一位有填表能力的家庭成员,难度是大的。

2)列表询问法:需要有一个受过训练的人到被抽样家庭采访,按统一的程序、方法,速度询问得到特定时间一家所购用的食物总量、规格和剩余,一般为 7 天。此法使用家庭原有量器和容器,在不暗示被询问对象的前提下,可提示容易忘记的内容。询问时间不宜太长。

3)其他方法:国外提出的有食物盘点法(inventory method)、电话查询法、家庭食物登记法等,这些方法未见有更高的可靠性报道。

当然,方法要因地制宜,相当多的国家愿意采用家庭采访法,但此法在不同地域执行也要考虑本地区的风俗习惯和执行方式。

4)个体食物消费查询:此法以个体为对象,以一定数量的抽样,能反映群体的营养摄入状况,最常见为24 小时回顾调查(24-hour-recall method),从询问当时起回顾 24 小时内的食物摄入量,包括饮料、维生素及其他片剂,商品食物包括商标和数量,甚至食物如何烹调,一般将特定容器和食物样本放在被询问者面前,以利于重量与容量的估计询问的程序(表格)和方式均标准化和合理化,避免心理上的人为误差,例如人们会有偏斜心理(flat slope syndrome)即对食量小的一餐估计偏高,对食物很丰富的一餐估计偏低。

一定数量的样本的 24 小时回顾法,可反映当时群体横切面的日常膳食状况,有一定代表性,此法也要求有熟练的工作人员,误差为健忘者和不耐烦者。

住院病人在入院时不用此法,但在入院前已经不正常的病人,此法会出现偏差,故应以其一贯的饮食史和习惯作补充,但一经住院,对病者可以进一步观察,关键是衡量是否现存营养不良或缺乏,以确定营养的供给和饮食上对疾病的治疗或支持。

除个体的病者外,上述的食物消费,或摄入的结果,均可以按本地区食物成分表求出平均营养素摄取量,对照我国营养学会推荐的供给量作参考进行估量。推荐营养素摄入量(RNI)是以一个健康人群的需要量为基础,设置在增加两个标准差的量,即一个能照顾人口中 97% 以上人群的安全量,此值不是一个标准,作为群体中的各个人的需求,就是一个个体,他(她)的需求在不同时间也有变异,因而在对照比较不能简单地把供给量所提出的数值看做一个删除值。Beaton 用一个几率值:群体某种营养摄入低于 RDA 时可能发生营养不足的几率,这可能是比较合理的估计。

单独取得食物平均消耗,或摄入能提出过去食物的状况,能提出过去食物的结构,也能提出可能某些营养物质不足,它是评价人们营养状况必不可少的基础,但不能确证。

(2)人体测量:在评价人们营养状况中,人体测量是一个通用的方法,这指营养性的人体测量,Jelliffe提出如下的定义:"在不同年龄和不同营养程度的人体中,对其大体结构组成以及身体尺度变异的测量。"营养学者都同意用这种测量结果作评价人们营养状态的手段之一,尤以评定慢性蛋白质-热量不足的状态为然,因为这种状态改变了人体的发育模式,也会改变机体组织,诸如脂肪、肌肉、水分等的相对构成比例,从而改变了人体的各种尺度,故可以说,人体测量有两个大的范畴:一是生长的;二是机体结构的测量(主要为脂肪组织与去脂组织两大部分)。

人体直接的测量结果还可以求得一些有用的相对指标,如年龄对身高或对体重,对头围;三头肌皮褶厚度对臂中围等,后者可以用公式推算出上臂中的肌肉与脂肪面积,即肌肉与脂肪的量值,在一定程度上反映机体这两种组织的存在量。在严重营养不良时,下述的一些指标能显示明显的改变。

用人体测量作为了解营养状况的措施有许多优点，特别是：①方法简易、安全，无侵犯性，可在任何场合实施；②工具较易取得。工作人员经过训练可以执行；③工作方法及程序标准化以后可取得准确的结果，此结果反映了过去长期以来的营养结果，而其他方法难以做到；④此法可以鉴别出轻度、中度、重度的营养不良；⑤此法还可以对比衡量上一代与下一代人之间的营养状态与趋势；⑥作为筛查，能辨别出高危性营养不良。

人体测量有其局限性，因此法灵敏度低，在短时间内不能看出营养状态的不能肯定或确定属于哪一种营养素缺乏，例如，低体重难以明确是蛋白热量不足还是严重的锌缺乏。尽管如此，人体测量可以在生长发育监测的动态观察过程中，趋势和机体构成的改变（包括住院病人康复），也能衡量在群众营养干预中的效果。

疾病、遗传、昼夜差别等非营养性因素可以干扰测量的灵敏度，但可以在实验设计中避免。

在各种测量中，身长、身高、体重、臂中围、头围、三角肌皮褶厚度等，测定者的训练程度、责任心、环境条件（如室温）的影响；也受被测者的配合影响。工具、程序、操作、读数等的标准化，骨性标志的使用与复核制度，都是重要的因素。

对人体测量结果的衡量是一个浩繁的工程，有时用极大的人力物力取得一个指标，所以更多学者倾向于用一个国际或国内的指标去作纵向动态观察和衡量，国际上认为可用的指标包括年龄别头围，对体重；身高别体重（Weight for Height），年龄别身高等，身高别体重是相对较灵敏的营养状态指标，在 1～10 岁之内也不受年龄大小的影响，体重对身高亦如此。总的来说，体重改变反映蛋白质、水分、矿物质及体脂的改变，急性体重下降时，身高并不改变。在慢性蛋白热量负平衡时，机体只得消耗内源性能量的体重下降，这是众所周知的。但急性，饥饿性或消耗性（疾病、创伤）体重下降到原来的 30％时，是一个致死的界限，这不一定是临床工作的人们都注意到的。当慢性体重丧失时，病者能耐受大于 30％的体重下降，在没有加杂病的营养不良体重下降，而又没有水肿出现时，只用于衡量蛋白质热量的严重程度。

对于成年人群，体重身高比值是有用的。此比值不易由于身高如何而引起差误，其公式为体重（kg）除以身高（m²）平方，一般称为体质指数（body mass index），其值在 18.5～25 为低危险性的范围亦即正常范围，以如前述，对于儿童，世界卫生组织也提出一个超重及肥胖的指数（表 2-5）。

表 2-5　儿童的超重与肥胖症指数（BMI）

年龄	超重		肥胖	
	男	女	男	女
6～	16.60	16.17	18.02	17.49
7～	17.37	17.17	19.18	18.93
8～	18.11	18.18	20.23	20.36
9～	18.85	19.19	21.47	21.78
10～	19.60	20.19	22.60	23.20
11～	20.35	21.18	23.13	24.59
12～	21.12	22.27	24.89	25.95
13～	21.93	23.08	25.93	27.07
14～	22.77	23.88	26.93	27.97
15～	23.63	24.29	27.76	28.51
16～	24.45	24.74	28.53	29.10
17～	25.28	25.23	29.32	29.72
18～	25.00	25.00	30.00	30.00

测量身体结构为脂肪与去脂组织两大部分,而脂肪的构成则为重点,临床用于区别慢性营养不良或体脂过度。人的体脂在女性占总体的 26.9%,男性 14.7%,其中三分之一为皮下脂肪,因而皮褶厚度的测量受广泛的关注,但皮褶厚度只反映皮下脂肪组织,皮下脂肪组织与总体脂肪组织的关系并未能证明有线性关系,这是一个有待深入研究的课题。

成人腰围和臀围的比值是一个新发展的指标,在前夜禁食条件下清晨以直立体位,并呼气至尽的情况下测出的,腰围的水平位置为脐线,而臀围则为臀部的最高点一周。此比值随年龄加大而增大,一般以1.0 为删除点,但仍有些争议。

测量上臂中围的估量肌肉与脂肪量值也是一种常用方法,但其误差可达 20%~25%。

运用两性儿童身高与体重的参考曲线图来衡量儿童生长发育的动态过程是公认的方法,它对医务人员和孩子的双亲都是一个直观而形象的提示,有指导性。但单独一次测量难以作肯定的评价,不仅是因为被测的孩子是处于常态分布的某个百分位中,而且个体也会在测定中有差异。Waterlow 主张在发展中国家对儿童使用标准差记分法(standar deviation score),此法以人体的测量值对照以标准差为依据的参考值中数,或称为工分数,其公式为:

$$标准差分 = \frac{个体测量值 - 参考人群中数}{参考人群值的标准差}$$

以标准差分值可以划分一个孩子的营养状态,例如相差两个标准差,分值为−2.0,这一分值提示有蛋白热量严重不足的可能性,反之分值为+2.0,很可能为肥胖症,当然从动态观察则会更加可靠。

(3)实验室生化检查:合适而准确的生化检查,能发现临床前期的营养缺乏,可以提供一个客观营养状况的评价,不受被测者情况和主观因素的影响,这是上述两种方法所做不到的。它还可以确定被测者存在哪一种营养物质的缺乏,这是这一类检查所特有的。

通过活检来了解组织代谢产物及其浓度是难以甚至不能做的,但在人体的体液中了解由于营养物质的不足而引起功能性改变则是可行的,专一性的,这种方法实际上是一种诊断试验,用以确定摄入的养料是否能使机体细胞、组织、器官、解剖系统的那些依赖营养物质才能起作用的生物功能,是否达以最佳状态或是相反。这类测定可包括:①依赖某营养物质的酶的活性;②血液组成中依赖营养素物质的浓度;③与营养素有关的异常代谢产物的浓度等,也包括由于营养素浓度低下影响的人体行为与功能的改变(学习行为、暗适应等)。

实验室生物化学检查的主要问题是要求有一定的设备、经费和人员的条件,在现场进行大规模的观察也难以执行,从对象、标本、运送及处理是一个高度技术组织过程,测定某项指标时,正常范围与删除点的确定,某些营养素也存在着争议。

(4)临床检查:这里指的是过往病史和常规体格检查,重点是尽可能了解发现与营养有关的体征或症状,在群体观察时,需要有熟练的医生并对人体不同部位或系统作不同的分工检查,以便能作有效的比较。问题是许多营养缺乏症状并不是某种营养素专一的,例如水肿可能是蛋白质、硫胺素缺乏,也可能是肾性、肝性等多种可能引起;口角炎也不是核黄素缺乏的唯一症状;又如贫血症状,可由多种营养素不足造成,因而在检查的当时作适当的鉴别和描述有时是有用的。对于住院病人、术后、慢性消耗性及高代谢病人及时查出蛋白热量不足是重要的,对高危病人的营养支持,有时具有决定性作用。

病史的采集和临床检查有利于发现缺乏现象,并鉴别这种缺乏病是原发还是继发性的,为此,主要询问三个有关方面问题:

1)饮食史:包括厌食、禁忌、吸收不良、消化道障碍及平日实际摄入食物量。

2)已存在的病理与营养影响因子,包括传染病、赘生物、内分泌病、慢性病如肝硬化、肺病、肾衰等。

3)使用的药物:包括代谢药物,类固醇,免疫抑制剂,放射及化学疗法的肿瘤病者,利尿剂与泻剂,对食物的过敏与不耐受等。

一般在临床检查时,尽可能在体表观察到与营养有关的问题,包括皮肤、眼睛、毛发、黏膜以及在皮下可触及的腺体。WHO 专家委员会曾建议注意下列 13 个方面,即头、面色、眼、唇、舌、齿、龈、面(水肿)、皮肤、指甲、心血管系统、消化系统、神经系统,此外,生化检查见表 2-6。

表 2-6　常用生物化学检查项目举例

被检营养素	基本方法	辅助方法
蛋白质	血浆白蛋白	血浆必需与非必需氨基酸比值、尿脯氨酸排出量
视黄醇	相对剂量反应	血浆视黄醇、胡萝卜素
硫胺素	红细胞转酮酶活性	尿及血浆之硫胺素
核黄素	红细胞(或全血)谷胱甘肽还原酶活性	
尼克酸	尿中 N-甲基烟酸酰胺及尿 N-甲基-2 吡啶酮-5-羧酸	全血 NADP 浓度
吡哆醛	血浆吡醛-5-磷酸及红细胞转氨酶活性,血浆及红细胞叶酸水平,血片观察红细胞	尿 FIGLU 排出量(组氨酸负荷)
叶酸	血浆及红细胞叶酸水平,血片观察红细胞	尿 FIGLU 排出量(组氨酸负荷)
维生素 B_{12}	血浆运钴胺 TCI 及红细胞的 B_{12} 含量	Schilling 试验
抗坏血酸	白细胞维生素 C 含量	尿维生素 C 及其代谢物
维生素 D	血中 25-(OH)-D_3 水平	血浆碱性磷酸酶活性
维生素 E	血浆生育酚	
维生素 K	血浆凝血酶原	
铁	血红蛋白、血浆铁蛋白	红细胞原卟啉
硒	血清/血浆硒浓度	谷胱甘肽氧化酶活性
锌	血清/血浆锌浓度	发锌浓度、血细胞浓度
碘	血浆 T_3 及 T_4	甲状腺症状

在群体检查时,往往仅观察及登记症状的阴性或阳性而不作严重程度的描述。为了帮助诊断,将症状归类后,概略定出高、中、低等度的危险性(risk)三个范畴,解释结果是重要的。

小结:

评价群体营养状况一般以食物消费、体格测量、实验室生化检查及临床检查四个方面作综合分析,因为四个方面都有其长处和短处,单独用任何一项观察会有较大的误差。

人与人间有个体差异,人自身有生理性差异。人到底是一个生物学的人。

营养缺乏的发生与发展有一个过程,可以分为不同的阶段,不应用后阶段的现象来否定初期症状,在设置删除点的时候,不宜照搬其他地区的指标。

动态的前瞻性观察对人体营养状况的估量有利些,但需要更大的人力物力资源和时间,但对于人体仍然是力争去做的事。一个个体会根据他(她)自己的生长规律去生长,也根据自己的生理状况去汲取养料。一个群体就是由许许多多不同的个体构成的。

在临床,建立尽可能的生物化学检查是重要的,尤以对于住院病人。

评价人体营养状况的目的是为了改进,因而应该先后用同一种完全一致的方法和手段去衡量改进的效果。

2.7　临床人体的营养性测量

对人体的测量有很多方面,这里讨论的主要是涉及营养方面的人体测量(anthropometry),为了临床上的需要,有的地方还涉及其他方面的测量。

人体在疾病中消耗了体内的营养物质贮备,终会导致各种专一性细胞功能的丧失,机体的去脂体块(fat-free body mass)也随之丢失,细胞失去其本身专有的功能,机体也就失去生命活性物质,包括免疫物质和激素等调节物质,感染、并发症参与,可以致死亡。

如果采取营养治疗,防止了体内营养物质的耗尽,可以避免疾病的进一步恶化和并发疾病,生命不至于终止。本章正是从这一点出发来探讨问题的。

2.7.1 人体构成的衡量

维持最佳的健康状态需要有足够营养素的组织水平以及能量贮备。如果营养素在组织内的水平过低或是过高,都可能呈现出多种综合征,本章重点放在蛋白质与能量上,因为这是两个不可分离的因素,是无所不在地与各类营养物质连在一起的,而且在临床上最易首先发现的实际问题。但是,重点提及蛋白质热量,并非对其他营养物质置于不顾,因为所有营养物质对于生命都是重要的。

与蛋白质热量呈直接相关的因素是体重的改变,因而是营养性测量的基石。图2-3提示体重、蛋白质体块及体内能量含量的交叉关系。组织功能的主要部分在蛋白质,而蛋白质及组织是被体内燃料的代谢启动和激活的。蛋白质本身也可以用作燃料,体重稳定的情况下,氨基酸的氧化提供每日15%的热量消耗,这个过程可以简单地作以下的描述:

燃料＋O_2→高能中间代谢产物→O_2＋H_2O＋热＋尿素　（公式1）

尿素在体内不再分解代谢下去,而排出于尿。当营养不能补充或停止时,全身约一半的蛋白质体块可以作为燃料而被代谢掉,其实如果急性地大量丢失蛋白质时,丢失不到体内总量的一半,生命就会停止了。因种种原因而致长期禁食,不可避免地利用氨基酸作为燃料而浪费地使用了蛋白质,但身体不得不这么做,因为是为了活命而只得弃车保帅。

除了蛋白质以外,体内的能源还有糖原与脂肪或甘油三酯,糖原分布在肝脏及肌肉中,但总的存量很少,各种估计在180～400g之间。如果利用糖原作为唯一的能源使用,则不够一个成人一天的需要。而脂肪差不多都存在于脂肪细胞中,在人与人间脂肪贮备的数量相差可以很大,但在普通人一天的能量消耗中,约有30%是由脂肪提供的。无论糖原还是脂肪的氧化反应都与蛋白质相似(公式1),只是蛋白质的最终代谢产物不是O_2及H_2O,而是尿素。蛋白质、糖原与脂肪构成了能量的总和,这些燃料占除了水以外体重部分的90%以上。一般地说,这三种产热营养物质的贮备是相互关联的,糖原与蛋白质都可溶于水,大约2～4g的水与1g的糖原或是蛋白质联结,糖原或是蛋白质的平衡改变使体重改变的作用比其他化合物要大,例如氧化掉100g糖原可使体重降低500g。

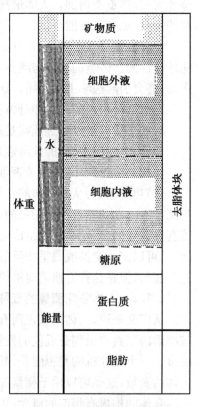

**图2-3　体内主要体重的化学构成
并与全身能量构成关系示意图**

除了上述三种产热营养素以外,余下的化学物质就是矿物质,主要存在于骨骼,因此,去脂体重是由蛋白质、糖原、水及矿物质构成的,在去脂体块内,这四种物质在正常条件下是恒定的,按上述先后次序分别为0.195,0.01～0.02,0.725及0.08。如果体重长期下降,去脂体块(FFM)与蛋白质的丢失相类似;急性的体重改变和FFM改变可以影响糖原与液体的平衡。

体内脂肪会相对地维持在一个水平,虽然脂肪与去脂组分存在着复杂的关系。例如在530名女性的实测中,脂肪(kg)/身高(m^2)与BMI即体质指数的关系,如分别在x轴与y轴上显示,则其斜度呈线性。因为这一个值在男人与女人、老年人与青年人中都不同,故这一探讨性例子以女性作为对象。

可以从上面的例子取得一个概念,即体重、体内总蛋白质块(total body mass)、能量贮备及体液都是有一定相互联系的。可以认为:在大多数情况下,体质块与能量贮备是非直接的指示物质,丢失或是增加体重,可以预示蛋白质块及量改变的一种反应。

因此,根据上述530个女性的实际观察,可以了解体重、总体蛋白质块及体内能量的贮备,化学的组成部分之间存在着相互的关系和规律,这些比例与规律在发生疾病时如何改变正是值得研究与应用的问题。

(1)关于平衡:人体的组成在一天之中都恒定于一个动态之中,在两餐饭食之间,体内总蛋白质块与能量的贮备下降,这是不可避免的体内能量及作为燃料的氨基酸氧化的结果,可以说,在两餐之间是蛋白质与能量的短暂负平衡。随着下一餐食物的摄入,这种负平衡又变为正平衡,整体蛋白质与热量又增加了。总的算来,一天的正常生活蛋白质与热量是平衡的。因为在动态中是平衡的,故体重维持不变。如果把这个过程简化为一个时钟的钟摆向左右摆动,停在中间作为零的平衡,摆向左边为负平衡,而摆向右边是正平衡。假设一个对象现在处于中间状态,即处于健康状态。但如果发生急性疾病,食物的摄入不足以补偿消耗,于是钟摆在左面,处于蛋白质与热量的负平衡,体重也丢失,如果持续摆向左边,最终这位对象可以达到无法存活的地步,亦即达到体内蛋白质丢失50%、BMI达到13的地步。功能性的蛋白质及必需营养素丢掉的结果,增加了并发症,在临床上常见当住院病人体重减少达到病前体重的30%时,就可以明显看到生理功能的异常改变,包括蛋白质代谢的动力学改变。相反,过多摄入食物使这个钟摆处于右边,如果持续向右,体重就增加。人体最高体重可重达500kg,即BMI高达150,这种结果和钟摆向极左一样,也遇到并发症,也导致不能存活。

可以说钟摆放在中央,正好是一个长期的零平衡,或在动态中的零平衡,这一平衡在理论上是最少疾病危险性的。体重的增加与减少,对于成年人来说,是继发于能量与氮平衡改变的。如果朝着任何一方面摆动,终会引起医学上的问题。这一个理论上的假说,向人们提出几个实际问题,即:

1)什么是病人的体重和身体构成状态相对为健康的范围。

2)如果病人是处在过低或是过高的营养,什么机制引起这种营养的不平衡。

3)病人存在并发症的危险性是否与改变的营养状态有关。

4)如果给予营养支持,是否可以改变这种不平衡,使病人的体重与身体构成正常化。

(2)功能问题:从营养学的角度来看,机体的组成是与体细胞的功能有间接关系的,机体构成的测量是与某些专一性功能有高度相关的,例如测量臂中的肌肉面积是与前臂握力有高度相关的。身体结构不应该直接地等同于组织功能,组成与功能两者都可以有不同的目的,并作为生物学测量的对象,但在某些情况下,可以彼此交换或是呈相反的关系,例如病人在心肌病态时,体块与功能两者是可以分开的,心肌肥大是可能的,但是这种心肌使血液搏出的力量强度却是不足的,所以要按实际情况来加以分析。

2.7.2 人体临床测量的五种水平

从广义来说,人体测量古而有之,古代称呼正常的男子为七尺之躯,这已经是两千年前的事,但是用比较准确的工具测量则是近代的发展,将人体的结构分为脂肪、肌肉与骨骼等组分乃是第一次世界大战期间的事。一个医疗机构是否健全,其中一个重要的、可见的指标就是有没有准确的人体测量工具,是否重视人体的测量,这是可以用于衡量的一项指标。

身体的构成有很广的概念,测量的目的是了解其构成及改变,为治病与防病服务。对人体测量的结果,亦可以有不同的理解深度和内涵。人体测量至少可以分成五个水平,即原子水平、分子水平、细胞水平、组织水平与人的整体水平(图2-4),第四个水平组成了活的组织,但到了第五个水平,就成了一个完整的、不可分割的、有生命的人。人不是机械,人是人。用各种水平去理解都有一定的含义,到了今天,细胞水平中可作的基因分析,从根本上可以回答人体的生物学质素,而且对人类疾病的预防和治疗,都有极为深远的前景。

(1)原子水平:是将一个物质的人还原成为元素,如氧、氢、碳、氮、钙等,人们研究,测量人体可以在活体用中子激活的分析方法。人体的元素构成也可以通过分成不同部分作分析的方法求得。同时也说明,人是物质的,人不过是宇宙物质的一种构成,一个部分。

(2)分子水平:是从无机物质变为有机物质。生命的起源也许从这一步开始,人体的主要构成是水、蛋白质、糖原、矿物质及脂类。矿物质中形成骨的和不形成骨的都可以有效地测出。人体的蛋白质也可以根据氮而求出,蛋白质一般含16%的氮。脂肪量的测定可以用总体重减去去脂体块而求出,也可以在水中用比重求得。人身的整体水(total body water)是求出去脂体块作为73%计算出的(亦即整体水/去脂体块=0.73,或是去脂体块=整体水/0.73),故体重可以简化为全身体重减去去脂体块,得到全部脂肪量。

这一个水平的衡量对于营养衡量的概念很重要,因为脂肪与FFM是人体的主要能贮,而FFM包含着身体的一切功能,脂肪又是贮存在体内最具高能的物质,但是在长期能量负平衡之后,体内仅剩下2kg以下的脂肪可以被动用了,除此之外为蛋白质与少量的糖原。以FFM中取出的有效能量为1.02kcal/g,故可以用下列公式推断:

$$总体能量 kcal=(9.4×总体脂肪 g)+(1.02×FFM g) \quad (公式 2)$$

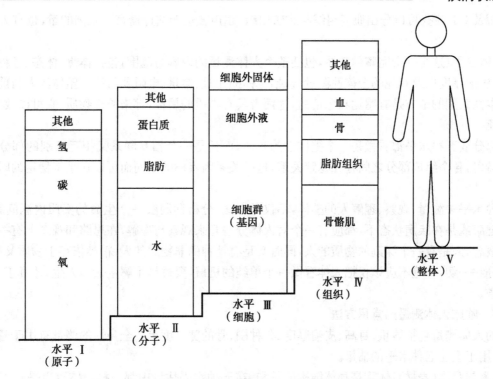

图 2-4　从原子、分子、细胞、组织到整体的五个水平的比例模型示意图

在长期半饥饿状态下,FFM 中的一半可以用作能源,故在临床上可以据全体的脂肪与 FFM 量去估计有多少能可以利用。

FFM 是体内代谢活性部分的物质,在分子水平上说,是对生命有决定作用的物质,所以,整体水、FFM 及脂肪是测量和注意的重点。

(3)细胞水平:包括三个组成部分,即细胞群、细胞外液及细胞外固体。测量体内的细胞外液及固体不难,细胞群可以分为两个大部分,即脂肪及去脂细胞块(body cell mass, BCM),它担负全身的绝大部分代谢过程,用原子钾可以求 BCM,因为细胞内的钾含量恒定为 150mmol/L,而细胞内的固体与液体之比为 1:4(故细胞内液等于 BCM×0.8)。如果以前后的数值运算,可以推算出总体的细胞块:BCM—(总体钾/150)×(I/0.80),或是总体钾×0.0083。

计算过程的不足之处是目前还没有一个直接的,专一性的方法测知整体的细胞群或块。

(4)组织水平:这一部分包含了所有的组织与器官,在一定意义上说,体重主要是由脂肪组织、骨骼组织、骨骼肌群和内脏器官等所构成的。

脂肪组织包含脂肪细胞、血细胞及结构性的元素,它们是脂肪贮备的基础。在成人来说,脂肪组织不是纯脂肪,而是 80%脂肪、18%水及 2%蛋白质,体内的脂肪主要分布在皮下、体内与内脏及其周围。但皮下脂肪与内脏部分的脂肪都不是恒定的,受激素和遗传基因的控制,因而不同部位的脂肪代谢有不同的状况。男性、老人及肥胖病人的脂肪主要在内脏部分,这是与女性及年轻人相比较而言的。人的体重与不同部位的脂肪增减有关,在人体测量时,脂肪减少的监测很重要,因为内脏部分脂肪的增加与健康上的危险因素有很强的相关性。

骨骼肌是一个器官,又是脂肪组织以外最大的部分,约占健康成人一半的体重。骨骼肌实际上含有肌肉组织、神经、肌腱及间质的脂肪组织。大约肌肉的 20%是蛋白质,因而肌肉是体内最大的氨基酸贮库。如果大部分骨骼肌消失则反映机体长期处于半饥饿的状态。

在半饥饿时(饥饿与半饥饿在疾病情况下,有些病人可以感觉到,即有饥饿感。但相当多的病人没有饥饿感,甚至会厌食),不同的器官有不同的反应,其重量的降低也各异。癌症恶液质时,人体总是保留一些内脏器官,而肌群却先受其累而减重。在创伤及传染病感染时,内脏因有适应性的改变而被保存,因为要制造血浆的急性期反应物,这将在第五章中提及。

磁共振及 CT 测查可以分出肌肉组织与脂肪组织,超声波也能估计器官与肌肉的量,也有人试用公式推断。

(5)整体水平:这是一个完整的整体,包括整个人体测量的内容与范围,包括体重、体态、各种围的宽及幅度,包括皮褶厚度以及其他的全体性测量,包括全体的比重、容量、电阻及阻抗。整体的人与前四种水平还具有根本性区别的地方是有感觉和感情的,这两者具有物质的属性,都来源于物质,它可以致病,甚至可以使人致死。

五个部分或五种水平都看做是一个整体性的东西,而且是一个相互联系又相互区别的部分。在一定的时间范畴内,各个组成部分之间存在稳定关系,这种关系因疾病的不同而可以在维持稳定的时间上有所不同。

用五种水平去测量、观察、理解人的整体,不仅是方法、分析和洞察一个生命的实质内涵问题,重要的是无论在健康或是在疾病状态下,都应有一个对人体分解开来观察与理解,在思路和观念上有一个对人体总结构的概念,人是有一个深刻的物质的人,同时又是有精神的非物质的人,精神依存于物质又超出物质,医学需要分解一切,却绝不应该仅把人体看做一个单纯的机械,要透彻了解生命与人生,才真正了解医学,为人类服务。

2.7.3 临床人体测量的常用方法

一般的人体测量包括体重、身高、皮褶厚度、各种围、骨的宽广度等。全身性的测量有用于营养状态的衡量,亦可用于上述五种水平的估量。

(1)体重与身高(身材):体重是身体结构的总和,在五种水平估量中都一样。体重也是对人体全身能量贮备的一个粗略估量,体重的改变是与体内能量与蛋白质的平衡并行的,严重地丢失体重时,体重的丢失与总蛋白质丢失之间有较高的相关系数($r=0.6,P<0.05$)。

正常人体重每日的变异为±0.1kg,如果每日丢失或减少体重达 0.5kg,提示能量的负平衡或是水的负平衡,或是两者都处于负平衡。临床上一个关键性的体重改变是在 6 个月以内丢失体重 10% 以上,一个 60kg 体重的人如果丢掉 6kg,即达到 10% 体重,每月丢失 1kg,这个丢失过程不一定是垂直下降。但如果从理论值上计,不过是每周下降体重 250g。

体重降低的严重程度有两个决定性因素:①在一定时间内体重改变的速率;②降低的总量多少,这两个方面在完全饥饿的条件下,体重下降的速率最高可达每日 0.4kg,而要维持生命的需要、须保留 70% 的体重(按其理想体重计)。半饥饿状态更接近于通常病人的能量负平衡,会比完全饥饿丢失更多的体重。在极为偏性的慢性病人中,体重改变可能在一年甚至多年才看得出来。人体能存活下来的最低的体重丢失极限为理想体重的 48%～55%,或是 BMI 为 13～15,这种状况下体脂已减至 5%,脂肪已全部耗尽,将会因用完余下的瘦组织而死亡。

体重降低的绝对值及重量下降的速率对疾病的预后有意义。有两个方面是比较明确的,第一,如果体重下降至理想体重的 55%～60%,是一个半饥饿病人生存的极限,再无能力去耐受负平衡;第二,若在 6 个月内,体重明显比病前降低 10%～20%,就有发生多器官、系统功能性改变的危险性,会有不利的临床后果。也有人观察到,在选择性手术后体重降低 10 磅(约 4.5kg)者与体重稳定的病人比较,前者的死亡率高得多,以后又证明手术后体重降低还会有更高的并发症几率,病人如果在体重降低的同时又有功能减退或器官功能降低则更为明显。但是,从病例的统计上反映,如果体重下降小于病前体重的 10%,一般不会有功能性的衰减;直到减低 10%～20% 时才会出现;体重降低 20% 以上,大多数病人就会有蛋白热量的营养缺乏,以及多发性功能不全,因而,病人的体重对预后有重要的指示作用。因此,病人的体重应该作纵向的称量,因为以体重作为指标来提示预后的目的不是放弃治疗,相反,正是为了挽救病人。如果不纵向称量病人的体重,对治疗的效果也难以全面地去衡量。

测量病人所用的磅秤,其误差的灵敏度应在±0.1kg 范围内。对于卧床与坐轮椅的病人,应有一个合适的称量措施。称量时,如有水肿症状应同时记录。一般在早上排尿后称,常用的物品可以预先称量,例如医院的衣服、棉衣的重量,可以在穿着衣服称量后减去而取得一个净(裸体)体重。如果将病人的体重与标准对照,应在称量时登记总重量并注明衣服重和净重,称量应固定用一个校正了的磅秤。如果能记录摄入饮食和排泄的重量,有利于解释体重的变化的意义。身高的测量应该放在磅秤附近,用可以移动量度的尺。亦应有卧床的测量方法。对特殊病者可用膝高的公式来推断身高。

根据体重推算能量供给是要小心的:

1)水肿与腹水引起细胞外液相对地增加,这会掩盖化学物质及细胞内物质的丢失。

2)大的肿瘤生长或是器官的肥大也会掩盖住脂肪与组织的丢失,包括肌肉的丢失。

3)瘦组织与细胞的萎缩可以部分地被肥胖病人的脂肪与结缔组织掩盖住,尤以这种肥胖病人体重快速地降低,病人当时虽然仍然超重,但同时又存在严重的蛋白质热量缺乏。

4)能量摄入在短时间大范围的改变,可以引起糖原的明显改变,并随之而出现结合水增加。同样,摄入的钠量突然加大,体液会发生重新调整,因而体重会发生改变。

卧床病人使用膝高以推断身高,我国仍未有根据国人的状况求测的公式。国外的公式仅供参考。膝高的测量与婴儿身高的测量相似,有专门的测量工具,被测对象平卧位,在小腿成90°角,测量的高度计一侧放在左股的前表面上,在股骨的髁上、正好在最近髌骨之处,测量计的柄与腓骨平行,可用一点压力读数。两次读数应在±0.5cm之内,用这一高度以下列公式推出身高:

男性身高＝64.19＋(0.4×年龄)＋(2.02×膝高)

女性身高＝84.88＋(0.24×年龄)＋(1.83×膝高)

(2)脂肪从五种结构水平上说,脂肪在第一种水平为碳,在第二种为脂,在第三种为脂肪细胞,在第四种为脂肪组织,在第五种为人体测量的一个容积范围(例如皮褶围的大小)。人体测量相对地易于理解,对皮下脂肪的含量可以有一个量的概念。人体测量在脂肪方面较容易,是简单、安全、花费少的有效方法。

但正常人体的脂肪量因不同人而有很大差异,训练有素的运动员体内含的脂肪很少,而在怀孕后期妇女的体内有很大量的脂贮。在长期营养不良的人,全身仅有的极小量脂肪都用于能量代谢的消耗。目前有两个方面可决定脂肪是否足够,其一就是整体存在的甘油三酯量,其二为能量的平衡。一个正常的健康成人如果其能量平衡为零的话,仅需要很少的脂肪就够了;相反,如果能量呈明显负平衡,小量的脂肪仅能使生命存活很短的时间。在营养治疗过程中,对脂肪的测量能够为能量平衡提供一个非直接的信号。

通常测量皮褶厚度有六个部位,其中包括二头肌,这个地方也用于臂中围的测量;三头肌,一般在捏起皮褶的上方1cm处测量,亦即上臂中点的上方1cm处;肩胛骨皮褶厚度为捏起肩胛下角1cm处测量,一般与水平呈45°处测取;髂峰上的皮褶,在髂峰上方2cm处与腋中线交叉点上测,水平捏起皮褶;股皮褶是在股围测量水平点上(即股的皱褶线与髌骨后中线二者的中间点),在后方捏起同一水平测定位上的皮肤,与下肢轴相平行测定;腓肠肌皮褶厚度,在后方以测腓肠肌围的水平处测,亦与下肢轴相平行测定。上述所有测定都以左侧为准,并都须使被测者处于完全松弛状态时执行。

测量结果的解释:人体的肥胖程度可以用三种方法求出,即①单纯用皮褶厚度推算;②四肢脂肪面积法测量;③用总体脂肪组织法测量(即多种人体测量的结果求出的)。测定人体的脂肪要有两个工具,一是皮褶厚度计,二是皮尺。皮褶厚度要有良好的重现性,其压力需要稳定在每平方毫米面积10g,测量臂与皮肤接触面应为 $30 \sim 100 mm^2$。

测量各种围的软尺应该耐用、不变形,准确至±0.1cm范围内。塑料制品可用,但应经常用标准核对。

常用的测量有两类:皮褶厚度及四肢、躯干的围度测量,前已提及。皮褶代表两片皮下组织的厚度,故测量时捏起皮肤,使之与下面的肌肉分离,但捏起的皮肤是两块合并的,每一块实际上都有皮肤与皮下脂肪两个部分。五个水平的机体构成都只用皮褶厚度去测量。对于上臂的测量,最重要的是一定始终要用同一左上臂去测,按标准去操作,最好是同一人操作。皮褶厚度的测量对于肥胖者来说是不够准确的,但在未有一个统一而可靠的皮褶厚度指标时,前后的对比还是有用的。但单一的测量对反映全身的脂肪情况是困难的,这有很多原因,主要是:人与人之间的脂肪分布有很大的差异;当整体脂肪改变时,每一个测量部位的反映并不是一致的;重要的是皮褶厚度与全身脂肪之间的关系是复杂的,加上人的年龄不同,脂肪的分布也有改变,而且皮肤本身有厚薄的变化,也不完全是脂肪,在同一部位,一天与另一天的皮褶厚度也会有变化,故稳妥的看法是把皮褶厚度看做一个定性的测量,用以了解全身脂肪的改变速率。

将四肢的皮褶厚度与相应的围度结合,可以大体计算出四肢的脂肪面积:

1）上臂脂肪面积(cm^2)＝$\dfrac{臂中围×三头肌皮褶厚度}{2}$－$\dfrac{\pi×(三头肌皮褶厚度)^2}{4}$

2）股脂肪面积(cm^2)＝$\dfrac{股中围(cm)×股皮褶厚度}{2}$－$\dfrac{\pi×(股皮褶厚度)^2}{4}$

3）腓肠肌脂肪面积(cm^2)＝$\dfrac{腓肠肌中围×腓肠肌皮褶厚度}{2}$－$\dfrac{\pi×(腓肠肌皮褶厚度)^2}{4}$

这一面积是有围的数值参与的，因而有一定的参考价值，但两臂的围度不同，面积会有差异。

至于全身的脂肪计算，多数人采用 Durnin 的公式，原理是从体重中减去全身的脂肪而得到去脂体块（FFM）。这种计算方法有一定优点，一是用多部位的皮褶厚度；二是结果（kg）可以直接计算体内的脂肪能量贮量，这样就可以计算能量的平衡，也能提供病者更多的营养情况和状况。但对于机体有严重创伤和有水肿等的病人不宜使用这些计算。

一般描述人体的总脂肪量，习惯是以体重的百分比来估计的，但这样做存在一个问题，因为一个人丢掉体重或是增加体重时，脂肪与去脂体块二者都有改变，而且总体脂与体重二者的关系，其统计上的截距都不在零点上，故二者在曲线上的关系用总体脂占体重的百分比来表达，而体重以 BMI 来表示，这种复杂的关系会引起混乱。一个严重肥胖的病人可以丢失相对大量的体重，但脂肪在百分比上的改变可以不大。一个高度训练的运动员与一个严重营养不良的病人，可能体内脂肪的比例都一样。故 VanItallie 建议，计算一个很胖，或是很多 FFM 体型的人，用与 BMI 相似的指数，即脂肪/身高^2 计算，可以得到调节。

（3）瘦组织：瘦组织一般以结构上的顺序存在于 5 种身体结构的水平内，如水平 1 的氮、钾、钙，水平 2 的 FFM、水与蛋白质，水平 3 的体细胞块，水平 4 的肌肉、骨骼与内脏，水平 5 的各种测量。这 5 个组成是与机体的整体代谢活动和生物功能结合在一起的。

半饥饿状态：疾病引起的半饥饿状态是能量、蛋白质、水及矿物质负平衡的结果，机体的 FFM 及细胞块减少，器官和组织萎缩，但各种瘦组织部分并非以同样的速率改变，以分子水平计，细胞的蛋白质迅速地耗竭，但结缔组织的蛋白质丢失则较慢；在细胞水平内，体细胞块迅速地改变，而细胞外液的丢失则慢得多，有时甚至增加其容量；在半饥饿状态时，器官与组织的丢失率也不同，肝组织迅速地减少，而大脑重量的改变很小（如果没有脑的并发症）。在慢性的分解代谢条件下，例如恶性肿瘤转移，肝及内脏器官却得到保留。骨骼肌作为氨基酸的主要贮库，作用于急性期蛋白质的合成，在蛋白热量营养缺乏症时，可以降低至总重量的 75％。一个营养不良的病人在体重下降时，五种水平的机体结构都发生不同的结构改变，但与同体型的健康人不同。因此，正常人体测量的公式就不一定可以直接推论于病人。

在以人体测量的方法去衡量严重营养不良的过程中，一个重要的目标，是求出体内肌肉蛋白质总的改变量，而主要的人体测量指标中能够用于这一目标的有 FFM（第二个水平）及四肢肌肉面积（第四个水平）。对于潜在生存期的预后，有三种测量将提供一些指数，即病人的 FFM，或是肌肉指数及氮平衡可预示出是走向饥饿还是摆脱饥饿状态，在营养支持中，人体测量的 FFM 指标可用作氮平衡的测量，故能够回答上述的问题。

正确测量和对测量作出解释很重要，测量 FFM 是用皮褶厚度的方法完成的，前已提及。理论上以0.195 及 1.02 乘以 FFM 的克数，得出全身蛋白质的克数及可代谢能量的千卡数。健康人在长期半饥饿状态时，可以推算有一半的 FFM 作为可代谢的能量。把平衡的数据和体内总脂肪的数据结合起来看，在床边的计算往往可以提供材料以了解病人的前景。可是所测出的 FFM 是不很准确的，主要是因为体内水的变化与皮褶厚度测量的变异性大，例如体内有一个大块肿瘤，或是体内某器官肥大都可导致 FFM 不准确。病人如果没有机体构成上的严重改变时，FFM 可以用来计算休息代谢率（RMR）：

$$RMR(kcal/d)＝21.6×FFM(kg)＋370 \quad （公式3）$$

这一计算可以用于能量消耗的估量，为 FFM 所校正，并不受性别与年龄的影响。

从人体测量材料来计算四肢肌肉组织，仅需要两种测量，即四肢的围及有关的皮褶厚度，上下肢可以互相补充和替代（如在烧伤及骨折时），前已述及。

对于四肢肌肉测量的应用，目的是取得骨骼肌蛋白的改变率，主要为三个方面：

1）肌肉块是代表三维空间的一个量，即容量，而四肢肌肉面积与肌围是两维和一维空间的测定。如果肌肉的容量改变,相应比例的肌肉面积及肌围的改变比容量的改变小,例如,若50％的肌肉容量减少,理论上肌肉面积及肌围分别减少31％及21％,按这样的规律,肌肉面积的相对改变比肌围的改变大,因此,四肢肌肉面积与肌围是密切相关的,测量面积提供的是一个更为合理的肌肉块改变情况。

2)四肢肌肉指数的计算公式是基于几何学的理论推导,实际上,对青年非肥胖者的手臂肌肉面积的计算会过高估计约15％～25％,一半原因是由于骨头也在里面,另一半原因则是由于估计上的误差,包括非肌肉成分也在内(神经及血管)。有两种方法可以纠正这一误差,一是把结果作为标准的百分比计,因为标准值中含有这些非肌肉部分;二是按无骨的手臂肌肉面积值计算。

3)在化学组成方面,萎缩的骨骼肌与正常的不同,以每克肌肉计,水的含量、总脂类及胶原纤维在萎缩时都增加了,而非胶原纤维的蛋白质却减少,因此,每单位肌肉面积或肌围中的功能性蛋白质的浓度,在肌肉萎缩时是相对低的。其他化学上的考虑是肌肉的大小可能有±5％～10％的改变,这是因为肌肉糖原改变了,而糖原则是保水物质之故。

总之,人体测量的FFM及肌肉指数是非直接的指示物,反映的是体重内活性蛋白质的组分。在临床现场,这两种瘦组织可用于了解总体蛋白质的数量,当然,这是一个概略的可用数值,因为人体测量中的肌肉计量是与其他多种指数的数值相关的。

用人体测量的方法反映不出体内蛋白质的少量改变,因此,需要用氮平衡及其他技术作补充。实验表明,如果只用人体测量法,手臂肌肉面积的测量与营养支持的效果比较,看不出二者有明显的关系,因而还需进一步想办法解决。

(4)人体测量的参考值问题:评价一个病人的体重可用两个参考值,第一个是。“经常性”的体重,即病前的体重,这个值是重要的,因为有些肥胖的病人在发病后体重下降了,出现了营养不良,但按常规标准,他们仍然是超重的;第二个参考指标是人群的正常值,按不同的性别、体型(身高)及年龄与相应的参考值比较,或与理想体重比,即以病人的实际体重求出占理想体重的百分比。正常的范围一般设在90％～120％,低于或是高于这个水平就应该考虑是否营养不良或是肥胖症。

当前,更多人使用体质指数(BMI),前已提及,它是体重(kg)除以身高(m)的平方所得的比值,被认为是可以反映蛋白热量营养不良以及肥胖症的一个可靠指数。当然这个指数也有不足之处,例如BMI与整个人体脂肪的相关是相对强的($r=0.5\sim0.8$),但因为个体差异很大,因此有的人用这个指数时不一定有确切的反映;例如体育运动员体内的肌肉很发达,而脂肪相对地少,但BMI很高,却又不是肥胖病人,又如在一些观察中提示,BMI为27的,体脂可占10％～31％的体重。此外,短小的体形、短腿人的BMI会很高,但实际上与脂肪的关系很少。当前BMI在18.5～25被认为是一个可以接受的正常值,因为大量的调查反映,在这一范围内有较好的健康结果。蛋白热量营养不良分为三个度数,一度的BMI为17.0～18.4,二度的BMI为16.0～16.9,而三度营养不良的BMI则低于16。如果肥胖病也分为三度,一度的BMI为25～29.9,二度的BMI为30～40,超过40为三度。当然,营养不良或肥胖病是多因素造成的,故在诊断时应该参考其他指数,例如身体结构、能量消耗以及生物化学的指标等。

(5)肥与瘦的问题:临床上对于人的肥与瘦,往往都是依据群体的调查求出一个分布曲线并加以对照和利用的,尤其是以表的形式,以方便对照和应用。这些参考性的表可以有三种形式,一种是以平均数($\overline{X}$)的值列出;第二种是把平均数加上标准差$\overline{X}\pm SD$;第三种则是采用百分位的方式。由大量人口调查得出来的分布是常态的,故一般在平均数的两个标准差内代表了95％以上的调查人口,超过±2SD可以认为不正常。以百分位表达的体重或身高指标可以了解被测者的位置,百分位的五十位为一个中间数,病者的数值落在第5位至第95位内都可以认为是正常的,其外就不正常。而在正常范围内,也可以看到有不同的位置。

但是单独的人体测量指标不能判断出蛋白热量营养不良的严重程度和潜在的死亡率,只有将人体测量的结果与其他因素结合起来才有可能得出更可靠的预测性判断。

(6)临床应用:为了提高营养治疗的水平,下列建议是作为教学与研究的医疗机构考虑的:

记录病人的身高体重并列入病历中。如果病人最近有体重改变,亦应作为一个记录的项目。对于进行营养支持者,应逐日记录体重。

建议使用皮褶厚度测量四肢脂肪面积或四肢肌肉面积,用于那些不适于操作的病者,例如水肿、大块肿瘤、不能活动的病人以代替身高体重的测量。

对重点病人和营养支持的病人计算总体脂肪及FFM。

2.7.4 临床氮平衡测定

了解体内蛋白质代谢,最可用的办法是用氮平衡的方法,因为蛋白质都含有氮。一般食物蛋白质中含氮16%,故1g氮相当于6.25g蛋白质;氮负平衡1g相当于减少了6.25g蛋白质,氮的零平衡即不增不减,而氮的正平衡则是增加了,若氮正平衡1g,亦即体内增加6.25g蛋白质。其理论公式为:

氮平衡＝摄入氮－(尿氮＋粪氮＋皮肤丢失氮＋非蛋白氮＋体液丢失氮) (公式4)

氮的摄入,包括经口摄入及从静脉输入的均可计算出来。最好用微量凯氏法定量,也可以用更方便的化学荧光法测定,这比对照食物成分表或对照食品标签可靠。在一般膳食情况下,大部分氮的排出为尿氮,占全部排出氮的80%(图2-5),此外,氨氮7.4%,肌酐氮6.4%,尿酸氮2%～3%,其他氮化合物1%～2%。尿素大部分经肾排出,极少量在皮肤(汗)排出。在肠道细菌的脲酶将尿素分解为氨与二氧化碳,但在健康人体内氨被重吸收,只有极小量的尿素在粪便中排出。

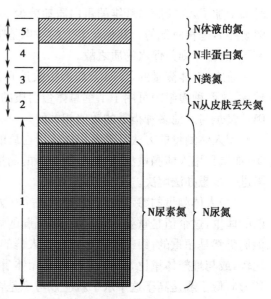

图2-5 住院病人五种氮的丢失方式

尿素氮一般占尿中氮的80%,但若摄入不同的质量时,这一百分比会有变动。蛋白质的生物价值高时,排出量相对会低些。一般临床实验室可以测定尿素氮,是以尿的总氮量乘以0.8求得一个粗略的数值。因为尿素氮在总尿氮中的比例有差异。一些临床实验提示,有肠道吸收不良的病人,其尿素氮的比值为0.75,而吸收正常的病人则可达0.87。蛋白质摄入量的多或少,对这个值会有影响。

在尿总氮中,氨基酸与氨的含量在不同的疾病状态中也有差异,例如代谢性酸中毒与碱中毒时,氨的排泄不同;先天性代谢缺陷的病人当然也会不同。粪便中的氮则是多来源的,其中包括未被吸收的膳食蛋白质、肠道上皮细胞、细菌等。一般粪便中的蛋白质每天可达10g,即1～2g氮。蛋白质的表观消化率(%)可用下列方程计出:

表观消化率＝[(摄入氮－粪便氮)/摄入氮]×100% (公式5)

理论上,如果摄入的蛋白质为100g,而粪的蛋白质为10g,则表观消化率为90%。如以氮为单位计算,其结果是一样的。

膳食蛋白质的不同质与量都会影响消化率,但是如果一天内的食物都没有蛋白质,粪便中每天仍有0.4g氮排出,故蛋白质摄入量很低时,表观消化率也低。因而,没有肠道疾病史的病人,表观消化率平均为88%;而有吸收不良问题的病人约为77%,即有相当大的粪氮排出。从皮肤排出的氮在正常人每天为5mg/kg体重,在没有蛋白质摄入时为3mg/(kg·d)。其余的氮丢失为2～3mg/(kg·d),此值用于男、女成年人。这两种估计值一般是直接应用,而不必靠具体测定求出。

在总氮中,绝大部分为蛋白质,仅有一部分是非蛋白质氮,其量很小,作为氮平衡试验,最重要的非蛋白质氮参与了全身性的尿素氮改变。全身性总尿素氮增加时,血浆的尿素氮也增高(BUN g/100ml),这一数值应从摄入氮中减去,以使全身性的蛋白质计算准确些。因为尿素是分布在全身的液体中的,故可以用Harvey提出的公式计算:

非蛋白质氮 $N(g/d)＝[(BUN_f－BUN_i)×0.6×体重＋(体重_f－体重_i)×BUN_f]/(天_f－天_i)$ (公式6)

式中BUN为血中尿素氮,i代表开始,f代表结束,例如结束之日期减开始之日期为实验期内的天数。体重以kg计。

计算中非蛋白质氮的数值可以是正的,也可以是负的。这一公式的设计是估计体内水分占体重的

60％为基础的,而体重的改变大部分为体内水的改变。对于瘦的病人以及有水肿的病人,0.6这一值会太小;而对肥胖病人及幼儿又会太大,但目前没有校正系数。

最后,体液的排出,例如腹腔穿刺、胃的抽吸液等都含有氮,最好也列入计算之内,用凯氏法或是化学荧光法测定。

(1)测定结果的解释:在临床的情况下,解释氮平衡试验的结果有时是很难的,就算在严格的代谢病房条件下做也如此。有时得出的结果意想不到地高,这很可能是过高估计摄入的氮,例如提供了一定量的食物,实际病人没有吃完;也可能低估了氮的排出或丢失,例如尿的样本没有全部收集齐全。计算上的误差,除了食物以外,还可能没有记录其他部分,例如输了血。体内氮的平衡需要有一个调节至稳定的过渡时间,而临床的氮平衡试验期比较短,一般认为,要一周左右的时间机体才能适应及反映出对所摄入的蛋白质在数量上的改变。

一天与另一天之间的氮排出亦会有改变,在代谢病房,严格地收集尿样本,一天的变异系数亦可达2％～8％,主要原因是肌酐的排出,以及收集时间是否严格而准确。

(2)临床的计算:进行氮平衡试验,要收集、分析多种进食与排出的样本,是一个复杂的组织与分析过程。

氮的摄入首先是从蛋白质的摄入计,如果用配方食物,其氨基酸含氮量不一定是16％,故应根据实际用一个合适的折算方法。五种氮排出的途径都可能以不同的方法求出。总尿氮是测量24小时所收集的尿样本,这样的样本必须有保存剂(例如盐酸),必须混合均匀,测量总量及抽样。如果收集时有遗漏或收集时间不准,都会造成大的误差。Candio认为,收集12小时的尿测定尿氮后再乘以2,可相当于24小时的量,这种做法有待证实,最好仍是收集24小时的尿液,收集容器放好保存剂。如果临床的实验室只能测定尿素氮,则可以用下列的公式求出总尿氮量:

$$总尿氮 N(g/d) = 尿素(g/d)/A1 \quad (公式7)$$

A1是尿液的尿素氮/总尿素氮的计算值,此值是由膳食决定的,如用配方食物时平均值为0.85,这一数值与使用静脉营养的配方没有多大差别。对于大部分住院病人在蛋白质供给条件下,尿氮(g/d)大约相等于尿素氮再加上1.5～2.0g。

粪氮量的差异很大,0.2～3.5g/d,但以游离氨基酸的处方作为蛋白质给予时,其值最低;而病人食用固体食物时最高。一般肠内营养的配方,粪氮在0.6～1.9g/d之间。还有一个方法可计算粪氮,将病人摄入的氮量乘以1.0,减A2(这是蛋白质的表观消化率),相当于下述方程式中A2。用管饲配方食品的病人,A2为0.92(即92％)。全静脉营养而没有肠疾病的人,粪便氮丢失为0.2～0.5g/d。

皮肤的各种丢失氮的可能因素,临床上是不予测定的,一般以7mg/(kg·d)用于男性,8mg/(kg·d)用于女性,这一数值是正常健康人摄取配方食物时求得的。

至于计算非蛋白氮,应该从开始收集到尿液收集终止之时测定体重及血尿素氮,公式6计算非蛋白氮的改变,而这一改变在临床条件下是小的。

很少用计算方法求液体渗出或排出的氮,例如腹水的排放,当然可以将液体作测定,以求出总的氮量。

最后,可以用不同的方法求出氮的平衡,如果尿素氮是唯一可以测出的氮丢失,则用下列公式求得:

氮平衡(g/d)=氮摄入-[(尿素氮/A1)+(1.0-A2)氮摄入+(皮肤丢失氮、非蛋白氮、排出液体的氮)] (公式8)

除尿素氮以外,如果把其余的氮丢失都加起来成为一个约数(A3),可以简化计算,因为氮的摄入为15～16g/d,如果用管饲,A3是每天2.6～4.1g(平均3.1g/d);如果用全静脉营养,其值则稍低一些,大约2.5～3g/d,这是以要素膳供给所观察到的,其公式为:

$$氮平衡(g/d) = 氮摄入 - (尿素氮 + A3) \quad (公式9)$$

在吸收不良的病人中作系统观察的一些实验求出A1值为0.75～0.85;表观消化率即A2为0.82～0.92;总氮的丢失,包括从皮肤丢失的氮,即A3为4.3～4.9。

(3)具体病例计算:患者女性,55岁,因化学性肝炎住院3个月,入院时有呕吐、恶心、厌食等症状,身高170cm,体重47.3kg,为经常体重的78％,理想体重的80％。

按病人特性供给设计好的膳食,但如胃口不佳,体重继续下降。取 3 天的平均蛋白质摄入量及尿素氮总量作氮平衡计算,结果为负平衡,每天 7g。

后以多聚合的混合配方每天提供 1800kcal,61g 蛋白质,用鼻空肠管饲供给;每日再用口服补充热量 400kcal 及 15g 蛋白质,病人的体重增加至 49.1kg。继续重复 3 天尿液尿素氮测定,平均为 7.7g/d,她的血浆尿素氮在 3 天内从 7g/100ml 升到 9g/100ml,3 天内其体重增加了 0.4kg。这一膳食供给继续使用至出院。

下面是每日氮平衡的计算:

N 摄入(g)=膳食蛋白质(g)/6.25=76/6.25=12.2g

尿 N(g)=尿液尿素 N(g)/A1=7.7/0.85=9.1g

粪 N(g)=(1.0−A2)×摄入 N=−1.0×1.22=1.2g

皮肤丢失 N=(三天中间的体重)×0.0008=0.4

非蛋白质 N(g/d)=[(血浆尿素 N_f−血浆尿素 N_i)×0.6×体重$_i$+(体重$_f$−体重$_i$)×血浆尿素 N_f]/(天$_f$−天$_i$)

=[(0.09−0.07)×0.6×49.1+(49.5−49.1)×0.09]/3

=0.2

体液排出 N=0.0

因此,氮平衡=12.2−10.9=1.3g

若用公式 9 计算,其氮的丢失为 7.7g 加配方食物的 A3 为 4.3,从摄入氮中减去,则为:

12.2−7.7−4.3=1.1(与公式 8 计算相差 0.2g)

计算出的氮平衡值可以用来估计增长了的 FFM,如果测出体内的组织结构是稳定的话,可以将氮转为蛋白质。体液的稳定值也是可以算出的,例如,病人在 3 天内增加体重 400g,大约 24.4g 为蛋白质,125.1g 为 FFM,以 FFM 的 19.5% 作为蛋白质来计算。但这种计算较少应用。

(4)临床应用对严重的临床病例,如营养严重缺乏的病人,一个重要的问题是能量与蛋白质是否足够,使体内有新的组织生长。故氮平衡应该作为一个指标。

大部分住院病人可以测定尿的尿素氮,以了解总的氮丢失;最好在治疗前做一个氮平衡,这样就可以创立一个氮平衡的基础条件,用于前后对比。对结果应该有恰当的解释。合成代谢水平一般为每天+2~+4g。如果资料和操作严格,氮平衡是提供营养治疗效率的可靠证据。

2.7.5 血液生物化学的指示物质

血液生物化学的指示物质(biochemical markers)基本上是蛋白质,用于提示营养状态、估计并发症的危险性及筛查营养治疗的效果。血液的蛋白质样本可以从静脉中取得,在大多数情况下,测定简易而准确。但是,要选择哪种蛋白质作为分析对象,并且对结果有一个适当的解释,需要明确以下几个问题:

1)被选择的血浆蛋白质的浓度是如何与整体蛋白质相联系,如何与总体蛋白质的改变相关联;

2)血浆蛋白质是如何与整体总蛋白质的量及改变速率联系的;

3)是否血浆蛋白质的浓度与病人的预后有关。

(1)血浆白蛋白水平:血浆白蛋白是一种能够在一定程度上回答上述三个问题的蛋白质,是需要明确什么是血浆蛋白质的决定性因素。可以说,影响血浆白蛋白浓度有三个独立的因素,即白蛋白合成的速度,白蛋白分布在多大的空间(即其容量有多大,有什么特性)以及白蛋白分解代谢的速率。除这三个因素之外,还有两种因素发生在病人身上,即:是否会有大量的白蛋白丢失,体液是否会有分布状态的大的改变。

白蛋白的合成相当于每日蛋白质摄入量的 6%,肝细胞是合成白蛋白的机构,其合成速度为每日 120~270mg/kg 体重,生物合成率受膳食蛋白质的质量、气温、合成局部的血浆胶体膨胀压力等的影响。在有甲状腺功能低下症时,白蛋白的合成率低;血浆皮质醇水平过高,生理上的应激、肝实质的病变也会使合成下降,可见影响的因素很多。但是,一旦白蛋白的分子被合成,它就进入血流并分布在血管的内、外空间(总的体内白蛋白池),在正常情况下是 3~5g/kg 体重,其中 30%~40% 在血管内。血管外的白蛋白存在于瘦组织中,总量的一半在皮肤内。在外科手术、烧伤的病人中,血管内的白蛋白移到血管外;但在半饥饿状态的病人,则正好相反,白蛋白从血管外移入血管内。白蛋白的转移率,从一个组分到另一个组分的转移,在肝、胰及肠道都比较快。

白蛋白的主要代谢部位在肠道及血管内皮,白蛋白池每天约代谢掉总量的 6%~10%。白蛋白的半衰期为 14~20 天,并以相同的几率出现于新、旧分子的崩解中。在应激情况下,在高代谢、癌症以及诸如库欣综合征等疾病情况下,白蛋白的分解代谢加快;但在半饥饿状态和低代谢的情况下,白蛋白的分解代谢减慢。因此,也有多种因素影响白蛋白的分布与分解代谢。

在烧伤,肾变性及丢失蛋白质的各种病症都会使白蛋白大量丢失,最后,由于水潴留与失水,可引起白蛋白在血液浓度上从减少到增加,也可以相反。

因此,血中白蛋白浓度取决于很多影响因素,包括合成速度,分布范围,分解代谢的速度,有无大量丢失的渠道等(表 2-7)。

表 2-7　疾病状态下白蛋白的代谢

疾病状态	讨论
1. 营养不良 　半饥饿状态但均衡膳,蛋白质 　不足,但能量足	血中白蛋白水平保持,但池的容量变小,白蛋白从血管外转入血管内,合成及分解 　都下降,降低白蛋合成,血中水平下降
2. 内分泌	
低甲状腺激素	血中白蛋白水平下降,血管外转入血管内
甲亢	血中水平及池大小不变,合成及分解都增加
过高类皮质激素	白蛋白池不变,增加合成但肾排出增加
癌样综合征	合成下降,因为色氨酸不足
3. 肝衰竭	血白蛋白水平下降,合成下降,血管外损失(腹水),急性期反应而丢失
肝硬化、肝炎(慢性)	肝衰竭,并可能有抗白蛋白抗体
酒精性肝病	抑制白蛋白合成
4. 胃肠道	肠梗阻及肠病变引起丢失
5. 肾病	
慢性衰竭	维持白蛋白水平,若继续丢失,血管外向血管内移
肾小球病	从白蛋白尿中丢失
肾变性	白蛋白分解代谢增加,白蛋白尿丢失
尿毒症	减少白蛋白合成
6. 先天性心力衰竭	降低血中的水平,因为血的稀释
7. 肿瘤	肿瘤及放射治疗均增加白蛋白分解代谢
8. 烧伤	从血管外大量丢失,从皮肤表面丢失、应激
9. 应激	降低血中水平,降低合成,增加分解
10. 老龄	70 岁以上合成减少,未明

(2)半饥饿状态的动力学:当蛋白热量营养不良时,白蛋白的合成迅速减少并成为负平衡。但如果蛋白质摄入继续减少,则分解代谢也会减慢,使白蛋白的丢失不致太快,而且从血管外转移到血管内,这是一种保存白蛋白的适应性措施。但也有例外,一些缺乏蛋白质的病者血中,白蛋白下降得很快,很可能是与体内蛋白质、肌蛋白质等耗竭,脂肪肝影响肝功能等有关。

(3)生理应激时的改变:创伤与发热状态及传染病等,血中的皮质醇、白细胞等都升高。在7~8小时内,急性期反应物质升高,包括血纤维蛋白原、结合珠蛋白、α-糖蛋白、C-反应蛋白等,同时合成的血浆蛋白,包括白蛋白、前白蛋白、运铁蛋白等都降低。由单核细胞合成的白介素-6、白介素-1α及白介素-1β、肿瘤坏死因子或恶病质等,都是主要的单细胞素(monokine),是调节急性期蛋白合成的因素,随着严重的创伤以及选择性手术而出现。反作用的激素,包括高血糖素、肾上腺素及皮质醇也都因为创伤而激起反应,并影响底质的有效性与全身的蛋白质代谢。急性期蛋白的增加与创伤的程度增加同步。

创伤时的低白蛋白血症是由单细胞素与反作用激素引发的,原因是厌食、蛋白质的前体即氨基酸减少,使白蛋白的合成降低,分解加快,故在应激期,血中的白蛋白一直处于低水平。由于白蛋白由血管外向血管内转移使血管的渗透性改变等,所以血浆白蛋白水平是蛋白质合成速度的一个不灵敏指标,也不是整体白蛋白块与白蛋白平衡、整体白蛋白块与氮平衡及急性分解代谢病等的灵敏指标。但血浆急性期蛋白(即C-反应蛋白质)可以用作生理应激存在的指示,并可以看到白蛋白的作用。

(4)白蛋白与全身蛋白的关系:好几个研究表明,体细胞群与血浆白蛋白有强的相关。一些实验也提示,白蛋白的相对改变与全体的蛋白质改变差不多相等,但是将这种情况无限推广就会有问题。例如,一个病人有精神性厌食可以引起肌肉与肝脏萎缩,但是血浆白蛋白水平可能还是正常或是接近正常的,正如前面所提及的。随着急性损伤或分解代谢病的发生,血浆白蛋白水平是独立于疾病而存在的,不受全体白蛋白及总体蛋白块大小的影响。

(5)血浆白蛋白水平与预后血中白蛋白水平是否与死亡率有关系,这是一个长时间的命题。Hermaun研究了15511个40岁以上病人的血浆白蛋白水平(在入院48小时内测定),并以≥34g/L(3.4g/100ml)为正常值。其中低白蛋白血症者占21%,作者发现低白蛋白血症者与正常对比,住院时间延长,死亡的危险因素增加,同时再住院的机会大于白蛋白正常的病人。所有这些发现在统计上都有明显的差异,例如,低白蛋白血症的3241人的死亡率为14%,而正常的12270人的死亡率为4%(P<0.0001)。最近Hirch发现血浆白蛋白高的病人在选择性手术中发生并发症低,而其他同样病人则可因并发症而不能生存。很多同类观察也支持这一发现,同时认为白蛋白对抑制炎症反应、抗氧化效应等有关。

(6)临床上的应用:血浆白蛋白可以作为预后的一个指示物,在许多条件下已被认定。但白蛋白是否也是一个营养性的指标,仍有争议,因为营养状态尤以蛋白质的营养状态与白蛋白的合成有很大关系,而白蛋白水平又与预后有密切关系,白蛋白正好是这两个大方面的桥梁和杠杆,加之,血浆白蛋白还有许多功能是十分重要的,包括免疫能力、与药物的结合作用、血小板的集结作用等。但这些都是功能性的问题,不是营养程度的反映。相反,低白蛋白血症则是一个可靠的指示物质,说明病人处于危险状态,并且最好立即采取措施,给予营养支持和治疗。在住院期间,筛查和监测白蛋白水平可以提供病人营养状态的信息及疾病、失水状态和康复的能力。但多数人认为不适于用作一个独立的蛋白质营养水平的指示物,以免误导于万一。

(7)蛋白热量营养不良的分类:过去把蛋白热量营养不良分为干瘦型与水肿型,这些症状主要在儿童中出现。干瘦型病人的脂肪及去脂体块严重耗尽,细胞外液小量增加,能量消耗低,血浆白蛋白正常或稍低等。相反,水肿型病人的体脂一般能保存,而去脂体块却大部分耗竭,细胞外液大量增加,也会发生高代谢,肝脏有脂肪浸润,低白蛋白血症则是严重的,机体功能也受影响,例如影响免疫能力等。这是过去发生在发展中国家住院儿童中的问题,也是当时历史条件下的分类,因而一直沿用。有的学者认为,也许今天可以把这两种病人分为蛋白热量营养不良中具有与不具有低白蛋白血症两型,这样在治疗上有更强的针对性。

其他生物化学指示物质见表2-8。

当前,临床检查病体前测量人体状况的设备有了极大的进步,包括用X射线分层摄影,和多普勒效应测量不同的部位,以及用稳定同位素标志的方法测量体内的营养物质代谢等,都在发展和应用之中,上述的方法则是经典的方法,但耗费比较低,一切检查都要考虑需要和可能,而各种选择都根据实际情况而选,在此不多论述。

表 2-8　用于营养测量的血清蛋白质

血清蛋白质	分子量 (Daltons)	合成部位	正常值±SD (或范围)	半衰期	功　能
1. 白蛋白	66460	肝细胞	45(35～50)	18～20 天	维持血浆压力,携带小分子
2. 运铁蛋白	79550	肝细胞	3.3(2.6～4.3)	8～9 天	运输铁至骨髓
3. 前白蛋白	54980	肝细胞	0.3(0.2～0.4)	2～3 天	与 T_3 结合,小量与 T_4 结合,视黄醇结合蛋白的携带者
4. 视黄醇结合蛋白	20960	肝细胞	0.372±0.0073	12 小时	运载维生素 A 与前白蛋白,非键性结合
5. 类胰岛素生长激素-1	7400	肝细胞	0.83IU/ml (0.55～1.4)	2～6 小时	是一种多肽,对脂肪、肌肉等有合成代谢作用
6. 纤粘连蛋白 Fibronectin	440000	肝细胞及其他组织	2.92±0.2 血清 1.82±0.16	4～24 小时	是一种糖蛋白,存在于多种组织,与愈合有关

3 消化系统疾病的营养

3.1　消化系统及有关疾患的营养概述

消化系统是人体消化和吸收的主要器官和场所,这一系统包括胃肠道以及消化器官,理所当然和人体的营养有直接的、相互依存的关系。消化系统的疾患,又是我国常见的病种之一,波及所有的年龄组,但本章提及的,与从整个系统去讨论疾病有些不同,只是从营养的角度去思考。消化系统的解剖,从口腔直到肝门是易于了解和查知的,各段落在进食,消化和吸收过程是十分重要,其间的重要激素见表3-1。

表 3-1　胃肠道的重要激素

多肽名称	作用	分泌部位
胃泌素	刺激胃酸分泌 对胃泌酸腺黏膜的生长	胃窦,十二指肠
胆囊收缩素	胆囊收缩,分泌胰酶,分泌胰腺碳酸氢钠	十二指肠,空肠
分泌素	胆、胰碳酸氢钠分泌 胃蛋白酶分泌 胰分泌细胞的生长	十二指肠
胰高血糖样多肽	刺激胰岛素分泌	十二指肠,空肠
多肽 YY	抑制胃酸分泌	回肠
能动素	刺激胃及十二指肠活动	十二指肠,空肠
胰多肽	抑制胰碳酸氢钠分泌	空肠
血管活性肠多肽	抑制胰酶分泌 括约肌的放松 肠环肌的放松 刺激肠液分泌及胰液分泌	胃黏膜
胃泌素分泌多肽	刺激胃泌素分泌	胃黏膜
P 物质	引起疼痛的放缓	脊神经元
脑啡肽,内啡肽类,强啡肽(dy narphin)	刺激平滑机收缩 抑制肠液分泌	未明
生长因素抑制因子	抑制胃泌素分泌及抑制其他多肽激素释放,抑制胃酸分泌	胰岛
胰升血糖素样多肽-1 及胰升血糖素样多肽-2	增加细胞增殖,减少凋亡,减少活动	胃肠道的内分泌细胞
胰岛素样的生长因子-1	增加细胞增殖	肠黏膜细胞
组胺	刺激胃酸分泌	泌酸腺黏膜细胞
瘦素神经肽	调节下丘脑对食物的摄入	脂肪组织主细胞
Ghrelin	增加食物的摄入 生长激的释放	胃内分泌细胞

(Furness. J. B,2003)

3.2 胃及胃的疾患与营养

从临床上的研究观察提示,胃对正常的营养有非常重要的作用。全胃切除、胃窦或是胃次全切除,都可以使人体对食物的吸收不同程度地减弱,病人进食时会出现种种症状,使进食量受到种种限制,如果同时有吸收不良及一吃就饱两种症状,很多术后病人就会出现营养不良,有的具体表现为缺铁性贫血,或是骨质丢失,如果属胃全切除,维生素 B_{12} 的缺乏会在数年之内出现,但静脉注射维生素 B_{12} 可以避免。这些临床观察说明,胃对于促进消化和提高吸收营养物质都极为重要。

胃分泌内因子、胃酸及酶,这些物质对消化与吸收都很重要,加上胃的活动,例如把食物揉碎为小块,使食物进入小肠后更易于消化。同时,胃也是一个食物的贮库,不但可以使食物留在胃的消化时间不至于太短,使食物进入十二指肠,接受酶解的过程节奏化,以利于消化酶对食物的作用,也利于使食物液化以及吸收的作用(表 3-2)。

表 3-2 胃内主要分泌物

细胞类型	产物	功能
胃内表面细胞	黏液	润滑作用
胃窦细胞	碳酸氢钠	
	三叶多肽	俘获作用
胃壁细胞	氢离子	蛋白质的消化
	内因子	与维生素 B_{12} 结合
主细胞	蛋白酶原	蛋白质消化
	胃脂酶	甘油三酯消化
内分泌细胞	胃泌素	调节胃酸分泌
	组胺	
	抑体素	

(1)分泌与消化:胃酸分泌的黏膜大都在胃底,从胃、食管接口处延伸到胃窦,当机体看到和嗅到食物气味时,胃神经反射就激起胃壁细胞的分泌。茶中的咖啡因及其他生物碱、酒精、钙离子、胃内高浓度的胃酸及蛋白质等,当与胃窦黏膜接触之后,胃蛋白酶就释放胃泌素这种激素,而激素又刺激胃酸的分泌。当食物抵达小肠之后,食物中的蛋白质亦刺激胃的分泌,但是脂肪进入小肠时则相反,抑制胃液分泌,结果是,膳食摄入约 90 分钟之后,胃酸分泌到了高峰,并维持 3～4 小时。胃内的酸碱度,因食物及时间而有差异,如果膳食含有丰富的可溶性蛋白质,很多初期分泌的酸就被缓冲,pH 的下降慢于摄入固体且又难溶的蛋白质。

盐酸是胃液分泌的主要构成,在空腹状态下,高浓度的胃酸可以杀死细菌及寄生物,使传染病难以入侵。胃酸对食物的消化也很重要,它稳定无机铁。如果胃次全切除,则胃酸的分泌仅为正常的 20% 或更少,铁的盐类的吸收就差。对正常的胃来说,如果服食抗酸药物,诸如西咪替丁后,胃酸的分泌也就受到限制。铁盐在 pH4～6 的时候是不溶解的,亚铁则能在这种 pH 条件下溶解,铁盐在更低的 pH 之下,可以变成亚铁盐,并进入十二指肠而被吸收,胃的酸度也可以使蛋白质结合的维生素 B_{12} 分离出来,并与胃的内因子结合而吸收。

胃的内因子是因为胃泌素与神经的刺激下,在胃底的壁细胞分泌的。胃主要分泌肽,是胃蛋白酶原Ⅰ及胃蛋白酶原Ⅱ,二者都被胃的主细胞及胃腺颈部细胞分泌,胃蛋白酶原Ⅱ也被胃幽门的腺细胞分泌。胃脂酶也受胃泌素的作用,由主细胞分泌。此外,唾液的淀粉酶以及少量的咽部脂酶伴随食物在被吞入胃之后,仍然有一定活性。

胃的内因子对于维生素 B_{12} 有高度的亲和力和专一性,内因子在胃黏膜的分泌量一般大于实际需要

100 倍之多,因此,胃次全切除的人,也很少发生维生素 B_{12} 的缺乏,因为次全切除还保留大约 10%～20% 的可分泌内因子的黏膜。未做过胃手术而出现维生素 B_{12} 缺乏的人,如发生恶性贫血症,多数是因为存在萎缩性胃炎而引起,这种病多发生于老年人,主要为胃底黏膜的炎症及萎缩。还有一些患有自身免疫的人,抗体是形成内因子来对应壁细胞或其他组织的,抗体阻断了内因子与维生素 B_{12} 的交联,或是与回肠的维生素 B_{12} 载体联结,使维生素 B_{12} 的运转失败。

在胃酸的作用下,胃蛋白酶原与一个小的多肽分开,成为具有活性的蛋白酶,在 pH4.5 以下,胃蛋白酶分解蛋白质,它是一种内肽酶,有广泛的很高的活性,分解与芳香族氨基酸连接的肽键,将蛋白质分解为多肽。在胃内,仅有 10%～15%的肽键能打开,但这一少量的水解肽却使进入十二指肠的蛋白质更容易被胰的内、外多肽酶所分解,因为胃蛋白酶使胃内的蛋白质初步变性,使卷曲的蛋白质分子伸直等,有利于内肽酶的酶解作用。同时也因为胃的水解、增加碳末端氨基酸的数目,更容易被胰的羧肽酶所分解,另外,在胃形成的一部分多肽,又可以刺激胃酸和胰液的分泌。

胃及咽的脂酶与胰的脂酶不同,胃及咽的脂酶分子量小些,并且最佳作用的 pH 也低,尤其是在 pH 3 时很稳定。人类的大部分脂酶在胃底分泌(啮齿类动物却主要在唾腺)。这种脂酶对水解甘油三酯十分重要,尤其在婴儿期的开始阶段,当时胰脂酶还不成熟,成人的脂肪消化估计有 10%～15％在胃完成,但在胃产生的游离脂肪酸,可以使下一步在小肠内胰脂酶的作用下加快分解,因为初步分解的脂肪产物,有助于脂肪的乳化。

吞下的唾液淀粉酶,在胃的 pH 3 条件下被破坏,但饭后胃的 pH 高于 3 还存在一段时间,这种酶还可以活动,而且胃的 pH 不一定到处都一样,包围在胃底唾液中的食物,pH 可以较高,而且食物团块内部的 pH,不是一下子就可以改变,因此,估计食入的面包或米饭,有一半以上是在胃内被淀粉酶消化的。

(2)胃的磨与筛作用:咀嚼固体食物并吞咽后,食物成为略大于 1cm 直径的团块,但这些食物包括肉或米饭,在离开胃的时候却小于 1mm;其中一半小于 0.06mm。胃可以磨细大块的食物成为小的细粒或食糜,而且可以把大的筛出并留在胃内再磨,把小的送入十二指肠。磨碎、过筛及推送这几个过程似乎是分阶段的,例如,以直径 0.25mm 放射标记的肝块,与一个核素同时食下,同时又以 10mm 大的肝小粒和另一个核素服下,结果,0.25mm 大小的肝粒很快通过胃,30 分钟后 10mm 大小的肝粒才开始通过,通过时已磨成直径很小的肝末了。

一些固体食物在磨与筛之后,留在胃的远端,如果要通过胃的食物粒子的大小突然变大,又如果幽门及距离胃窦末端 4cm 处都切除了,食人用放射性标记的肉,其大小大于 1mm 都排空了,要知道胃溃疡手术正好是把胃的远端切除。

正常胃远端三分之二的位置,具有很大的蠕动力量。每分钟蠕动 3 次,有力的收缩环从胃的远端扫向幽门,并将液体和悬浮的食物向十二指肠推进。在这一个收缩周期的早期,有一部分胃内容物通过被压力打开的幽门,但是,有时收缩波到达之前幽门已关闭了,因此,在收缩波的后期,胃窦继续缩窄其直径,而关闭的幽门瓣阻止胃内容物溢入十二指肠。在这种情况下,胃内容物无处可泄,只有突然逆向推向胃的近端,这是一种有次序的往复运动,并已经用逼真的超声摄影、电影放射摄影等方法所证明。

大部分食物在离开胃的时候,其容积小于 1mm,而幽门在缩窄时的最小孔径为 2.5mm,因此,胃将食物磨碎至 1mm 并不是与幽门的大小孔径有关。最近的一些意见认为,过筛作用是伴随着流体动力学作用的。有一个学说认为:最小的粒块有最小的惯性,在收缩波发出的时候,它们就总是走在较大粒块的前头,每一个收缩周期,只是最小的粒块在收缩的逆向之前通过幽门进入十二指肠。有两个实验观察是支持流体力学的说法的;其一是,比水的比重大的塑料小球,以及大小一样但与水一样比重的塑料小球同时进入胃时,比水重的小球排空慢,这说明惯性大的走得慢。其二是,若增加胃内容物的黏度,使可以通过胃的粒块变大,因为在这种情况下,惯性的作用变小了。

胃具有将食物磨碎至很小粒块的能力,极大地帮助在小肠的消化,因为磨细的粒块的体表面积变得很大,胰酶可以接触更大的食物表面而起作用。这一点,在动物(狗)的实验中得到证明。

因为胃溃疡或是肿瘤做胃次全切除的人,摄入正常的饭食(即固体的正常食物),胃排空速度可以比正常快二分之一到四分之一。其中一些术后的人,在消化和吸收上会因此而受影响,这些人排空脂肪慢且吸收差,主要的原因是食物的粒块较大之故。

(3)食物在胃贮存的动力学:与胃窦不同,胃的近端三分之一是不蠕动的,这一部分肌肉的张力松弛,可以承受大容量食物的进入,因此,这一个区域是用作液体及固体贮库,肌肉的松弛是由于迷走神经的反射所作用的,而迷走神经却是因为食物的吞咽,喉部和食管的扩张所引发的信号刺激的。胃前部缓慢地将固体及液体食物推向胃的远端,而远端则是通过强有力的蠕动将食物磨碎并推进到十二指肠,已如前述。液态的食物组成随着重力而流动,加之,高张的压力从胃近端的扩大及大容量的食物一起在胃与十二指肠之间产生液体压力的梯度。有时,重力和压力的梯度已有足够的力量将液体推过胃窦进入十二指肠,而不必使用胃窦的蠕动力,但在另一种情况下,即如果胃内容物的容量小,张力和重力低,那就要用胃窦的蠕动来完成上述的做功。

食物进入十二指肠,亦即贮存于胃的食物排空过程是有严密调节的,故进入十二指肠的速度是稳定的,食物的总容量大小都是如此,因为小肠有化学感受器,在感受到有食物存在于肠道内就抑制胃的排空。很多种糖类,包括葡萄糖、蔗糖、乳糖、麦芽糖、麦芽三糖等,以及脂肪酸、单甘油酯、少数几种氨基酸以及可滴定的酸度等,都可以激发对胃排空抑制的反馈信号,而抑制的强度也与到达小肠的食物容量成比例。

如果葡萄糖的浓度超过 200mmol/L 就可以开始对胃排空抑制,若浓度为 1000mmol/L 可达到最高抑制点。但这一浓度已高于葡萄糖在肠道运载的浓度,因此,如果肠内浓度高于 200mmol/L,每厘米肠道所吸收的葡萄糖量是恒定的,如果葡萄糖进入肠道的速度快些则肠道需要用于吸收的时间却要延长些,肠道中这样高的浓度,反馈信号在这么短的肠中已不受控制。但是肠道黏膜接触的面积越长,总的抑制信号就越大,最高的抑制点是至少要有 50% 的小肠原有长度,因为有这样的一个可以计量的反馈系统控制,所以饮用葡萄糖浓度在 200~1000mmol/L 的糖水时,进入小肠的速度还是保持在 0.2mmol/min,因为肠道的吸收能力并不是胰的水解能力,也不是黏膜的酶解能力,而是一种对多聚营养物质限速的吸收。肠道接触麦芽糖或麦芽三糖的长度(这些多聚糖最后变成葡萄糖)与同等量的淀粉是一样的,即是说,同等热量的淀粉或葡萄糖,二者在胃排空的时间上是一样的。

与葡萄糖不同的是,脂肪酸的主动运转受肠道的被动扩散而吸收,故吸收率并不是恒定的,但却与肠腔内的浓度成比例(正常在饭后为 5~25mmol/L),而脂肪酸的吸收比葡萄糖慢,因此,一半以上的小肠(但已足够发出胃排空的抑制信号)都被脂肪酸所接触了,而且这种接触不受浓度限制(从 3~27mmol/L 都可以),但是对于反馈信号的强度,却与浓度大小有关,因此,脂肪具有发出最高的胃排空抑制信号的能力。

小肠的不同部位都能发出抑制胃排空的信号,因而小肠可以使胃近端处于松弛状态,亦即减少食物进入胃窦的速率,并且可以完全停顿胃窦的蠕动,取消向幽门的推动作用或是对固体食物的磨碎作用等,也能使幽门关闭,增加对胃输送液体的抵抗,即可以缩窄十二指肠的入口,减少十二指肠的接受能力和抵抗胃的溢出能力,这些反应既受神经的支配,也受小肠所分泌的激素支配。

营养素在小肠对胃排空的细致调节,使消化、吸收与代谢都得到落实,也使营养物质进入小肠的速度,在小肠吸收能力的限度之内,即能够被胰酶以及肠黏膜的酶完全水解后才到达小肠的远端,也可以说,就正常人而言,所有食物到达小肠的中部时已被吸收了 85% 左右。

在胃的次全切除以后,消化过程的程序乱了,尤以对胃的排空。部分被切除的胃也难以控制排空的速度,因而含有食物的胃内容物,排空得很快。当胃切除过的病人摄食含有葡萄糖、脂肪及蛋白质的液体,大部分蛋白质和脂肪都在到达小肠末端、回肠之前未被吸收,但葡萄糖则在小肠的中部吸收了。虽然病人的胰液分泌是正常的,但胰酶的浓度低,因为被急速的胃排空稀释了。蛋白质与脂肪的吸收极低,其中主要原因是底质与酶的浓度之间不平衡,加上食物通过的时间太快,在小肠范围内来不及水解,葡萄糖有效地吸收,说明了小肠还是具有主动吸收的潜力。然而,正因为对葡萄糖的急剧吸收,以致引起病人出现高血糖,以及出现糖尿,有时却会转变为低血糖。最后,不正常的食物急速地进入肠道,而肠道内又存在不正常的、未经吸收的食物,这种紊乱状态,激发小肠产生各种临床症状,即所谓倾倒综合征(dumping syn-drome)。这种综合征包括一吃即饱,以及发生见到食物恶心的症状,这首先是难以使病人食下需要摄入的食物。

3.3　胃、食管疾患的膳食

3.3.1　胃、食管反流症

过多的胃内容物反流到食管引起溃疡性食管炎,以及心口烧灼感。严重的病例还会导致并发食管溃疡或食管闭塞,这种异常的病因是食管下括约肌的虚弱与功能不全引起,以至于使酸性及消化性胃内容物浸泡、侵蚀食管下段的黏膜,结果使这些内容物很慢才能流到胃中去。这种情况常常发生在晚上病人躺下或入睡以后,以致胃液长时间作用于食管黏膜,产生不良的后果。

病人的主诉往往是心口灼烧感,尤以食用刺激性的食物,包括辣椒、胡椒、酸果、油腻食物、浓茶、酒等都会激发这种症状。有的人对某些特殊食物会出现反应,但因人而异。病人有时察觉到某些食物是会引起自己的肠胃不适的。

引起胃部烧灼感的特殊食物,使胃内容物反流到食管,引起炎症,至少有三种途径:

(1)是因为这些食物有高的张力,收敛性大,或是酸性强,这样就可以在有炎症的黏膜刺激感觉神经,引起烧灼感。用稀盐酸可以引起同类的反应,这说明酸性大的水果是能引起烧灼感的原因之一。

(2)不良的食物往往引起胃强有力的分泌,因而推动了食管反流,尤其是酸性及胃液性的液体,尤以病人具有不全的低食管括约肌,这一种情况见于饮用浓茶或咖啡时发生。在健康人中,咖啡可以增加低食管括约肌的收缩,其收缩程度与咖啡的浓度成比例。但对于低食管括约肌功能不全而又有心烧灼感的病人,则没有这一种浓度的比例关系,因而不能对咖啡做出反应,却能使胃产生强有力的分泌。为避免这种强烈反应可以在饮用咖啡之前先服用甲氰咪胺这类抗酸药,当然,最好不饮用这种饮料。

(3)通过释放胃肠道激素,或是刺激神经反射,因为食物可以使下食管括约肌放松,也使胃食管回流的屏障放松而反流。脂肪性食物,大量饮用白酒类(180～300ml)都具有这种作用,因为酒精是一种有力的促使胃分泌的物质,因而往往可以引起反流的发作。

对于有胃、食管这种病症的人,膳食的引导是劝阻其不要一次性食用大份量的膳食,尤以晚餐。戒酒、避免饮用浓茶或咖啡之类刺激性的食物,也避免含脂肪多的食物。睡前食用大量食物很容易使酸性的胃内容物反流。此外,病者也可以自己总结经验,对于那些最容易引起心口烧灼的食物和饮料不要选择。

3.3.2　胃溃疡的膳食

给胃溃疡的病人以饮食指导,可以缓解胃的疼痛。使用蛋白质食物缓冲酸的作用,以及在急性期内使食物更加合理,多餐少吃,以便能够使胃内经常有缓冲的物质,又不至于引起胃酸过多分泌等。胃溃疡病人的食品往往选择含有富于蛋白质的蛋和肉,但含油脂多,油脂可以抑制胃酸的分泌以及减慢胃的排空。食物尽可能做得细一些及比较柔软,不至于引起溃疡面的刺激。劝导病人不食用能引起胃疼痛的食物,这一点多数病人是接受的,包括不用酒类、调味剂、化学剂等。

在过去治疗胃溃疡的饮食原则中,有一部分存在着争议,含蛋白质丰富的食物,如奶及奶制品,它一方面有较大的缓冲力量,同时也是有力地促进胃酸分泌的物质。一日多餐次地食用可以引起一天24小时胃内都有酸的流动,缓冲食物提高的胃内 pH,但不是中和胃酸,不能像抗酸剂那样起中和作用。至今仍然不清楚低 pH 的酸对病灶的损害大呢,还是可滴定酸度在高 pH 的作用大,因此,有人认为用食物来缓冲胃酸不一定合适。相反,新近发现很多抗酸药物倒是非常有效的。现时考虑的是,有时为了抗酸和减少胃排空的速度,采用高蛋白和高脂肪的食物,这将会在有胃溃疡病人中继发引起动脉粥样硬化的发病。此外,一些实验观察未能证明高膳食纤维有助于胃溃疡伤口的愈合。总之,胃溃疡病者的膳食调节是重要的,不应放弃对病者有效的措施,但今天也应该进一步审定20世纪五六十年代的一些结论。

3.4　短肠综合征

短肠综合征(short-bowel syndrome)出现于小肠的大部分切除之后,病人以腹泻、水电解质紊乱、吸收不良以及营养不良为主要特征。为了深入了解这一病态过程,有必要回顾有关的一些问题:

3.4.1 小肠切除前后的重要生理改变

胃的排空这一问题前段已经较详细地提及,食物性混合液进入肠道是受胃排空调节的,并与食物的渗透压有关;对于可消化的固体食物,进入肠道的调节与其颗粒大小有关;更重要的是,与短肠综合征最有关系的问题是食糜到达肠远端对胃排空抑制的作用,如果失去这种作用,消化过程就被打乱了。

下面回顾小肠、结肠及回肠三个肠段有关的问题:

(1)小肠:在小肠的运动中,回肠比空肠慢三倍,回盲瓣可能通过得慢,尤以回肠被切除以后,小肠每天接受5~6L的内源性分泌的消化液以及2~3L外来的液体,但大部分在小肠内被重吸收。吸收的程度与所食入的膳食性质有关,例如以肉类和果蔬为主要食物,大部分的食糜在空肠吸收;而以奶和米面制品为主的食物,吸收部位后移。空肠和回肠的吸收过程也有不同,这种不同,一部分是与电解质的运转过程有关,另一部分则是与细胞之间接合处的通透性有关。一般来说,水的吸收是被动的过程,是营养素与电解质主动性运载的结果。运载钠引起一个电化学梯度,同时驱动糖与氨基酸在肠黏膜的汲取,加之,中性的氯化钠在回肠吸收,而净吸收不仅取决于上述这一过程,也取决于被运转的物质扩散退回肠腔的作用,这种退回实际上是以细胞与细胞间的空隙漏进去的。在空肠段,这种细胞间的空隙容易漏东西,因而空肠的内容物永远是等渗的。液体在这个肠段的吸收是不完全的,特别是与空肠段对比为然。例如负荷性水的吸收效率在空肠为44%,而回肠为70%;而钠的吸收,在空肠为13%,回肠为72%。可以说,回肠对于保留液体与电解质是重要的。

(2)结肠:结肠的通过是最慢的,通过时间可以在24~150小时之间,这个肠段中的细胞接合点是最紧密的,因而水及盐的吸收可达90%,碳水化合物在这一段肠中可以酵解为短链脂肪酸(short chain fatty acid,SCFA),而SCFA既可以增强机体对水与盐的吸收,又可以把上一段肠吸收不完全的碳水化合物再处理,并以SCFA方式吸收。最近的一些证据认为短肠的人,这种再处理能力大于正常人,因此,结肠在短肠的人来说,代偿成为一个重要的水与电解质保存的器官,以及将能量的底质做再处理吸收的地方。

(3)回肠:回肠是吸收维生素B_{12}及胆盐的唯一地方,胆盐对吸收脂肪和脂溶性维生素是必需的。一般地说,对胆盐的需要以适应对脂肪的吸收,不能仅由机体的合成来满足,而是需要由回肠再循环的胆盐再吸收才能完成。如果回肠被切除,胆盐的丢失增加,而又不能通过合成来达到要求,于是胆盐池就会变小或耗竭,脂肪的吸收也就减少。此外,损失了的胆盐流入结肠,也使回肠对盐及水再吸收,于是增加腹泻的发生。在结肠中,胆盐被去羟基成为去羟胆盐,这种物质也引起结肠的水分分泌。

3.4.2 肠切除的影响

肠段切除后,有些什么主要的影响,是营养措施的前提,因此,就主要的几个方面在此讨论。

(1)胃肠的运动:小肠切除后加强了胃的运动,但胃近端的切除并不增加肠的通过率。回肠的切除很快就促进这种通过,在这种情况下,回肠能协助把这种快的通过率减慢,因此,如果病人只有一个短的小肠,而又没有回肠的话,用标志的食物经口摄入来观察,可见全部食物在几小时内就排出于体外。

(2)对水与电解质的吸收:肠的切除对水电解质吸收的影响,当然要看肠段切除的大小与部位,近端切除较少引起肠道紊乱,因为回肠与结肠能有效地吸收水与电解质的负载,而存留下来的回肠继续吸收胆盐,剩下的到达结肠后液体与电解质不能吸收。但当回肠切除后,结肠接受更大的液体与电解质负荷,同时又接受胆盐,这种胆盐却使水与盐的吸收下降,因而引起腹泻。此外,如果结肠也切除,维持液体与电解质的内稳态的能力就被严重地损害了。

(3)对营养素的吸收:营养素的吸收出现在整个小肠,若是单独切除了空肠,回肠就承担大部分小肠失去的功能,在这种情况下,仍不一定发生吸收不良。但是,切除了100cm回肠就能引起脂肪痢,而吸收不良的程度与肠切除的长度成比例,随着切除长度增加,营养素吸收不良的种类也增加了。平衡试验证明,脂肪与碳水化合物的吸收约分别降低相当于摄入量的50%及75%,但氮吸收的减少程度小些,能吸收相当于摄入的81%。一些实验提示,钙、镁、锌及磷的吸收率下降似不与肠切除的长短成比例,约有一半的病人需要从静脉补充这些电解质。而且能量与氮的补充,通过增加口服量就可以满足需要,这比二价元素及电解质的补充要容易一些,从这方面来说,小肠切去33%之后,可以不至于引起营养不良,直至切除50%也不一定立即需要特别的帮助,但若切除50%以上可就难以适应了。

3.4.3 肠的适应性

切除一部分小肠后,余下的小肠就出现增生与肥大,并提高了吸收的功能,这个过程增强了余下肠道的能力以补偿失去部分的功能,但是影响这一适应的因素是复杂的。

人的进食使胃肠道面对一系列刺激,但若是保持肠道持久休息的话,就没有这种刺激,肠道就处于静止状态。用全静脉营养的结果(参看第7章)可以使肠道处于短期或是长期的休息状态,虽然不引起营养不良,但这种情况是生命历程中先前未出现过的,亦机体摄入营养物质,但肠道不起作用,没有像口服食物那样接受食物的刺激,也没有接受激素的作用等。加之,精制处方没有食物残余,膳食构成都是单体,例如葡萄糖代替了复合的多糖,肠道也不会有刺激的发生。在经口进食时,营养物质的吸收是逐步地沿着肠腔的长度,一步步地获得的,空肠面对高浓度的营养物质,而回肠就低一些。如果切除近端的肠,回肠就要接受更多而浓的营养素;如果切除回肠,虽不影响空肠的营养负载,但却减少了从回肠来的激素的刺激了。

(1)完全没有食物进入肠腔的影响:完全没有食物进入肠腔,对机体来说是一种不正常的现象,在实验动物中最易见的现象就是肠黏膜的萎缩。但是机体的结构却可以通过全静脉营养得以维持,在生长着的动物或是初生的动物,用全静脉营养而肠道处于休息状态也能维持身体的生长,但其后果是肠的长度缩短,胃及胰脏的发育不良。但是,尽管肠黏膜萎缩了,但对二糖酶以及葡萄糖的运载却加速了,黏膜上的酶活力也增了。发育不良出现在近端小肠,远端好一些。成年动物在同一情况下,用全静脉营养而肠道处于休息状态时,肠黏膜就减少,却刺激对葡萄糖的吸收,同时也增加肠的通透性,减低了肠道对内毒素的反应。

是不是采用肠外营养会引起肠的发育不良,这是一个不能简单回答的问题。至少缺乏食物的刺激是一个方面,另外一个方面则是食物性质的影响。在初生儿的实验中,一些母乳并不优于配方奶粉,但是非常精制的胃内容物的吸收却会比固体食物差,会使肠道发育不全。很可能降低消化与吸收的活动是引起黏膜萎缩的主要原因。在实验观察见到,只要增加肠内容物的张力,就能增加黏膜的组织量;小肠对氨基酸的吸收同样可以产生非专一性的黏膜的组织量与功能增强;有趣的是,双糖水解的吸收所刺激的黏膜生长量比用同量单糖要大。

另一因素是胆、胰的分泌因素,把胰的壶腹移植可引起黏膜的萎缩,而灌注肠促胰酶肽及肠促胰液肽却能刺激黏膜的生长。最近,使用短链脂肪酸也提示,虽然以全静脉营养供给,但动物能够避免黏膜的萎缩,甚至短链脂肪是以静脉方式供给时也有这种作用。膳食纤维是在结肠发酵分解短链脂肪酸的底质,因此,膳食纤维在膳食中能帮助维持黏膜组织,从这个意义上说,提纯的配方食物就不如含有膳食纤维的固体食物。谷氨酰胺是肠黏膜的一种营养素,如果全静脉营养中含有谷氨酰胺,可以保住胃及肠的黏膜组织,但仍不能保持小肠黏膜的高度。

人体使用全静脉营养是否也会引起肠黏膜的萎缩,是人们十分关心的问题。有人观察使用21天全静脉营养的病人,亦即肠道休息了3周时间,在餐后未发现肠激素产生的改变,亦未发现肠道组织学上的萎缩,但确也观察到肠绒毛变小了,而且刷状缘上的酶活性也下降了,总之,如果肠道没有食物进入,黏膜会出现萎缩,但这是多种因素造成的,包括缺少功能性的刺激,以及没有胆及胰液的分泌。短链脂肪酸的存在与否也是一个有力的作用,可能谷氨酰胺也有类似的作用,是否还有其他未明的因素,还有待于观察。估计短时间使用全静脉营养,在人体并未能证实存在对肠黏膜的明显不利影响。相反,在一定情况下使用这种方法能避免营养不良及其后果。

(2)并发症:肠道切除以后会很快引起胃的分泌亢进,促进胃的排空。有的病人会因此而导致胃溃疡,庆幸的是目前的抗酸药物(即氢离子的阻断剂)能有效地防止这种病的发生。

常见的并发症有以下三类:

一是胆石症,回肠切除后,胆汁的肠肝循环被中断了,胆盐丢失而肝又要重新合成。在胆内,胆盐的浓度下降,鹅脱氧胆酸的浓度亦下降,使胆固醇分泌增加,这就会引起胆石形成。临床上也看到胆石症的发病率在回肠切除的病人中有增加的趋势。

二是可能形成肾石,因为短肠道的病人会出现高草酸尿症,主要是结肠对草酸的吸收增加了。高草酸尿症为肾结石的形成创造了条件,故采用低草酸的食物和使用利胆胺药物,及使用柠檬酸盐类食物,有利于预防肾结石。

三是可能 D-乳酸的酸中毒,因为肠段切除后的短肠病人,因碳水化合物在结肠中发酵形成 D-乳酸,它被人体吸收,因此病人有类似酒醉的症状,也会发生言语模糊不清、共济失调。治疗的方法应包括限制多糖的摄入。

3.4.4 营养治疗

根据不同的手术切除程度,病人的反应与现有状况,可以依情况采取营养措施。首先是根据手术大小与估计影响吸收不良的可能性,例如空肠的切除,如仍保留完整的回肠结,这个病人更需要细致观察后才做决定,因为病人很可能适应及恢复消化能力,不需要特殊的营养支持,并且希望日后能适应正常的均衡膳食。又如病人切去 100cm 回肠末端,那就需要用胆盐的结合剂,如利胆胺来控制胆盐引起的腹泻,引导病人适应正常的膳食,并做针对性调整。当然,这些病人都要定期静脉或肌肉注射维生素 B_{12}。

(1)控制腹泻:因为肠腔吸收不良,加上胃肠道的分泌增加,肠道运动加快以及渗透压升高等,可引起腹泻。控制腹泻可从控制病人口服食物并降低食物渗透压开始,胃的分泌过多往往可以每日连续输注 1200mg 甲氰咪胺,止泻药哌二苯丁胺(loperamide)类亦可以减慢胃及肠的排空与通过速度,亦可用可待因或 phenoxylate 类药作同样的处理。

(2)术后补液:手术后的当时,所有病人都需要静脉注射补液及电解质以补偿损失,最重要补充的是氯化钠与钾,以及镁,同时要经常监测血浆的这些离子浓度。液体的添加最好是根据丢失多少补回多少,并维持每天尿量为 2L,如果口服液体解决,静脉输注可以相应地减少。

(3)经口摄入食物:如果能经口摄入食物,这预示一个良好的前景来继续改善病者的状况。病人如果保留多于 60～80cm 的小肠,经口食入食物可以逐步进行,切忌操之过急,首先考虑的是给予少量等渗液体,含有葡萄糖、电解质的溶液,即类似口服补液一样的液体,其结构为(表 3-3):

表 3-3 经口摄入食物早期给予等渗液体的构成

葡萄糖	3.4％
钠	80～90mmol/L
钾	12mmol/L
碳酸氢钠	9mmol/L
氯	80～90mmol/L

这一溶液避免了渗透压刺激胃肠的分泌,但仍然有良性刺激使肠道吸收,逐步使肠道适应。对于那些肠道中等长度切除的则可作适当调整,即以上述碳水化合物-电解质饮料开始,逐步添加,但碳水化合物不宜用乳糖。一般开始给病人纯而精的饮品,有的病人不一定能吸收这种饮料,反而用固体食品才能够使其满足。在病人能接受的情况下,以碳水化合物和脂肪都存在的高热量及高蛋白质膳食是一个目标,可以逐步增加至每日按公斤体重 40kcal(168kJ)以上,以避免吸收不良所造成的问题。提高热量的供给不一定有同等的吸收量,因而在一些情况下,热量还可以在监护下再提高一些。此外,水电解质要在监测下做适当的补充。

(4)全静脉营养:如果病者兼有小肠、结肠切除,或是只留下 60cm 小肠的情况下,全静脉营养是具有救命性质的,应该在手术后几天之内开始。一般情况下,可以 30kcal/kg 的混合能量底质供给开始,加上以 1g/kg 的混合氨基酸输注,每天电解质以钠 150～200mmol,钾 60～100mmol,钙 9～11mmol,镁 7～15mmol,及锌 70～100μmol 提供。在微量元素中,锌是最重要的,因为锌大量地丢失于肠液中,争取同时使用口服营养物质补充,以便于病人能从静脉营养过渡到只经口服用食物。

病人对水溶性维生素的吸收尚好,但对脂溶性维生素的吸收较难,病人一般需要补充维生素 A、维生素 D、维生素 E,但病人难以吸收丸剂,最好使用液体制剂,必要时还要用 1,25-(OH)$_2$-D$_3$。

此外,可以考虑的是,如果只切除空肠,仍保留完整的回肠及结肠,一般病人经口摄食是能够适应的,并且摄入量能满足机体的需求。如果回肠切除少于 100cm,而结肠大部分完整,这种病人会发生所谓胆汁性腹泻,应该每日使用三次利胆胺,以便将多余的胆盐处理,还应每月一次肌内注射维生素 B_{12}。如果回肠切除 $100\sim200cm$,而结肠大部分保留,病人可以逐步经口摄食,但难以完全满足需要,会出现脂肪痢,故应限制脂肪的供给。如果切除的更大,使用利胆胺已失去作用,应该用别的方式来适应需要。但是手术后细密的观察和监护是重要的,因为病人可以有多种的反应。

3.5　炎症性肠病

炎症性肠病是一类在特发性慢性炎症条件下的肠道疾病,相当一部分为溃疡性结肠炎以及 Crohn 病。二者有很多相似的地方,但实际上不完全相同。二者都可能有多种病因存在,包括遗传因素,因为溃疡性结肠炎和 Crohn 病的家族发病率都很高,同卵双胎的发病一般也很高;传染性因素的可能性也存在,但未找到病原菌。此外也可能是免疫学上的原因,因为发现存在作用于结肠上皮细胞和细胞毒性 T 细胞的抗体,加上免疫抑制药物的使用,提示临床和组织学上降低了反应,说明肠的损伤也有免疫学因素的存在。但所有影响本病的外界因素及其所影响的改变中以免疫和遗传功能的失常为关键。

溃疡性结肠炎的主要症状为腹泻,直肠出血,发热,体重减轻和腹痛。有的病情较轻只限于大便次数增加,只有少数人是暴发性起病。Crohn 病的症状常比溃疡性结肠炎隐晦,如果波及回肠会有轻度肠梗阻症状,饭后伴有绞痛与腹泻,有时在下腹部可触及包块,但很少有肠出血,只会有潜血存在。

3.5.1　疾病引起的营养不良

上述消化系的疾病,都会不同程度地引起营养不良,但主要原因包括下列几个方面:

(1)摄入食物的减少,因为饭后往往产生腹胀、腹泻及恶心,有的因此导致厌食。也可能是医源性的原因,因为医嘱过分限制食物而又没有注意补充必要的营养素。

(2)吸收不良,因为溃疡性结肠炎在急性期为弥漫性、浅表性结肠炎,波及整个结肠。而 Crohn 病则为节段性肠炎,炎症波及肠壁各层和浆膜面,并可累及消化道任何部位。因此两种病都降低吸收的表面积,或是因为肠段切除而减少了对营养物质的吸收条件,也可能是因为切除肠段影响了胆盐以致不足,加上可能有微生物生长的干扰,药物也在一定程度上干扰吸收。

(3)营养物质的丢失,因为肠炎症性分泌的增加及腹泻都直接引起蛋白质的丢失,腹泻中电解质、矿物质及微量营养素也会丢失。溃疡性结肠炎还可以引起血液丢失。

(4)营养物质的需要量增加,因为炎症及有时的发热、感染加上肠黏膜细胞的更新加快,这些都使已存在的营养不良加重。

(5)药物的干扰,本病需要类皮质醇药物,该药可以干扰蛋白质与钙的吸收和代谢,磺胺类药物(sulfasalazine)可干扰叶酸的吸收,利胆胺也会干扰脂溶性维生素的吸收等。

因此营养缺乏是上述两种病所伴发的疾病,大部分病人尤其是 Crohn 病病人都会出现不同程度的蛋白热量缺乏,也都会有不同程度的体重下降,各种微量营养素的缺乏也都有可能,主要是叶酸、脂溶性维生素、铁及锌等的缺乏。准确诊断及早期干预治疗这种疾病对于维持足够的营养、保持体重、避免慢性的却又是多种类型的营养不良是十分重要的。如果病人身体非常虚弱,对传染病的抵抗力降低,肠炎的痊愈就变得更加困难。

3.5.2　营养治疗原则

膳食治疗的目标是尽力满足病人的正常需要,尽量减少炎症的、有时是狭窄的肠道的应激性。例如乳糖不耐受是常见的,应该避免因为食物不耐受而引起的麻烦。很多病人有腹部痉挛,腹泻,因此,少渣的食物和减少含纤维的膳食是有利于病灶稳定的。而有的病人出现脂肪痢,因而减少脂肪的摄入亦会减轻腹泻。一旦有针对性的食物限制取得良好的反应,就应设计出适合于病人个体的食物种类与其合理组成,从而恢复营养,包括提供足够的热量,蛋白质、维生素、矿物质等,以恢复理想体重或原有体重。有的病人在合理膳食之外仅仅使用一些补充营养物质就能达到目标,体力得以恢复。

一般来说,在膳食热量与蛋白质方面应给病人随意量,直到接近其理想体重。对于儿童及青年尤应如此,这类病人应该给予多种维生素补充剂,其中水溶性及脂溶性维生素的量可以比推荐量大一倍或更多,主要是考虑到吸收量有限而且丢失会大,故可以酌情增加倍数。如果有实验室的支持进行监测,可以根据情况加以调整,因为病者的个体差异很大。

另一个重要的考虑是在膳食安排上尽量减少餐后的不良反应,避免餐后不适的症状,同时使肠道处于相对平稳的状态,以利于康复。其中一种措施是使用液体、无渣的食物配方,以减少肠道吸收的运动,减少机械做功,但又能使食物顺利通过,减少肠道的炎症性分泌,这其中包括减少因细菌感染而引起的这种分泌可能。因此,如果管饲可能,则比全静脉营养优越得多,特别是管饲不会引起肠黏膜的萎缩,也有利于预防细菌感染。

但是口服营养液如果需要减少残渣,那么水果和蔬菜都不能选用,加上不含乳糖的奶制品仅能提供有限的维生素、钙等矿物质,这些都应该在液体食物处方中加以考虑。

3.5.3 执行上述原则的几个问题

(1)乳糖吸收不良:是这种病的必然结果,因此,食入有乳糖的膳食之后必然有腹胀、腹痉挛以及腹泻的出现。儿童和少年 Crohn 病病人,原来可以食用奶制品,但发病后有三分之一以上的病者不能耐受乳糖,这主要是肠道已发生广泛的病变引起对乳糖吸收不良。为避免乳糖不耐受的问题而不采用奶制品时会因此而减低了钙的摄入。在这一情况下使用乳糖水解制品,例如活菌的酸牛奶是可以选择的;或是将乳糖酶加入牛奶先使乳糖酵解,然后才服用。乳糖酶(例如 lactaid)已见于商业用途和市场,用这种方法处理过的牛乳可以为上述肠炎的病者食用。

(2)关于低渣膳食:病人肠道的炎症是弥漫性的,可能反复发作,肠道会变窄,有时会发生类似梗阻性的反应,因此,限制膳食纤维在所难免,也不应提供病者不能消化吸收的食物,这样就可以减少肠道阻滞。此外,减少对肠道的激惹也是必要的,因为肠道仍然处在炎症性状态中,这可以包括减少粪便量这个有利措施,从而减少食物通过肠道的时间与次数。因此,要核算食物中膳食纤维含量,首先要减少粗制的全麦、糙米和杂粮及其制品,减少硬果类,暂免水果及青菜等,但由此却会使食物中较少含有抗坏血酸和其他维生素。

但在使用精制无渣食物的实践上会发生许多矛盾,因为有些系统观察过的结果并不一定会发生于每个人身上。例如某个报告观察了 32 名 Crohn 病病人,所采用的是粗制的碳水化合物及富有膳食纤维的食物,结果并没有发生所预料出现的激惹,甚至住院时间也缩短了,也没有任何病人发生肠道梗阻等问题。作者认为,如果给予病人膳食纤维时就应该是试探性的,至少要逐步地增加,并要密切观察反应,可能在 Crohn 病及溃疡性结肠炎的情况下,膳食纤维也不是越多越好,也不一定每个人都能接受。

(3)关于低脂膳食:Crohn 病的病灶波及小肠,有些病人做了肠切除,脂肪吸收肯定会有不同程度的影响,脂肪便则是这类病人常有的症状。而脂肪酸及其羟化的衍生物对肠黏膜还有引起腹泻的作用,如果因出现脂肪便而腹泻的同时,钙、镁及锌也就丢失了,并且形成脂肪酸与钙的复合物从粪便中排出,而在这种情况下也由于未被结合的草酸的过量吸收而产生高草酸尿症,这使在尿道发生草酸钙结石的危险度增加,另外,因为腹泻持续地丢失水分,若不及时补充会使尿的酸性增加,以致引发系统的酸中毒,同时也增加结石形成的可能。

有脂肪便的人,如果将膳食脂肪减至每日 30g 是较好的,病人可能易于接受而又不致引起必需脂肪酸的缺乏及相应的脂溶性维生素缺乏。如果病人仍有短肠综合征,更应该控制脂肪量,甚至要进一步减低,但减低脂肪时热量需要的满足将会发生困难,所以以中链甘油三酯来替代一部分植物油可取得较好的效果。此外,在碳水化合物的选择上也可以采用淀粉的半水解产物,这也有一定的好处。

(4)肠性高草酸尿症:Crohn 病病人在切除回肠后最容易产生的并发症是草酸性肾结石,这种病人尿中草酸浓度增高,这种增高与摄入食物的草酸吸收有关。结肠是人体吸收草酸的主要部位,而大部分草酸的吸收是通过被动扩散的,脂肪便增加了肠道对草酸的吸收是通过两个机制实现的:①因为未被吸收的脂肪酸与钙结合,因此草酸在溶液中就游离出来而更易被肠道吸收;②在动物实验中观察到脂肪酸增加结肠对草酸的通透性。因此,限制膳食中的脂肪就会减少脂肪便,也减少尿液中过饱和的草酸。在膳食治疗中,包括进食的同时,若补充钙制剂也能减少草酸在肠道的吸收,亦即减少了游离草酸在肠中的浓度。此外,在膳食中要增加水的摄入,以增加尿的稀释度。当然也应该减少膳食本身的草酸含量,但过分控制草酸量会引起许多食物限制,不如在草酸吸收上加以更多控制。

(5)药物与营养素的相互影响:病人服用的药物很重要,但是这些药物与病人所需要的营养物质是否存在相互干扰也很值得注意。例如磺胺类药物 sulfasalazine 对肠道中叶酸有竞争抑制作用,故服用这种药物的病人,虽然其食物有足够的叶酸,但也可以引起缺乏症。遇到这种情况时,可给病人每日额外补充 1mg 叶酸就能缓解这种情况。补充叶酸还有一个好处,即对溃疡性结肠炎的病人补充叶酸可以减低结肠发育不良。

利胆胺是与胆盐结合的一种树脂,用于治疗回肠病或回肠切除后对胆盐的吸收不良和由此造成的水性腹泻。但这种树脂也与叶酸、维生素 D 结合,也会增加脂肪便。骨质疏松也见于 Crohn 病而切除肠段的病人,其主要原因之一是因为长期使用利胆胺,但这种情况可以通过补充维生素 D 而避免,同样问题也见于其他脂溶性维生素,因此,对长期服用利胆胺的病人进行生化监测是有必要的。此外,使用类皮质醇治疗也能引起代谢性骨病,因为类皮质醇可在多方面干扰钙与骨的代谢,外源性类皮质醇还能抑制骨的形成,抑制肠对钙的吸收并增加钙在尿中排出等。因而使用这种药物的病人,如果明确不存在高尿钙症的时候应该补充钙剂。

除了药物对营养物质的影响以外,这类病人应该注意补充一些吸收不良的维生素,例如维生素 B_{12},如需要时每周可肌肉注射 $500\mu g$ 作预防。在贫血出现时应补充亚铁和维生素 C,以及补充维生素 D、钙等。当然,还有其他营养素缺乏的可能,这就需个体化处理。

3.5.4 营养支持的实施

(1)关于液体配方:液体配方被较多的临床实践所承认,合理的配方不仅对溃疡性肠炎而且对 Crohn 病的病人,或是同时有瘘、有短肠以及生长缓慢现象等都得到良好的反应。使用指定的、低渣的液体膳来治疗炎症性肠病,在许多方面是有效的,虽然在是否可减免药物治疗上存在着较大争议,特别是对于是否能减少药物的问题还需要仔细研究。但是使用肠内营养的好处不仅比较经济,而且易于执行一些。当然,使用肠内营养和肠外的全静脉营养都能逐步使病者的体重增加,而且各有其优点。

无乳糖、无纤维的液体配方膳可以从口摄入,既可作为完全膳食,也可作为一种补充食物,并用管饲方式给予预定供给。长期使用液体膳管饲可以被病人接受,病前的营养不良也可以得到纠正,但是以首先使病情及症状得以适当控制为前提的。用配方液体也可以使一些有瘘管的病人取得好转,包括流出液减少,甚至还利于管口愈合;生长缓慢的儿童病人能回复正常的生长状态。

(2)关于全静脉营养:严重的急性溃疡性结肠炎或是 Crohn 病病人,住院期间一般习惯于不给予经口的食物,同时采用类皮质醇以控制腹泻症状及腹痛和发热。全静脉营养(TPN)往往成为营养的主要考虑,但使用 TPN 后约有三分之一的病人可能会症状减轻、缓解,而一部分人则不得不最后进行手术。对于溃疡性肠炎的病人还未见到 TPN 有明显的优越性,但对于 Crohn 病病人的缓解率高得多。TPN 与肠内营养相比未能证实有特别的优越性,也许控制住紧急病情之后,考虑到经口的液体膳的可行性及安全性大一些。而且有报告认为,从 TPN 转为液体膳的十天之后,肠黏膜刷状缘的酶活性可得到恢复。此外,谷氨酰胺的作用很受注意,这在后面章节中述及,估计在这一类肠病病人中使用会有一定好处。

3.6 几种类型的腹泻与营养

本节是对上一节的补充性讨论,因为腹泻是最常见的疾病现象之一,见于所有年龄组,对于婴幼儿,腹泻可以引致严重的后果。为避免重复,故比较扼要和简短叙述。

3.6.1 腹泻的定义

腹泻是指每日粪便量超过 $300g$,大便次数明显增加至每日 3 次以上而言的,排出的粪便呈液态,因为不同的病种和机体状况,粪便性状可有不同的表现和颜色,直观的原因是由于结肠接受力的松弛而无能力保留粪便所引起的。

一般地说,腹泻是由于小肠和结肠均无能力吸收摄入的具有渗透压作用分子,也无能力处理肠道内容物的水分,至能够形成正常粪便排泄出来。这些因素的任何一个环节受到破坏时都可导致腹泻。腹泻的

发生可见于下面一个或一个以上的过程,按临床表现可分为以下几种类型,即:

(1)渗透性腹泻肠腔中存在未吸收的具有渗透活性的溶质。

1)肠腔中存在未吸收的溶质;

2)肠黏膜对离子吸收能力受抑制。

(2)分泌性腹泻:肠道离子的分泌。

(3)渗出性腹泻:由于肠道炎症或肿瘤病灶渗出液体所引起。

(4)肠蠕动功能的失调性腹泻:大便通过过快或大肠功能低下。

渗透性腹泻是因具有渗透压的物质,成为引起腹泻的重要因素,理论上,如果一个人摄入 500ml 含有不能被肠道吸收的盐类溶液,而其渗透压为 500mOsm/L,当该溶液经过空肠,因空肠又对水和钠有完全的通透性,但因为进入的是不能被吸收的盐类,故对该溶质不具有通透性,此时,肠腔内就变成一个渗透压环境,人体的水和钠就被压入肠腔内以减低肠腔内的渗透压,直至肠腔与血浆的渗透压相等的等渗状态为止。然而,因为肠能吸收钠而不吸收这种溶质,即使肠腔内的渗透压与血浆相同,过多的水分仍会继续进入结肠。这种效应极大地增加了液体的排出。在空肠肠腔内,如总渗透压为 300mOsm/L,该溶质的渗透压为 150mOsm/L,钠的渗透压只有 75mOsm/L。在回肠和结肠,离子的转运活跃,黏膜的通透性小,这样,盐和水可以逆着钠浓度梯度而被吸收。但是,黏膜不能使肠腔渗透压浓度超过 300mOsm/L,所以,肠道(回肠和结肠)的净效应是吸收钠,减少钠的丢失,但肠腔内仍有多余的液体以稀释不能被吸收的溶质以保持等张状态。结果出现腹泻以减少钠的丢失。必须强调的是,如果同时切除了回肠和结肠,将会造成严重的钠丢失。

因此,渗透性腹泻的一个特点是一价正离子的总和与实际测得的粪便渗透压不相等,即实际测定的渗透压与计算值间存在一个差距。例如,实际测得的粪便总渗透压为 300mOsm/L,钠和钾的含量分别为 15mmol/L 和 10mmol/L,渗透压的计算值为 $(10+15)×2=50mOsm/L$,差值为 $300-50=250mOsm/L$,这是由于不被吸收的溶质产生的渗透压之故。

吸收不良可导致渗透性腹泻,按性质可分为下列几类:

1)摄入不被吸收的物质,如山梨醇的摄入量过高不被吸收,又如有一些盐类也是不能吸收的。

2)由于某些双糖酶缺乏导致该双糖吸收不良,乳糖是一种双糖,常见乳糖酶缺可因饮用牛奶诱发腹泻,正常的小肠刷状缘含有酶类可水解双糖成为单糖,如乳糖解牛奶中的乳糖为葡萄糖和半乳糖,蔗糖-麦芽糖异构酶可水解食物中的蔗糖成为葡萄糖和果糖,胰酶消化淀粉产生的麦芽糖可由麦芽糖酶水解成两分子葡萄糖。亚洲成人的乳糖酶水平经常会低,不能有效水解牛奶中的乳糖。这些在小肠中未被吸收的乳糖大肠后,被细菌分解成短链脂肪酸并导致产气,同时因渗透压的关系肠内积贮大量的水分。在临床上病人的主诉为喝完牛奶后出现腹胀,肠内气体过多,肠痉挛和腹泻。

3)单糖吸收不良,例如葡萄糖-半乳糖吸收不良。

4)由于胰液或胆盐不足引起营养素消化不良。发生胰腺炎、胰管阻塞、胰腺肿瘤和纤维囊状变性的病人可致胰液不足,使脂肪、碳水化合物和蛋白质不能消化,但维生素、电解质和微量元素包括离子吸收仍然良好。只有维生素 B_{12} 吸收不良,因为维生素 B_{12} 在胃中与 R 蛋白结合,在胰酶消化下,维生素 B_{12} 从这种连接中释放出来与内因子相结合后在回肠被吸收。这类病人呈极度消耗状态但没有水样腹泻;不会发展为骨病,也没有电解质和维生素缺乏。如胆盐缺乏可发生脂肪吸收不良,从而对脂溶性维生素吸收不良,例如维生素 D 吸收不良而引起骨病。肝脏疾病使胆汁流出量减少(胆汁淤积),或胆道阻塞均可引起胆盐不足。这些病人会有长期慢性黄疸,排出大量灰白色粪便。

5)小肠黏膜弥散性病变,由于腹部疾病而引起的状态,如 Whipple 病(即肠源性脂代谢障碍)可引起黏膜浸润,淋巴瘤可引起小肠黏膜弥散病变,免疫球蛋白缺乏的病人,热带口炎性腹泻的病人和因抗生素诱发肠损伤的病人,可有广泛的产热营养素(脂肪、碳水化合物和蛋白质)与微量营养素(电解质、维生素、微量元素)的吸收不良,病人体重减轻,可出现贫血、舌炎、骨病以至于发生手足抽搐症,并伴有大量水样腹泻。

6)瓣膜阻滞综合征——细菌过度生长,正常小肠很少有超过 10^3(空肠)～10^5(回肠)的细菌,如有厌氧菌移生小肠,它们能使胆盐分解和胆盐脱去羟基,产生相对无极性的产物。这些产物能反向弥散而使脂肪未能在肠腔中形成乳糜微粒,引起脂肪吸收不良。这些细菌也能与维生素 B_{12} 结合,引起人体维生素 B_{12} 缺乏、贫血。细菌过度繁殖发生于肠道阻滞或出现空回肠与结肠瘘管,使结肠有大量细菌繁殖。

7)短肠综合征,这是由于手术切除小肠之故,如手术切除空肠时极少有吸收不良,但如果回肠切除,会发生吸收不良。临床表现与上述腹部疾病相同,以如前述。

分泌性腹泻:分泌性腹泻的基本条件是原来正常的肠道液体和电解质的净吸收是平衡的,因为成熟的肠黏膜的离子转运与上皮腺泡、胃、肝、胰的分泌构成了平衡。如改变这种平衡的因素,分泌量大于吸收量,就会导致分泌性腹泻。胃泌素瘤时,胃内液体分泌量过度增强。分泌性腹泻与渗透性腹泻不同的特征是粪便所有可测渗透压,可用钠与钾含量来计算出,$(Na^+ + K^+) \times 2 = $ 测得的渗透压。相反,在渗透性腹泻粪便部分的渗透压由不能吸收的溶质造成,故粪便渗透压不能用 Na^+、K^+ 含量来计算和解释。

分泌性腹泻的原因:

1)细菌毒素,例如霍乱弧菌(毒素)或化学毒物。

2)病毒性肠炎。

3)循环分泌因子,例如激素——血管活性肠多肽(vasoactive intestinal polypeptide)。

4)因胃泌素瘤引起过多促胃酸激素分泌。

5)过多胰液分泌。

6)泻剂,例如蓖麻酸(蓖麻油)。

7)胆盐类。

8)脂肪酸,这些酸可被细菌羟化成复合物(羟化脂肪酸),这些化合物与蓖麻油中蓖麻酸的作用很相似。

9)前列腺素类,用于诱发流产,也用于治疗消化性溃疡。

渗出性腹泻:见于溃疡性、细菌性结肠炎和肿瘤,例如乳头状腺瘤,在结肠炎的病人有明显的液体、血液和蛋白排出,在乳头状瘤的病人有黏液排出,根本的结果是液体丢失,而乳头状腺瘤病者还有钾的分泌和丢失。

蠕动失调:肠蠕动太快或结肠激惹可致结肠无能力贮存粪便,在这种情况下,排出粪便的量不多,但排便频繁。

3.6.2 腹泻的营养支持

(1)一般方法:腹泻引起的主要代谢异常是脱水和电解质的紊乱。在所有腹泻性疾病中,首先的治疗措施是补液。但在介绍一般的口服补液方法前,应先了解一下肠道的生理特点。空肠与回肠相比,其吸收过程是不同的。钠的转运产生一个电化学梯度,驱动葡萄糖和氨基酸的摄取。然而,净吸收不仅依赖于这些过程,还与转运物质通过细胞间隙的渗漏机制反向弥散转运物质到肠腔的程度大小有关。空肠细胞的连接空隙较大,故空肠内容物是等渗的。空肠对液体的吸收与回肠相比效率很低。据估计,水的吸收率在空肠和回肠分别是摄入量的 44% 和 70%,钠的吸收率分别为 13% 和 72%(表 3-4),而结肠细胞间连接最紧密,水和盐的吸收率均大于 90%。

表 3-4 不同肠段的水和钠吸收效率

部位	进水量		分泌量		吸收率	
	水(ml)	钠(mmol/L)	水(ml)	钠(mmol/L)	水(ml)	钠(mmol/L)
空肠	9000	800	5000	700	44	13
回肠	5000	700	1500	200	70	72
结肠	1500	200	100	3	93	95

为使液体和钠处于最佳吸收状态,应该采用小量等渗下述口服液,而且应一口一口地呷饮,不宜一下子大量吞饮。口服液的成分为:

葡萄糖 200mmol/L,钠 85～90mmol/L,

钾 12mmol/L,碳酸氢盐 9mmol/L,氯 80～90mmol/L。

这种溶液避免引起分泌的渗透性刺激,但仍刺激肠道的吸收,因而促进病人的适应性。一种类似的混合口服液,用于广泛肠切除而在以前依赖静脉补液的病人,也取得良好的吸收效果。

(2)腹泻的控制:理论上,可用减慢肠道通过性的药物控制腹泻,但这是不应该的,因为会危及生命。补液才是重要的,但补液执行以后,头等重要的是对传染性疾病作针对性抗菌,特别是细菌性腹泻。因为止泻药物可延长感染期并会延误病情,还可能导致肠扩张和肠梗阻。在严重感染性疾病如阿米巴结肠炎,肠梗阻还可能引起肠穿孔。使用减慢肠蠕动药物的唯一指征是肠切除后短肠引起的腹泻,这些药物包括哌二苯丁胺(loperamide),它作用于肠道的鸦片类受体,经肝脏代谢,不引起系统麻醉。如果哌二苯丁胺无效,成人可用可待因或鸦片酊作抗腹泻剂。

(3)维生素和微量元素的补充:水溶性维生素吸收良好,可按推荐供给量提供以满足每日的需要。大多数腹泻病人对脂溶性维生素吸收差,应给予较大的补充量(表3-5)。给予大剂量脂溶性维生素时,可监测病人血钙水平以防止过大剂量脂溶性维生素引起中毒。当病人吸收过量的维生素 A 和维生素 D 时,可使血钙升高。如果病人的血钙正常,则发生脂溶性维生素中毒的可能性很小。

表 3-5 脂溶性维生素的补充

种类	剂量
维生素 A	100～5000IU/d
维生素 D	1000～2000IU/d
维生素 E	100～400IU/d

(4)基本膳食

1)胰腺和胆囊功能不全或功能低下的病人,其最大问题是脂肪吸收不良。胰腺功能不足的病人可补充酶制剂,但通常这些酶制剂中的脂酶活性很低。而胆汁不足的病人一般不能补充胆盐,因为会引起腹泻。因此,膳食脂肪必须限制在 20～30g/d,其他营养素不必限制。

如果正常经口膳食不能满足需要,则用低脂配方的肠内营养液。

2)乳糖不耐受者如需要奶及奶制品补充的,可将牛奶先经乳糖酶水解奶中的乳糖,用于要煮的牛奶也需这样的前处理。发酵的乳制品如酸奶、乳酪也可采用,因为在这些发酵的制品中,乳酸杆菌已将乳糖分解。

3)肠道吸收不良,治疗短肠病人的原则也适用于其他由于小肠疾病而引起吸收不良的病人(见上文)。

营养不良程度和营养吸收不良的种类随肠道切除的长度而增加。在大段小肠切除后,能量吸收平衡研究表明,脂肪和碳水化合物吸收均降低至摄入量的 50%～70%,而氮吸收减少的程度较轻,为摄入量的81%,故研究的结果建议提高能量和氮的摄入量较易达到需要,但水电解质与二价离子难些。故推荐治疗措施是以低脂并含中链甘油三酯(MCT)及高碳水化合物膳食对短肠的病人较好。理论上,难吸收的长链脂肪酸能引起结肠水分分泌,导致液体从粪便中丢失。脂肪泻可导致脂肪酸的结合与二价离子的丢失,表3-6 显示短肠病人的二价离子的吸收率较低,因此,这类病人必须额外补充这些离子。但对照实验显示,高脂肪膳与高糖膳用于严重吸收不良病人时,其总液体、能量、氮、钠、钾和两价离子的吸收效果相似。所以,我们推荐一种依靠脂肪和碳水化合物产能的高热能高氮膳食。尽管病人有吸收不良的情况,我们的目的是逐渐提高能量摄入,甚至可高达 60kcal/(d·kg),以提供足够的能量。如果病人只能吸收 50% 的摄入量,那么给两倍的食物时,病人吸收的能量可满足每天的需要。在监测血清水平的情况下,适当补充钾、镁、锌,可用葡萄糖酸镁或焦谷氨酸镁的稀释液加入等渗溶液中。

表 3-6　短肠病人二价离子的吸收

	钙(mg/d)	镁(mg/d)	锌(mg/d)
膳食	703±111	254±23	13±1
粪便	448±62	166±19	11±1
吸收率(%)	32±7	34±6	15±8

在腹泻的诸多原因中,与营养有密切关系的只有一种腹泻——渗透性腹泻,而对渗透性腹泻的处理上有两个原则,一是使其营养保持平衡,二是保持机体有充足的水分。

全静脉营养只在上述措施失效时考虑,详见前节及后面章节。

3.7　小肠的疾患

实际上前两节提及的都是与小肠疾患有关的问题。本节所提及和讨论的却是从另一个角度和另一类病因的常见疾患,分开来探讨只是为了方便。

3.7.1　放射性肠炎

在腹部或盆腔作放射治疗,大部分是用于对各种肿瘤的治疗与处理,放射线对肿瘤发生作用或达到预想的要求,但同时又会引起胃肠道的疾患。超高压电压技术的发展可以使放射线只作用于肿瘤而不引起皮肤毒性,使胃肠道能耐受主要剂量要求。在放射治疗这一段期间,大部分病人都会感受到急性放射性的毒性,表现为恶心、呕吐及腹泻,这种毒性往往是有限量的,而且在放射疗程结束以后数周内缓解。但是慢性,后继发生的胃肠道并发症较少,不过也会出现较严重的后果。

在放射治疗引起的小肠及大肠的危险因素中,包括有过盆腹腔手术、单薄体型、高血压、糖尿病以及盆腔炎症性疾病等,如放射治疗同时伴有化学疗法,尤以使用放射菌体素 D,很可能加重对肠道的损害,但损害的决定性因素是使用总剂量的大小以及照射在腹部的总剂量,一般大于 50Gy(5000 拉德)的辐射量会产生明显的反应。在放射治疗中将剂量适当地分段可以减少损害。

(1)病理改变:在放射治疗中,机体所产生的病理反应可以有不同的阶段,也可以划分为不同时期,但其实是一个连续的过程:

1)急性期:这一时期出现的改变是位于黏膜层上面,被照射的肠段上皮细胞的有丝分裂在第一次照射的 12 小时内减少了,而且在一周内继续下降并继续维持低水平至整个疗程完成。黏膜的损害见于肠绒毛变短,黏膜厚度降低,水肿,腐蚀,炎症及发生溃疡。在放射治疗完成后两周内,肠道的这些组织改变在大部分病人中能够恢复至接近正常状态。

2)亚急性期:在这一时期内,血管与结缔组织的损害呈现出来,一般在放射治疗后的 2~12 个月内出现。典型的表现为在内膜下层出现大的"泡沫细胞"以及异常的成纤维细胞,在黏膜下层还出现纤维化变性,结果是静脉与动脉发生炎症以及进行性缺血,这些改变最终会导致临床上的慢性放射性肠炎(RE)。

3)慢性期:肠壁上所有的组织层,包括肠系膜都受这种慢性损害的影响,主要特征是黏膜下的纤维化、水肿、淋巴管扩张以及动脉内膜炎等,这些病理改变可导致溃疡、穿孔、缩窄以及瘘形成。

(2)临床表现

1)急性期胃肠道的症状:在放射治疗早期就可以出现,大部分病人会出现厌食、恶心、呕吐,估计这是由于中枢系统对治疗的反应,在治疗两周以后还可能出现腹部痉挛与腹泻,随之而引起体重下降,这种症状多见于腹部的照射,较少见于盆腔的照射,但最终都会引起进食量减少。

在这一时期内肠道对于水、脂肪、胆盐、碳水化合物、钙、镁、铁及维生素 B_{12} 的吸收都不好,尤以在一个疗程的中间时期,一直到放射治疗完结。

在治疗过程中,肠道对胆盐及碳水化合物吸收不良,这是影响最大的一个方面,因为可以导致急性放射性腹泻。胆盐一般正常是在回肠下段被吸收的,如果到达结肠,就会刺激结肠的液体及矿物质分泌并抑制吸收,刺激肠蠕动,出现"胆性腹泻"。对碳水化合物的吸收不良主要是由于肠黏膜刷状缘的酶缺乏引起的,酶的不足引起肠内出现很高渗透压并引起肠内液体的充盈,最终导致因腹泻而丢失体液。大部分病人在放射治疗停止的数周后,这种急性症状可以消退,但少数人仍会持续。

2)慢性期:与急性期是相对的,实际上没有一条明显的分界,急性症状消失并不意味着发病的延缓,估计有 5%～15% 的病人,其放射病的出现会有一个 1～20 年的潜伏期,但多数人为 1～2 年,这个估计是以严重的症状来说的,因此只是一个低估的数字。

腹部绞痛、腹泻、脂肪便、体重降低是最常见的临床症状,小肠梗死、瘘、溃疡、出血、穿孔等都不常见,但严重的并发症往往要动手术,而且后果不佳。胆石症与高草酸尿症会因为回肠功能低下而并发。

导致肠对营养物质吸收不良的原因至少有以下几个:即由于肠道缩窄、瘘及食物滞留而使细菌大量繁殖;肠段切除与肠黏膜的放射线破坏使肠的吸收面积缩小;慢性淋巴管的阻塞引起脂肪便及蛋白质丢失;继发性双糖酶缺乏使肠道渗透压升高而腹泻;胆盐吸收不良引起胆性腹泻,以及食物通过肠道的速度加快因而吸收不良就很难避免。

(3)营养治疗措施:一般来说,营养治疗主要针对吸收不良所引起的问题,也针对个体存在的营养缺乏情况采取相应措施,例如不能不注意到采用广谱抗菌药以抑制肠道细菌的破坏作用,低脂膳食(也要避免乳糖不耐受)、采用利胆胺以处理胆酸的吸收不良,抗腹泻药物以阻止食物过快通过,抗胆碱能药及抗痉挛药物以对症治疗等,这些措施都是因人因情况而异的,但是膳食治疗的作用很重要,包括对症状的控制以及确保病者有足够的营养供给两个方面,对于严重的病例可以采用管饲,甚至不得不使用全静脉营养。

1)急性放射性肠炎:在放射治疗期内,控制腹泻与避免体重降低是主要目标,低脂而不含乳糖、不激惹肠道是膳食原则。

一些观察表明肠内胰的分泌与胆汁的存在有可能加强了放射线对小肠的破坏作用,故有人试用含有氨基酸或是部分分解蛋白质的液体以及低脂肪的管饲,结果,这种营养液能在近端吸收而未引起胰液与胆汁的过多分泌。整个治疗过程使用这种液体膳食能减少腹泻与体重降低,也不至于因为照射的毒性反应暂停放射治疗。但是,在治疗过程中用这类管饲有很多实际困难,要插管,液体的味道也不佳,故这一疗法只限于那些有严重毒性反应的病人,或是病人早已有营养不良时才加以考虑。

2)慢性放射性肠炎:尽可能准确估计病人的状况与后果是重要的,尤其是应该明确胃肠道功能方面存在哪一方面的营养缺乏,方法可以是用 X 线检查肠道的状况,也可做 D-木糖醇耐量试验、大便脂肪含量、血细胞检查以及了解血浆一些营养素水平等,但坚持限制脂肪、膳食纤维、乳糖及麦麸蛋白(即面筋)的膳食也许可以缓解症状,改进病人的营养状态。此外,上述做法可以明确观察对个体病人最突出的那些病理生理机制,并加以研究和调节。有人曾经对 5 名全腹照射引起肠梗阻损害严重的孩子进行观察,用去除麦麸蛋白、奶蛋白,乳糖的低脂、低膳食纤维的膳食供给,不仅临床症状得到改进,X 线及组织检查都正常化了,1～2 年后,所有孩子都可以耐受加入了膳食纤维、面筋、牛奶及脂肪的膳食,这应该是成功的。另一观察是 9 名腹腔照射而有腹泻的妇女,每日脂肪限制在 40g 之内,而其他方面则与前一观察所采用的相同,结果,6 个月之后,粪便中的胆碱减少,9 名妇女中有 8 名的腹泻也减少了。

对上述膳食治疗失效的人,也可以采用管饲以代替口服,内容为部分水解蛋白溶液加上其他营养物质。有的报告认为这种做法可以减少粪便的脂肪和氮的排出,但有些报告却认为没有这种效果。另有一种做法是值得考虑的,即用泵输送胃肠管饲,控制进入肠道的均匀速度,避免引起肠道一时性有过大的负载,并适应其吸收能力,这是一种有效的方法,观察结果能使病人维持良好的营养状态。

当然,在上述所有措施都无效时采用全静脉营养是必要的,这个问题在后述章节中将提及。

3.7.2 嗜伊红细胞性胃肠炎

嗜伊红细胞性胃肠炎(eosinophile gastroenteritis, EGE)是一种与食物有关的疾病,症状是周围血液中的嗜酸性细胞增高,而在胃肠道组织中也有嗜酸性细胞浸润,大部分人发病自 3 岁开始,而且似乎以男性居多,病因未明。

该疾病似与环境(食物)的过敏有关,因为这种病往往和特异反应有联系,例如,和哮喘、皮炎、荨麻疹、过敏性鼻卡他、过敏性气管炎等的发病有关。到底是嗜酸性细胞引起疾病,还是疾病引起嗜酸性细胞增加,至今仍未确定。

(1)病理改变大致为三种类型,第一种为黏膜层病变型,这是比较常见的一种,大多数只出现在胃及小肠,很少只在小肠出现,病人主诉为进食时恶心、呕吐与腹痛,偶有腹泻,约有50%的病人有过敏史,包括水肿、苍白、肠道潜在出血,体格检查时经常发现有过敏症状,儿童还出现生长缓慢,进一步检查可发现缺铁性贫血,周围血中嗜酸性细胞增高(可高至55%),低蛋白血症及胃肠道吸收不良,并有蛋白质丢失的病症存在(可以用铬标记蛋白质试验,D-木糖醇试验出现典型的异常),这反映小肠黏膜功能低下。而对维生素 B_{12} 的 schilling 试验及粪便脂肪试验也有不同程度的异常结果,X线及内镜可发现肠水肿、变形,有时还会出现结节样折叠,易激惹并有分泌的增加,有时出现溃疡,这种溃疡可出现在胃窦及小肠近端。病理上最明显的改变仍然是嗜酸性细胞的浸润,肠黏膜绒毛的结构发生变形并全部变平(这一点与亚热带吸收不良综合征的病人情况相似),组织的水肿并没有同时发生血管增生。

第二种类型为肌层型,多数有肠梗阻症状,X线检查见肠道变厚并僵化,在活检中可见到肌层内有嗜酸性细胞浸润。

第三种类型为黏膜下病变型,这种类型较少,典型的病者呈现腹水,其中有大量的嗜酸性细胞,这种情况也见于肌层与黏膜。大部分病人在一段时间内病情有反复,并有恶心,这些变化与医疗措施无关。

(2)与饮食的关系:嗜伊红细胞性胃肠炎与食物过敏不同,因为该病找不出专一性的、产生过敏的食物或食料。过敏病在取消产生过敏的某种食物后,症状就不会出现,反之,再试用这种专一食物,症状就会重现。嗜伊红细胞性胃肠炎没有这种反应,但是很多病人主诉不能耐受某些食物,一般是牛肉、鸡蛋、牛奶及猪肉。用鼻胃管直接输入胃里使病人不能看到或察觉所摄入的食物做测验,当病人遇到特别的食物时能够产生反应,集中表现为白细胞增多,免疫球蛋白IgE增高及周围组织的嗜酸性细胞反应。但膳食措施对这一种病不起作用,因而病人需要用类固醇类减缓该病的再发作,或是根据发病的慢性性质作处理。

(3)膳食措施:考虑的第一步是把怀疑可能引起反应的食物从食谱中除去,同时逐步从食物中除去奶、蛋、猪肉、牛肉、面筋等食料,在这个基础上进一步考虑供给量。

皮质类固醇是本病的主要药物,大多数人有很迅速的反应,即症状得到好转,大部分病人还能够增加体重。很多病人需要维持药物剂量,另一些病人需要继续限制食物的品种。因此,只有在治疗和饮食限制未能达到目的时才考虑全静脉营养措施。

3.7.3 淀粉样变性病

淀粉样变性病(amyloidosis)是一种多系统病理状态的组合,主要特征是在细胞外沉积淀粉样的物质,这种物质是线状聚集的糖蛋白原纤维排列在皱褶状的组织板块上,临床上分为两大类型,即原发性和继发性淀粉样变性,前一种类型先前没有发生过任何疾病或是未有其他疾病同时存在,但多发性骨髓瘤例外,后一种类型在前已有别的疾病存在,包括慢性传染病(如结核病、骨髓炎等),或是慢性炎症性疾患(如风湿性关节炎、炎症性肠病等)。

用生物化学的分类,可以以原纤维的结构来划分。

(1)病理与临床症状在胃肠道,血管是最常被淀粉样物质沉积的地方,通常是在黏膜下。结果,血管变厚而管腔变窄,并可能引起肠道缺血及栓塞、压迫性萎缩,导致肠活性能力减弱。在大量沉积淀粉样的区域以外,小肠黏膜往往是正常的,但黏膜萎缩与溃疡则可因缺血而产生。肠系膜神经丛的神经元以及内脏的神经干可因压力而损坏。用苏木精伊红染色,淀粉样物质染成不定形的粉红色。

临床表现主要为胃肠道的症状,尤其见于家族类型,早期表现为便秘与腹泻,以后发展为腹泻无力或失禁,肠道因为淀粉样物质浸润而活动力衰减、停滞、细菌滋生,因此有腹痛、梗死、穿孔、机械性阻塞常会发生,但出血则不常有。

在淀粉样变性病的所有类型中都有吸收不良的问题,尤见于家族性的这类疾病,最后往往引起恶液质而死亡,但这种后果是多因素激发的,包括存在着细菌的大量繁殖,黏膜与黏膜下的直接破坏,循环供血不全以及胰功能不全等。大部分病人粪的重量与脂肪含量都升高,且D-木糖醇试验异常,凝血时间延长,血浆胡萝卜素水平下降,有时会出现低钙、低钾、贫血、低蛋白血症。多部位肠黏膜病理切片,用刚果红染色可以确诊本病,因为在偏振光下,类淀粉产生单一的苹果绿色的双折射现象。

(2)措施应用广谱抗生素抑制细菌,但可以引起腹泻、脂肪便及酸碱平衡问题,但不得不采取这一措施。用生长激素抑制因子的同类物,即 SMS210-995 可以控制腹泻。使用胰酶可能有用,可以缓解消化不良的问题。水肿病人要限制钠,一般也应限制脂肪,但脂溶性维生素一定要设法补充。需要的时候,管饲和全静脉营养都要考虑,这种方法在前后章节已论及。

3.7.4 肠淋巴管扩张症

肠淋巴管扩张症(intestinal lymphangiectasia)是以小肠淋巴管扩张为特征的,淋巴的流动被阻塞,并在淋巴乳糜丰富的地方把蛋白质漏出到肠腔以至于蛋白质长期丢失。这种病被认为是一种先天性淋巴管畸形的疾患,多发于童年,往往有家族史。胃肠道外的淋巴也有异常。淋巴的阻断可见于黏膜下、浆膜下、肠系膜及黏膜固有层中。其他疾病可以继发本病。

(1)病理与临床表现:肠黏膜及黏膜下的淋巴管扩张,在这些扩张的管道内广泛存在含有中性脂肪的泡沫状大吞噬细胞,这种情况也见于淋巴结和淋巴小结。肠系膜淋巴结变厚,其中有中部肌肉肥厚、肌肉纤维化与弹性化,肠绒毛疱疹状扩大,有的变成乳头状绒毛。

临床常见广泛或局部水肿,不同程度的脂肪便,腹部膨胀,常见腹水,但少有腹痛。在儿童会导致发育不良、生长停滞、细菌感染、低丙种球蛋白血症、低蛋白血症、血浆淋巴细胞减少、胆固醇水平下降、低钙及低镁血症等,亦可发生碱中毒,D-木糖醇试验正常。肠活检是明确诊断的方法之一。

(2)膳食措施:治疗膳食对病者有关键性的作用,肠道淋巴的产生受长链脂肪酸的刺激,限制脂肪而使淋巴的分泌减少,可以降低局部淋巴的压力,亦可以减少淋巴液的外溢与渗漏。故每日可以限制脂肪最低至 5g,可以使血浆白蛋白的丢失减少,脂肪便减少。用高蛋白无脂肪的膳食,加上补充以中链甘油三酯,可以使大部分病者的病情得到控制,因为中链脂肪的吸收迅速且不需淋巴运转,因而这种脂肪能为病者机体所接受而不会引起脂肪便,并且有较好的效果。短期使用全静脉营养对一些严重腹泻的病人会有好处,但各种营养素须考虑补充,因为这种病不会短期复原,膳食处理是长期的。必要时可以考虑切除某些侵犯性大的肠段。长期以低钠、无面筋,少脂肪或含有中链甘油三酯的高蛋白膳食可能有治疗效果。一般来说这种病是可以控制和好转的。

3.7.5 腹腔病变

腹腔病变(celiac disease)有多种名称,我国的发病相对较少,故在此只做简要论述。

在临床上腹腔病变的表现是多种多样的,从轻微而又并不一定特有的症状到单一种营养物质的缺乏状态,以至于典型而又全面的广泛吸收不良综合征(panmalabsorption vndrome)。有的学者认为,这是一种可以考虑作为肠道激惹病并与其他疾病并发的,例如与贫血、体重下降及单一营养素缺乏并发。但一般病人确是常出现腹泻、体重降低、虚弱及某种维生素或矿物元素的缺乏等。

(1)病因:这种疾病的确切病因还不很清楚,但从实践上考虑的首先是面筋,它是小麦、燕麦、大麦与裸麦等谷麦中的一种蛋白,麦醇溶蛋白(gliadin)是面筋中有一定毒性的部分,内有丰富的脯氨酸及谷氨酰胺。麦醇溶蛋白的组分有多种,比较多的研究放在 α、β、γ、ω 几种上面,似乎这种蛋白分子对肠黏膜有不利作用。当然,面筋对敏感病人引起的黏膜改变是比较肯定的,但是这种作用如何产生,其机制还未明了。早期曾认为黏膜刷状缘的水解酶活性低而未能完全水解麦醇溶蛋白,产生了一种未水解完全而又有毒性的物质并引起本病。但除去这种蛋白的膳食未能呈现出不正常的低黏膜多肽酶或是低碳水化合物酶活性,所以这种假说未能确立。

另一种说法是,由于腺病毒的感染引起本病,虽然有 12 种腺病毒抗体在病人中曾经找到过,但却无法证实本病的发病与这些腺病毒有关。

此外,还有人认为可能是抗体问题,因为在病人的血浆和肠道分泌物中找到对膳食与其自身的抗体;在未经治疗的本病病人中有 90% 都可以找到抗麦醇溶蛋白的 IgA,而其效价随着从膳食中取消麦醇溶蛋白而逐步下降。一些研究者也发现抗卵白蛋白抗体和抗酪蛋白抗体,似乎这些抗体的形成与肠通透性的增加平行。也有人认为可能是免疫上的异常,例如依赖抗体的细胞介导毒作用(antibody-dependent cell-mediated cytotoxic effect)引起免疫复合物的形成,但抗体与绒毛损害的相关关系及规律还有待证实。此外,有学者也提出抗网织蛋白、抗空肠、抗内脏肌肉抗体,并用荧光免疫法在人体中测出,但本病病人中

95%以上都可以测出这些抗体,故怀疑它们是一般共有的,在膳食中取消面筋后,抗体的滴度也下降。

(2)膳食措施:本病病因未明确,故主要的膳食措施是从食物中除去一切面筋(gluten)类物质,这一点一旦做到,大多数病人在数天内症状会缓解,但肠道组织学上的异常需要较长时间才改变,例如,使上皮内淋巴浸润恢复至接近正常水平要几周时间,而改变绒毛的萎缩状态还需2～3个月,甚至有的病人永远也不会恢复到正常状态,但本人自觉良好。

膳食除了免掉一切面筋类之外,应该给病人予维生素和矿物质补充,特别在发现有缺乏的症状出现时。但不必一定长期补充各种维生素,而是根据病人的情况定期监测。

应该不厌其烦地排除食物中的麦醇溶蛋白,特别是小麦、大麦、燕麦及裸麦,这类谷物的制品也应一律除去,要力争完全排除一点一滴的谷类及其制品。有的病人在一定时间后对面筋的反应变得迟钝些,但有的则一接触就会引起腹部症状及腹泻。有人认为病人一天最多能接受5～15μg麦醇溶蛋白,但这种限定还是有危险的,使用谷麦制造的制品也应避免,例如蒸馏的酒类及白醋,啤酒每升含有3μg醇溶谷蛋白(prolamin),亦应该免除。

病者可选用的食物还是很多的,大米,奶及奶制品(未混入其他制品的),各种肉类、鱼、禽肉、蛋类,蔬果类(不加任何其他配料),豆类,杂粮,包括白色的土豆、红薯、芋、山药、玉米、米制的米粉等都可以小心地加入食物中。

3.8 胰及肝疾病的营养支持

3.8.1 概述

肝脏与胰脏都是人体极其重要的器官,这两个脏器在功能上的完整性均对人体营养物质的消化、吸收、代谢、利用有决定性的影响,如果这两个器官中的一个出现故障,都会对机体营养状态发生意想不到的影响。但是肝脏与胰脏,尤以肝脏是一个组织与结构极其复杂的器官,为了使讨论深入些,有必要回顾有关的基础问题及其研究进展。

3.8.2 肝及胰在正常消化中的作用

(1)肝脏:肝脏对人体的作用是多方面的,其中与营养关系密切的有两个重要的功能,一个是精制出胆盐,另一个是在中间代谢所发挥的决定性作用,尤其是蛋白质及氨基酸的代谢、碳水化合物、脂肪及维生素类的代谢等方面。下面重点讨论这两方面的问题。

1)胆盐:肝脏合成胆固醇并以胆固醇进一步合成胆盐,通过胆囊分泌到肠道。胆汁的分泌是在摄食的信号刺激后激发的,胆盐以胆汁的形式分泌并在肠道混入食糜之中。在肠腔内,胆盐活跃地参与脂肪的吸收,主要是对脂肪起表面活性剂的作用。甘油三酯进入十二指肠是以乳化了的形式出现的,乳化的脂肪小滴表面是由一层相对极化了的磷脂与蛋白质所覆盖,但在脂肪水解之前,这一层物质又必须移走以便胰蛋白脂酶对脂肪起酶解作用,因而,在将这一种有极性的物质清除时,脂酶也使在水相中的甘油分离出来。结果脂肪的水解变得要依赖另一种酶即共脂肪酶的作用,它是在胰脏分泌脂酶的同时在胆汁中分泌的。通过与脂酶结合并使其分子结构改变后,共胰脂酶就变得具有抑制胆盐在脂肪水解中的作用了。

脂肪水解的产物,诸如脂肪酸、单酸甘油酯及小量溶血磷脂(lysophosphatide)与胆盐形成脂肪微粒(或称微胶粒),小肠之所以能吸收长链脂肪是取决于这种混合脂肪微粒的,相反,肠对短链及中链脂肪酸的吸收则不需胆盐存在。当脂肪酸被吸收后,胆盐即被保留下来,通过肝肠循环再被用于同一目的。胆盐中尤以结合型的三羟基胆酸在小肠的远端被重吸收,这种吸收是一种主动的、依赖钠的过程;二羟基胆酸则在小肠近端通过扩散而被动地吸收。肝脏则从门静脉抽提这些被吸收的胆盐并将其送回胆的系统中。肝还需继续合成胆盐以充实和补足胆盐池,因为有一部分胆盐未能被回收而从粪便中丢失。

肝脏在中间代谢方面起着一个基础的作用,这是一个极为复杂的过程,不可能在此展开讨论,但生理和生物化学的很多材料可供参考。这里需要指出的是必须理解肝脏损害所引起的复杂影响。

2)碳水化合物:肝脏对碳水化合物代谢的调节是通过合成,贮存和分解糖原等多方面的作用而完成的。大量糖原可以贮存在肝细胞内,因为它是葡萄糖的一种多聚形式,所以在细胞内不致引起渗透压的改变,也不影响细胞的正常活动。当大量食入葡萄糖或是多于机体需要的能量(可以变为糖原异生)时,肝脏就加速将其改造为糖原,相反,机体的能量不足,糖原就立即分解以适应能量的需要,在这个过程中起主要控制作用的酶分别是糖原合成酶和磷酸化酶。糖原合成酶的刺激总是和磷酸化酶的抑制同时出现的,反之亦然,磷酸化酶的刺激总是与糖原合成酶的抑制并行。影响这些酶的因素包括细胞内6-磷酸葡萄糖的水平以及激素水平,如肾上腺素、高血糖素及胰岛素。肾上腺素及高血糖素使血糖水平的升高是通过激发磷酸化酶而作用的,而胰岛素降低血糖水平却部分是通过刺激糖原合成酶而作用的。

肝细胞拥有的许多酶使这些细胞能以多种前体合成葡萄糖,这些前体包括氨基酸、丙酮酸及乳酸,这个糖原异生过程已经较为清楚和肯定,一旦低血糖出现就会促进上述这一过程。低血糖与发生糖原异生之间的联系是由肾髓质分泌的皮质醇启动的,而皮质醇的分泌则是受脑下垂体的控制和支配(即促肾上腺皮质激素(ATCH),这种支配包括动员可以用作糖原异生的各种组织中的氨基酸。

3)脂类:肝脏亦是脂肪分解与甘油三酯合成的主要场所,可以随时在葡萄糖不能满足能量需要的情况下将脂肪分解为脂肪酸,脂肪酸就作为代换的能而被使用,特别是在机体空腹或是饥饿状态的时候为然。甘油三酯在脂肪组织内是被水解而释放出脂肪酸的,脂肪酸与血中的白蛋白结合,随后肝细胞又将脂肪酸移走并送入线粒体,在那里有肉碱(carnitine)的特殊运转作用。而在线粒体内很多种酶将脂肪酸分解为乙酰辅酶A的片段构成中,这一程序就是众所周知的β氧化过程。随后,乙酰辅酶A可以进入三羧酸循环通过氧化磷酸化作用而产生三磷酸腺苷。如果机体摄入的碳水化合物超过能量的需求时就合成甘油三酯,这种情况下,葡萄糖淹没糖原的贮库,糖酵解产生的乙酰辅酶A就不需氧化磷酸化了。在营养素如此丰富的时候,连接在乙酰辅酶A上的能量负荷就通过脂肪酸的转换,最终变为甘油三酯。合成脂肪酸时每一个程序接入两个碳的组分亦即是上述β氧化过程的逆行过程,并与α-磷酸甘油反应而成脂肪酸。在甘油三酯合成后即运入脂肪组织作为脂蛋白的一部分,尤以极低密度脂蛋白的一部分而贮存下来。

4)蛋白质:肝脏对合成与分解蛋白质起总枢纽的作用,所以肝脏含有一切作用于蛋白质的酶,包括转氨酶、氨基酸的氧化脱氨酶及尿素合成酶等。氨基酸也参加糖原异生作用,在这个过程中,氨基酸脱氨成为丙酮酸或是介入柠檬酸循环。血浆中的蛋白质,包括白蛋白、血液凝固因子、运铁蛋白、铜蓝蛋白等都是肝脏合成的,与胰蛋白质一样,这种蛋白在细胞内质网合成并通过细胞内的通道输出。肝脏合成蛋白质是受机体营养状态及激素状态影响的,尤其是胰岛素、高血糖素及糖皮质激素等。胰岛素与类固醇刺激肝蛋白的合成,而高血糖素则抑制这种蛋白的合成,相反却作用于它的分解。

(2)胰脏:胰脏亦是极为重要的消化器官,胰液的分泌是其中一个重要方面。

胰脏有三种细胞,即中心腺泡细胞、腺管细胞和腺泡细胞,它们能产生胰液,这些分泌性液体含有丰富的碳酸氢钠及酶蛋白。在中心腺泡细胞及腺管细胞内,碳酸酐酶生产碳酸氢钠是很重要的。碳酸氢钠在胰液中具有两重功能,其一是中和进入十二指肠的胃酸,其二是把十二指肠内的酸碱度维持在中性偏碱的范围之内,因为这种pH使消化酶的活性处于最佳的作用状态,尤以脂酶和淀粉酶,而胰蛋白酶原和胰糜蛋白酶原则处在非活性状态中,这类酶是在细胞内质网的核糖体中合成,并贮存于一种分隔状态,直到在离开胰细胞之前才独立开来并起作用。

已知很多激素能促进胰液分泌,其中包括胰泌素,血管活性肠多肽(VIP)、肠促胰酶肽及胃泌素等。但胰多肽却是抑制性的,其他激素如多肽YY、生长激素抑制因子、高血糖素等都被认为属于抑制性的,其生理作用有些还未十分清楚。胰泌素可刺激水与碳酸氢钠的分泌,而胰促胰酶肽使胰液中的蛋白质含量升高;胰多肽对胰的分泌有抑制性的作用,它实际上是肠内消化过程完成的一个信号。

1)胰内刺激与分泌:二者的匹配反应在胰的腺泡细胞中有两种激素受体,估计这两种受体是使细胞与激素之间发生激素刺激与细胞反应相匹配作用的,不同类别的胰泌素及其同类物的受体已被证明,还有乙酰胆碱及铃蟾肽(bombesin)也共享这些受体。根据肠促胰酶肽的受体与激素的亲和力再进一步分化,高亲和力的受体主要作用于促进胰的分泌反应。在受体作用之外,激素发生的作用是通过激发蛋白质激酶及由此产生的调控蛋白质磷酸化的作用,其中间步骤因有两种类型的受体而有些不同。和胰泌素受体起反应的激素受细胞内的腺环酶所激活,这些受体的第二信使就是环磷酸腺苷(cAMP)。当肠促胰酶肽受体被占满以后,会有一系列的反应替代,这些受体激活结合在细胞膜上的磷酸酶C上。分解了的磷脂酰肌醇产生肌醇三磷酸,这种物质的增高使细胞释放出钙。下一步,调钙蛋白(calmodulin)使细胞内的钙作用于蛋白激酶,因此两类不同的受体最终激活同一蛋白激酶。这一点可以解释为什么刺激一种激素能扩大另一种激素的刺激反应,例如,当同时给予胰泌素及肠促胰酶肽,胰脏反应的总和大于两种单一反应相加。

胰的分泌亦因受神经机制的作用而改变,刺激迷走神经或是使用胆碱能药物可增加胰液的蛋白质含量。刺激迷走神经,碳酸氢钠的分泌增加,这是因为胰内神经释放血管活性肠多肽之故。

2)胰液分泌的控制:胰的刺激可分为四个构成部分或时期,即基础期、头期、胃期及肠期四个阶段。基础期分泌可与移动肌电情结(migrating myoelectric complex)同步在肌电的第三阶段达到高点。移动肌电情结与胰分泌的匹配可因使用阿托品而停止。头期是因为看到食物或嗅到食物气味而开始分泌的。像基础期分泌一样,头期的分泌反应可以被抗胆碱能药物所阻断。胃期胰的分泌由很多途径来影响,食物进入胃窦就能引起胰的分泌,这是因为胃被扩大及胃泌素的释放;胃酸分泌本身能影响胰的分泌;胃将蛋白质与脂肪部分分解,这些产物也能刺激胰液的分泌。肠性分泌是因氢离子、氨基酸与脂肪酸进入小肠近端而出现,可以说氢离子是从胃肠道黏膜释放胰泌素,而脂肪酸与氨基酸则激发肠促胰酶肽的释放。

3)小结:胰酶对膳食碳水化合物、脂肪与蛋白质的消化是必需的,参与上述营养素消化的酶包括淀粉酶、脂酶、胰蛋白酶等。淀粉酶将直链多糖的1,4-联结分开,形成麦芽糖及麦芽四糖,因为淀粉酶不能水解1,6-联结。而支链多糖则形成糊精、麦芽糖及麦芽四糖。脂酶水解甘油三酯至脂肪酸与单甘油酯在水油界面上,而胆盐通过增加总界面的面积改善这一消化过程的效率,但是胆盐亦抑制脂酶的活性,这种抑制因共脂肪酶存在而逆转(共脂肪酶亦同时存在于胰液之中)。磷脂酶亦存在于胰的分泌液中,尤以磷脂酶 A_2,它促进磷脂的分解。胰蛋白酶及多种其他酶,如糜蛋白酶、弹性蛋白酶等能够将多肽中部的键分开,因而可将蛋白质再分解为更小低聚肽及氨基酸。胰蛋白酶水解邻近的赖氨酸与精氨酸的多肽键,而糜蛋白酶则对芳香族氨基酸(包括苯丙氨酸、酪氨酸与色氨酸)残基的邻近键有专一分解作用。其他酶类如羧基多肽酶,将多肽键的第一个和最末一个键分解。所有上述酶类在胰的分泌液中都有足够的供应,因此,如果胰脏有损伤,一定会在临床上先看到分泌不良或消化不良。然而,一旦这些营养性的并发症被察觉,应立即采取治疗手段纠正。

3.8.3 肝、胰损害的营养预后

(1)肝损伤不论什么原因,肝损害总是出现厌食、恶心、呕吐等症状。如果损害是由于酒精中毒引起,肝损害的症状还会因酒精性胃炎而恶化,因此急性肝损害时食物的摄入往往都减少。如果这种病程短而且机体可以调控,营养不良就会少些。但不论是酒精性还是非酒精的肝损害,都可以引起空腹低血糖,这样一来肝糖原的贮备就会耗尽,并且会阻断以氨基酸为底质异生为糖原的通路。

在慢性肝损害的条件下,营养的并发症可频繁发生,因为肝功能变得不好,尤以引发了肝硬化。不管什么病因,肝硬化的病人在人体测量上都会有改变,例如肌肉的消瘦,对一般抗原的皮肤试验也多呈阳性,血浆中的水溶性与脂溶性维生素水平都低,尤见于酒精性肝硬化。脂溶性维生素水平低则多见于非酒精性肝硬化病人,这些病人的水溶性维生素不一定低,主要原因是膳食摄入量不足,吸收不良及代谢上存在缺陷或问题,但有的人上述三种原因会同时存在。

1)对进食的影响最常见的是病人摄入蛋白质不足,尤见于酒精性肝硬化的病人。如果病人不管已有的肝硬化病仍继续纵酒,蛋白质的摄入可能减低,而其热量供给主要来源于碳水化合物及酒精。因为酒精不过是一种"空热",即只有热量而没有什么营养素,而且这种热不能为体内的代谢做功,因此,这种热量实际比相类似的营养素热量要低,长期饮用酒精的人,微粒体的代谢通路也发生改变。此外,肝性脑病的出现会改变病人的心理状态,这种情况尤见于摄入食物过少而使肝病更加严重的人。肝性昏迷往往是进一步营养不良引起的,多数不得不住院治疗。

2)对吸收的影响:肝损害降低了胆盐的分泌,缩小了胆盐池的规模,尤以肝硬化病人。由于胆盐对脂肪吸收的重要作用,胆盐池的缩小以致使食物的脂肪不能完全地形成脂肪小滴,引起脂肪消化与吸收障碍。如果病人还同时有胰功能不全,情况会更为严重,多半发生脂肪便,并随之引起脂溶性维生素缺乏,临床症状也会出现,如夜盲、骨质疏松、皮下出血或黏膜出血。

3)代谢的改变慢性肝功能不全的病人,在蛋白质代谢方面会出现缺陷,包括肝合成外源性蛋白质(白蛋白、凝血因子)减少,尿素合成减少,芳香族氨基酸的代谢下降。但肝病者分解代谢蛋白质的能力还有些争议,因为以碳^{13}标记的亮氨酸做观察,这种氨基酸在空腹状态下的转换率和分解是正常的,但给病人进食时,蛋白质的流动就会增加。由于肝对蛋白质合成功能的减弱,可以出现低白蛋白血症并加促腹水的发生,尤以门静脉高压为然。由于凝血因子的水平下降,胃肠道出血也会发生。又由于对氨的解毒功能下降,加上肝硬化病人血浆氨基酸模式改变,引起肝性脑病的机会增加,不过,这类病人仍然可以维持氮平衡。

在肝硬化病人中,葡萄糖耐量试验是不正常的,估计是因为对胰岛素有外周抵抗。空腹及餐后胰岛素水平可能与门静脉系统的抑制、生长激素水平增加、体内钾耗竭等有关。

因为肝硬化病人体内的糖原也经常耗竭,因而空腹时脂肪的氧化就取代葡萄糖来支持能量,因而可以看到肝硬化病人的呼吸商低于正常。但肝硬化病人的能量需要与正常人是一致的,有的人认为比正常人还要高一些(指以尿肌酐对比计算而言),但这种计算方法可能有较大误差,因为肝硬化病人合成肌酐的能力降低。

已如前述,肝硬化病人水溶性与脂溶性维生素的水平都较低,主要原因是脂肪的吸收不良且与胆盐的关系最大,当然,摄入不足也是重要因素。此外,代谢上也有不少问题,如肝硬化病人的硫胺素磷酸化过程有缺陷,而且还有视黄醇结合蛋白的合成缺陷,对 5-磷酸吡多醇的分解和维生素 D 转变为活性型也有困难,这些都是代谢上的缺陷。

(2)胰的损伤:急性胰损伤时,以上腹心口的疼痛严重并放射到背部为特征,通常还伴有恶心及呕吐,很多病人有胆道疾病史。此外,发病因素也包括使用过某些药物,如呋塞米(furosemide)、6-巯基嘌呤,以及患有高脂血症、高钙血症等病史,还有腹部手术、病毒感染也是诱因。严重病例会同时并发高血压、少尿、呼吸困难,实验室检查可见血浆淀粉酶或脂酶升高及白、红细胞增高,高血脂及高氮质血症,但血钙则低。对这种病人的第一步措施是恢复体液、止痛、禁用口服食物,因为病人多数发生蛋白质分解代谢,氮负平衡,能量消耗比正常增高 $14\% \sim 49\%$,大部分能量从糖原异生而来。但急性胰腺炎的病情一般较短,纠正时相对易于其他严重疾病。

慢性胰腺炎可以迁延较长时间甚至许多年,这种病人多半长期纵酒,有反复腹痛史,出现胰的钙化与功能不全,故这种病人的营养状况往往是危殆的,至少有两个方面的难点:

1)因为有痛症存在,饮食受到限制,而且对食物的吸收也受限,主要是消化液的分泌及产生都受到极大限制,病人出现脂肪便,色灰而有恶臭,对蛋白质的吸收率也低。因为胰腺之外还有酶类的作用可分解碳水化合物,故淀粉及糖的分解能力稍好些。

2)慢性胰腺功能不全的不良作用使体重不断下降,这反映体内的贮备一直处在消耗之中,各种维生素及矿物质都可能出现缺乏,但若不仔细观察,症状不一定被发现。

3.8.4 营养支持

(1)肝脏疾病的营养治疗

1)蛋白质与氨基酸:不论肝病是急是慢,随着肝损害的严重程度,氮的负平衡都存在。估计肝的再生是缓慢的,肌肉消瘦的复原也是很慢的,但若首先供给的是蛋白质与氨基酸时,就应该注意它们的量,因为潜在的肝性脑病与蛋白质需要之间可调的安全范围很窄,而且不同病人对蛋白质耐受能力的差异也很大。低限的蛋白质有时并不会引起心理和精神上的改变,脑病机会就少些,在这种情况下,体内留下的本来就很少的蛋白质贮备的分解可以减至最低,补充足量的热量特别重要,热量主要应由脂肪与碳水化合物提供。

急性肝脏损害的大部分工作应集中在对蛋白质与氨基酸的补充上,尤其是酒精性肝炎患者,具体可以用肠内或肠外营养。肝性脑病是可以通过正确的管饲滴入膳食蛋白,并可以用有限的蛋白质使病者达到氮的正平衡。这种做法可以使症状和生化检查都得到改进。

至于慢性肝损害包括肝硬化的病人,可以按 0.74g/kg 的优质蛋白量提供达到氮的正平衡。有人曾用支链氨基酸给病人注射,以改善血浆中异常的氨基酸模式,结果未尽如人意。

估计使肝硬化病人异常的血浆氨基酸模式正常化对病人有利,还可能有利于改善肝性脑病的状态。有人以高比值的支链氨基酸与芳香族氨基酸溶液作营养治疗,结果亦未见有预期的效果。

有人用植物性蛋白取得肝性脑病的疗效,但血中氨基酸的构成未有改变,估计是因为从植物中来的蛋白质还含有膳食纤维,加快氮性废物从肠道排泄所致。

遗传性肝的氨基酸代谢异常的病人因为脲循环失调而引起高酪氨酸血症,也有高血氨综合征,故应该限制氮的摄入,因为高血氨症的氨堆积在血与中枢神经系统而引起毒性反应。至于高酪氨酸血症,是一种先天性缺陷,不能分解苯丙氨酸与酪氨酸,因而在膳食中除去这两种氨基酸是有帮助的。

2)碳水化合物:肝损害病人尤以肝硬化者易于发生糖尿病,组织对胰岛素的抵抗是引起异常葡萄糖内稳态的重要原因。病人如果有门静脉高压又并发门静脉系统淤滞的情况是周围组织对胰岛素抵抗的一个诱发因素,体内钾贮备降低加上生长激素的升高也是一个附加的危险因素。有糖尿病存在的情况下,膳食是极其重要的治疗手段,例如确定对热量的供给,使用淀粉类多糖的膳食可以减少对胰岛素的需求,使用多糖也有利于避免肝性脑病,因为有些不被吸收的膳食纤维降低通过肠道的时间,也降低肠道的 pH。治疗肝性脑病的一种物质乳果糖(lactulose)之所以起作用,就是与纤维在肠道的作用相似。

因遗传性肝病而对碳水化合物代谢的异常,用膳食疗法也很重要,这类病的病变可能是多样的,包括半乳糖血症、糖原积贮性病症、果糖不耐受性等。主要的病因可以有相应酶的缺陷,而这一类酶的底质堆积在组织与器官中,尤以积贮在肝与肌肉内,引起这些器官的损害并常伴低血糖症。至于半乳糖血病,是可以通过严格地限制相应的食物而控制的,尤以限制奶及奶制品。至于对果糖不耐受的孩子,水果、某些蔬菜以及蔗糖等都必须从膳食中取消。对于 1 型糖原积累症的人(Von Gierke 病),如果低血糖能够避免,并且供给葡萄糖丰富的食物配方时,这种病也是能够好转的。

3)脂肪与脂溶性维生素:由于胆盐代谢的改变,又加上胰腺功能的下降,引起脂肪吸收障碍,不可避免地导致脂溶性维生素的缺乏,尤以各种类型的肝硬化,即酒精中毒型与非酒精型肝硬化。

推荐给予非酒精中毒性肝硬化的患者 $5000\sim10000IU$ 的维生素 A,但对酒精中毒性肝硬化则须慎重,因为大量维生素 A 被微粒体汲取会增加其毒性。维生素 D 的补充未见有预防骨质疏松的作用,但对肝硬化病人提供 25-OH-D$_3$ 是安全的,建议量为 $40\sim120\mu g/d$。补充维生素 E 对于具有胆汁淤积和阻塞的儿童是有好处的,但对有肝损害的成人还未证明补充维生素 E 对肝病有好处。维生素 K 的补充对凝血时间延长者有利,若是在全静脉营养中补充,一般每天 10mg,一共 3 天,就可以满足一段时间的需要。

此外,酒精性肝硬化病人往往也缺乏水溶性维生素,包括叶酸、硫胺素与吡哆醇等,但这类维生素的补充相对方便得多。

(2)胰腺疾病的营养治疗

1)急性胰腺炎:急性胰腺炎的病人处于高代谢、高分解状态,由于葡萄糖氧化存在缺陷,故机体代偿机制则大量动用肌肉的支链氨基酸,用于能量,即作为糖原的异生作用的原料。估计约 80% 急性胰腺炎的病人的血浆白蛋白、运铁蛋白以及淋巴细胞数都降低。但在急性炎症的条件下,营养的目标主要是维持氮的正平衡,同时降低对胰腺的刺激,争取较好的预后。管饲和全静脉营养都可以达到这一要求,不过,不论采用哪一种途径供给,应该尽可能满足基础代谢的能量要求,因此,适当的氨基酸、碳水化合物及脂肪比例是可以根据病情而做调节的,能量计算方法可参考外科疾病章节中的方法。病情比较重的情况下,应该增加脂肪与氨基酸的比例以取代一部分碳水化合物。严重的急性胰腺炎病人一般每日可从尿中排出约 1071mmol 氮(即 15g 氮,约 94g 蛋白质),可以通过增加相当量的氨基酸,包括配方中相应比例的支链氨基酸,以防止内脏蛋白质的分解,也使去脂组织得到补充。对于呼吸困难的病人,减少热量中碳水化合物的比例是十分有用的,因为呼吸商可以免于增加。设法减低胰的分泌亦是一个需考虑的问题,由于促进胰分泌的因素在小肠近端(十二指肠)较大,在小肠远端(空肠及回肠)则相对的小,因此,胰的分泌与提供营养物质的模式关系很大,以经口摄入的反应最大。在人类的观察中,将要素膳放入空肠是代替全静脉营养的一个好的方式,因为使用低脂配方可以使胰的分泌降至低限,但前提条件是肠的活动能力和吸收面积仍保持相对完整。可惜在急性胰腺炎中不一定能够有这种条件,例如要肠活动正常就很难,因为急性胰腺炎时,在靠近胰腺近端的部分小肠会有非机械性阻塞,小肠襻扩张加上多发性的气-液水平提示有代谢紊乱,例如低血钾症。不同的气-液水平亦可提示有阻塞存在,也可能是溃疡或是假囊肿。如果存在上述的任何并发症,空肠管饲是不能采用的反指征。但管饲要素膳可以使急性胰腺炎患者达到正氮平衡,尽管目前还未有足够材料证明这种方法对预后是否也有良性影响,但病人若能接受这种措施,很可能能恢复过来。

急性胰腺炎病人用全静脉营养是有效而安全的,能够达到氮的正平衡,但是配方的构成还有些地方不够肯定,例如有的病人不能耐受以葡萄糖为基础的配方,尽管配方中已加上大量的胰岛素。在以脂肪为基础的配方中,曾经建议每天使用 80 个单位的胰岛素,但急性胰腺炎的病人若原来就有高脂血症,尤其是估计急性胰腺炎是由高脂血症引起的,这种情况下在静脉输入大量的脂肪就应该要小心考虑,应减少脂肪在配方中的比例,葡萄糖应该相应地取代一部分脂肪。如果不能明确胰腺炎是否由高脂血症引发,最好的办法是以一个安全试验剂量的脂肪给予病人,然后连续多次检测血甘油三酯水平,动态观察可以得到较可靠的依据。

虽然全静脉营养可以使急性胰腺炎患者取得氮的正平衡,但这种方法是否有利于使病人存活或提高存活率还有待仔细观察和改进。

2)慢性胰腺炎:腹痛、吸收不良及糖尿病是慢性胰腺炎常见的并发症,但这些症状大多能够通过营养措施而缓解。

慢性胰腺炎腹痛的原因目前还有争议,可能是因为组织内的压力增大,胰周围的神经刺激,晚近还有人认为是由于胰缺血引起的。因为痛而拒用或少用食物,终会导致不良后果。建议用一些非麻醉性和非成瘾性的止痛药物,如阿司匹林、对乙酰氨基酚(acetaminophen)和非固酮类的抗炎药物以缓解疼痛。如不奏效,建议使用胰酶,这是基于使用胰抽提物(浸剂)时蛋白水解酶会抑制胰的分泌,这是从十二指肠释放出来的肠促胰酶肽的一种负反馈作用。减少膳食脂肪对于一些病人来说是有好处的,一部分原因可能是减少胰的刺激作用,低脂膳亦可以减少脂肪便。但是,减少脂肪除非有足够的非脂肪性热量提供,否则又会因引起热量不足而减重。

外科手术的主要目的是使胆管减压,因为这样估计可以减少疼痛,胆管可吻合在空肠而达到减压,这样可使大部分病人得到缓解,但有时也不能解决胆管高压。有的病人因为腹痛、厌食、体重减轻以至于不得不用管饲要素膳或全静脉营养,但这也只能是短时间的打算。

慢性胰腺炎病人还有吸收不良的问题,用胰酶制剂一般可以改善一些病人胰功能不全的症状,如脂肪便。但脂肪便如果是由于黏膜问题引起的,如亚热带吸收不良综合征(sprue)这一类的症状,用胰酶并不能解决问题。在使用胰酶时,还应注意剂量是否充足,即有活性的酶是否能够在餐后到达十二指肠,因为这种酶是怕酸的。胰功能不全者的另一个解决方法是使用中链甘油三酯,这种脂肪可以很快进入门静脉,又不需要脂酶的作用。但中链脂肪制剂会造成肠内渗透压升高,所以有时也可能引起一些病人腹泻。

蛋白质与碳水化合物也会有吸收不良的问题,出现氮性便(azotorrhea),氮性便可引起低白蛋白血症。而碳水化合物吸收不良也可以导致能量的浪费,但与脂肪不同。增加蛋白质与碳水化合物的摄入,病人是可以耐受的,故可以考虑按每公斤体重给予 2g 蛋白质和 6g 碳水化合物,而脂肪要限制在总热量的 20% 以下,一般这样能被病人接受。在计算病人体重时,应以理想体重为参考。如果粪便中的脂肪含量每天超过 20g 时,脂溶性维生素的补充应该列入考虑,总能量的补给亦应该相应调节。

3.9 肾脏疾患的营养

肾脏具有排泄、内分泌及代谢三种基本功能,这些功能直接或间接与营养存在着依存的关系。但当肾脏发生疾病时,三种功能都会受到干扰,从而影响病人的营养状态。当肾实质受到损害以及坏死时,肾功能就会减弱甚或丧失,由肾脏过滤的那些物质的分量就减少。然而,虽然肾功能的许多方面改变了,但内稳态以及通过排泄将血浆与组织物质浓度维持在正常范围的能力仍在挣扎之中。

肾衰竭时,很多有机化合物堆积起来,其中大部分是蛋白质与氨基酸的代谢产物,按分量计,最明显的是尿素、肌酐、胍的复合物及尿酸。一般认为,这些物质在高浓度时是有毒性的,但当给予病人低蛋白膳食时,这些代谢产物就减少,但最终会因为肾衰竭的严重发展,前述的适应性调节机制维持不了内稳态,尽管膳食中极力减少液体、电解质与蛋白质也变得无济于事。堆积的代谢废物的压力,内分泌与激素的紊乱等,发展的结果是临床上常见的严重肾衰竭,最终引起尿毒症。如果不采取血液透析、腹膜透析或是肾移植,其后果是严重的。若没有肾的排泄功能,病人的生命维持不到一两个月,甚至不超过十天,尤见那些存在高代谢的肾病患者。相反,没有肾的病人却可以活几年,只是要不断采取血液透析与腹膜透析措施,肾的内分泌及代谢功能不实行取代性措施也可以,这些说明排泄功能是极为重要的。

肾脏合成相当一部分激素,这些激素对代谢有深刻的影响,其中包括 1,25-$(OH)_3$-钙化醇、促红细胞生成素及激肽释放酶等。肾对维生素 D 的代谢具有关键性的作用,特别是将 25-OH-D_3 再羟化成为活性型的维生素 D_3。肾衰竭时,维生素 D_3 不起作用,肠道对钙的吸收减弱、甲状旁腺激素亢进,最终导致肾性骨营养不良。

促红细胞生成素是一种糖蛋白,分子量 39kD,它刺激骨髓生成红细胞。慢性肾病之所以能引起贫血是因为红细胞的生成异常,红细胞生成的减少是与促红细胞生成素生成的减少并行的。又因为肾疾患引起代谢物质的堆积使促红细胞生成素形成减少,同时轻度溶血也会引起贫血。许多肾脏疾病如肾囊肿或肾肿瘤,有时也会使血红蛋白和红细胞压积增加,这是因为促红细胞生成素也被刺激而生成量增加。

3.9.1 营养与肾功能

机体的代谢池与水、矿物质及其他营养素的浓度,甚至代谢产物的浓度都影响肾功能,也被肾功能所调节。但是营养不良对肾的影响是非常大的。

营养不良降低了肾小球滤过率(GFR),也降低了肾浓缩及酸化尿的能力,如果营养状态改善了,这些功能就能恢复至正常化。在肥胖病人进行减重过程中肾小球滤过率有改变,如果减低体重的膳食不含有蛋白质或热量而仅提供水、维生素及少量矿物质,那么肾的滤过率就下降,这种下降至少部分地是与细胞外液减少、循环血容及肾血流等减少有关。增加盐与水的摄入,马上就可以恢复正常状态。低蛋白或是取消蛋白质的摄入都会使肾血流下降及肾小球滤过率下降。

以动物观察,在同等热量前提下,40%蛋白质与 6%蛋白质两种食物构成比,低蛋白膳食组的肾小球滤过率减少了 35%,主要原因是低蛋白膳食增加通过肾小球动脉的阻力。在上述情况下,肾小球毛细血管的血流率减少了 25%,其超滤系数减少近 50%。这种改变的原因之一是与肾脏合成胰岛素样生长因子-1 的减少有关。

营养缺乏的病人,其尿样的比重都低,而尿量却增加。对尿浓缩能力的减低是营养不良引起夜尿多的原因。病者对尿的浓缩能力低下是由于低蛋白质摄入,低尿素合成所引起,因为尿素是正常尿浓缩过程的关键性因素。一些尿素被肾小球过滤后在肾小管被再吸收,并集积在肾髓质的间质中,在肾集合管中去除了水分,使尿的浓度增加。当蛋白质摄入量低时,尿素的合成下降,血浆的尿素氮下降,被肾小球过滤的尿素就减少,亦即再吸收回到肾髓质的尿素减少,因此髓质的高张力下降,于是水就很少从远端的肾小管移到肾髓质的集合管中,因而,原有高限量的肾浓缩能力就下降。如果服食尿素或是摄入蛋白质,都可以使尿的浓缩能力改进。至于尿的稀释能力,在蛋白质缺乏时则没有影响。

有酸的负荷时,营养不良的病者比较容易发生酸中毒。磷酸与氨是尿中酸的携带者。氢离子分泌入远端肾单位的管腔之后,肾小管内溶液的酸碱度降低,HPO_4^{2-} 转变为 H_2PO_4,并使氨转变为 NH_4^+。如果机体摄入低磷,磷化物滤入肾后,大部分被重吸收以保存机体的磷池,只有少量排出于尿,这种情况下肾排出酸的能力也就降低了。在营养缺乏的病人中灌注磷酸盐,使尿的滴定酸度排出增加了。营养不良的病人肾的产物及氨的排出也减少了,在酸负载条件下也都如此。

处于长期饥饿状态,肾脏会自己产生内源性葡萄糖,其量多达 45%,肾之所以产生这么多葡萄糖是因为体内合成减少。饥饿长期持续下去后,肾对乳酸、丙酮酸、氨基酸及甘油的提取都会发生,这类物质的碳骨架最终完全转变为葡萄糖。更长时间的饥饿使游离脂肪酸、β-羟丁酸也被肾所提取,草酰乙酸则被放出。

在急性饥饿的情况下会出现核酸、嘌呤、氨基酸等的分解代谢,这种情况见于白血病或其他肿瘤的化疗。结果尿酸会急剧增加,不但出现高尿酸血症,同时伴有尿酸在肾的下段输尿管沉积并可引致急性肾衰竭,治疗应包括使用别嘌呤醇(allopurinol),该药可抑制尿酸合成。但同时还要维持良好的水化以及保证有大的尿量,而且尿液必须碱化,因为尿酸化合物在碱性环境更易于溶解。

(1)蛋白质、氨基酸与肾功能:摄入蛋白质时或在摄入之后,都使肾的血流及肾小球滤过率增加20%～28%,一般在食入后两小时出现,并可以延续约1小时。从静脉注射混合的必需和非必需氨基酸后,肾血流和肾小球滤过率同样逐步地升高,在滴注盐酸精氨酸30分钟后也会出现上述情况。注射生长激素抑制剂可以阻断注射氨基酸所引起的肾血流及肾小球滤过率的升高,提示这一种多肽激素可以调节氨基酸及蛋白质所增强的肾血流与肾小球滤过率。注射高血糖素使血浆的高血糖素水平升高,可以同样大地达到用氨基酸注射所产生的肾血流与肾小球滤过率。肢端肥大症病人的肾小球滤过率异常高。给正常人注射生长激素后几小时,肾血流与肾小球滤过率都增加,类生长激素胰岛素-1似能调节由生长激素所引起的肾血流动力学。

对于大部分肾功能不全的病人,也都显示出由蛋白质与氨基酸所引起的肾血流及肾小球滤过率的增高,这一增加曾称之为"肾性功能性保留"。因此曾有人建议将病人的肾血流与肾小球滤过率同正常人比较,以判断肾病病人的肾损害情况,但由于个体差异很大,这种设想难以成立。

(2)营养摄取对肾衰竭发展的影响:过去因为条件的局限,一些实验结果似是而非。到20世纪70～80年代间,人与动物的观察提示膳食控制可以减慢各种肾病的肾衰竭进程。在动物(鼠),有几个肾功能不全模型曾经用于研究,包括以手术方法移走一个肾的上、下两端,或是结扎一侧肾动脉的三分之一或四分之三,在这两个实验模型中,对侧的肾都被切除,在一些研究中,实验性肾小球肾炎能够建立。在以上这些动物模型中,低蛋白或低磷膳食可以阻止或避免进行性肾衰竭。此外,膳食中某些脂肪含量的低或高可以减慢肾的损害。使用前列腺素也可以影响慢性肾病的发展。这些都是在动物中能够观察到的。

在相当大的程度上可以说,慢性肾功能的丧失并不受哪一种肾病类型的影响,当失去功能的肾单位多到能够引起肾功能不全时,余下的仍有功能的肾单位就代偿地增加肾小球血流与肾小球滤过率,同时肾单位的体积增大,包括肾小球与肾小管,亦即肾单位代偿性肥大了。毛细血管的血流在未破坏的肾小球中也增加了,其过程有如血压梯度越过毛细血管一样。此外,肾内化学的、电荷的孔隙口径本来能阻挡住血浆蛋白越过肾小球进入肾小管的能力削弱了,白细胞及单核细胞浸润、血小板凝集、胶原纤维沉积、细胞增生和其他炎症性改变发展到一定程度就会产生进行性肾损害,可以认为这些改变能进一步加速肾衰竭。用膳食治疗的方法可以减低肾衰竭进程,是通过逆转或改变上述的病理进程。

1)蛋白质:高蛋白膳食增加肾小球滤过率和肾小球毛细血管的血流量,血压梯度能越过毛细血管壁,同时肾单位也扩大了。但低蛋白膳食避免了这种反应。而且实验肾性损害的动物如果予以高蛋白膳食就会发展为肾衰竭,反之,若给以低蛋白膳,肾衰竭的进展减慢甚至于相对稳定了。估计高蛋白是造成肾小球基底膜即滤过膜的损害而使肾功能恶化的。这个过程实际上是增加了毛细血管的通透性,增加了大分子物质越过肾小球基底膜,结果这些物质在肾实质中堆积以至于使肾小球肿胀、炎症等病理改变出现。在这些病灶中,又会出现结痂和肾小球硬化。必须指出的是:含有大豆蛋白的膳食与含有动物或奶蛋白的膳食相比,在动物实验的结果可见大豆蛋白,尤以大豆分离蛋白(soy isolate)对减低肾损害更为有利。

有糖尿病的肾衰动物(鼠),高蛋白膳出现上述相似的情况,这与人类的糖尿病一致发病早期,病人肾血流增加,肾小球滤过率也增加,肾脏肥大,这类病人最终大多数出现肾小球硬化,并引致肾衰竭。

2)磷与钙:不管蛋白摄入的水平如何,摄入低磷膳食都会减慢肾衰竭的进程,但其机制未明。有人认为低磷可以减少在肾组织沉积的磷酸钙,因为这种沉积会损害肾脏。用活体的检验提示,血中肌酐含量与钙含量是有直接关系的。在动物实验,用钙的阻断剂(verapamil)可以减缓肾衰竭的发展。

3)脂类与脂蛋白:膳食中的脂类与高脂血症有一定的关系,动物实验中以高胆固醇饲料喂养能引起高胆固醇血症,并会加速肾小球硬化,导致肾衰竭,连肾皮质组织的脂肪组成也发生改变。肾小球膜的细胞构成也改变并形成基质,肾小球毛细血管的压力增高,尽管全身性的血压并无明显增高。这些现象提示:肾小球的高血压可能对肾功能的丧失有一定作用,也说明高胆固醇膳食及高胆固醇血症在肾功能不全模型中的主要机制是引起最终肾小球的高血压。胆固醇所引起的肾损害比给其他疾病添加更多胆固醇时的损害要大得多。动物中也观察到,降低血浆脂蛋白的药物可以减轻肾小球的损害。

肾小球膜细胞及单核细胞对一些脂蛋白有受体，单核细胞可以吸收低密度脂蛋白胆固醇及其他脂蛋白。这些化合物一旦被汲取就可以引发一系列生理生化的损害性过程，例如，汲取胆固醇之后，高胆固醇血症动物的单核细胞。对内皮细胞的粘合性增加，并更易于移植进内皮下的空隙之内，该动物的大吞噬细胞能产生更多的毒性氧基。高胆固醇血症鼠的肾小球动脉有更大的收缩性，可能是因激发氧化脂蛋白而激活了凝血噁烷之故。高胆固醇血症亦会改变许多脂肪酸的代谢，包括花生四烯酸和亚油酸。

亚油酸是必需脂肪酸，可被肾脏代谢成为二十烷酸家族的各种组分，包括前列腺素，它对肾小球内血流及血压有巨大影响，亦可引起肾小球内血小板的凝集及炎症反应。一些二十烷酸有相互拮抗作用，有些增加肾小球内的血流量及血压，或使血小板的聚集异常，不过，有些二十烷酸的作用却与之相反。肾功能不全时，某些二十烷酸在肾内的浓度增加，似乎这些组分在肾单位的综合适应过程中有重要作用。

以肾功能不全模型或是肾脏疾患的实验动物（大、小鼠）观察可见，在膳食中给予亚油酸后，注射前列腺素 E_1 或 E_2（PGE_1、PGE_2）能抑制凝血噁烷（thromboxane）的合成。一种能引起肾内血管收缩和血小板凝集的前列腺素，或是使用抗凝集制剂，可以抑制血小板凝集，能减少进行性的肾损害，并能维持肾滤过率使之更加正常。上述几种实验提示二十烷酸可能对进行性肾衰竭起着重要作用。动物实验中也观察到，限制膳食中必需脂肪酸可以减少肾小球肾炎的严重程度，同时降低血浆中抗核抗体及抗 DNA 抗体的水平，动物的寿命也延长了。膳食中缺乏必需脂肪酸可以降低二十烷酸复合物的水平，包括 PGE 的水平。皮下注射 PGE_1 或 PGE_2（NZB 或 NZW 鼠）亦可以降低肾病的严重程度，减少蛋白尿的发生，延长存活期。虽然并未改变血浆的免疫球蛋白水平，也未改变抗核或抗 DNA 抗体的含量。此外，若在膳食中补充二十碳五烯酸，可以减轻蛋白尿，并能延长寿命（NZB 或 $NZWF_1$ 鼠）。二十碳五烯酸的作用机制可能是与血小板的凝聚有关，因为这一脂肪最终抑制前列腺素的合成，也抑制花生四烯酸合成凝血噁烷。

Mcleish 的报告认为，注射 PGE，可以改善免疫性肾小球肾炎的细胞学反应，并且可以减少 IgG 及 C 在肾小球的沉积，但对 IgM 则没有作用。在脂氧合酶作用下花生四烯酸合成白介素 B_1，在炎症过程中被释放。这种物质在免疫性肾小球肾炎中增高，估计它能使肾小球阻塞，并与肾小球功能的减弱有关，结果导致肾小球的炎症性损害。在患有肾炎的（Heymann）鼠中，限制膳食蛋白质可以减少二十烷酸的合成。因此，限制蛋白质的好处之一是与二十烷酸生成的减少有关。肾小球的灌注，压力，血小板的凝聚及炎性反应等都可能受二十烷化物的调节，无论是以药物或是以膳食来调控各种二十烷酸的合成，以及抗凝作用都有利于阻止肾衰竭的发展。

4）药物：以如上述，虽然限制蛋白、磷及适当使用膳食脂肪肯定可以控制肾衰竭的发展，但也有证据说明使用药物有助于膳食的调控，例如抑制血管紧张素Ⅰ转变为血管紧张素Ⅱ就可以降低血压，这种作用的药物有 enalapril，它可以降低肾小球毛细血管的血流量及血压，也可以使肾功能不全有所缓解，减慢肾衰的进程。许多种血管紧张素转化酶的抑制剂能减少肾病病人尿蛋白的排出量。降压药物如钙通道阻断剂，也有减缓肾衰竭的效力，而降压本身对肾衰竭的进程也有减慢的作用。

前面已提及一些前列腺素及药物可以预防血液凝固及其成为阻塞的血栓块，预防某些二十烷酸类物质的合成，亦可以减少肾小球的瘢痕形成，使肾功能不致丧失。此外，如果药物能与肠道中磷结合，则可以帮助限制食物中磷的摄入，因为限制食物中的磷是比较困难的，过分限制含磷食物会使膳食缺乏味道，甚或难以接受。

20 世纪 70 年代以后，对肾功能不全的病人进行过很多膳食观察，这些观察再次提示低蛋白、低磷膳食是有作用的，可以减慢肾的衰竭。有些观察还证明蛋白及磷可以各自独立起作用。近来实验的供给量是每天 0.4～0.6g/kg 蛋白质，或是每天 0.28g/kg 必需氨基酸或酮酸（ketoacid）。但近期人体观察的结果证明了低蛋白、低磷膳食的有效作用主要是减慢了肾衰的进程，尤以与高蛋白质膳食对比为然。如果蛋白低至每日 0.28g/kg 即每日仅摄取 16～20g 蛋白质，亦即每日补给 10～20g 9 种必需氨基酸或 10～20g 混合的多种氨基酸，有些处方则加入非必需氨基酸及必需氨基酸的酮酸或羟酸（hydroxyacid）同类物（图 3-1）。因为这些酮酸及羟酸同类物与相对应的氨基酸相似，只是在第二个碳原子即 α 碳原子上的（NH₂）基团不同，它们在体内可以转氨，即与相对应的氨基酸转氨。此外，因为酮酸与羟酸在 α 碳原子上都缺乏含氮的氨基基团，因而可以使肾病病人减少氮的负载，也减少氮的代谢废物堆积及其引起的肾衰竭。支链氨基酸的酮酸同类物尤以亮氨酸,特别易于促进蛋白质合成代谢,很可能是降低蛋白质的崩解,这在理论上是有利的。不过有待于实践上的进一步论证。

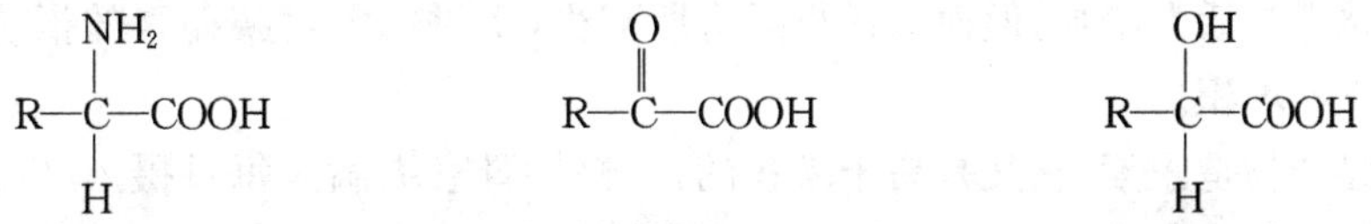

$$
\begin{array}{ccccc}
& \mathrm{NH_2} & & \mathrm{O} & & \mathrm{OH} \\
& | & & \| & & | \\
\mathrm{R-C-COOH} & & \mathrm{R-C-COOH} & & \mathrm{R-C-COOH} \\
& | & & & & | \\
& \mathrm{H} & & & & \mathrm{H} \\
\text{氨基酸} & & \text{酮酸} & & \text{羟酸}
\end{array}
$$

图 3-1 氨基酸的酮酸及羟酸同类物

Walser 以混合的酮酸、羟酸及氨基酸,共相当于 $0.28g/(kg \cdot d)$ 的蛋白供给量,在病人身上取得良好效果,使肾衰竭延缓或发展停顿达 3 年之久,因而可以说这个方向是对的,这一膳食相对应的蛋白质约相当于 3.0g,但膳食中基本没有苯丙氨酸及色氨酸(二者都是必需氨基酸),只在处方中补充了酪氨酸。这一个体系还待进一步发展和改进,以便免除一切营养缺乏的可能性。

动物实验还提示高蛋白引致肾脏损害性后果的可能,即对于没有肾病的动物,高蛋白膳食的不利影响。有一个实验报告认为,终身给动物以高蛋白将导致其老年时高的肾病发病率。人类在 40 岁之后,肾功能会随着年龄增加而下降,高蛋白膳食的不利影响与上述动物实验的现象一样或类似。健康的青年男女若摄食高蛋白膳食会增加肾的血流量及肾小球滤过率,相似的是人类和动物的肾脏在老年都会出现病变,尤以在中年有高蛋白膳食习惯为然。根据这一观察,高于推荐量的蛋白质摄入不但是不必要的,而且可能是有害的。

5)肾病综合征(nephrotic syndrome):这种病人以尿中排出大量蛋白质为特点,尿蛋白每日可达 3g 以上,以至于引起长期蛋白营养不良。这些病人的血浆白蛋白水平低于正常,而血脂含量却相对地高,有时伴有轻度水肿。这是一种肾小球的疾患,肾小球的通透性增加以致丢失蛋白质。病者有易见的消耗症和虚弱,又因蛋白质大量丢失而食欲欠佳,故蛋白热量营养不良很常见。加之,体内许多维生素与微量元素都需要蛋白质携带,蛋白质营养不良又导致这些微量营养素的营养不良,例如导致维生素 D 缺乏。这类病人依然需限制蛋白质的膳食,同时用血管紧张素转变酶的抑制剂来减少蛋白尿,这种做法并不会引起血浆白蛋白及体内白蛋白池水平的继续降低。有人建议用药物的同时增加蛋白质在膳食中的分量,但未见有预期的效果。

3.9.2 慢性肾衰竭的营养与代谢

(1)慢性肾衰竭的异常代谢:慢性肾衰竭病者会出现氮质血症和尿毒症。氮质血症是因为血中堆积着氮的代谢产物,而尿毒症则是氮质血症与临床症状结合的表现,根本性原因是肾脏的排泄功能、内分泌功能与代谢功能均明显下降。

尿毒症的明显症状是虚弱,自我感觉怠倦、失眠,食欲减退、嗳气、恶心、呕吐、腹泻,皮肤瘙痒,肌肉痉挛,震颤,易激惹及口气恶臭,精神难以集中,难以理解问题。水与电解质异常还可以引发心力衰竭和高血压,但是,若体内钠丢失殆尽,细胞外液容量就会减少,血压则下降。

由于血液电解质浓度改变会导致酸中毒,这一并发症可以致命。因为酸中毒影响全身性的代谢,其根本原因是肾脏对水、电解质的调节能力丧失。可以通过膳食预防和治疗这些症状及后果,也可以通过透析来解决。但尿毒症若不加治疗会引起昏迷和更严重的后果。

慢性、进行性肾衰竭可引起广泛性的多种营养素吸收、排泄或代谢改变。这些改变包括蛋白代谢产物在体内的堆积和肾脏功能的下降,结果大量钠负荷无法排出,或是在钠不足的时候没有能力回收尿中的钠,对于水、钾、钙、镁、磷、微量元素、酸及其他化合物,肾也无能力排出,但却有保留磷的倾向。病者肠道吸收钙的能力也降低,对铁的吸收可能也降低,很可能出现多种维生素缺乏症,尤以吡哆醇、维生素 C、叶酸及 $1,25-(OH)_2-D_3$ 缺乏多见。这种衰竭的肾却往往容易集积有潜在毒性的物质,如铝。

尿毒症也是一种多样的内分泌性疾病,尿毒症的很多症状是由于内分泌异常引起的。在肾衰竭过程中,很多激素的浓度升高,尤以多肽的激素类。因为肾无力分解多肽,这类多肽激素包括甲状旁腺素、高血糖素、胰岛素、生长激素、催乳激素、黄体激素,有时还有滤泡刺激激素与胃泌素。有些激素的升高是因为分泌增加,如胰岛素。慢性肾衰有时也会改变甲状腺素水平,但低甲状腺素水平较罕见。在肾脏合成的物质如促红细胞生成素及 $1,25\text{-}(OH)_2\text{-}D_3$ 都因肾的衰竭而减少。血浆中胰岛素样的生长激素-1 的水平下降。高血糖素的敏感性与活力增加,但血液透析后有所减少,不过周围对胰岛素的抵抗异常,也使体内或血液中异常的代谢产物堆积。

最要紧的代谢终产物是尿素,它又是易于堆积的,若慢性肾衰竭病人每日摄入 30g 蛋白质,每日产生的尿素相当于摄入的总氮的 $80\%\sim90\%$。另一个氮代谢的最大产物为胍,这类产物包括肌酐、肌酸、胍琥珀酸及一些分子量中等的物质(分子量为 $300\sim2500$),其中也包括一些氨基酸,这些物质在尿毒症者的血浆中也存在。至今还未能完全弄清这些物质的全部性质,包括胍类化合物和酚类化合物。

肾衰竭病人的胃肠道功能与代谢也不正常,肠道对尿素、尿酸、肌酐、胆碱的代谢增加,二甲胺、三甲胺、氨、甲胺的合成或是从大分子的肌氨酸、甲基胍中的释放增加。上述改变的另一种原因是肾衰竭时肠道微生物繁殖,其代谢产物也增加。

有些代谢反应或是内稳态的适应性改变可能对病者有利或是不利,高甲状旁腺激素是一个例子,肾衰竭过程中,因排出异常而引起磷的堆积,引致肾实质结痂及损害,也使 $25\text{-}OH\text{-}D_3$ 难以转变为 $1,25\text{-}(OH)_2\text{-}D_3$;血浆中低 $1,25\text{-}(OH)_2\text{-}D_3$ 又引起甲状旁腺激素分泌,此外,$1,25\text{-}(OH)_2\text{-}D_3$ 缺乏会同时使钙在肠道的吸收减少,并且引起骨对甲状旁腺激素作用的抵抗,这一改变引起低血钙,从而又引起高甲状旁腺激素症。血中甲状旁腺激素增加,肾小管对磷的重吸收减少,尿磷排出增加,血磷下降,结果又会使肾合成 $1,25\text{-}(OH)_2\text{-}D_3$,骨钙动员,肠道对钙的吸收增加(但肾衰竭时肠的吸收率一般较低)。后一点对病人是有利的。

如果建立适当的饮食治疗,加上采用血液或腹膜透析,可以使堆积下来的代谢产物减少,病人会有好转的感觉。如果能维持透析,病人可以生存多年,但这时病人基本上是没有肾功能的,其代谢及临床上的问题依然存在甚至还会激化,这包括高脂血症、并发心血管病的高发病率、骨的萎缩、骨质疏松、骨质软化(可能与铅中毒有关)、贫血及中枢及周围神经系统功能下降。此外,也可能出现肌无力、萎缩,易并发病毒性肝炎、性无能及消耗症等。以上并发症中大多数会因营养不良而激发、加重。如果病人并发糖尿病、高血压、红斑狼疮等,当然就会出现更为不利的效应。庆幸的是,上述并发症不一定侵袭每个肾衰竭病人,坚持营养治疗与透析,有些病人甚至可以不断改善其生活质量。

(2)消耗性的综合征:慢性肾衰竭病人经常会出现蛋白热量的营养不良,这是意料中的事。这种缺乏症引起体重下降,若未发生水肿则与理想体重对比,或是按照体质指数(BMI)测量在 18 以下,皮褶厚度也明显下降,儿童则有生长缓慢甚至停滞,血浆中血蛋白、运铁蛋白及许多补体蛋白都降低,血浆中氨基酸模式也出现蛋白缺乏性的改变,全身性钾降低。但进行定期血液或腹膜透析的病人则可接近正常水平。

引起慢性肾衰竭病人消耗症的原因估计至少有下列几个方面:

1)食物的摄入量往往低于需要量,尤以能量不足,而摄入不足又与尿毒症引起的厌食有关。慢性疾患引起的虚弱、忧郁都会使病人不容易接受食物与管饲,再加上膳食构成上的低蛋白质、低营养素,不仅难于制备而且是不可口的。

2)慢性肾衰往往同时有潜在的某种分解代谢疾病。

3)肾透析过程亦可以产生消耗症,无论血液透析还是腹膜透析的过程中都会丢失游离氨基酸、多肽及结合型氨基酸、水溶性维生素等。腹膜透析时甚至会丢失蛋白质、葡萄糖及其他活性物质。

4)肾衰病人经常有血液丢失,包括检验所需的血液,所以也就有蛋白质的丢失。

5)其他方面:包括激素活性的改变,尤以对胰岛素的抵抗、高血糖素血症、高甲状旁腺激素、低 $1,25\text{-}$ $(OH)_2\text{-}D_3$、内源性尿毒素的毒性作用及外源性毒素的作用,对胰岛素样生长激素因子-1 的抑制及肾脏代谢功能丧失等都是造成机体进行性消耗的原因。

似乎这种病人的血浆白蛋白水平与其死亡率有相关关系。由于这种病人只能摄入非常有限的蛋白质,加上长期透析,所以其蛋白质的营养状况在理论上与疾病存在着重要关系,血液蛋白质水平低是个不良征兆。病人缺乏蛋白质却又不能补充或难以补充,这是个矛盾。

3.9.3 慢性肾病及肾衰竭的膳食

慢性肾病、肾衰竭的状态可以不同,例如有的不一定进行透析,因此,除了病者肾损害的程度、并发症等很多差异之外,治疗手段及由此引起的病体情况在很多地方会有不同,也就需要有不同的针对性。

(1)不管哪一类病人,基本的膳食目标有三个方面:首先,面对肾衰竭应停止和减慢其进行性过程;其二,尽力维持良好的营养状况;其三,预防并将尿毒症的毒性减至最低限度,将代谢紊乱减至最小。这三点中的任何一点都是不容易、却又必须做的。

在给予病人恰当的营养治疗时会遇到很多困难,因为不同的肾病患者会有不同的状态和条件,病人的食欲、味觉都会发生变化,而肾病的膳食又受到许多限制,说服病人摄入指定的食物,有时需要做更多工作才能执行,才能坚持下去,才能取得效果。因此,往往需要主治医师、营养医师、营养师、护理人员、心理工作者以及家属的紧密合作才能做好。膳食的构成最好与病人讨论,以便使病人的喜好、口味与可能给予的肾病食物条件取得协调。若不能协调时,要使病人理解治疗措施的必要性,鼓励其配合治疗。这是一件十分重要的工作,需要时间和耐心。

肾病膳食与正常膳食很可能不同,有些成分低,有些则高,例如蛋白质较低,钙相对的高。定期测量病人的营养状况和摄食情况是必要的,其中包括尿素氮表现,人体测量,有时还要测量一些生化指标如运铁蛋白,$1,25-(OH)_2-D_3$ 等,以及测量骨密度改变等等。

慢性尿毒症病人最易发生消耗症与营养不良,尤其是在病者的肾小球滤过率低于 5ml/min,又同时采取透析措施的情况下,这种病人应有详细的现实营养情况记录,并要每隔一定时间进行营养状况的衡量和前后对比。

(2)几个主要指标:尿素氮表现、血尿素氮与肌酐的比值。

如何控制急性或慢性肾衰病人的蛋白质摄入是一个关键性的问题,必须准确监控氮的摄入,但目前可行的办法还不很多。一般来说,要达到氮平衡,应该使摄入的总氮与排出的总氮量相等,包括从皮肤、毛发、指甲、汗液、血样等丢失的氮(这部分氮一般按 0.5g 计算),在实际计算上可能稍偏于正平衡或负平衡,要从动态中观察和判断蛋白质摄入是否过高或过少,而不能以绝对值去看,也不必立即改变氮的摄入量。

测量蛋白质即氮的排出量是件很费力的事,但是可用蛋白质与氨基酸的主要分解产物尿素来衡量总氮的排出及氮的摄入。尿素氮表现(UNA)是积累在体液中的尿素总和及输出,如尿、透析液、瘘液等的总和,故采用 UNA 这个词而不是用尿素产生或尿素形成。因为一部分尿素在胃肠道已被分解;氨亦可以从尿素中释放,其中大部分又运回肝脏并再转变为尿素,故这部分肝内尿素循环仅对尿素有很小作用或是仅轻微作用于总氮的流动,这个循环可以忽略不计。此外,要用标记同位素才能检测尿素的再利用,故用UNA 将其简化计算如下:

$UNA(g/d)=$ 尿中尿素氮$(g/d)+$ 透析液中尿素氮$(g/d)+$ 体内尿素氮的改变 g/d (公式 1)

体内尿素氮的改变$(g/d)=(SUN_f-SUN_i,g/L/d)\times BW_i(kg)\times(0.60L/kg)+(BW_f-BW_i,kg/d)\times SUN_f(g/L)\times(1.0L/kg)$ (公式 2)

式中 SUN_f 为观察结束时血清尿素氮的值,SUN_i 则为观察开始时尿素氮的值,按每升中的克数计;BW 为体重,BW_i 为开始时体重,BW_f 为观察结束时体重。式中的 0.60L/kg 是体内水分的估计百分比数值,1.0L/kg 是尿素氮在体重中分布比例的增加或减少(例如为 100%)。

对人体水分比例的估计,水肿时比例增加,消瘦时减少,在肥胖症或幼儿中该比例也会减少。作为测定 UNA 所用的是第一至第三天内体重的改变,主要是了解体内水分的改变。进行血液或腹膜透析的病人其透析液中的尿素量低而且难以准确测量,另外,UNA 往往是在透析间隔时测定的,24 小时后会正常化,再加上很多病人在透析后尿很少,甚至没有尿的排出,因此,透析中的计算可以将公式 2 变为公式 3:

总氮的输出$(g/d)=0.97UNA(g/d)+1.93$ (公式 3)

如果病人接近氮平衡,UNA 亦会与氮的摄入有接近的相关关系,公式 4 是 J D Kopple 等从非透析的慢性尿毒症病人的观察中求出的:

膳食摄入的总氮$(g/d)=0.69UNA(g/d)+3.3$ (公式 4)

若氮的摄入量已知则亦知 UNA,所以,氮平衡可以从氮的摄入与输出(由 UNA 处得知)求出来。如果病人是孕妇,尤以孕期的后一阶段,由公式 4 的估计会低于实际,因为对氮的摄入估计低。如果病人蛋白质的丢失严重,例如肾病综合征或是腹腔透析、酸性中毒血症但肾功能仍存在的病人,他们都排出大量氮,这时公式 3 及 4 对氮的排出与摄入的估计都会偏低。但在大多数情况下,上述状况都不常有。故 UNA 可以作为有力的工具来监控氮的摄入与排出,亦即监控氮平衡。

慢性尿毒症而未进行肾透析的病人,其血清尿素氮(serum urea nitrogen,SUN)与血清肌酐的比值是和蛋白质、氨基酸的摄入紧密相关的,这一关系可用以估计病人近日的蛋白质摄入情况,但这个比值并不很精确,起码不如 UNA 准确,而且还会受一些临床因素影响,不过,由于易于执行,可以作参考之用。

(3)蛋白质、氨基酸、酮酸的摄入

1)如果肾小球滤过率(GFR)高于每分钟 $70ml/1.73m^2$,至今未有其蛋白质与磷摄入的推荐量,尤以对于慢性肾病与肾功能不全的病人为然。有些临床学者认为,即使 GFR 高于每分钟 $70ml/1.73m^2$,但肾功能较少继续恶化时,可以提出一个推荐量(见下述)。

2)肾小球滤过率在每分钟 $25\sim70ml/1.73m^2$ 时,实验表明低蛋白、低磷膳食可以减缓进行性肾衰竭的过程。病人如果同意低蛋白的膳食治疗,可以供给 $0.55g/(kg \cdot d)$ 优质蛋白作为基础,并监测其能否达到氮平衡。

3)慢性肾衰竭[肾小球滤过率低于 $25ml/(1.73m^2 \cdot min)$],又未进行肾透析的情况下,用低蛋白质并辅加氨基酸、酮酸有一定疗效。

在上述情况下,每日仅提供 $16\sim18g$ 蛋白质,约相当于 $0.28g/(kg \cdot d)$ 蛋白质并辅以必需氨基酸,或用混合氨基酸与酮酸,有时用羟酸,这样病人可以有多一点选择余地。氨基酸是指 9 种必需氨基酸,每日的剂量一般为 $14\sim19g$,氨基酸的模式可以根据 WHO 的必需氨基酸需要量(见附表),或用 Ross 模式。一些作者用 N^{15} 来观察氨基酸的代谢,他们认为成人有合成组氨酸的能力,而且尿毒症病人与正常人之间没有明显差别。至于酮酸,一般使用的是四种必需的 L-氨基酸,即组氨酸、赖氨酸、苏氨酸、色氨酸以及 α-酮酸,或者是上述四种氨基酸以外的其他五种必需氨基酸的羟酸同类物。酮酸与羟酸都有相同的结构,这些结构与相对应的氨基酸相同,只不过 α-碳原子上的氨基氮换成酮基或羟基。在一般配方中酮酸或羟酸是以其钙盐或是与非必需氨基酸(特别是鸟氨酸)键合的形式给予的。

用上述氨基酸与酮酸混合物的配方对于肾功能不全的病人有很多好处:首先,这类化合物的相对分量可以使血浆和组织的氨基酸浓度正常化,或是改善其中某些氨基酸的不正常浓度,从而利于氮平衡。有不少研究证明,每日增加进食三种支链氨基酸及酮酸同类物,可以促进蛋白质的合成代谢,因为酮酸和羟酸缺乏 α-氨基,故摄食同量的酮酸或羟酸会使有毒的氮化合物的形成减少;另一个重要的好处是,需要摄入的蛋白质的量减少了,同时磷的摄入也就减少了。

用蛋白质 $0.28g/(kg \cdot d)$ 的供给量再补充以必需氨基酸,或用同一分量的蛋白质再补以酮酸,都可以减缓肾衰竭的进程或发展,但对病例作有系统的对照实验的数量还不算很充分。不过,蛋白质 $0.28g/(kg \cdot d)$ 再补充上相应的酮酸,对减缓肾衰竭可能会更有效。因此,具体来说,肾小球滤过率降到 $25ml/(1.73m^2 \cdot min)$ 时,病人的蛋白质可以用 $0.28g/(kg \cdot d)$,同时补充混合有 $10\sim20g$ 酮酸及氨基酸[氨基酸总量为 $0.28g/(kg \cdot d)$]是合适的。但酮酸和羟酸的生产和使用的有效性,各国都有不同的意见和规定,因而这是一个有希望的膳食构成,也是当前研究的一个重要课题。

3.9.4 有关营养与营养素的问题

(1)蛋白质:蛋白质是肾病与肾衰竭的首要问题,前面已作了多方面的探讨。蛋白质偏低会导致病者发生消耗症,而高于肾的负担又会造成肾的损害,因而这是一个必须谨慎从事的矛盾问题。哪怕是已经在实验中明确的蛋白质指标,在个体病人中都必须个体化地应用,这在肾病病人中就是如此严格。

肾病综合征病人大量丢失蛋白质,但不是预计那样——大量补充蛋白质可以改善病人的状况,相反,给以低蛋白膳食才会使尿蛋白排出减少,并能维持血浆白蛋白水平。较多学者建议蛋白质的供给按相当于 $0.6g/(kg \cdot d)$ 较为合适,另外,每日从尿中排出的蛋白质总量应以高生物价值的蛋白质按照实际丢失量补回。例如,一个体重 55kg 的病人,每日提供 38.5g 的优质蛋白,因尿中丢失蛋白质 3g,故全日总量为

41.5g 较为适宜，而且，全部蛋白都必须是高生物价值的。

维持着透析的病人也必须仔细估计在透析中丢失的氮，并作适当补充，例如，血液透析病人每日需给予蛋白质 1～1.2g/kg；对非住院的腹膜透析病人，透析液中一般每日可以丢失 6～9g 蛋白质，同时每日还有 2.5～4g 的氨基酸和一部分多肽也丢失，因而，一般认为这类病人的每日蛋白质供给总量以 1.2g/kg 为合适，而且必须是高生物价值的蛋白质。但有些报告认为 0.9g/kg 亦可维持氮平衡，故应考虑个体差异因素。

对于肾衰竭的病人，前节已作了详细讨论，其蛋白质供给应该进一步控制。

（2）能量：蛋白质与能量的关系极为密切，能量不足可引起蛋白质用于产能，这对肾病患者来说是极为重要的。

实际测定未作透析的慢性尿毒症病人的活动，或为卧床或住院病人，在能量消耗上与其他病人没有差别，蛋白质按 0.55～0.60g/kg 提供时，能维持氮平衡的热量为 35kcal/(kg·d)。亦即一个 55kg 体重的这类病人，每天要供给热量约 1925kcal，但实际上多数病人的摄入未能达到这一数值。至于透析病人，多数人的体脂逐渐减少，这说明其能量摄入相对不足。目前认为，35kcal/kg 仍然只是一个基础的供给量，还要视病人的过往体重，现在体重作适当调整，主要问题仍然是严格地根据病者的实际情况。

目前已用工业生产的方法制备高热量、低蛋白、低磷，低钠钾的食物，例如安力加（Enercal Plus）就是众多品牌之一种。

（3）脂类：未进行透析的慢性尿毒症病人及持续进行腹膜透析的非住院病人（continuous ambulatory peritoneal dialysis，CAPD），都可能出现Ⅳ型高脂蛋白血症：即血浆甘油三酯水平增高、LDL 增高、VLDL 亦增高，而 HDL 胆固醇却减少，CAPP 病人的血浆 VLDL 胆固醇与总胆固醇亦增加。因为肾病患者都限制蛋白质、钠、钾及水分的摄入，因此，要提供指定的能量而不使用大量精制糖时就比较难办，体内甘油三酯的产生就会增加，血浆中的肝脂蛋白脂酶及卵磷脂胆固醇酰基转移酶（LCAT）的活性下降，此外，有时还出现肉碱（camitine）缺乏症。肾病综合征的病人常有高胆固醇血症，原因是肝脱辅基蛋白 B 及胆固醇合成增加，同时又抑制 LDL-受体的合成，而这一过程正是由低白蛋白血症所引起的。肾移植的接受者可能有Ⅱb 型高脂血症，血浆中胆固醇升高。Ⅳ型高脂血症也往往在肾移植后出现，尤其是出现肾衰竭之后。肾移植后往往要用药物治疗（糖皮质激素、环孢素 A、利尿剂、高血压药等），还出现肾衰竭、空腹性高胰岛素血症、肥胖症等，这些肾移植后的症状最终都会导致血脂异常的高发病率，而这些慢性肾衰竭病人的血脂异常又总是引起动脉硬化、心血管疾病的发病升高。无论是维持着肾透析还是接受肾移植的病人都是如此。因此，主攻的问题之一是降低血胆固醇与甘油三酯，同时增加 HDL。

降低血的甘油三酯可以将膳食的碳水化合物降至相当于总热量的 35%，而脂肪就要增加到总热量的 55%，其中多不饱和脂肪酸与饱和脂肪酸的比例要提高到 1.5:1.0。但是，有许多关于高胆固醇与高脂膳食会增加动脉硬化病的讨论都反对使用这一种膳食构成，虽然高甘油三酯血症并不是动脉硬化的一个很强的危险因子。很多研究表明肾透析时血浆甘油三酯会下降，办法是使用肉碱以帮助脂肪代谢，而且透析病人血浆中的肉碱水平是低的。但另一些研究未能证实这一意见。在慢性尿毒症大鼠的动物实验中，食入活性炭可以降低血胆固醇与甘油三酯水平；N-3 型脂肪酸，如二十碳五烯酸、二十二碳六烯酸也可以降低血中甘油三酯与胆固醇及磷脂水平；鱼油可以降低血小板凝集，并具有抗炎症的效能。有一些证据提示 N-3 型脂肪酸或鱼油可以减缓慢性肾衰竭的进程。

照目前的材料和实践来看慢性肾衰竭的膳食，其脂肪还是以占总热量的 30% 为安全，饱和脂肪应少于总热量的 10%，全日膳食中胆固醇不应超过 300mg，碳水化合物主要用淀粉类，脂肪中可部分由单不饱和脂肪酸为主的植物油构成。若血浆甘油三酯持续上升则应测量血中的肉碱水平；如血浆肉碱是低的，应给予病人每日 0.5～1g 肉碱，尤其是作肾透析的慢性肾衰竭病人。血液透析的病人还要提高剂量到 1.5g/d，并在透析之后口服或肌肉注射肉碱。严重高甘油三酯血症患者可试用 N-3 型鱼油；高胆固醇血症者亦可给予更多 N-6 型（亚麻酸）脂肪酸，或采用羟甲基谷胺酰辅酶 A（HMG CoA）还原酶的抑制剂。

肾移植病人也应采用上面提及的膳食构成，Pagen Kemper 认为，每日给予肾移植病人 3gN-3 型鱼油共 3 个月，可降低血甘油三酯及 VLDL。对于尿毒症病人，至今还没有统一的办法提高其血中较低的 HDL。Goldberg 报告认为，每日一小杯葡萄酒加上适当运动能提高 HDL 水平。

血液透析病人或非住院腹膜透析病人都可能发胖,因为后者可以从透析液的葡萄糖中得到400～600kcal热量。肾移植成功的病人也会发胖,主要是因为泼尼松刺激食欲的同时解除了尿毒症,又消除了恶心等症状。肥胖症一般指的是体质指数(BMI)大于26(有人认为BMI大于28),会增加肾移植者的发病与死亡率,因而应该适当限制肾移植病人的热量供应以控制其体重。

(4)碳水化合物:应鼓励肾病病人继续以米面为主食,少用双糖及单糖以避免血甘油三酯的升高;改善糖耐量;如果希望所有的蛋白质都有高的生物价值,可以使用去除面筋的面粉,例如制作点心有的也用这种纯面粉,以这种面粉用优质蛋白补充除去的面筋。此外,我国的淀粉有很多都是低蛋白质的,可以做成低蛋白质的粉条、面条等制品。

(5)膳食纤维:膳食纤维有许多生理功能,可溶性膳食纤维包括果胶、胶质、洋车前子胶(psyllium),它们在肠道中是可溶的,但不被人体吸收。适当补充可溶性纤维有利于降低血浆总胆固醇与LDL胆固醇。高的膳食纤维也有利于降低血浆尿素氮(SUN),因为可以减少结肠内细菌形成的氨,同时促进粪氮的排出。但纤维过多会招致微量元素从粪便中丢失,同时,高膳食纤维会有高钾、磷,而蛋白质的生物价值却低,这一点不得不加以关注,故每日膳食纤维以20g左右为宜。

(6)磷:如果慢性肾衰竭病人摄入高磷膳食可引起血浆高磷水平及高钙-磷产物,并有在软组织中沉积钙磷的危险性,相反,低磷膳食可减缓进行性肾衰竭的过程,因此,使病人早晨空腹血磷处于正常水平是重要的。由于食物中蛋白质往往伴有磷,故低蛋白膳食应该相对易于控制磷的摄入。

非透析病人的肾小球滤过率如果在每分钟25ml/1.73m² 以下,膳食蛋白质为0.55g/(kg·d),那么一般的膳食磷含量可降至5～10mg/(kg·d)。限制膳食中的磷对于肾小球滤过率在每分钟15ml/1.73m² 的病人来说,不一定能维持磷的正常水平,在给病人以磷的结合药物时也是如此。传统的磷结合药物是碳酸铝、氢氧化铝,一般每个胶囊500mg,每次2～4个胶囊,一天3～4次以上才有效果。但是铝可以引起骨质软化、贫血甚至痴呆,故肾病学者都不赞成使用。

一些碱性钙盐也可作为磷的结合药物,包括碳酸钙、醋酸钙、柠檬酸钙等。醋酸钙结合磷的能力似乎较大,柠檬酸钙可与铝结合为复合物并易被肠道吸收,因此用柠檬酸而又使用铝制剂是不适宜的。

按0.28g/(kg·d)的蛋白质摄入量,补充氨基酸与酮酸,也许可使磷的摄入降到4～6mg/(kg·d)。

肾小球滤过率在25～70ml/1.73m²/min 或更高时,磷的摄入要限制在7～12mg/(kg·d)的范围内,同时蛋白质的供给水平为0.55g/(kg·d)。但是至今未能制定血浆磷的安全水平,如果空腹血磷水平维持在正常底限之上,目前认为是可接受的。

(7)钙:慢性肾衰竭病人,包括长期进行透析治疗的病人,其钙的需要量比健康人高,因为这种病人存在着维生素D的缺乏,同时又对维生素D的作用有抵抗性,即肠道对钙的吸收降低,加上尿毒症病人的食物摄入相对地少,钙的摄入也少。我国人民的钙摄入水平本来就低,大部分居民的摄入量在400mg/d以下,而肾病患者的摄入量一般比此值还低。非透析尿毒症病人每日估计需钙1200mg以上,故以元素钙补充才能满足在低蛋白膳食时的要求。但是补钙时应该明确的是血磷水平在2.5～4.5mg/dl范围内才可以这样做,以免磷酸钙沉积在软组织中。同时还应定期监测血钙、血磷。血液透析病人每日可能需补充1g钙,分2～3次服用。使用维生素D的同类物可能改善钙的吸收,甚至使钙的补充量减少。

(8)镁:慢性肾衰竭病人仍能吸收所摄入镁的50%,被吸收的镁经肾排出,出现肾衰竭时就可造成高镁血症,但因为肾衰病人的膳食受到控制而较少发生镁过多,除非病人服用含镁的抗酸药物或泻药。非透析的慢性尿毒症病人每日约需200mg镁。

(9)钠与水:钠可以自由地从肾小球滤过,肾脏正常时肾小管可以把从肾小球滤出钠的99%顺利地重吸收,但随着肾功能不全的发展,肾小球的滤过与肾小管的重吸收都逐步下降,因而很多肾衰竭的病人在钠摄入量正常的前提下能够维持钠平衡。健康人粪便中每天排出约1～3mmol(1～3mEq)钠,不排汗的人每日仅从皮肤排出几个毫摩尔(毫克当量)钠。但肾病后期,病人可能排不出所摄入的钠,从而引起水肿、高血压甚至充血性心力衰竭,当肾小球滤过率低至4～10ml/min时,上述症状更容易出现。当肾功能不全伴以并发症,如充血性心力衰竭,肾病综合征或较重的肝病时,钠潴留的倾向就会增加,随着排钠能力的下降,就有必要限制钠、水并使用利尿药等。限制食盐较易控制肾衰竭时的高血压,其中的作用很可能是扩大了细胞外液的容积。

非透析而又有肾衰竭的病人往往无力正常地保留钠,如果摄入钠量很少,不足以补偿尿及肾外的钠丢失,病人就会发展为钠耗竭,细胞外液容积降低,血容量与肾血流量也降低,肾小球滤过率会进一步减少。体内容量的减少不易察觉,但是如发生难以解释的体重下降及血压降低,往往最大的可能是全身容量减少。非透析的慢性肾衰病人若没有液体负载过多、高血压、心力衰竭的证据,则可小心地给予多一点钠,看其肾小球滤过率是否有所改善。因为食盐增加一点就可使细胞外液容量增加。

当有效地控制钠平衡时,可根据病人口渴的情况调节水的平衡。肾小球滤过率低于 $2\sim5ml/min$ 时,过多的水分就要特别注意,因为糖尿病的高血糖也会引起口渴并会引起水的正平衡。肾衰竭明显的病人,其总体水量的理想水平可根据病人的血压正常或接近正常、没有水肿、血钠正常等依据做出。24 小时尿总量是供给病人水分多少的良好依据,每日供给的水量与尿的排出量应该相等,然后再加上 500ml 作为其他感觉不到的水分丢失量(包括呼气中的水蒸气、隐性排汗等),因此,具体来说,24 小时尿总量如果是 1500ml,那么供给的水量应该是 $1500+500=2000ml$。

非透析的肾衰竭病人每日给予 $1000\sim3000mg[40\sim130mmol(40\sim130mEq)]$ 钠和 $1500\sim3000ml$ 水分可维持水与钠平衡,但水、钠的需要在不同个体间有差异,因而水与钠的供给应该个体化。病人如果持续血液透析或腹膜透析,往往少尿或无尿,故对于血液透析的病人,钠与水每日都要限制在 $1000\sim1500mg$ 与 $700\sim1500ml$ 之内;而非住院的腹膜透析病人,一般能耐受多一些钠、水,因为高张的透析液可以移走盐与水,透析液使水从机体流向腹膜腔从而增加水的出路,不过透析液的量要相应地大。对于非透析的慢性尿毒症病人或是维持着透析而没有排尿的病人,或是那些保留更多钠与水的人,要服用强有力的利尿剂如呋塞米,以使钠与水排出。

(10)钾:肾是钾排出的主要通路,肾衰竭时钾被潴留,而且可以很快引起致死性的高钾血症。有两个因素可以避免这一后果:第一,如果每天有一升以上的尿排出,未被破坏的肾单位因功能性代偿而使肾小管排泄钾的能力增加,故廓清钾的能力并不一定一下子降低,尽管肾小球滤过率已明显降低了;第二,因为肠道排出钾的能力被促进,粪便钾增高了,因此,慢性肾衰竭的病人并不一定有高钾血症,但也有例外:摄入钾太多;酸中毒、少尿、低醛固酮(可继发于肾素分泌减少或是肾小管对醛固酮的抵抗);存在有并发应激。一般地说,慢性肾衰竭病人及进行着血液透析的病人,每日钾的摄入不宜大于 $70mmol(70mEq)$。

(11)微量元素:尿毒症病人往往同时有微量元素过多或缺乏,问题是复杂的,因为在肾功能不全的病人中难以确定其体内的微量元素池是否充足。铁缺乏是常见的,因为肠道对铁的吸收有时不正常,而失血的机会也多,铁又容易与透析膜结合,故慢性尿毒症病人及持续进行透析的病人都应该补充铁剂,例如硫酸亚铁每天 300mg 以上,并在饭后 30 分钟服用。有些病人可能对别的铁盐(如富马酸锌铁)更容易接受一些。如果实在难以接受铁盐而又出现明显贫血时只好用可以肌肉或静脉注射的铁剂。

肾衰竭病人组织内的锌浓度可能是正常的,但有报告认为肾衰竭病人会出现味觉障碍、胃纳不佳、性功能衰退,并通过补锌而得到改善,亦有报告认为血液透析的病人其肠道对锌吸收不良。肾衰竭病人很可能对锌的需要量增加。

铝是对人体不利的元素,目前透析液中都已注意排除铝,但若以铝作为与磷结合的药物则仍可使病者出现铝的副作用。有人用去铁敏(desferrioxamine)将铝络合,而络合物又可以从血液透析和腹膜透析中除去,但这种药物可引起病人对传染病的易感性,故使用者较慎重。可以将一些为人体所需的微量元素加入透析液中通过透析补充,锌是一个成功的例子。

(12)维生素类:慢性尿毒症病人很容易发生水溶性维生素的缺乏症,原因至少有三个方面:首先是摄入量经常不足,因为厌食症与食物摄入量较少,而且许多含有水溶性维生素的食物往往含钾量高,因而非透析的慢性肾衰竭病人,及坚持透析的病人都很难达到维生素的推荐量;其次,慢性肾衰竭病人对一些水溶性维生素的需要量和代谢都发生了改变;第三,很多药物会干扰这些维生素在肠道的吸收、代谢和作用。非透析或进行着透析的病人比较容易缺乏吡哆醇、抗坏血酸及叶酸。尿毒症病人则较少发生维生素 B_{12} 的不足,因为每日仅需要约 $2\mu g$,而身体还有一定的贮存能力,这种维生素是与蛋白质结合的,透析中也不易被移走。但常规和定期给予水溶性维生素没有坏处,反而安全性更大(对病者维生素的参考推荐摄入量见表3-7)。

表 3-7 慢性肾衰竭及血液或腹膜透析病人维生素的推荐量

维生素	慢性肾衰竭	血液/腹膜透析
硫胺素	1.5mg/d	1.5mg/d
核黄素	1.8mg/d	1.8mg/d
泛酸	5mg/d	5mg/d
烟酸	20mg/d	20mg/d
维生素 B_6	5mg/d	10mg/d
维生素 B_{12}	$3\mu g/d$	$3\mu g/d$
维生素 C	60mg/d	60mg/d
叶酸	1mg/d	1mg/d
维生素 A	不加	不加
维生素 D	5mg	5mg
维生素 E	15IU/d	15IU/d
维生素 K	15IU/d	None*

* 对不进食和以抗生素治疗的病人可以注射补充维生素 K

尿毒症病人血浆中视黄醇结合蛋白和维生素 A 都升高,故没有必要作为常规补充,而且有报告 7500～15000IU 剂量维生素 A 也可以引起对骨的毒性。也没有必要补充维生素 E 及维生素 K,只不过长期使用抗生素的病人需要补充。

给肾衰竭病人补充 $1,25-(OH)_2-D_3$ 则有好处,但也可给予维生素 D 的其他同类物如二氢速甾醇(dihydrotachysterol)、胆钙化醇、$25-(OH)_2-D_3$ 等。$1,25-(OH)_2-D_3$ 是很有力的,半衰期比较短,但也有可能引起高钙、磷血症。口服这一制剂可以增加肠道对钙及磷的吸收、降低甲状旁腺激素的浓度、降低血浆碱性磷酸酶的活性、降低骨吸收,也降低骨内膜纤维化,从而可以缓解骨质软化过程。用这种活性维生素 D 治疗的适应证有:甲状旁腺激素增高症、纤维性骨炎、严重的低血钙症。一些慢性尿毒症病人并发维生素 D 缺乏可发生肌病,尤其是前肢,出现肌的软弱,用维生素 D 治疗可使之改善,可能是这种活性维生素 D 能改善免疫功能,但尚未证实。使用 $1,25-(OH)_2-D_3$ 的剂量为每日 $0.25～0.5\mu g$,但一定要小心监测血钙水平。如果每天给予 $0.5\mu g$ 时血钙仍低,可以每隔 4～6 周给予病人一次,但血钙高时则应停药。监测骨的情况最好同时用骨密度仪,而肌肉的常见症状也可提示低血钙症。

(13)酸中毒:慢性肾衰竭而又未透析的病人常常发生酸中毒,因为肾排出酸性代谢产物的能力降低,而肾衰竭早期可能因碳酸氢钠的过多丢失而引起酸中毒。慢性尿毒症病人的酸生成率正常或稍低于正常,但能稳定。酸中毒可引起骨的再吸收和蛋白质崩解、出现嗜睡、虚弱。低蛋白膳食可以减少内源性的酸性产物,因为这些产物大多是从蛋白质代谢而来的。也可以通过补碱而避免这种情况,例如每天给予 5g 碳酸钙可以改善酸中毒,而且也提供所需要的钙。也可以降低磷从肠道的吸收。对于严重的酸中毒,可以口服碳酸氢钠、柠檬酸钠,或静脉注射。如果非透析的慢性尿毒症病人不存在少尿症,也未并发水肿的情况下,碳酸氢钠或柠檬酸钠可以很快被排出。应该在血浆重碳酸盐小于 20mEq/L 的情况下开始碱的治疗,同时要明确这一低血浆重碳酸盐不是慢性呼吸性碱中毒的代偿反应时才可执行。如果上述措施无效,应该使用血液透析或腹膜透析。

3.9.5 膳食的要点

(1)重要的考虑:对于慢性尿毒症病人来说,控制蛋白质、磷、钠、热量、钾、钙及镁的摄入量是主要的,除非病人有血脂问题和动脉硬化病,否则对于脂肪和碳水化合物的使用要放宽,高膳食纤维放在次要的地位考虑。

(2)急性肾衰竭的膳食治疗:急性肾衰竭的特点是肾小球滤过率突然降低,引起这种急性改变的原因是休克、严重传染病、重的创伤、药物、阻塞性病及一些类型的肾小球肾炎。病人如果能存活下来,这种急性病变可以恢复。但急性期病人可能发生水与电解质异常、尿毒症的毒性反应及消耗症。如果病人同时有少尿和高代谢,就会有急性肾衰竭并发的危险,这类病人的蛋白质崩解加快,能量消耗增加,肝的糖原异生作用升高,但异生的效率很低,故改善其营养相对比较困难。

1)膳食原则:对急性肾衰竭的膳食治疗,比较肯定的模式很有限,而病者的情况又很复杂,因而要确切定量很不容易,但基础的问题仍然是值得认真对待的:要认真监测水与矿物质的平衡,预防过多的水和电解质紊乱,水的摄入一般应与排出相等,每天再加上 500ml(这一数值已将内源性代谢水的产生和隐性的水丢失考虑在内了),如果病人仍处在分解代谢,每日可以降低体重 0.2kg 以上,以便能避免水的集积;应该限制钠、钾、磷、镁的摄入,以避免其在体内集积,但应满足病人的能量需要;如果可能,蛋白质应以最安全的量供给。通过控制水、电解质摄入及降低尿素氮,就有可能减少用肾透析来处理。病人理想的膳食安排取决于其营养状态、分解代谢率、残留的肾小球滤过率及有无临床症状提示需作透析治疗;例如一个消耗症的病人,倾向于用肾透析疗法的同时给予宽裕一点的营养素;又如一个急性肾衰竭的病人,如果肾小球滤过率较高,营养素的供给可以大量一点,因为发生水、电解质紊乱的可能较少,毒性代谢产物堆积的可能也较少,但是,病人如果少尿甚至无尿,并且不是严重的分解代谢或严重的尿毒症,则控制小量摄入水与矿物质、氨基酸以减少透析的次数,如果病人从急性肾衰竭中开始好转,也要用上述方法减少透析天数,以便让病人的肾功能恢复过来。后一类病人最好供给高热量、少量氨基酸与酮酸,甚至维持一个较短的时间不给予蛋白质。而且,上述急性病人应尽可能经口摄入食物,用液体膳、要素膳和管饲,但是,全静脉营养则是能够提供病人以足够营养的唯一方法(表 3-8),应留在最后才使用。

表 3-8　急性肾衰竭的全静脉营养液构成(举例)

成　　分		每日量及灌注浓度	注
容量	L	1.0	
结晶状游离必需及非必需	g/L	42.5～50	
氨基酸 4.25%～5%			
或是必需氨基酸 5%	g/L	12.5～25.0	
右旋葡萄糖	g/L	350	
能量(约)	kcal/d	1140	
电解质	mmol/L	40～50	
氯化钠	mmol/L	25～35	
氯化钾	mmol/L	≤35	
醋酸	mmol/d	35～40	
钙	mmol/d	5	
磷	mmol/d	8	
镁	mmol/d	4	
铁	mg/d	2	
维生素			
维生素 A、维生素 D(见上文)			
维生素 K	mg/w	7.5	
维生素 E	IU/d	10	
尼克酸	mg/d	20	
硫胺素	mg/d	2	
核黄素	mg/d	2	
泛酸	mg/d	10	
吡哆醇	mg/d	10	
抗坏血酸	mg/d	60～100	
生物素	mg/d	200	
叶酸	mg/d	2	
维生素 B_{12}	μg/d	3	可另外补给

注:微量元素见上文

2)蛋白质与氨基酸：一些学者建议对急性肾衰竭病人采取特别配方的全静脉营养,包括以高浓度的葡萄糖和 $12\sim30g/d$ 的必需氨基酸,而不加非必需氨基酸。Abel 曾以此方法观察过一些病人,他认为这一方法可以使病人的血尿素氮、钾、磷、镁都比较稳定或降低,还可以推迟或免掉肾透析。另一报道肯定了上述说法,但以双盲法对照,以高浓度葡萄糖作为基础,采取加入及不加入必需氨基酸作对比观察,结果并无显著差别。另外,还有作者认为,同时加入必需氨基酸与非必需氨基酸能改善发病率与死亡率。但 Leonard 认为：以高浓度葡萄糖加上 21g 必需氨基酸与不加氨基酸,二者对血尿素氮没有差别。后续的研究较多支持高浓度的葡萄糖加上 $21g/d$ 的必需氨基酸这一方案,并认为氨基酸过多不一定合适。但另一些实验(动物、大鼠)都提示,提供必需和非必需氨基酸有利于细胞内蛋白质的合成与肾功能的恢复。可以说,目前认为高糖、高能量的膳食是必要的,问题是氨基酸的种类和数量还未定出一致的观察结果,很可能是被观察的肾衰病人的肾脏损害程度,原有的和余下的肾功能、代谢条件等很不一致。动物实验在一定情况下也不能直接推论到人类,因而,在急性肾衰病人的蛋白质或氨基酸供给上仍应特别慎重。监测时,从低起点加以调节,尿素氮表现是低的(相当于或少于 $4\sim5g/d$ 的氮),又无明显的蛋白质缺乏症状,估计 $1\sim2$ 周内病人能恢复的情况下,还是以低蛋白的口服或静脉营养为宜。若肾小球滤过率明显降低而又不希望做肾透析,亦应以低蛋白质供给为基调,这时,建议以 0.3g/kg 蛋白质作为起点,或相当的必需氨基酸加上精氨酸。如果病人能用口食用,可以供给 $0.1\sim0.3g/kg$ 蛋白质加上 $10\sim20g$ 的必需氨基酸或酮酸,这样既可避免氮的代谢产物堆积,又使氮代谢仅仅出现轻的负平衡,减少甚至避免肾透析,总计起来还是值得的。

至于病人有更严重的分解代谢,更高的尿素氮表现(UNA 大于 $5g/d$ 的氮)、出现明显的消耗症,或已进行正规的肾透析治疗,或已度过急性肾衰竭两周以上,这些情况下,可以试给高一些的蛋白质或氨基酸,亦即 1.0g/kg(理想体重),这样可以改善氮的负平衡,尤以病人早就作了 $1\sim2$ 周透析的情况下更应考虑这一供给量。

如果急性肾衰竭持续了 $2\sim3$ 周,又进行着正规的透析,如为血液透析,则蛋白的供给还可比 1.0g/kg 稍大一些,慢性腹膜透析的病人也是如此。

急性肾衰竭往往会加速蛋白的分解代谢,加速氨基酸的分解,故使用促进合成代谢的药物有好处,这类药物的甾醇类化合物多是雄激素类及类睾酮,这种药物曾用于急性肾衰竭,可减低 UNA,增加氮平衡,还有人报告可以减少透析的需要。在非肾衰的病人中观察到胰岛素可以降低 UNA。人体的生长激素也曾用于手术后的病人,以改善其氮平衡。但这些做法只有较少的实践报告,其有效性难以最后确证。

3)能量：大多数临床学家都认为较高能量供给对急性肾衰竭有好处,主要是因为这类病人常常发生热量与氮的负平衡。一些人认为高能量对体内的蛋白质可能有保护作用,可以使低蛋白或低氨基酸膳食得以充分利用。但一般的高能量膳食是指相当于理想体重的供给 $30\sim35kcal/kg$,除非病人原有肥胖病(一般指理想体重的 125%),对于有高的 UNA 或病情严重者,供给量可以更高。但过高碳水化合物,会增加二氧化碳的产生,如果肺功能不全则可造成高碳酸血症,也可引起肥胖症与脂肪肝,从而引起病人水的负载。

急性肾衰竭病人大多不能耐受大量的水。氨基酸与糖是同时供给的,如果这种混合物用于全静脉营养已 5 天,可以改用脂肪乳剂。病人每日约需要脂肪 25g 以预防必需脂肪酸的缺乏,一些作者认为甚至可以再高一些,但未得到论证。脂肪乳剂是单独灌注的必须避免污染。

4)矿物质与维生素：表3-8 已列出矿物质的参考值,但应按病人的代谢状况加以调节,同时对病人进行监测,尤以钾、磷。如果血浆中某种矿物质含量低,就提示需要量应增加,相反,肾小球滤过率不正常则使矿物质浓度升高,这一点必须注意。

急性肾衰竭病人的微量元素供给可以不放在全静脉营养液中,因为急性病人在短时间内可以不加微量元素,除非病情延迟到 3 周以上。另外,尿毒症病人微量元素的供给量目前还未确定出一个合理和统一的意见。

急性肾衰竭病人的维生素需要量也未确定,表中所列的是初步意见,但它是从慢性尿毒症病人中取得的。正常人和非尿毒症急性期病人最好不加维生素 A,因为慢性肾衰竭病人可以因不大的剂量而引起毒性反应。而且,急性病人的静脉营养不过使用数天或一周。维生素 D 也有类似情况,只不过 1,25-$(OH)_2$-D_3 可能有用。其他维生素见附表。

5)周围静脉的全静脉营养:从周围静脉提供营养物质可以避免中心静脉的插管,但存在滴注液体渗透压的问题,需要控制到人体能够耐受的水平,否则会引起血栓性静脉炎,因此液体的用量要大,加入的营养物质要减少,这些对急性肾衰竭病人都不适用。周围静脉灌注的费用也不少,因为要使用等渗的脂肪乳剂。部分使用全静脉营养可能有好处,因为病人可以进食一部分食物或采用管饲,在这种情况下,可以从周围静脉输入 8.5%～10%的氨基酸溶液或 20%的脂肪乳剂,而碳水化合物及其他营养素则采用经口的办法。

用于血液透析入口的周围血管亦能作为全静脉营养之用,因为这个地方血流量很高能够使用高张溶液,而对病人的水负载可以减少。但这个措施加大了感染的机会,而且这一途径也不能再次用于进行血液透析。因此,这一途径可以作为补充营养的一种措施,例如用 40g 的各种氨基酸及 200g 葡萄糖(因为血液透析液中已含有葡萄糖,故只加 150g 葡萄糖即可)。尽管从透析液中会有 4～5g 氨基酸的丢失,但仍是值得的,而且也不一定每天都这样补给,可以根据情况一周补给几次。

4 一些儿科疾病与营养

4.1 儿科特有疾病的营养

4.1.1 前言

儿童会发生与成人同样的疾病,在这一章中,不是罗列儿童的疾患而是以常发生于年幼儿童的较特殊的疾患为探讨对象,而这类特有的疾病中、又以与营养有关的疾病作为主要目标,因而这个分类体系与儿科的临床体系不同。

4.1.2 婴幼儿特有疾病的营养处理

所有营养物质都会在疾病状态下缺乏,终归是以蛋白热量营养不良的形式首先出现的。至今,在世界上许多儿童的疾病中,这是一种常见的疾病,主要存在于发展中国家,在我国则存在于未解决温饱的山区和边远的少数地区。

蛋白热量营养不良可以是原发的,即由于食物摄入不足,这种不足可能是经济上的原因,也可能是无知和迷信,但也可以是由于某种疾病而继发的。这种病的表现可以是干瘦型,也可以是水肿型,无论是哪一个原因,儿童总是最易受这种疾患攻击和伤害的,而这一种病所包含的往往是多种营养物质的不足,这种不足削弱了身体的抵抗力。一旦染上了传染性疾病又使机体的营养状况更为恶化,互为因果,终会波及生命。但是许多蛋白热量不良病症是慢性的,在儿童表现为生长停滞和发育不良,并可由此引致不良后果。

(1)囊状纤维变性及慢性肺疾患:囊状纤维变性是以进行性肺与胰的功能退化为特征,营养的需求增加,但主要因素却是对摄食的干扰,特别是在急性发作过程。而在幼儿则出现严重的肺部症状,胰的功能不全极大地影响消化和吸收,尤以对脂肪的吸收,这就极大地减低了这种高浓度的热量来源,使营养代谢受到干扰,因而既有因摄入食物不足的原发性原因,也有因从粪便中大量地丧失蛋白质及脂肪的继发性原因。对于后者,予以恰当的胰酶治疗,可得以适当地缓解与控制。

对于囊状纤维变性的病人,过去一直采用高蛋白低脂肪的食物,同时配以胰酶,大部分病人可以维持一定的、接近正常的营养状态。幼年儿童的胃口一般较好,但大一些的儿童如出现肺部疾患,则食欲可受到严重影响,蛋白,尤以热量难以达到中国营养学会推荐摄入量的相应的适宜量,而且随着病情的发展、脂肪的吸收难以改善,会继发出现必需脂肪酸的缺乏。

营养不良有可能影响肺的功能,改善营养状态将会改善肌肉的强度,使呼吸肌仍然处于生理状态,因而无论用什么形式改善营养都是有用而且靠得住的。

近年来对慢性肺部疾患的病者推荐适当的高脂膳食,这一设想从理论到实践都得到论证,因为脂肪的氧化比葡萄糖的氧化所产生的二氧化碳远少得多,因为脂肪的呼吸商是 0.7 而碳水化合物为 1.0,因此,高脂肪膳食对肺系统呼出二氧化碳的要求少,故更少具有应激性作用,这是十分重要的因素,尤其对于那些用人工呼吸的患者及肺功能不全的患者为然。

(2)先天性心脏病:对慢性蛋白热量缺乏症,最易发觉的是生长停滞,也见于先天性心脏病的婴儿,尤其是伴有先天性心力衰竭的对象,这种病人不是由于对营养素的需求增高,而是由于摄入不足。有些病人主要表现为食欲低下,有的甚至是因为无力去进食而引发。此外,因为心脏病之故,水与钠往往都被限制作为治疗的一部分,利尿剂也常用,故蛋白热量就算能够满足要求,生长发育也是受限制的。

先天性心脏病的婴儿主要应采用高浓度、高密度的营养配方以降低食物的容量而保持营养素的质量,使用鼻饲或胃瘘有时是重要的,因为可以解决进食疲劳问题。如果这种孩子解决了营养问题,大部分都可以得到接近正常的发育。

(3)胃肠道疾病:胃肠道疾患是婴幼儿发生营养不良的一种广泛问题,主要原因是由于胃肠道功能异常而使营养物质丢失所引起的,包括腹泻、呕吐。但无论是腹泻还是呕吐,都可以首先用水电解质对症治疗而取得第一步的处理效果。

1)急性腹泻:急性腹泻大部分是由一般常见的细菌引起,很少持续4~5天,在这个过程中,主攻的营养治疗目标是解决水的问题,即补充水与电解质,可以用口服补液或特殊的处方来解决(表4-1),必要时住院补液是有效的办法,尤以同时伴有发热、呕吐、腹泻症状的对象应该选择这一可靠的去处。

表 4-1　婴幼儿特殊疾病配方举例(g/100kcal 计)用于肠道疾病

成分	1号	2号	3号	4号	5号	6号
蛋白质(g)	大豆蛋白(4.95)	酪蛋白水解物加胱、酪及色氨酸(2.8)	同2号(2.8)	酪酸钠(3.5)	同2号(2.75)	低乳糖乳清蛋白及酪酸钠(3.0)
脂类(g)	豆油及可可油(8.91)	中链甘油三酯、玉米及油酸红花油(5.6)	玉米油(3.9)	中链甘油三酯玉米油(4.8)	中链甘油三酯、红花及豆油(5.54)	中链甘油三酯油酸、红花油(5.0)
碳水化合物(g)	(0)	玉米糖浆及淀粉、右旋糖(10.3)	玉米糖浆、蔗糖(13.4)	玉米糖浆蔗糖(11.5)	蔗糖处理淀粉(10.2)	玉米糖浆蔗糖(11.0)
钙(mg)	173	94	94	94	105	97
磷(mg)	124	63	63	70	75	80
镁(mg)	12.4	10.9	10.9	20	7.5	20
铁(mg)	0.37	1.88	1.88	1.88	1.8	1.4
锌(mg)	1.2	0.94	0.78	0.94	0.75	1.2
镁(μg)	50	31	31	125	30	250
铜(μg)	124	94	94	156	75	100
碘(μg)	25	7	7	7	15	9.7
硒(μg)	3.5	2.3	2.3	—	2.8	2.3
钠(mg)	73	39	47	55	44	38
钾(mg)	180	109	109	125	118	131
氯(mg)	103	86	86	86	80	101
维生素A(IU)	500	380	310	780	300	257
维生素D(IU)	100	75	63	78	45	51
维生素E(IU)	5.0	3.8	3.1	3.1	3.0	2.3
维生素K(IU)	25	18.8	15.6	15.6	15	3.8
硫胺素(mg)	100	78	78	156	60	270
核黄素(mg)	150	94	94	188	90	210
维生素B$_6$(μg)	100	63	63	210	60	260
维生素B$_{12}$(μg)	0.75	0.31	0.31	0.62	0.45	0.6
尼克酸(μg)	2230	1250	1250	2100	1350	1700
叶酸(μg)	25	15.6	15.6	15.6	15	37
泛酸(μg)	1240	470	470	1050	750	1000
维生素C(mg)	13.6	11.7	8.1	8.1	9.0	10
生物素(mg)	7.5	7.8	7.8	7.8	4.5	32
胆碱(mg)	13	13.3	13.3	13.3	8	30
肌醇(mg)	8	4.7	4.7	4.7	5	8

长期以来,如何喂饲腹泻的孩子是一个有争议的问题,至今还不能说有多数人认可的定论。一般情况下,喂饲时粪便的量会增加,但并不是说一定要喂。大部分病人至少需要摄入一些营养素,但具体吃什么却要注意与腹泻的关系,总的是避免腹泻。

急性腹泻多半是细菌或病毒所引起,最好通过培养粪便以明确病原,但常见的是沙门菌、志贺菌、致病性 E. 大肠杆菌等,加之,多数革兰阴性的毒性菌株也可引起急性腹泻,故大便培养有时也难以发现优势和主导菌株,因而还是确定不了治疗的针对性。有时这些致病菌作用于腺环酶系统(类似霍乱弧菌的作用),这种作用与病毒不同,例如轮状病毒是抑制葡萄糖的运载引起渗压性腹泻,故测定粪便的酸碱度及分析是否存在还原性物质是有帮助的,若 pH 低于 6.0,同时存在有还原性物质,提示病毒性感染,可以在给予足够的还原糖(5%葡萄糖溶液)之后再检查大便,测查的样本是粪便中的水而不是固体物质。如果明确腹泻是由病毒所引起,应该使用不含碳水化合物的配方,但这一配方有时会引起酮中毒或低血糖症,故不能不用一些糖,住院病人可以从静脉输入糖,不住院的可以口服糖水,一般把 0.5g 葡萄糖(2.78mmol)或蔗糖(1.39mmol)放入 50ml 液体配方中就可,不要过多。病人如果能耐受,以后可逐步增加,直到每两配方液中加到 2g。

如果腹泻是由致病细菌引起,给病人喂饲并不影响粪便量,但供给葡萄糖-电解质溶液会使粪便量减少。

在腹泻婴儿的食物配方中总是免除乳糖以防不耐受,无论哪一种病因都这样处理,但并不一定是必要的。如果粪便的 pH 正常,也不存在还原物质时就很难认定孩子是否因乳糖不耐受而引起腹泻的(表4-1)。

2)慢性腹泻:急性腹泻后 4~5 天,经治疗的孩子可以康复,但有些则不能。多数原来营养状态尚好的孩子可以耐受短时间营养供给的不全面,有的还能耐受更长时间的饮食干扰而不致发生明显的缺乏症,但有些则不能耐受疾病和长时间的营养不足,并使病情转为慢性,营养缺乏的症状也随之出现,这类孩子很可能发生肠黏膜水解酶的缺乏,如乳糖酶缺乏,间或有蔗糖酶缺乏等,对单糖的耐受性也可能降低,甚至发生不耐受(intolerance)。这样的病人如何选择配方食品是个大问题,尤其是不住在医院,还须再核查慢性腹泻的病因,或腹泻微生物因素与致病微生物的存在,是否存在肠黏膜的酶缺乏也是一个首要的问题。

部分慢性腹泻是先天性的,也有些是获得性的(如 β-脂蛋白缺乏症),如果处理不当会继发肠黏膜的功能改变。营养治疗与急性期的一样,须与医疗配合,并在对症治疗的同时选择适当的配方食物。

3)呕吐:急性呕吐持续的时间较短,一般不引起营养问题,但慢性呕吐会伴随出现许多病理因素,例如胃及食管反流及婴儿的贲门括约肌松弛,在一定程度上,这种状况是婴儿的生理问题,但由此而导致的喂饲失效就成为病理问题了。如果回流液体进入肺部还会引起呼吸道的问题,喂饲这种婴儿的体位应使其上身直立起来,食后一定时间内亦应维持这种体位。如果婴儿的体重增长正常时,这种呕吐不会引起严重问题。但是生长如果出现停滞,身高别体重下降,至少要考虑用管饲,饲管放在十二指肠或空腹。有的病人还需要进行手术处理。

4)短肠综合征:在前面章节中已提及有关成人的这种疾病问题,但情况不完全一致。从功能的改变上说,短肠综合征与慢性腹泻相似,因为胃肠道的活动性改变了,包括分泌、消化及吸收功能,这相当于一部分小肠切除,但不是由细菌感染引起营养不良。当然,短肠综合征的严重程度与肠段切除的多少有关,例如,回盲瓣这样一个生理性括约肌部分的作用是控制肠内容物通过的时间,以及避免往回肠逆流,故回盲瓣的切除会增加其严重性。当然,切除其他某些肠段也会出现特殊的症状,例如双糖酶活性在空肠段大,而且肠促胰酶肽亦在这一部分分泌,如果切除空肠就会引起碳水化合物吸收不良,同时引起胆和胰分泌的下降;如果回肠切除就会引起胆盐的回收和对维生素 B_{12} 的吸收。总的来说,回肠的适应能力比空肠好,因此,空肠切除会比回肠切除易处理一些。

肠段切除的早期就会出现症状,主要是液体与电解质的大量丢失,使肠内的营养难以有效执行,故在紧急情况下可考虑采用全静脉营养,因为肠段切除后的残留部分会逐渐适应,吸收能力也逐步提高,但需要一定的时间。一般地说,管饲及胃瘘的耐受性比口服食物高,此外,要素膳比较易于接受。

如果病者得到必需的营养供给,病人会适应过来,可以逐步将要素膳改变为复合食物,即蛋白质、淀粉类食物都可被接受,但多餐少吃仍然是必要的。此外,药物不应该忽视,例如胆盐回收不好时应使用利胆胺;又如使用 loperamide 类药物减慢食物通过时间;必要时还要使用抗菌药物等。只有症状得到改善了,才有利于营养治疗的执行。

4.1.3 营养治疗的一些问题

准确衡量婴儿的营养状态是进行营养治疗的前提之一,可惜这项衡量工作是困难的,部分原因是营养缺乏早期的症状不明显,而且机体还有轻微的适应能力。但是无论如何,进行营养治疗之前,对现存的营养状态作客观评价仍然是必要的,因为如果没有这个基线就难于衡量后面营养治疗的效果了。

一些人体测量与生化检验是有用的,但是一般很难有一个单一的检验方法或指标,也没有一个万能的综合试验。临床上是基于运用对疾病过程的知识进行认真观察和判断的,还有对机体营养物质贮备的估量,这比一些"客观的"试验有时还要准确,例如,身高别体重是非常有用的一个指标,用于衡量营养状态。一个孩子的体重如果低于标准曲线的第 10 百分位,不管体重别年龄或是身高别年龄如何,都可以判断为营养不良,应该列为营养治疗的对象。

另一种情况是,孩子的身高别体重是正常的,但体重与身高都低时就属于生长停滞或迟缓,是存在问题的,但没有足够的证据认为这个孩子是营养不良或有必要给予营养干预,不过,让这个孩子发挥其生长潜能是值得干预的。这种情况下,一般需要有更详细的营养史和更多的医学衡量,包括内分泌状态的衡量等。

对于低出生体重儿的营养处理,与其他营养不良的婴儿或幼儿是一样的,首先是设法增加孩子的摄入量,应该是用常规的,正常的方法(例如不应该强迫、恐吓、影响孩子的心理等),如果不成功,才考虑使用补充食物,但不是用什么补品,也不是没有根据地使用药物,包括模仿其他孩子使用过的药物。要注意,不应把成人的食物给孩子,在饭食制作上应该孩子化,摆设也应孩子化,让孩子自己吃。如果孩子能接受与耐受,那么奶、包括脱脂奶及奶制品是首选的。但是任何食物的补充都不应该冲击正餐。对于婴儿,母乳是最好的食物,任何添加食物都不应干预母乳,然后在这个基础上,一般是在出生 4~6 个月之后,予以适当的补充食物,即断奶过渡食品。

(1)全静脉营养:术后,尤以胃肠道矫正性手术之后(如肠穿孔、腹裂畸形、脐疝等),或是短肠综合征、顽固性腹泻等,多采用全静脉营养,因为处理得好,可以使分解代谢状态转变为合成代谢,用其他途径不一定达到这个目的。当然,全静脉营养的每一个细节和过程都要考虑周到,有必要避免任何不利的可能。

关于全静脉营养,将在后面章节详细论及,这种补充和提供营养的方式一般分为中心静脉营养与周围静脉营养两大类。按灌注的量计算,在能量上周围静脉每日可提供 70kcal/kg 左右,而中心静脉可提供 100~120kcal/kg,而其他营养物质都可以通过任何途径满足需要。当然,中心或是周围静脉的使用则各有利弊,要根据治疗上的需要作最后选择,包括使用时间长短的估计。长期使用(10 天以上),用中心静脉似乎较为方便些。

低体重儿常用脐的血管导管,这一途径虽然方便但不宜推荐,因为这里血管的流量小而不利于灌注,而且易发生血栓,有时还容易误放入脐动脉而引起败血症,故还是以周围静脉灌注为好。

(2)灌注的营养素:灌注液的氮及能量是首要考虑的,能量(葡萄糖及脂肪)、电解质、矿物质、维生素也包括在内,合适的全静脉营养液的参考构成见表 4-2。近来结晶氨基酸常被用于全静脉营养,并大都以必需氨基酸为基础,胱氨酸与酪氨酸较不稳定,故不常使用。对低体重儿,有人建议用量不应高于 2.5g/kg,尤以在开始使用的数天内、但这一意见未被证实(表 4-3)。

葡萄糖是良好的非脂肪性能量来源,用于全静脉营养。但有的婴儿对这种糖的代谢能力有限,早期使用时一旦超过其负荷力就会发生高血糖和渗压性利尿,因而可能丢失电解质。对于低体重儿,有的学者建议同时加入小剂量胰岛素。

大部分低体重儿能耐受 5%~7% 的葡萄糖溶液[3.5~5.0mg/(kg·min)或 17~24kcal/(kg·d)],但大一些及更加稳定的婴儿可逐步给予 15g/(kg·d)[约为 50kcal/(kg·d)]并且是可耐受的,在周围静脉这些糖可以 10％的浓度输送。但无论哪一种婴儿,都应从低浓度开始,逐步增加,每次增加的幅度不宜大于 5g/kg,同时应该予以监测。电解质的浓度有个体差异,故表 4-2 有一定幅度,而且不应硬性执行,要根据不断的监测进行调节。

表 4-2　全静脉营养灌注液的构成(婴幼儿)

成分	千克体重/天	成分	千克体重/天
氨基酸	2.5～4.0g	钙(葡萄糖酸盐)	1.5～2.0mmol
能量	60～120kcal	磷(磷酸钾)	1.5mmol
葡萄糖*	13～30g	镁(硫酸盐)	0.125mmol(0.25mEq)
脂肪乳剂*	0.5～3.0g	微量元素(表 4-3)	
电解质及矿物质		维生素(表 4-4)	
钠(同氯)	2～4mmol	容量	100～150ml
钾(同磷)△	2～4mmol		

* 周围静脉滴注不宜高于 10％～12.5％,脂肪乳剂宜分开注入
△钾限在 2.5mmol/(kg·d)(与磷)

表 4-3　婴幼儿特殊疾病氨基酸配方举例(mg/2.5kg)

氨基酸	1 号	2 号	3 号	4 号	5 号	6 号
异亮氨酸	180	191	120	124	175	204
亮氨酸	235	297	155	174	228	350
赖氨酸	180	170	145	198	182	204
蛋氨酸	100	45	145	124	132	83
苯丙氨酸	110	107	155	174	140	121
缬氨酸	200	161	115	162	165	196
组氨酸	75	79	109	147	71	121
胱氨酸	0	0	0	<12	<6	<8
酪氨酸	11	16	10	9	0	58
牛磺酸	0	18	0	0	0	6
丙氨酸	320	175	518	353	178	133
天门冬氨酸	0	132	0	74	0	79
谷氨酸	0	206	0	124	0	125
甘氨酸	320	96	518	174	350	92
脯氨酸	215	204	104	147	280	171
丝氨酸	105	124	0	100	148	96
精氨酸	245	308	258	247	238	304
苏氨酸	130	129	105	124	100	104
色氨酸	40	45	45	41	38	50

钙和磷都用以满足骨骼的矿物化需要,供给钙 2.5～3mmol(100～120mg)、磷 1.92～2.42mmol(60～75mg)/(kg·d)。对于"正常生长"的低体重儿往往不能把钙与磷放入静脉液中,因为钙与磷有不相容性。表 4-2 的浓度在短时间不会有问题,但长期使用会因为钙浓度低而影响骨的矿物化,尤以对低体重儿为然。

如果打算用全静脉营养一周以上,可在一开始就把微量元素放入静脉注射液中(表 4-4)。维生素的使用在通过静脉输入与经口供给是有不同的,但短期使用则不必把全部维生素都放入溶液中(表 4-5)。

表 4-4　全静脉营养的微量元素推荐量(kg/d)

微量元素	早产儿	足月与幼儿	微量元素	早产儿	足月与幼儿
锌(μg)	400	250(5000)	锰(μg)	1.0	1.0(50)
铜(μg)	20	20(300)	钼(μg)	0.25	0.25(5)
硒(μg)	2.0	2.0(30)	碘(μg)	1.0	1.0(1)
铬(μg)	0.2	0.2(5)	铁*		

*另作补充

表 4-5　全静脉营养的维生素推荐量

维生素	早产儿*	足月及幼儿	维生素	早产儿*	足月及幼儿
维生素 A(μg)	500	700	吡哆醇(mg)	0.18	1.0
维生素 E(mg)	2.8	7	尼克酸(mg)	6.8	17
维生素 K(μg)	80	200	泛酸(mg)	2.0	5
维生素 D(μg)	4(160IU)	10	生物素(μg)	6.0	20
维生素 C(mg)	25	80	叶酸(μg)	56	140
硫胺素(mg)	0.35	1.2	维生素 B$_{12}$(μg)	0.3	1.0
核黄素(mg)	0.15	1.4			

*早产儿的量不应大于足月产儿

(3)脂肪乳剂的使用:婴儿若完全不给脂肪,尤以低体重儿,会发生典型的必需脂肪酸缺乏症,并可见到血中三烯/四烯比值升高,用脂肪乳剂可以预防这种缺乏。而且脂肪是一种良好的热能来源,常见为大豆油或是大豆油加红花油(safflower oil),大豆油用 0.5g/(kg·d)就可以预防必需脂肪酸的缺乏症。

一般婴儿,包括低体重儿是能够耐受预防量的脂肪乳剂的,但对较大剂量的耐受力则与婴儿的成熟程度成正比。如果对过多的脂肪乳剂无力代谢,则可见血液中甘油三酯升高并会影响肺的扩散能力,因为脂肪微粒在肺毛细血管内的堆积影响肺的交换,同时也会使网状内皮系统内产生脂肪的堆积,加之,过量的脂肪又形成血浆内过多的游离脂肪酸并与胆红素争夺和蛋白质的结合,因此,过量的脂肪对婴儿有害处,尤其是有肺部疾病、传染病、高胆红素血症的婴儿的影响更大。最好将脂肪的剂量限制在 0.5～1.0g/(kg·d),并从小剂量开始,而且以全日性灌注最好,即把总剂量分散到一段较长的时间中。20%大豆油乳剂比10%的同一乳剂清除得快,这可能是因为磷脂/甘油三酯的比例在 20%时较低。应该注意的是,脂肪乳剂的微粒直径约为 0.4～0.5μm,而静脉输液过滤器的筛孔仅为 0.22μm,乳粒是通不过的,故脂肪乳剂的输注不应使用这种滤器。

(4)全静脉营养存在的问题:全静脉营养有很高的效应,但也可能发生许多问题,这将在第七章中讨论,此处只补充见于婴幼儿的问题,重点是在于预防。主要发生于婴幼儿的问题可分为两大方面:

1)由于婴幼儿代谢能力引起的问题,例如高血糖症,可因糖的浓度太高或输入速度过快,或是存在应激。相反,突然停止输液可以出现低血糖症。这种情况也见于高氮血症、高电解质或矿物质、维生素过高与不足等。又如上述高脂血症,不是因为输入量过高,就是由于病者的代谢能力低于输入量。

2)所输入的营养液组成有不合适的地方,例如,代谢性酸中毒多是由于使用了阴离子氨基酸的盐酸盐,高氨血症则是精氨酸不足,或是血浆中氨基酸比值失调及混合氨基酸在构成上存在问题等。

为了避免在静脉营养过程中出现问题,最重要的是预防和监测,在每天到每周的监测项目中,许多是常用的,包括体重,身长,头围,血钙,磷,镁,酸碱状态,尿素氮,白蛋白,血脂及尿糖,常规的每日体温测量及必要的血细胞检查都有利于及时发现传染病的存在。随着全静脉营养使用时间的延长,更应注意这类监测,临床及生化检查的时间间隔也要缩短。

4.2　遗传性代谢疾病的营养支持

营养科学者探讨的营养素推荐供给量适合于大多数人的参考依据,当然不一定适合所有人,其中包括作为个体的病人,在本书第一章已论及。在少数不合适的人中就有遗传性代谢疾病患者在内。这类病人对营养物质的代谢,在个体上的差异远大于正常人。

因为遗传科学对基因的了解及应用使过去许多代谢上的问题变得明朗了,今天人们已知道所谓先天性缺陷无非是酶或蛋白质分子在结构与功能上的变异。酶的氨基酸序列和数量等都是由基因复制和酶功能控制的,是通过 DNA 复制、RNA 转录及转录后修正、翻译合成蛋白质,整个过程都可以改变分子的结构与功能。近年的报告,人类发生的单因素遗传异常有 4900 种以上,其中 250 种已在生物化学上作了界定。基因控制的代谢活性的变异范围提示,人群中约有 30% 为普通等位基因的杂合子。突变使这种连续性的变化产生了不连续性,在正常环境条件下,只有相对少的特性是以疾病来表达的。变异的基因在人群中经常是有差异的,例如,线粒体的支链 α-酮酸脱氢酶缺乏,即枫糖尿病,世界上每 25 万人中才会发生 1 例,但在近亲结婚的 Mennonite 人群中每 176 人中就有 1 例,这种突变产生了极大的毒性,因为支链 α-酮酸的大量堆积,尤以简单地按营养素推荐摄入量给予病孩各种支链氨基酸时就会发生危殆,但如果除去膳食中亮氨酸、异亮氨酸及缬氨酸供给量的 40% 左右,孩子就会正常生长,当然,酶的缺陷程度大小在疾病的反应上有不同。虽然不能适应推荐摄入量的孩子为数很少,但是一旦出现不适应就会很严重,这是一种较罕见的病。但也有相反的情况,例如,所有人类都缺乏将 L-古洛糖酸-α-内酯转变为维生素 C 的酶,但人类并不会因此而发生坏血病,只要有维生素 C 摄入就行,因此一般的膳食会面对着极少发生与极普通的问题。

4.2.1　营养支持对遗传性疾病的重要性

目前有 250 种以上遗传性疾病,如果其异常代谢产物堆积,就会发生毒性反应,或是由于代谢上的问题引起缺乏或产生异常物质等,导致各种代谢疾病。膳食支持可以减弱这一种损害,但大量的遗传性疾病都有个难解决的问题,即当发现症状时,损害已经是不可逆的了。因而,早期发现,尤其在出现症状之前发现是十分重要的,而且发现这种病的可能性很大,因为,既然是一种遗传性疾病,其标志早在胎儿形成之前就已经存在,即受孕之时就存在了,怀孕 16~18 周时,在羊水细胞中可以诊断出有关的问题,甚至再提前到怀孕 8~12 周就可诊断,方法是绒膜绒毛活检。有的发生在子宫内的先天性异常,例如半乳糖血症引起的白内障是可以预防的,只需从母亲的一切食物中去除乳糖即可。其他一些代谢改变,可以在出生后并在症状出现之前,根据对血、尿、红细胞、白细胞或是以皮肤成纤维细胞培养来发现。

有家族史的对象应首先进行筛选,这类对象中又以对具有可疑症状的人首先筛查,例如孩子的生长发育停滞。早期治疗亦可使很多先天性疾病的患儿免于出现不可逆的后果,例如苯丙酮酸尿症(PKU)、半乳糖血症、异戊酸血症、高胱氨酸尿症、枫糖浆病(MSUD)、精氨琥珀酸尿症及瓜氨酸血症等,如果出生后三周之内不给予处理,就会开始发生脑的不可逆损害,故出生时普遍筛查是一个有效的方法,筛选也是有效而可行的,特别是对于后果严重却又可以预防的疾病。

常见的先天性疾病和预防要点见表 4-6。

表 4-6 一些先天性疾病及营养治疗

疾 病 名 称	治 疗 原 则
无 β-脂蛋白血症	用 MCT、维生素 A、维生素 D、维生素 E、维生素 K 静注
肠病性肢皮炎	用 Zn 补充
腺嘌呤转磷酸核糖基酶缺乏	限制嘌呤,用别嘌呤,避免碱
白化病	避免阳光,戴有色眼镜,用防晒膏
褐黄病	补充维生素 C,限制苯丙氨酸、酪氨酸
低色素贫血	补充吡哆醇
精氨酸血症	限制蛋白质,补充鸟氨酸、EAA*
精氨琥珀酸尿症	补充精氨酸、苯甲酸、苯基丁酸、苯基醋酸及 EAA*,限制蛋白质
β-甲酰巴豆甘氨尿症	限制亮氨酸
β-谷甾醇血症	限制植物性固醇
生物素酶缺乏症	补充生物素
氨甲酰磷酸合成酶缺乏	补充 EAA*、精氨酸、苯甲酸、苯基丁酸、苯基醋酸,限制蛋白质
碳酸酐酶 II 缺乏	用重碳酸钠治疗酸中毒
氯腹泻	补充氯化钠
瓜氨酸血症	限制蛋白质,补充精氨酸、苯基丁酸或苯乙酸、苯甲酸,补充 EAA*
混合高脂血症	限制热量、碳水化合物、饱和脂肪酸,用尼克酸、利胆胺治疗
胱蛋氨酸尿	补充吡哆醇
胱氨基尿症	碱、高水化,用 D-青霉素
1 型糖尿病	胰岛素,控制膳食
双碱基氨基酸尿	补充精氨酸,限制蛋白质
叶酸还原酶缺乏	N^5-甲酰四氢叶酸的补充
果糖不耐受	无果糖膳食
半乳糖激酶缺乏	无半乳糖膳食
半乳糖血症	无半乳糖膳食,可以补充尿苷
葡萄糖-6-磷酸脱氢酶缺乏	不含蚕虫及任何影响溶血的药物
戊二酸血症-I 型	限制赖氨酸,色氨酸,补充肉碱及核黄素
糖原贮存病:	
1 型葡萄糖-6-磷酸酶缺乏	多餐,用淀粉作为糖,肝移植
III 型淀粉 1,6-葡萄糖酶缺乏	多餐,高蛋白
VI 型及 VII 型	多餐、高蛋白
痛风	限制嘌呤,用别嘌呤醇
生长激素缺乏	用生长激素或生长激素释放因子
遗传性正血红蛋白血症	补充亚甲蓝、抗坏血酸、核黄素
胱蛋氨酸 β-合成酶缺乏	限制蛋氨酸,补充半胱氨酸、吡哆醇
N^5, N^{10}-甲基四氢叶酸还原酶缺乏	补充叶酸
血甘油三酯血症	减轻体重,减少碳水化合物摄入
低磷血症	维生素 D、磷补充
异缬氨酸血症	限制亮氨酸
羟犬尿酸尿症	补充尼克酸
高 β-丙氨酸血症	补充吡哆醇
高胆固醇血症	限制饱和脂肪酸及胆固醇,补充膳食纤维、尼克酸,用利胆胺
高苯丙氨酸血症	限制苯丙氨酸,5-羟色胺、多巴胺
乳糖不耐受	无乳糖膳食
脂蛋白脂酶缺乏症	取消膳食中脂肪,补充 EFA* 及 MCT*
高赖氨酸血症	限制蛋白质

续表

疾 病 名 称	治 疗 原 则
枫树糖浆尿症	限制亮氨酸、异亮氨酸、缬氨酸,补充硫胺素
甲基丙二酸尿症	大剂量维生素 B_{12} 静注
多发碳酸酶缺乏	生物素
非酮性高甘氨酸血症	补充热量、马钱子碱和苯甲酸,限制蛋白质
苯酮酸尿症	限制苯丙氨酸及酪氨酸
假性低甲状旁腺症	补充钙、维生素 D
丙酸尿症	限制异亮氨酸、蛋氨酸、苏氨酸、缬氨酸,补充生物素
焦谷氨酸尿症	限制蛋白质,用碱
丙酮酸脱氢酶缺乏	补充硫胺素、脂质热量,限制碳水化合物
多神经炎性运动失调(Refsum病)	除去膳食中的植酸,不摄入乳类及草食动物脂肪
色氨酸尿侏儒症	补充尼克酸
酪氨酸血症-Ⅰ型	限制苯丙及酪氨酸,肝移植,高热膳食
缬氨酸血症	限制缬氨酸
维生素 D 依赖型佝偻病	补充 $1,25\text{-}(OH)_2\text{-}D_3$
肝豆状核变性(Wilson病)	限制铜,用 D-青霉胺
黄嘌呤尿	限制嘌呤、别嘌呤醇、D-青霉胺
黄尿酸尿	吡哆醇
蛋氨酸吸收不良	限制蛋氨酸,补充半胱氨酸

* MCT:中链甘油三酯

　EAA:必需氨基酸

　EFA:必需脂肪酸

4.2.2 遗传性疾病的异常代谢

专一性的酶产生了基因调协的专一反应是按照一定序列而发生的,以图 4-1 为例:

A 如果要转变为 D,则要经过中间的 B 及 C 代谢,使用 AB、BC 及 CD 酶:

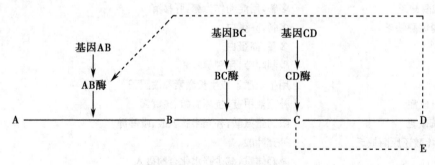

图 4-1 酶基因调协简图

如果 CD 酶在遗传上有缺陷,至少有 6 种病理生理的后果,其中包括:

(1)D 产物缺乏或是 D 派生的化合物缺乏,如苯丙酮酸尿症中,苯丙氨酸并不羟化氨酸,不仅堆积的苯丙氨酸产生毒性,而且酪氨酸由原来的非必需氨基酸变成了必需氨基酸,只有落实补充,孩子才能生长。

(2)丧失了反馈控制,如果产物 D 有正常的反馈功能控制 AB 酶,但因为 D 不足以中间产物 B 及 C,某种中间产物就会过多。例如过多的促肾上腺皮质激素(ACTH)及雄激素出现于先天性氢化可的松产生的异常。例如甾醇 21-羟化酶缺乏症产生过多的雄激素并使女性胎儿男性化。

(3)图 4-1 中 C 的堆积会直接成为阻断反应的前体,如枫糖尿病,有毒的支链酮酸,因为它们不能去羧,亦不能转酰基给其辅酶 A-酰酸系列,这就会使新生儿发生中枢神经系统抑制,出现窒息,昏迷及死亡;如果能存活,也会发生智力低下,故出生后应立即治疗。

(4)A 或 B 的堆积可因 CD 的阻断反应引起,如果处在前面的反应是可逆的,则会使前体序列堆积。例如上述的枫糖尿病病人的亮氨酸、异亮氨酸及缬氨酸增加,这些物质是由支链酮酸形成的,故会发生堆积。

(5)改变了的产物增加,这是通过较少使用的代谢途径而来的,例如苯丙氨酸堆积为苯丙氨酸羟化酶的缺陷,而使苯丙酮酸、苯乙酸、苯乳酸等都比正常时产生得多。

(6)底质的堆积使可改变的通路被抑制了(如在 CD 异常情况下的 C),例如神经递质在苯丙酮酸尿症的人中受抑制,因为血中苯丙酮酸的增加抑制了中枢神经系统的酪氨酸羟化酶和色氨酸羟化酶。

4.2.3 遗传性疾病的处理原则

对于遗传性代谢病的处理取决于这种疾病发生机制的类型与实际,下列的一些基本措施,有些是先后使用的,有些则可以同时使用。基本方法如下:

(1)改正原发性代谢的不平衡关系,这种改变包括通过膳食的限制而使在体内堆积的有毒物质减低,同时也要补充因代谢紊乱而出现缺乏的物质。例如对苯丙氨酸羟化酶缺乏症的病人,采用限制苯丙氨酸的膳食,又补充酪氨酸的不足。

(2)加速对堆积物质的排出。例如对痛风病的治疗,采用促尿酸尿的药物、阻断肾的再吸收,使血内尿酸水平降低,同时也使沉积在组织内的尿酸盐得以移走。

(3)阻断代谢反应的程序,提供选择性的代谢途径以减少集积下来的有毒前体物质。例如,尿素循环中酶的缺陷导致氨的集积,如果以治疗量的苯乙酸与谷氨酰胺形成苯基乙酸谷氨酰胺,从而移走氨以缓解氨的堆积。同样,在异缬氨酸血症病人,无害的异缬酰甘氨酸可以从异缬氨酸的积集而形成,故大量补充甘氨酸,提供促使甘氨酸-N-转环化酶的通道,因为异缬酰甘氨酸可以从尿中排出,故可以解决氨堆积的问题。

(4)利用代谢抑制剂以减少过高的产物。在痛风病人中,别嘌呤醇可抑制黄嘌呤氧化酶,降低过高生产的尿酸。在家族性高胆固醇血症中,lovastatin 及 compactin 压抑羟甲基谷酰辅酶 A 的还原酶,能降低过高的胆固醇生物合成。

(5)供给被阻断的继发性代谢通路以产物。在囊状纤维变性中,胰脏不能正常地排出消化酶,如果给病人提供这些胰酶就可以部分地纠正消化上的缺陷。又如供给Ⅰ型酪氨酸血症病人以正铁血红素,可以缓解神经性的缺陷,因为琥珀酰丙酮能抑制 6-氨基乙酰丙酸脱氢酶,结果出现血红素的生物合成。

(6)稳定已改变的酶蛋白质,生物合成速度及对全酶的分解取决于其分子结构的完整性。在一些全酶中,被辅酶所饱和后其生物半衰期增加,酶的活性取得一个新的平衡,例如高胱氨酸尿症与枫树糖浆尿症,前一种高胱氨酸尿症给予药理剂量的吡哆醇,而给枫树糖浆尿症以硫胺素以增加细胞内的磷酸吡哆醇与焦磷酸硫胺素,分别可以增高胱蛋氨酸-β-合成酶、支链 α-酮酸脱氢酶复合物,从而取得疗效。

(7)补充缺乏的辅因子。许多依赖维生素的病症是由于辅酶的生产被阻断,故可以用药理剂量的专一性维生素的前体来纠正,估计这一机制部分是由于酶的反应不良,因此就需要产生甲基氰钴胺或腺酰氰钴胺。高胱氨酸尿症或是甲基酰丙二酸尿症(或两者兼有),每日食入毫克量的维生素 B_{12} 可以纠正这种病。在生物素缺乏时,其辅酶、生物素是不会从结合状态的链中分离出来的。

(8)人工形成酶的产物。如果基因或酶是完整的,只是它受抑制、促进与激发的要素并不起作用,于是就会产生不正常的酶,故应该打开或关闭这个结构的基因,使酶的生产正常化。在急性Ⅰ型卟啉症中的酪氨酸血症,过多产生的 δ-氨基乙酰丙酸可以通过抑制 δ-氨基己酰丙酸合成基因的转录而得以降低,办法是给予适当的葡萄糖与血红蛋白。

(9)酶的取代。有很多通过输入血浆的办法来提供与代替所缺乏的酶,取得有限的成功。最近在治疗严重性的复合免疫缺乏中,用聚乙烯甘油膜保护的腺苷去氨酶可以明显延长这种酶的生物半衰期,故有一定的作用。

(10)器官移植。对于弥漫性体血管角质瘤(即 Fabry 病),可用肾移植方法。对于Ⅰ型糖原堆积病则可以通过代替缺乏的酶活性，使器官的功能复原而得到治疗效果。

（11）纠正 DNA 的缺陷，使机体能制造有正常功能的酶类。这样的做法有一个良好的前景，DNA 对许多酶，包括苯丙氨酸羟化酶、腺苷去胺酶、次黄嘌呤-鸟嘌呤磷酸核糖转换酶及精氨酸琥珀酸裂解酶等都已有克隆了，基因可以接入体细胞中。人类先天性的基因缺陷有可能通过这个途径解决，但还有大量的工作有待于在实际使用之前完成。

（12）降低常发的遗传性疾患，采用预防方法是极为重要的，也许是首要的，故遗传病的咨询工作十分重要，尤以对于那些有家族史，有高度危险性的人群。为此，建立特别的筛查与检验体系，有利于避免不幸事情的发生，可惜目前人们对这一问题的认识是非常浅薄的。

上述 12 项原则性措施只是主导膳食治疗的一个部分，而且是围绕膳食治疗这个中心的一部分。为了保证在膳食治疗中对某些营养素的限制，有时要采用化学提纯的食物原料，有时需进一步使用要素膳(elemental diets)。但是这些膳食，包括全静脉营养，如果要长期使用就必须小心地落实各种营养物质的供给。经口的要素膳往往是使用分子量较小的营养物质，其渗透压就相对地大，甚或不易为病人所耐受。当渗透压太高时，腹绞痛、腹泻、腹胀、恶心与呕吐就会发生，更严重的是高张性脱水、低血容量、高钠血症等都可以招致严重的后果，需要特别注意。

4.2.4　几种营养素的代谢疾患

（1）芳香族氨基酸：芳香族氨基酸是较早发现有遗传疾病的一种营养物质，早在 1933 年首先发现苯丙酮酸尿症，从那个时候开始，营养干预以防止智力障碍取得成功。

就苯丙氨酸来说，它主要有两方面的作用，首先是用于组织的蛋白质合成，是作为一种不可少的要素；其次是羟化而成为酪氨酸，这个过程需要苯丙氨酸羟化酶，需要氧、四氢生物蝶呤、二氢蝶呤还原酶及 $NADH＋H^+$ 等。正常成人仅以苯丙氨酸推荐供给量的 10% 用于合成新蛋白质的需要，而 90% 则羟化而形成酪氨酸。但生长发育的儿童则需要按供给量的 60% 用于合成蛋白质，其余的羟化为酪氨酸。质谱与稳定同位素实验显示苯丙酮酸尿症的病人还有别的代谢通路，在正常人的血浆浓度仅 $50\mu mol$，但若不羟化为酪氨酸，则副产品会很大地堆积。

酪氨酸是苯丙氨酸正常的中间代谢产物，共有五种代谢通路，包括合成蛋白质、合成儿茶酚胺、黑色素及甲状腺激素。酪氨酸在代谢对位羟基苯基酰丙酮酸中，变为富马酸及草酰乙酸时可提供能量，这个过程需要酶类，包括酪氨酸氨基转移酶，P-羟苯酰-丙酮酸氧化酶、黑尿酸氧化酶及富马酰草酰乙酸水化酶等的作用。

（2）苯丙酮酸尿症：苯丙酮酸尿症(phenyl ketonuria，PKU)，是一类由于苯丙氨酸羟化酶的缺陷而引起的遗传性疾病，在出生 3～6 个月就可以呈现出症状，表现为发育缓慢、发霉气味、多动症等。如果在出生 3 周内不纠正其异常代谢，就会开始发生不可逆的智力停滞。苯丙氨酸羟化酶作用于肝而不是周围的血细胞、骨髓。这种酶的缺陷是由基因引起，目前已至少可以分离出来 8 种变异基因，并都可以引起 PKU。

因为苯丙氨酸不能被代谢而堆积在大脑，同时又缺乏酪氨酸及其产物，这些都会使中枢神经系统受到损坏，尤其是当大脑正在发育的阶段。在出生第九个月的病理所见为神经磷鞘的缺乏、脑蛋白的脂类异常，大脑的蛋白质合成受阻，其中因为高浓度的苯丙氨酸在血脑屏障上存在着竞争性抑制，大脑的发育受阻，故在行为上迟钝，表达的时间减慢等症状会出现，这是因神经传递介质的合成被抑制。

目前可以用微生物抑制法作筛查性检验，用此法在一个实验室中每年可查 20000 名以上的婴儿，其他方法如用荧光法可以更加定量化，但微生物法已被广泛采用，因为易操作。我国有关的调查估计 PKU 婴儿约有万分之几，但就是万分之一也是一个很大的数字。一般血液的苯丙氨酸浓度大于 $121\mu mol/L$ (2mg/dl)就应该再做进一步测试检查，如果追踪检查结果，苯丙氨酸量大于 $484\mu mol/L$ (8mg/dl)，就应该进一步定量，包括摄入该氨基酸的定量及有关遗传的分析，以作出最后诊断。

病人血浆浓度在苯丙氨酸大于 $150\mu mol/L$，而酪氨酸小于 $50\mu mol/L$ 时就需要立即采取治疗措施，即限制苯丙氨酸的摄入而补充酪氨酸，膳食的目标是维持苯丙氨酸在血中的浓度以便达到脑正常发育的水平，同时支持全身的发育。因而必须有足够的能量、蛋白质及其他营养素，只是限制苯丙氨酸与补充酪氨酸。所谓正常的血液苯丙氨酸浓度是指健康孩子的浓度。使用携带苯丙氨酸羟化酶基因的病毒以治疗本病的研究正在进行之中。

目前已有工业制备的 PKU 病孩的处方,一般为 67kcal/dl,低苯丙氨酸,甚至有全部取消苯丙氨酸的配方。这类配方或人工配方可以在 4 天内控制血的苯丙氨酸浓度,但最好每天测查血氨基酸的情况。表 4-7 是一个参考性的供给量,表中的蛋白质是指低苯丙氨酸的蛋白,而苯丙氨酸又是人体的必需氨基酸,故应存在,但要定量地存在于膳食中,一般餐后 3～4 小时的血浆苯丙氨酸浓度应在 $50～300\mu mol$ 之内。我国常见的食物氨基酸含量见附录。在参考食物成分表时应考虑到食物的地区差别,要根据血液的特定氨基酸对食物予以调整,例如苯丙氨酸的浓度。

食用天然食物很难适应限制苯丙氨酸的要求,因为天然食物含苯丙氨酸的量在 2.4% 以上,因而特别制备的医学食物(defined medical foods)中,就有适合于这种病人的蛋白质。一旦蛋白质问题解决了,其他营养素则相对地易于解决,从而使这些婴儿的发育可与正常的婴儿接近。

(3)支链氨基酸:支链氨基酸是指异亮氨酸、亮氨基与缬氨酸,三者都是必需氨基酸。摄入这类氨基酸用于体内的蛋白质合成,合成以外多余的部分则通过许多步骤而充作能量。分解代谢开始的步骤是可逆的转氨,其间需要专一的转氨酶及辅酶、磷酸吡哆醇等;第二步是不可逆的氧化脱羧,这一步需要支链 α-酮酸脱氢酶复合物,它是一种四蛋白三酶的复合物,位于线粒体内膜,并需要硫胺素焦磷酸辅酶、硫辛酸、辅酶 A 及 NAD。这个过程在枫糖尿病中有故障。在转酰基酶蛋白(E_2)的 cDNA 克隆,去羧酶的 E/α 及 E/α,以及多元酶支链 α-酮酸脱氢酶复合物的 E_3 都在人体的 cDNA 中分离出来,它们是 cDNA 表达库中的构成部分。其代谢过程见图 4-2。

枫糖尿病(MSUD)是一组代谢疾病,其中有亮氨酸以及异亮氨酸、缬氨酸的代谢异常,这些异常是多种突变使支链 α-酮酸脱氢酶缺陷性异常的结果,虽然多数突变的酶都可以用免疫方法测知其存在,但有些人报告认为测不出病人的支链酰转换酶(E_2),作为一种 MSUD 病抵抗硫胺素的原因。因而有些人认为这种病不一定是线粒体基因组的突变,而是细胞核的问题,因而核的基因成为人们注意的课题。

MSUD 病的婴儿在出生时看来是健康的,但一食入含蛋白质的食物就会发病,因为酶的功能不全,严重时会使婴儿出现发作性窒息而致死,故可以在出生后 10 天死亡,特点是血中及尿中大量存在很高的三种支链氨基酸及其前体,并有进行性的神经功能不全,尿的内容改变,有焦糖的臭味。神经系统的改变为吸吮困难、呼吸不规律、进行性的神经反射减弱与消失、角弓反张等最易发现。这种病人如果存活下来也会在生理与智能发育上出现停滞。早期发现与治疗有可能使这种病人取得正常的发育与生长。存活下来的孩子因为酶的缺陷而使神经鞘的发育受阻,由于髓鞘质不能形成,加上氨基酸的运载被抑制等,将引起一系列问题以致威胁生命。

在诊断上,任何新生的血浆亮氨酸浓度大于 $305\mu mol/L(4mg/dl)$ 都应进一步检查。

典型病人在出生 72 小时后其血浆亮氨酸浓度为 $8mg/dl(610\mu mol/L)$,大部分病人可据其血浆支链氨基酸含量、尿液支链氨基酸含量而确诊,亦可用周围淋巴细胞分析酶的缺陷以作为治疗依据。

在营养支持方面宜采用混合的医疗食物与天然食物。这种病人如有免疫性多酶复合物,就可以口服大量的硫胺素($100～500\ mg/d$),但应从食物中除去三种支链氨基酸。高剂量硫胺素至少要口服 3 个月,因为可以使酶的复合物稳定化。稳定线粒体膜上的酶也需要长期使用硫胺素,因为细胞及线粒体的半衰期很短。在治疗期间,机体对支链氨基酸的敏感性会下降,表 4-7 种列出氨基酸的建议量,其中有支链氨基酸在内,这也适用于 MSUD,因为支链氨基酸仍然是机体所必需的,没有这些氨基酸,就会发生发育上的问题,甚至死亡,故对这种病人应有一个针对性的处方,包括支链氨基酸、蛋白质、能量及一天的液体量,而且要根据情况经常作为调整,至少每周调整一次,以后可适当延长些。要观察孩子的食欲、生长、发育,以及分析血中支链氨基酸与酮酸,因为亮氨酸在蛋白质中比异亮氨酸、缬氨酸多,故新生儿可以用 L-异亮氨酸及 L-缬氨酸作补充之用,但支链氨基酸也存在肠道吸收上的竞争问题,也会有不平衡,而且不同的生长阶段和在不同的情况下对支链氨基酸的需要量会有不同,因而监测是极其重要的。此外,专门为这类病人生产的医用食物亦可使用,但必须核对其处方并加以调节。

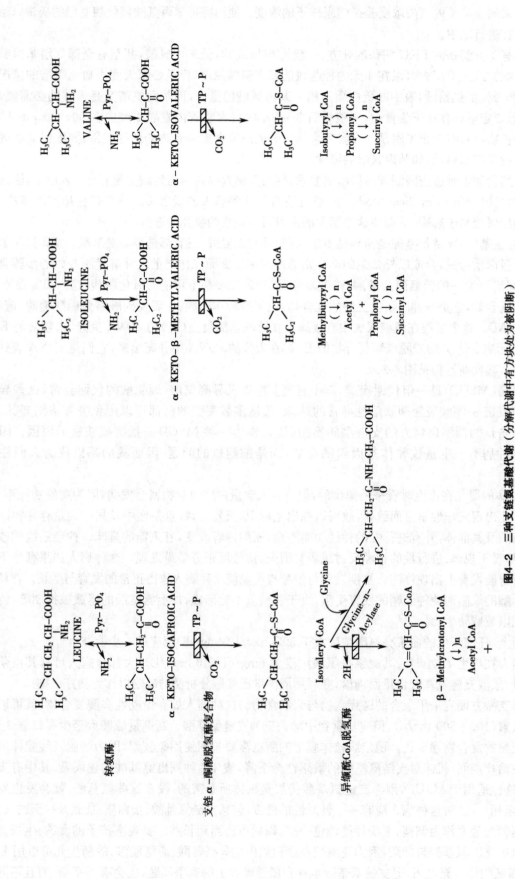

图4-2 三种支链氨基酸代谢（分解代谢中有方块处为被阻断）

表 4-7　遗传性氨基酸代谢异常的基本营养素供给(例)

营养素	单位	年龄		
		0～6 月	6～12 月	1～4 岁
液体	ml/kg	120～115	100	95
能量	kcal/kg	145～90	135～80	1300kcal/d(900～1800kcal)
蛋白质	g/kg	2.5～3	2.2～2.5	25g/d
碳水化合物	g/kg	kcal×0.35÷4		
脂肪	g/kg	kcal×0.5÷9		
异亮氨酸	mg/kg	90～30	90～30	85～20
亮氨酸	mg/kg	100～60	75～40	70～40
蛋氨酸	mg/kg	50～20	40～15	30～10
苯丙氨酸	mg/kg	70～20	50～15	40～15
酪氨酸	mg/kg	80～60	60～40	60～30
缬氨酸	mg/kg	95～40	60～30	85～30

　　(4)异缬氨酸血症:1966 年已发现尿中大量排出异缬氨酸的病例,并随后发现异缬氨酰-辅酶 A 脱氢酶的缺乏,这种酶是线粒体的黄素蛋白,并需使用电子传递因子(electron transfer-factor,ETF),ETF 的缺乏是存在的,脱氢辅酶的突变对异缬氨酰辅酶 A 是专一性的底质,异缬氨酰辅酶 A 脱氢酶缺乏的结果阻断了亮氨酸的分解代谢,这是支链 α-酮酸脱氢酶复合物的下一个步骤出现的,因此异缬氨酸、3-羟基异缬氨酸及异缬氨酰甘氨酸堆积在体液中。这类代谢堆积物可以用气相质谱分析出来。

　　异缬氨酸有甜的气味,因为它是亮氨酸的代谢产物。有 4 种发现说明酰基辅酶 A 脱氢酶对异缬氨酰辅酶 A 有专一性,这就是异缬氨基辅酶 A 脱氢酶,证明的例子如下:①口服 100mg/kg 的 L-亮氨酸可使血浆的 IVA(即异缬氨酸,isovaleric acid)增加 200 倍,β-甲基巴豆酸仅有小量增加;②同样的负荷试验,但用异亮氨酸和缬氨酸则不引起相应的短链脂肪酸在血浆中堆积;③以病者的成纤维细胞或白细胞作组织培养,这些细胞氧化[1-¹⁴C]IVA 为二氧化碳的能力低下;④在亮氨酸负荷试验或是定量的酸压力下,其他短链脂肪酸,例如异丁酸、正丁酸、2-甲基丁酸及正己酸等并不能增高,结果,依赖黄素的脱氢酶、异缬酰辅酶 A 脱氢酶被认定为对异缬酰辅酶 A 的氧化起作用的酶类。

　　进一步的研究揭示,存在着 N-异缬酰甘氨酸及 3-羟 IVA,它们是异缬氨酸血症尿液中主要的代谢产物。以后了解到还有其他代谢产物从尿中排出,包括 4-羟基 IVA、甲基富马酸、甲基琥珀酸、3-甲基 T 基内酯等。

　　这种疾病可以分为两种类型,即急性型与慢性型。急性型多为足月产婴儿,但出生第一天就有喂饲不良,呼吸急促、呕吐、尿有甜的臭味。此外,还会有腹泻、低哭声及震颤。一些病人并不对治疗作反应,并会出现发绀和昏迷,但死因不明,可能与代谢性酸中毒、高氨血症、中枢神经系统出血等有关。如果能控制这种疾病,就会转入慢性的异缬氨酸血症。这种慢性病人在出生时正常,但两周后出现呕吐、酸中毒、木僵及昏迷,尿有甜嗅味,有时会出现秃发。

　　这种疾病的最快速诊断为使用气相质谱分析。正常 3～5 岁儿童的尿中不存在异缬氨酸,而有这种病的儿童则每日可排出 40～250mg。组织培养皮肤成纤维细胞作前述试验,也用于诊断。

　　本病在急性酮升高时的治疗,静脉的液体补充可以纠正代谢性酸中毒,并同时给予高能量及高甘氨酸。监测尿中的 IVA 是了解治疗效果的一个好方法,因为给病人大量甘氨酸可以抑制 IVG(即异缬氨酰丙氨酸,N-isovaleryl glycine)的合成。当亮氨酸被限制而病人又稳定时则可以试用更大量的甘氨酸[300mg/(kg·d)以上],在有感染和亮氨酸限制不严的情况下亦如此。

　　1 岁以下儿童的膳食,蛋白质供给以 1.2g/(kg·d)为基点可以改善临床症状。其他营养素应该补充,但大剂量的甘氨酸与限制亮氨酸是基础措施,而且可以从血和尿中 IVA 的下降了解疗效。孩子的生长情况也可以反映对治疗的反应。这类病人也会出现肉碱(carnitine)缺乏,因而有理由添加肉碱,甚至达100mg/(kg·d)以增加异缬氨酰肉碱的排出,同时也可避免肉碱的缺乏。

(5)高胱氨酸尿症:蛋氨酸代谢缺陷中有胱硫醚 β-合成酶、5-甲基四氢叶酸-高半胱氨酸、甲基转换酶的功能性缺陷,引起胱氨酸尿症。后面一种酶的活性不全可能引起由维生素 B_{12} 合成甲基钴胺素的失灵,或者引起 5,10-亚甲基四氢叶酸还原酶的缺乏。这些缺陷使膳食中维生素 B_{12}。转变为甲基钴氨素障碍,也使这种维生素的吸收、运转发生障碍(图 4-3)。

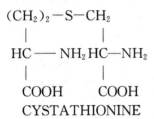

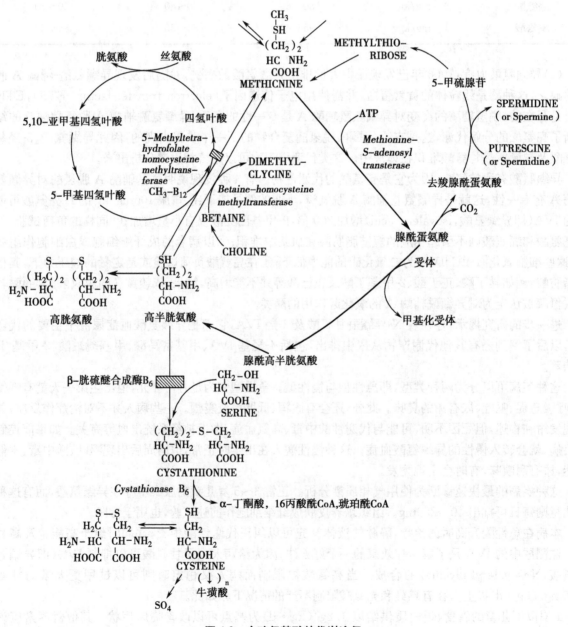

图 4-3 含硫氨基酸的代谢途径

最普通的、常见的高胱氨酸尿症主要是胱硫醚 β-合成酶缺乏，这种酶的突变在化学上已比较确定，因为可以找到其氨基酸残基的异常，由于酶的功能丢失，故在血中堆积高胱氨酸及蛋氨酸，而细胞及生理液中的胱氨酸或半胱氨酸浓度降低。如果不在早期纠正这种异常代谢，骨骼会改变、眼的晶体会异位、血栓会形成、骨质会疏松、颧骨低平，有些病人会发生智能低下。在这些改变中，估计骨的改变是因为高胱氨酸与胶原纤维的形成关系密切，多数这类病人如不及时治疗会导致早逝。

这种疾病的筛查也可用微生物生长抑制法（蛋氨酸作用）或是尿的亚硝基五氰合铁酸盐反应法（nitroprusside），如属阳性则进一步作血液氨基酸分析。如果胱硫醚 β-合成酶缺陷，则高胱氨酸、半胱-高胱氨酸及蛋氨酸的浓度都升高。

如果已知高胱氨酸尿症是由于胱硫醚 β-合成酶的缺陷引起，临床上治疗重点是预防骨骼及晶体的病变，预防血栓的出现，保护智能的发育。对高蛋氨酸血症和高胱氨酸血症应使用大剂量的吡哆醇，每天 1g 左右，并观察这一剂量对血液高胱氨酸浓度的影响，如果其浓度下降，则吡哆醇可以逐步减少，但要因人而异。为保持血的正常浓度可每天口服 25～750mg 之间的剂量，但长期高浓度的吡哆醇会损害肝脏、影响周围神经，如果吡哆醇效果不好，可用甜菜碱（betaine）补充，每日 6g，也有助于控制血中高胱氨酸浓度。当然，如果上述方法效果不好，应采用限制蛋氨酸的膳食，同时补充 L-胱氨酸，而 L-半胱氨酸也从非必需氨基酸变成必需氨基酸。此外，因为叶酸对高胱氨酸的再甲基化起作用，故也应补充叶酸。

除了上述治疗措施外，按年龄和营养状况给予相应的均衡营养是必要的，特别考虑的是按年龄以适当的能量、蛋白质、蛋氨酸、半胱氨酸、叶酸、吡哆醇及维生素 B_{12}、甜菜碱及液体。对于幼童蛋氨酸可给予 50mg/kg。胱氨酸钙是 L-半胱氨酸的可溶性形式，可用于蛋氨酸限制膳食的补充，幼童可给予 300mg/kg，3 岁时可减至 100mg/kg。有的工业产品是低蛋氨酸或无蛋氨酸的医用食物，举例见表 4-8。

表 4-8 化学纯"医用食物"蛋氨酸限制配方（例）

营养素	例1	例2	例3	例4（有小量蛋氨酸）
热量（kcal）	475	280	300	520
蛋白质相应量（g）	13.0	52	69	15.5
丙氨酸（g）	0.59	2.40	3.10	0.60
精氨酸（g）	1.04	2.00	2.70	0.99
天门冬氨酸（g）	0.89	5.70	7.60	1.74
肉碱（g）	0.01	*	*	0.01
胱氨酸（g）	0.39	2.50	3.40	0.14
谷氨酸（g）	1.16	12.00	16.00	3.00
谷氨酰胺（g）	0.11	*	*	*
甘氨酸（g）	0.93	1.40	1.80	0.62
组氨酸（g）	0.60	1.40	1.80	0.36
异亮氨酸（g）	0.93	3.40	4.50	0.71
亮氨酸（g）	1.59	5.70	7.60	1.18
赖氨酸（g）	1.08	4.00	5.40	0.93
蛋氨酸（g）	0	0	0	0.16
苯丙氨酸（g）	0.70	2.40	3.20	0.76
脯氨酸（g）	1.12	5.40	7.10	0.76
丝氨酸（g）	0.69	3.00	4.00	0.68
牛磺酸（g）	0.019	*	*	0.31
苏氨酸（g）	0.78	2.70	3.60	0.50

营养素	例1	例2	例3	例4（有小量蛋氨酸）
色氨酸(g)	0.31	1.00	1.40	0.19
酪氨酸(g)	0.70	2.90	3.90	0.53
缬氨酸(g)	1.01	4.00	5.40	0.71
碳水化合物(g)	59.0	18	5	51.0
脂肪(g)	20.9	0	0	28.0
钙(mg)	325	2400	1310	480
氯(mEq)	8.2	47.1	28.2	12.2
铬(μg)	15	*	*	*
铜(mg)	0.45	6.7	2.0	0.48
碘(μg)	47	230	120	52
铁(mg)	7.0	34.0	15.0	9.7
镁(mg)	34	520	156	56
锰(mg)	0.6	2.40	0.70	0.13
钼(μg)	35.0	107.00	32.00	*
磷(mg)	230	1860	1.010	380
硒(μg)	15	*	*	*
钾(mmol)	10.7	59.8	34.1	16.1
钠(mmol)	5.2	46.4	27.8	8.0
锌(mg)	5.0	26.0	7.8	4
维生素 A(μgRE)	530	2790	1560	483
维生素 D(μg)	8.5	25.0	32.8	8
维生素 E(mga-TE)	3.3	22.8	12.1	10.8
维生素 K(μg)	21	167	167	81
维生素 C(mg)	40	230	80	42
生物素(mg)	0.026	0.100	0.300	0.04
维生素 B_6(mg)	0.52	2.20	1.50	0.32
维生素 B_{12}(μg)	1.25	7.9	3.0	1.61
胆碱(mg)	50	430	260	40
叶酸(mg)	38	340	400	80
肌醇(mg)	100	500	300	24
尼克酸(mg)	4.5	54.0	24.0	6.5
泛酸(mg)	2.65	25.0	11.0	2.4
核黄素(mg)	0.60	4.00	2.00	0.48
硫胺素(mg)	0.50	2.70	1.40	0.40

* 未分析

（6）尿素循环酶的缺乏症：尿素循环的病态是一种突变组群的遗传缺陷，是尿素形成的一种缺陷，这种病态可以由与尿素生成有关的六种酶中的任何一种缺陷而发生问题。这六种酶中有三种存在于线粒体，另三种存在于胞浆内（图4-4）。

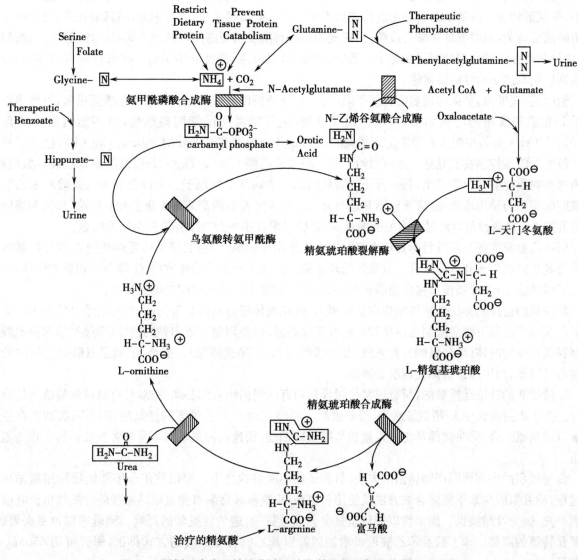

图 4-4　尿循环在先天性遗传缺陷的代谢异常示意图（方块处为阻断）

高氨血症是一种生物化学上的异常，以尿素循环的异常为特征，其中包括：①磷糖氨基甲酰合成酶 I 缺陷，使血浆内的瓜氨酸下降；②鸟嘌呤转氨基甲酸酶（OTC）缺乏的结果为乳清酸尿，以及在遗传模式上有 X-连接问题；③精氨琥珀酸合成酶的缺乏则有血浆中瓜氨酸升高，同时有乳清酸尿；④精氨琥珀酸裂解酶的缺乏引起精氨琥珀酸在血与尿中升高，尿的排出也增多；⑤精氨酶的缺乏也使精氨酸在血与尿中的浓度升高。因为摄入了蛋白质，这种有缺陷新生儿的尿素循环缺陷就表现出来，临床上可见到婴儿难以喂饲、呕吐、嗜睡、哭声低、易激惹、呼吸不良等症状，还可出现昏迷。如果不治疗，其智能发育会出现停滞。

上述症状都与蛋白质摄入，尤以过量的蛋白质有关，但生物化学与基因表现型可因为不同的酶缺陷情况而异。在精氨琥珀酸裂解酶缺乏者，可见到头发的生成异常，尤以头发变脆打结，这一症状与精氨酸缺乏的同时在头发蛋白中精氨酸又相对高有关，当给病人补充精氨酸之后，头发可以恢复原状。至于那些缺乏四种酶类的病人，精氨酸的缺乏还与进行性的中枢神经系统退化有关，主要是高氨血症所引起。

对病者的酶学研究提示，本病的情况是复杂的，但所有病者的酶都不易与瓜氨酸或天门冬氨酸结合，而不同病人的精氨琥珀酸合成酶残基的活性有很大差异。在精氨琥珀酸裂解酶缺乏时，肝内的这种酶有缺陷,但在脑、肾却没有缺陷的情况,这提示体内不仅仅有一种基因控制这些酶,可能是多种基因控制的。六种尿素循环酶的基因已克隆化,这些酶的突变亦已有部分被证明,例如胞浆内的精氨琥珀酸合成酶就有很多无用的基因,其信使核糖核酸可以用于衡量突变。

诊断这种疾病主要靠生物化学与临床上的改变,酶的缺陷使特殊的代谢产物及氨堆积在血并排出于尿中,鸟氨酸转氨甲酰酶缺乏者则是乳清酸出现在尿中。而瓜氨酸、精氨琥珀酸、精氨酸在血、尿中则与下列酶的缺乏有关,即精氨琥珀酸合成酶、精氨琥珀酸裂解酶及精氨酸酶等缺乏。而氨甲酰磷酸合成酶的缺乏,估计是存在于其他四种酶的病态中。高血氨症亦可以由急、慢性肝病引起。在条件许可时,酶的诊断与鉴别诊断有助于治疗的针对性。

治疗:在短期内,如果高血氨症持续不降,需作血液透析以降低血氨。如果执行透析措施,可考虑静脉给予 L-精氨酸及用药物例如 ucephan。如果可能,应开始考虑用管饲高热量,但不加蛋白质的食物[150kcal/(kg·d)],在配方食物中加入精氨酸 350mg/(kg·d)和苯甲酸钠 300mg/(kg·d),也可以有效地在新生儿阶段控制高血氨症。亦可以给予苯丁酸或苯乙酸 550mg/(kg·d)以便形成苯乙酸谷氨酰胺,因为这种物质能够从尿中排出,每一分子可以从机体中消除两个氨原子。血钾会因为马尿酸和苯乙酸谷氨酰胺的排出而排出增加,故应该监测并适时补充。用 4 天左右的高能量无蛋白静脉供给(10%葡萄糖及脂肪乳剂 2～4g/kg)可以渡过高血氨症的难关,之后考虑逐步在配方中补充蛋白质的问题。

解决高血氨症的长期性目标是使血氨维持在正常水平范围内,但又要供给足够的蛋白质与氨基酸使孩子得到正常的生长和智能发育。故尿素循环有缺陷的病人有四个治疗方向:①降低一切氨的前体;②纠正精氨酸的缺乏;③增强排出氮废物的机制;④促进肾对堆积的代谢中间产物的排泄。

减少氨的前体的办法包括限制蛋白质的摄入、避免机体蛋白质的分解代谢,同时给予必需和半必需氨基酸。在任何情况下都应限制蛋白质和必需氨基酸的量,也要限制合成肉碱的前体(即赖氨酸与蛋氨酸),限制谷胱甘肽的前体(半胱氨酸与谷氨酸)及牛磺酸的前体(半胱氨酸)。但是,限制蛋氨酸会使体内的甲基池容量降低,而甲基是机体代谢所必需的。

L-精氨酸的补给是重要的,所有尿素代谢异常和有缺陷的病者都必须补充,只有精氨酸酶缺乏的病者例外。为了维持血浆中 L-精氨酸水平,需要供给 350mg/(kg·d)或更多的精氨酸,因为精氨酸能产生鸟氨酸以便与氨结合,同时使循环走向瓜氨酸与精氨琥珀酸,而这两种氨基酸不易被肾吸收而易于作为氮而排出。

促进堆积的中间代谢产物排出的方法,目前还在不断寻找之中。可以使用苯甲酸钠促进尿氮排出这一过程,用甘氨酸与苯甲酸结合的方法及使用甘氨酸-N-酰基转移酶可使氮以马尿酸的方式排出。叶酸也必须补充,因为叶酸提供一碳单位以便从丝氨酸合成甘氨酸,避免甘氨酸的耗竭。而吡哆醇也是必要的,主要是转氨的需要。苯丁酸及苯乙酸可以增加尿氮以苯乙酰谷氨酰胺的方式排出,每天可用 550mg/kg的剂量。

如果出现发热而引起分解代谢并再引致高血氨症时可能危及生命,必须及时诊断传染病并对症治疗,同时减少蛋白质,增加热量供给 1～2 天。在这种情况下,腹膜透析是需要的。

根据病人的具体情况与血液氨检查的结果,每一个病者都应有其特殊的膳食配方和针对性,一般限制氮的配方构成举例如下:

按每 100g 医用食物计:

热量 260kcal

相当于蛋白质的量 56g

胱氨酸 3.1g	组氨酸 3.1g	异亮氨酸 7.6g	亮氨酸 12.8g
赖氨酸 9.0g	蛋氨酸 3.1g	苯丙氨酸 5.3g	苏氨酸 6.0g
色氨酸 2.2g	酪氨酸 6.5g	缬氨酸 9.0g	碳水化合物 8.0g
钙 2800mg	氯 55.4mEq	铜 8.0μg	碘 270μg
铁 40mg	锰 2.8mg	钼 128μg	磷 2700mg
钾 71.8mmol	钠 54.7mmol	锌 31.0mg	维生素 A(μgRE)3360

D 30μg	E 27.5mg	K 200μg	抗坏血酸 280mg
生物素 1.2mg	B_6 2.8mg	B_{12} 8μg	胆碱 510μg
叶酸 400μg	肌醇 590mg	尼克酸 65mg	泛酸 30mg
核黄素 4.8mg	硫胺素 3.2mg		

这是一个用于婴儿的参考值,用于高氨血症的病人,没有加胱氨酸,处方也不加铬与镁,不加脂肪。不论进食何种配方,血清的氨水平应定期监测,须维持在 50μmol 以下,同时血浆的氨基酸浓度也要维持在正常范围,此外,血浆中的白蛋白、球蛋白也是蛋白质营养状态的一个参考指标,又因为血浆中的前白蛋白与视黄醇结合蛋白的半衰期较短,故也能提供蛋白质的状态信息。除此之外,护理及照顾的人员要作膳食记录,对于儿童,应记录有关发育的人体测量。在有系统的照顾下,有的孩子仍然可以取得接近正常的生长。

(7)半乳糖血症:因为供给婴幼儿的碳水化合物主要为乳糖,故这种糖类占有重要的地位,但是乳糖在被人体利用之前必须转变为葡萄糖,这一过程在肝脏中完成,并分为三个酶作用的步骤:第一步是乳糖磷酸化成为半乳糖-1-磷酸,作用的酶是半乳糖激酶;随后,磷酸化的己糖与葡萄糖分子相互交换,交换葡萄糖的组分是尿苷二磷酸葡萄糖,是在半乳糖-1-磷酸尿苷转移酶的作用下交换的;最后,半乳糖被再排列成为葡萄糖,作用酶是尿嘧啶二磷酸半乳糖-4-表异构酶,最后形成葡萄糖。

半乳糖血症可由于三种酶中的任何一种缺乏引起,即包括半乳糖激酶、半乳糖-1-磷酸尿苷转移酶及尿嘧啶二磷酸半乳糖-4-表异构酶(图 4-5)。

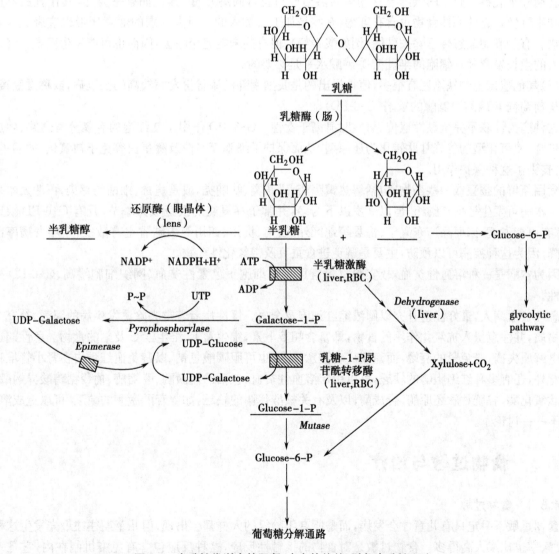

图 4-5　半乳糖代谢中的阻断(在方块纹处)引起半乳糖血症

如果病人仅缺乏半乳糖激酶，会患上白内障病，但不一定有严重的临床疾患，体内也并不一定堆积中间代谢产物，即半乳糖-1-磷酸，但突变的半乳糖-1-磷酸转移酶可发生至少9种变化，包括结构与功能的改变，这一基因位于染色体中的9p位置。

半乳糖血症若是由于缺乏半乳糖-1-转移酶引起，就会使半乳糖-1-磷酸堆积，它作为一种磷酸的贮藏物，减少细胞内的磷来作高能磷酸键，这样一来，ATP、GTP(鸟嘌呤三磷腺苷)及CTP(胞嘧啶三磷腺苷)都减少了。另一假说认为鸟嘌呤二磷酸嘌呤的缺乏造成糖脂合成的缺陷，长时间会对中枢神经系统产生破坏，也对肝、肾小管有破坏。如果出生数天后仍不解决，破坏性会很大。

只有在婴儿可以看到半乳糖-1-磷酸酶缺陷所引起的临床症状，有些婴儿出生时就有白内障及肝硬化的可能，这可能是孕妇食用牛乳或乳糖之故。临床症状出现于开始喂奶之后，新生儿出生后4～10天有黄疸，高胆红素症则继发于肝的损害，病人会有溶血与出血及大肠杆菌败血症。因此，快速的筛查和重新明确诊断是用于群体的做法，最普通的筛查方法是Beutle荧光法。这个方法是在滤纸盘上放入被检的血，干燥，加上混合的鸟嘌呤二磷酸葡萄糖(UDPG)、葡萄糖磷酸变位酶、葡萄糖-6-磷酸尿嘧啶转移酶及NADP。常人的红细胞含有半乳糖-1-磷酸尿嘧啶转移酶，并能产生葡萄糖-1-磷酸，它可以转变为葡萄糖-6-磷酸，如果存在着葡萄糖-6-磷酸脱氢酶，可将NADP还原为NADPH，病人因为缺乏酶，不能产生NADPH(有荧光)，故从荧光上能作粗略筛选。如果这一步还是阳性，应作进一步酶的检查并确诊。

治疗：给予病者以足够的能量与营养素，同时又避免症状出现。尽早给予治疗，首先是从一切饮食中除去乳糖和半乳糖。热量的供给与营养素的供应应与正常同龄儿童一样。如果是婴儿，其代乳品不应用乳糖和半乳糖。有些固体食物也含有乳糖，有些是加工时加入的。对大一点的幼童病者也应避免含乳糖的食物。有些乳制品宣传已除去乳糖(例如酸牛奶)，但有些未能完全除去，因而也可能发生问题。经常监测病人的生长发育及红细胞的半乳糖-1-磷酸水平是必要的。

(8)其他遗传上的缺陷还有很多，值得提出的是我国南部沿海省份发病较高的蚕豆病，或称蚕豆黄，实际上是葡萄糖-6-磷酸脱氢酶的缺陷(G-6-PD)。

这种病为性联不完全显性遗传、男性明显高于女性。G-6-PD作用于红细胞的有氧分解通路、生成还原型核苷，使氧化型的谷胱甘肽转化为还原型，从而保护了细胞膜蛋白及酶蛋白等免于被氧化，故G-6-PD缺乏，丧失了这种保护作用。

食用新鲜的蚕豆或一些药物，包括解热镇痛药、磺胺类、呋喃类，或是病毒、细菌的感染，可激发本病的发生。本病可发生任何年龄组，但以9岁以下为多，并常于春夏交的蚕豆成熟季节，凡有G-6-PD缺乏的人，都有可能发病，因而除广东兴宁、梅县等地区外，云南、贵州、四川等内陆省也有散发，近年发病率已明显下降，因为这种疾病可以预防，主要是避免进食蚕豆及带氧化性药物。

因为本病是一种溶血性贫血，故实验室检查可见正细胞正色素性贫血、网织细胞增高、G-6-PD酶测定阳性。

急性贫血病人，最好注射补充以鲜浓缩红细胞及全血。慢性病者着重去除诱发疾病的因素，补充全价营养物质，并注意摄入抗氧化作用的食物，即富含胡萝卜素，维生素E、维生素C及硒的食物。急性期还应纠正电解质失衡，避免肾的衰竭，而建议病者注意饮水，也可服碳酸氢钠，以避免血红蛋白在肾小管堆积。

此外，还有多种红细胞酶的缺乏，可以引起溶血性贫血，包括己糖激酶、醛缩酶、葡萄糖磷酸异构酶、谷胱甘肽氧化酶、谷胱甘肽还原酶、合成酶，以及有关核酸代谢的缺乏，如腺苷酸激酶的缺乏，可以造成溶血，在此不一一讨论了。

4.3　食物过敏与治疗

4.3.1　食物过敏

食物过敏不一定只有儿童才会发病，而是所有年龄组的人群都会出现，但儿童期往往最先发生这种反应，发病率也比成人高得多。食物过敏是对食物的抵触性反应，这种反应包含有免疫机制在内，它是一种病理遗传过程，可以包括多种类型，例如Ⅰ型是免疫球蛋白E引发的直接过敏反应，Ⅱ型是补体引发的细胞损伤,而Ⅲ型则是抗原-抗体的复合反应,Ⅳ型则为细胞依赖性迟缓的敏感性等。有人也有别的分类,但过敏的本质都是一致的。

(1)病理生理:人们每天摄入的食物与饮料中,实际上已含有大量外源性的抗原负荷,粗略估计人一生可以摄入达 40 吨食物,而人体的肠道运用一系列免疫与非免疫机制去预防异体蛋白质进入人体。非免疫的屏障包括胃酸、肠及胰的各种分解蛋白质的酶、黏膜的蠕动及绒毛膜的作用等。肠的黏膜细胞有选择性地吸收小的多肽与氨基酸,而溶酶体的活性进一步将小分子的多肽分解成为非抗原性的片断。对外来蛋白质的免疫学屏障是分泌性免疫球蛋白 A(IgA)分子进入肠腔,它可以和异性蛋白质结合,从而阻止对它的吸收,此外,免疫的复合物促使蛋白水解物从杯状细胞与黏膜表面释放。血浆中免疫球蛋白 G(IgG)及免疫球蛋白 A(IgA)抗体可将异性蛋白质黏结住,以便网状内皮系统将其清除。

虽然有极其复杂的网络屏障使异性蛋白不能进入人体之内,但实际上在不少志愿者身上的试验说明,食物中的抗原是可以进入人体的,尤其是在婴幼儿存在胃肠炎症的情况下,因为抗原具有渗透性而进入体内。幼儿或婴儿之所以对多种抗原有敏感性,是因为肠道所分泌的分泌性 IgA 相对少,也是因为肠道还不成熟,免疫机制不完备之故。

某种食物过敏的产生,是因为食物过敏原与免疫系统及胃肠道之间存在一种异常相互作用的结果。食物中糖蛋白都参与了过敏反应,大部分的过敏性糖蛋白是水溶性的,多数对热稳定,对酸也稳定,一般都有 14~40kD。只有几种食物被证明能引起大多数人的过敏反应,在儿童可发生过敏的食物包括牛奶、鸡蛋、花生、大豆及小麦,在成人则包括鱼、贝壳类、硬果及花生等,但并不是所有人都对这些食物发生反应。

正常的个体能产生 IgA、IgM 及 IgG 抗体来减低越过肠道屏障的食物抗原,或是由 M 细胞(这种细胞存在于肠黏膜 Peyer 结中)为淋巴细胞提供抗原。当一个人进餐之后,食物中的抗原-抗体复合物就会在循环中出现。但是为什么人体会出现食物过敏反应,为什么有食物抗原专一性的 IgE 抗体,为什么会产生不正常的 T 细胞反应等,至今仍未完全明了。

(2)IgE 引发的反应:食物引起的过敏反应与 IgE 抗体的参与有关,这是一种为学者一致认可的现象。IgE 抗体是结合在具有高亲和力的 Fcε 受体上,这些受体主要在嗜碱性细胞与巨细胞(mast cell)中,而周围巨细胞却存在于许多表面,包括皮肤、呼吸道与胃肠道表面。当致敏原与 IgE 结合在巨细胞上,就会释放诸如组胺、前列腺素、白介素等反应物。这些物质引起血管扩张、平滑肌收缩,黏液分泌,并且产生各种过敏性的症状。被激活的巨细胞亦释放各种细胞素,包括白介素、血小板激活因子及其他调节物,这些物质可以提高 IgE 引发的后期反应。嗜中性、嗜伊红及小量的淋巴细胞在摄入致敏食物后 6~8 小时内浸润到过敏的区域之中,上述这些细胞被激活的同时也释放多种调节物,包括血小板激活因子、过氧化氢酶、嗜伊红主基蛋白及嗜伊红阳离子蛋白质等。在此后的 24~48 小时内,淋巴细胞和单核细胞浸润在这个区域中,并产生典型的慢性炎症。随着某种食物过敏原的反复摄入,单核细胞被刺激而分泌出组胺释放因子(HRF),这是一种细胞素,与 IgE 分子起反应。这种 IgE 分子结合在巨细胞表面,也结合在碱性细胞表面,并增加它们对上述物质的释放性。组胺释放因子的产生与支气管高反应性的哮喘相关,亦可能与儿童的皮肤激惹和皮炎有联系。IgE 激发的过敏反应可以引起荨麻疹或是血管性水肿、风疹块、鼻卡他、哮喘、呕吐与腹泻。

(3)非 IgE 所引起的反应:非 IgE 引起的反应包括抗体引发的(Ⅱ型)过敏性,免疫复合反应(Ⅲ型),或是细胞引发的(Ⅳ型)过敏性。与 IgE 所引起的反应相反,非 IgE 的反应可以有 IgA、IgM 及 IgG 的反应参与,而未有人看到有Ⅱ型食物过敏反应。这种复合的型式即由非 IgE 的反应抗体和抗原所形成的,也不一定有不利的反应。但今天很少人支持Ⅲ型的、食物抗原-免疫复合物所引发的病,动物实验提示细胞引发(Ⅳ型)的反应可以引起肠道损坏,包括微绒毛的萎缩,所以人们相信不正常的细胞引发的免疫反应,可能正是人类过敏性胃肠综合征的来源,但实验材料论证这一设想还未有足够说服力。有或是没有食物过敏的人,在试管内用周围淋巴细胞加入抗原,可以得到胚种细胞转变及白介素-2(IL-2)的产生,或是产生白细胞抑制因子(LIF),因此,这个指标不可靠。

4.3.2 临床症状

食物过敏所发生的症状有多种,但真正被确定为由于过敏而引起的症状不多,大部分却是 IgE 的反

应,这些反应包括下列诸方面(表4-9):

表 4-9　食物过敏所发生的症状

部　　位	反　　应
皮肤	荨麻疹,血管性水肿,皮肤炎
呼吸道	鼻及眼结膜炎,喉头水肿,哮喘
胃肠道	恶心及肠痉挛,呕吐与腹泻,口腔过敏综合征,婴儿的肠绞痛
一般非 IgE 引发的症状	过敏性休克(不是单独食物引起的)
皮肤	枯草热型皮炎
呼吸道	Heiner 综合征
胃肠道	食物引起的肠炎、腹绞痛、吸收不良综合征(结肠病)、过敏性嗜伊红细胞性胃肠炎、婴儿肠绞痛
其他	偏头痛,儿童的癫痫和偏头痛,缺铁性贫血和胃肠道失血

(1)IgE 引发症状的机制:急性荨麻疹或血管性水肿是食入一种食物或是与这种食物接触引起,其发病率仍然不清楚,大部分人自己察觉到发生各种症状与食用某种食物之间的相互关系,故往往不再食用这种发生问题的食料。慢性荨麻疹、血管性水肿症状与食物过敏有关的为数很少。因为食物过敏而发生不典型皮炎的可发生于儿童中,当以随机的食物选择做试验时,一种红斑性皮疹就发生于食入致敏食物10~90 分钟之后,反复食入这种过敏的食物会导致皮肤巨细胞的激惹,并引起后期 IgE 炎症性反应,二者都可以引起皮肤瘙痒,并发展成为湿疹性损伤。用双盲对照口服挑动试验(见下述)所引起的食物过敏能引起上、下呼吸道的症状,有人报告在参加肺科门诊的 300 个病例中,用一种致敏物质有 6 名受试者(2%)呈现阳性过敏反应,另一同样的观察中,5%的儿童对这种致敏食物发生哮喘症状。

食入致敏原数分钟后,鼻咽及胃肠道就可以出现症状,包括瘙痒症,而且有唇、舌、软腭水肿,恶心、腹痛、呕吐、腹泻等相继出现。被称为口腔过敏综合征的现象是所有症状都出现在口腔及咽部,往往发生在各种新鲜水果与蔬菜的过敏反应之中。值得注意的是,有的病人对白桦树的花粉也过敏,但可以出现同样的口腔症状,而摄入的却是马铃薯、胡萝卜、榛子、芹菜、苹果之类。而对豚草(ragweed)过敏的病人却又可以发生同一口腔症状,吃的只是西瓜与香蕉。

由于食物过敏可以发生系统的过敏性,但因为还没有确凿的证据来肯定具体的机制,故这种由食物引起的过敏性过程还是未明的,但有报告认为可以引起死亡,尤其是不及时抢救休克及其他严重的反应症状就会引起不幸。在日常生活中,亚洲人经常吃的花生米、少有发生过敏反应,但一些白种人、包括其儿童却会是严重的致敏物质,所以不应以一些人所体验推论到不同族类的人。

(2)非 IgE 引发的免疫反应:很多病状的发生与摄入食物有关,而且相信是一种免疫机制的作用造成的,虽然细胞起动的机制往往是由推论而提出的,但还没有足够的证据证明是否存在这一个病理过程。

Heiner 综合征是一种肺和含铁血红素沉着症,也是一种慢性、反复性肺病。其特征是慢性鼻炎,肺部浸润,含铁血红素沉着,胃肠道失血,缺铁性贫血等。对于儿童则还有生长发育不良。这种病人多数对牛奶过敏,但也有人报告这些人对牛肉及鸡蛋过敏。虽然其周围血的嗜酸性细胞及多种血清的沉淀素对牛奶的反应是恒定的,但这种免疫机制至今尚未明了,人们只有避免这类沉淀素性的致敏物质,才能避免这种疾病的发生。

各种胃肠道的病态都相信是以免疫作用为基础的,婴儿在出生一周至三个月内可以因为牛奶或大豆蛋白引起肠炎,同时还有迁延性的腹泻和喷射性的呕吐,甚至可以因此而引起失水,粪便中往往有潜血。多形核的中性粒细胞及嗜酸性粒细胞往往对碳水化合物(还原物质)呈阳性反应,这些症状与摄入牛奶或大豆食物有关,但大一点的婴儿也可对鸡蛋发生同类的反应,有的幼儿仅出现血性大便或是便血,这是由于远端肠道有病灶,亦即食物引起了肠炎,这种症状一般在致敏原清除之后的 72 小时内消失。

吸收不良综合征包括广泛的病变,需要仔细地进行医学照料,因为这种病症有迁延性的腹泻、呕吐、生长发育迟滞。如果在粪便中含有还原性物质,说明对碳水化合物吸收不良;粪便中如含有脂肪,或用 D-木糖试验阳性,也证明吸收不良。对牛奶的过敏性却是引起这种综合征的最常见原因,但此病亦会因为大豆与鸡蛋白蛋白引起。活检可见到点状绒毛萎缩与细胞浸润。如果病人对面筋,即麦醇溶蛋白(gliadin)也过敏,病情会更为严重,病人往往有腹泻、脂肪便、腹膨胀、体重减轻及恶心、呕吐,皮肤出现重度皮疹,在这种皮疹内的表皮与皮下之间沉积着 IgA,同时有多型核的中性白细胞浸润。用氨苯砜或砜处理皮肤,在24 小时内可以缓解,但除去过敏原的 3~4 个月后,肠道的病变才能复原。

过敏性嗜伊红胃肠炎的症状主要为餐后恶心、呕吐、腹痛、腹泻、脂肪便,在成人为体重减轻,在婴幼儿为生长停滞,但病人的症状是特异性的,血清的 IgE 升高,用皮肤试验,往往对很多食物都过敏,甚至对空气中的过敏原也敏感,也出现周围嗜酸性细胞增加,缺铁性贫血及低白蛋白血症。去除过敏原往往需要长至数月时间。

还有一种婴儿性的肠绞痛,在出生 2~4 周内出现,病人不断地啼哭、腹胀、鼓气、双腿有时向上卷起,这种疾病也与异性蛋白的摄入有关,最常见的食物为牛奶,间或见于配方奶粉和母乳喂养。

(3)未明原因的非 IgE 引起的反应:很多异常的病症与食入某些食物有关,但是否有免疫反应则未能证明。近年有的学者认为采用极小量的抗原来治疗某些神经疾患有效,例如偏头痛,但未证实是安全的。

以巴氏消毒的牛奶喂饲 6 个月以内的婴儿,有的会发生从胃肠道丢失的潜血,并可引起缺铁性贫血,但用婴儿的代乳品,包括以牛乳粉为主的配方奶粉(但加热处理的时间较长),经过 3 天食用后,可以停止从大便丢失血液,这一结果提示鲜奶中对一些孩子会有某些引起潜血的因素可经过加工及加热而消除。

认为食物过敏所产生的症状还有很多,但证据还不能说是很确定,这些症状包括疲劳、神经质、虚弱、睡眠不正常、多动症、精神分裂、抑郁、激惹性肠道综合征、月经失调、心律异常等。是否这一类症状是因为细胞素的分泌,如白介素-1、白介素-6 等,目前还未有充足证据,因而未能作定论。

4.3.3 食物过敏的试验性诊断和治疗

处理食物过敏最困难的问题之一是没有一种很确切而又灵敏的诊断方法,来确证特定的食物过敏疾患。一般来说,衡量一个病者是否有这一类疾病,或怀疑有这类食物过敏病,应进行小心的病史询问和体格检查,病史又必须了解产生症状的食物,包括食物种类和每次食入的数量、发生症状的时间间隔和持续长短,有否再发和再发的诱因,最近一次的发作史及病者怀疑的其他因素(例如剧烈运动),体格检查应注意一切特异性以及不典型的,易忽略的症状。

有一些试验是衡量 IgE 引起的食物过敏性反应的,例如用食物的抽提液作皮肤试验,可以用于试探有否食物专一性抗原 IgE 抗体,这种抗体存在于皮肤表面的巨细胞中,也能反映在胃肠道和呼吸道的巨细胞的状态,这种方法可以排除 IgE 引起的食物过敏,只是对临床反应性的预计欠准确性。放射性应变性试验(radio allergo-sorbent test,RAST),是类似试管内的试验,用来测量在血液中的食物抗原专一性的 IgE 抗体,这是一种比较可靠的方法。但是人们还是比较相信用循证医学的双盲安慰剂对照的食物挑动试验(double-blind,placebo-controlled oral food challenges,DBPCOFC),虽然这种方法需要更多的时间。应该明确,所有试验都应该住院来做,以防全身性的过敏反应出现时能及时采取急救和处理。DBPCOFC 方法要做更多种的试验才能确定结果,有的要做定量反应,例如血浆组胺、血清色胺酶、肺功能及鼻灌洗液的组胺浓度等;对于非 IgE 引起的食物过敏,目前还没有可靠的实验方法来判断。

食物引起的胃肠炎可以通过单一的致敏性试验,最好是双盲的,如医生知道即为单盲亦可,但必须在医院或有效的门诊部来做,以避免持续的呕吐、低血压等急症的出现。一般是以相当于每公斤体重 0.6g 的被测蛋白质作测试,阳性反应一般都有呕吐、腹泻、血便或潜血及嗜酸性粒细胞出现在粪便中,这些症状可在试验的 6~8 小时之内发生。所有人体志愿者试验,都应按医学法规执行。

由食物引起的结肠炎,可以用肠内镜检查,因为肠黏膜可以出现特殊的表现,尤以乙状结肠处,如肠壁有水肿性改变、红斑样外观、脆性并有分散性溃疡,活检可见有炎症性浸润,主要为嗜酸性细胞的浸润。当然,应该作粪便培养以排除传染性因素。在血液检查中,除白细胞增多外,嗜酸性细胞也增加。如果除去过敏的病因,症状在 72 小时后可以开始缓解,但如果再给予同一过敏原,症状会重发,在 24~48 小时内出现便血。

有不少成人与儿童存在酶的异常,可以引起胃肠道的症状,很类似食物过敏,这是必须加以鉴别和小心观察的,因为这类病也会发生严重的后果。食物会存在各种防腐剂、色素及其他化学物质,这些物质也可以引起反常的反应。有的食物会含有内源性的化学物质,对于高敏感的人会发生反应。食物内部的毒素,例如河豚毒素可以引致与食物过敏相似的症状。

治疗:最简易的治疗方法是在明确诊断之后,把引起过敏的食物从一切进食的食物中除去,这里包括从所有食物构成,看得见与看不见的构成中除去,这需要时间和措施。对病人和家人的教育和训练,包括教育病人学会阅读食品的标签和说明,还应教育病人有关应急的方法(例如使用皮质类固醇激素)。

母乳喂养对于1岁以内的孩子极少发生过敏反应,至少可以推迟这种过敏性的发生。父母对有食物过敏的孩子,应该尽量避免使用那些可疑的致敏食物,乳母也要尽量避免对本人及孩子有可能致敏的食物,但应该保持足够又均衡的营养。食物过敏在儿童阶段比成人的发病高,尤以在3岁之前,但是通过教育和努力是可以减少至最低限度的。对于婴幼儿,还有食物的不耐受性问题(food intolerance),这与食物过敏反应是不同的,主要是食物中含有毒性物质、药物或是食物代谢上的紊乱与不良影响(乳糖不耐受),或是特异体质因素引起。这是属于另一类疾病的范畴了。

5 外科疾病与营养

5.1 外科病人的营养支持

外科面对的是一大类以手术治疗为主的各种病人，一般选择性手术在术前术后有一个休息、营养与各种治疗措施的配合过程。但大范围的手术本身，病人处于一种应激（stress）状态，它虽然比严重的多发性创伤、败血症、烧伤等轻些，但须视病情予以恰当的营养或营养支持（nutritional support），才有可能提高治愈率，甚或可以挽救病人的生命。

第二次世界大战后，外科的治愈率有很大的提高，这与一系列相关的科学的发展有密切的关系，其中包括例如肠内及全静脉营养的突破性发展有关。有的病人在采取手术措施之后，关键的问题就是营养的支持与护理，忽视这些问题，有时会干扰甚至减弱预定的治疗目标，甚至前功尽弃。这一点，对于术前极为虚弱和营养不良的病人尤其明显。

5.1.1 总论：机体对手术的生理反应

手术部位的神经信号传达到下丘脑之后，引发了人体的应激反应，先是垂体前叶被引发分泌促肾上腺皮质激素（ACTH），继而血液中的皮质醇升高，这种升高可比平时大 2～5 倍并维持达 24 小时，尤以在较大的手术之后。皮质醇的作用主要表现在对机体各组织，尤其是肌肉组织的分解代谢上，动员其中的氨基酸，用以提供创伤愈后的底质物，并作为一种前体，使肝脏合成应激性期蛋白质（acute phase protein）（表 5-1），或用于糖的异生作用合成葡萄糖。在肾上腺皮质被激活的同时，肾上腺髓质也被激发，通过交感神经的作用提高了肾上腺素的水平。肾上腺素作为循环内的神经传递介质，对于血液循环的调节起着重要的作用，但同时加快分解代谢反应的速度，从而增加机体的负荷。

表 5-1　常见急性期蛋白*

结合珠蛋白　hapatoglobin	补体因子 B
酸性糖蛋白	血浆凝粉状蛋白 A 因子
铜蓝蛋白	α_1-抗胰蛋白酶
α_1-酸性球蛋白	α_1-抗胰凝乳蛋白酶
C-反应蛋白	α_1-macrotetoprotein（鼠）
血纤维蛋白原（凝血因子 I ）	

* 这一类糖蛋白在肝细胞中产生，并受 IL-1，IL-6 的刺激形成。这类糖蛋白的增加一般与疾病的严重程度相近，是机体非专一性的防御反应的一部分

血液中肾上腺素升高以后，去甲肾上腺素也在手术后升高，它使人体出现激惹、疼痛、恐惧，血容量下降，并影响交感神经，增加儿茶酚胺从尿路的排出量，这些反应甚至可延续至术后 48 小时。上述几种激素主要作用为分解代谢，也是肝脏的糖原生成与糖原异生作用，当然这种作用也与高血糖素和糖皮质激素的作用有关，见图 5-1 及图 5-2。

在选择性手术后，病人对水的负荷能力也受到限制，此时病人尿浓缩仅在 1～2ml/mOsm 溶质之间，为相应的 500～1000 毫渗量/升，尽管此时机体存在有足够的水合作用时亦如此，因此，术后的体重增加往往是继发于水及盐的潴留所引起。所有手术伤口均会出现水肿，其范围与手术野成正比，所以手术时补充

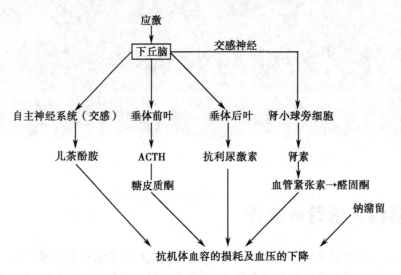

图 5-1 手术过程的机体反应性

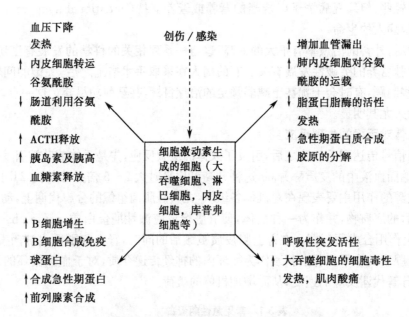

图 5-2 细胞激动素对创伤及感染的主要反应

含钠溶液可使功能性的血容量的丢失得到补偿,使细胞外液得以重新分配,这种被称为第三空间的体液、在最终回到血流以补偿创伤水肿,术后三四天后利尿作用亦可得到恢复。

术后一般胰岛素的生成减弱,高血糖素升高,这也与血中的肾上腺素升高,并与交感神经的活动的增加有关,二者都抑制胰岛素的分泌,这些过程同时又给予肝脏一个重要讯号,使肝脏更多地产生葡萄糖,即糖原异生作用得以继续维持下去。

术后的上述激素的变化是有利于病体的。例如水与钠的潴留,有利于维持病人的血容量,肝脏合成的大量葡萄糖有利于保护神经系统的功能,也有利于红细胞、白细胞等的生成和伤口的愈合。此外,术后脂肪的分解也有利于提供机体大量能量。但现代的术后处理措施和护理,能够相应减弱这些激素引起的不良反应。

除了激素的作用以外,细胞素(cytokine)的作用也是不容忽视的,尽管这些作用比激素的作用要弱得多。在正常条件下,细胞素在伤口部位的上皮产生,也在体内广泛存在的各种免疫细胞中产生,它是一种肽的复合物,参加了手术这个应激性反应。在细胞素中,研究得较多而又作用重要的有肿瘤坏死因子-α(TNF-α,cachectin-α),白介素-1(interleukin-1),白介素-2,白介素-6 及 γ-干扰素(IFN-γ)等,初期认为,细胞素的作用,在于影响及提高免疫细胞的功能,但目前已知这类物质更为关键性作用却是调节创伤及感染的代谢反应,例如血流中出现内毒素时,很多种细胞素就会出现,见图 5-2,重要的细胞素见表 5-2 及第 1 章。

表 5-2　重要的细胞素(cytokine)

细胞素	细胞来源	产生的刺激因素	主要作用	注
白介素-1(IL-1)	大吞噬细胞,单核细胞,角化细胞,上皮细胞,肾小球膜细胞,星形胶质细胞,小神经胶质细胞	细菌,细菌的代谢产物,抗原炎症因子,植物的果胶,淋巴细胞激动素一些化学物质	引起急性期的反应,激发免疫系统,刺激多细胞产生的 PGE_2,刺激纤维细胞的生长,刺激胶质细胞及肾小球膜细胞的生长	参与重病时恶液质
白介素-2(IL-2)	激发互助 T 细胞表达 IL-2 的受体	受 IL-1 或抗原的激发,T 细胞产生或 T-细胞的致丝裂素	刺激 T 细胞的母细胞化转变,作为 T 及 B 细胞亚群的生长因子,在 T 及 B 细胞中刺激运铁蛋白的受体刺激形成肿瘤坏死因子,促进淋巴球浸润入肿瘤的细胞	
白介素-3(IL-3)	激活的 T1 及 T2 互助细胞	T 细胞被 IL-1 激活	刺激骨髓干细胞的分化与生长,刺激造血细胞系统及许多谱系	刺激产生组胺的细胞释放组胺
白介素-4(IL-4)	激活 T2 互助细胞	淋巴细胞之间的互相反应,或 T 细胞被抗原激活,或被细菌内毒素激活	刺激 B 细胞合成 IgG 及 IgE,刺激在静止的 B 细胞受体表达的生长,刺激 G1 期的 T 细胞,胸腺细胞的生长	
白介素-5(IL-5)	激活的 T2 互助细胞	T 细胞被 IL-1,抗原和细胞内毒素激活	刺激 B 及 T 细胞的生长,也刺激嗜伊红细胞生长;促进 IgA,IgM 的合成,促进 IL-4 在 B 细胞形成 IgE,刺激 IgA 的合成与表面免疫力	
白介素-6(IL-6)	被激活的互助细胞,大吞噬细胞,成纤维细胞,内皮细胞,骨髓基质细胞	被 IL-1 刺激的 B 细胞,抗原,内毒素及致丝裂素	使 T 细胞,大吞噬细胞及肝细胞,作用于中枢神经系统引起发热	
白介素-7(IL-7)	骨髓基质细胞		增强前 B 细胞及原 B 细胞的成熟,同时对 Ig 的重链基因的调整	
白介素-8(IL-8)	血液的单核细胞	被激活的刺激	在中性白细胞及淋巴球组织中激惹作用的浓度	
肿瘤坏死因子(TNF)	激活的大吞噬及单核细胞,中性杀伤细胞	细菌内毒素,炎症因子,IL-1 及 IFN,两性霉素 B,休克毒素-1	杀死肿瘤细胞,引起发热,抑制脂蛋白脂酶,加速脂肪分解,阻断铁的合成引起贫血,改变肌肉中的葡萄糖代谢,参加炎症反应,与 IL-1 及 IFN 配合使用	可能参与脂肪的消耗与慢性病的恶液质
α干扰素(IFN-α)	嗜中性细胞	病毒对嗜中性细胞的刺激,细胞内毒素	给予细胞对病毒的抵抗力,有抗肿瘤的细胞活力,出现复合的免疫调节作用	

细胞素	细胞来源	产生的刺激因素	主要作用	注
β-干扰素(IFN-β)	纤维细胞	细胞激动素	给予细胞对病毒的抵抗力	
γ-干扰素(IFN-γ)	激活的 T1 互助细胞	T 细胞被 IL-1 或抗原激活,T 细胞致丝裂素	给予细胞对病毒的抵抗力,呈现抗肿瘤的活性,激活单核细胞及天然的杀灭细胞(killer cell)	引起发热,厌食与疲倦
颗粒大吞噬细胞集落刺激因子(GM-CSF)	被激活的互助 T1 细胞及 T2 细胞,纤维细胞,上皮细胞,大吞噬细胞	IL-1 及抗原激活的 T 细胞,细胞激动素所刺激的其他细胞	刺激菌落的形成,要通过大吞噬细胞、颗粒细胞、嗜伊红细胞等,增强细胞的功能,使颗粒细胞及单核细胞形成 INF、IL-1 及过氧化氢	引起组胺释放
颗粒细胞集落刺激因子(G-CSF)	大吞噬细胞纤维细胞及上皮细胞	被 IL 及致丝裂素所激活	被中性粒细胞及其前体刺激集落形成	
大吞噬集落因子	同上	同上	大吞噬细胞及其前体刺激集落形成	

5.1.2　外科病患者的康复过程

病人于手术后,根据手术野的大小和创面的情况,术前的状态,术后有否并发症等情况一般可将术后病状分为四个时期,即:

(1)机体出现不同程度的分解代谢时期;这一时期存在营养相对不足以及激素环境的改变,称为"肾上腺能——类皮质激素"期。

(2)在这一期之后,分解代谢期可逐步转入合成代谢期,其过渡时间视病人的康复状况而异。一般来说,如果没有术后并发症,合成代谢可在较大的腹部手术,如结肠切除、胃切除术的 3～6 天以后出现,并且往往随着经口进食的开始而出现的,这一转折点可认为是由分解代谢期开始转入合成代谢期过程,或称为类皮质激素撤销期,其中最明显的反应包括自发性的钠与游离水的利尿过程,钾恢复取得了平衡,尿氮的排出减少,这个时期大约需要有两天左右的时间作为过渡。

(3)康复早期,如果上述过程完成之后,病人会进入早期合成代谢,这一过程时间较长,可以说是真正康复的开始,其特征是体内氮的代谢开始处于正平衡,体重开始增加,这时候如果实施了肠内营养,则体内的蛋白质合成就会增加,其结果是机体的去脂组织(LBM)的增加,肌肉力量的增强。正常条件下,氮的正平衡在成人每日可达 2～4g,相当于每日 60～120g 的去脂组织的形成,机体可以把已经损失掉的氮补充至接近原有状态,但补充的速度远比丢失的速度慢。

(4)外科康复期,或称合成代谢后期,其特征是体重持续而缓慢地增加,这段时期内,病人氮的代谢平衡,但仍然是处于合成代谢范围,而碳代谢也是正平衡,最终结果是机体的脂肪组织逐渐增加。

5.1.3　营养支持对术后代谢的影响

一般选择性手术的病人在术前的营养状态不一定很差,因为术前会得到一定照料,一般诸如胆囊切除、动脉瘤切除、结肠切除等,可以经口补充营养,病人常规每天给予 5% 葡萄糖溶液静脉点滴 2～4L,也可加入适当的电解质。如果术后病人出现明显营养不良。例如体重下降 10% 以上,或术后有并发症,静脉输液就应延长,此时如果不能补充氮,而同时又不能给予充足的热量,氮的负平衡就会出现,这种情况下,几天内都可以从尿中排出大量的氮,每日可达 10～15g/d。此外,钾及磷也随氮而一起丢失,亦即丢失了去脂组织(1ean body mass,LBM),这种氮的负平衡是可逆的,例如 Riegel 报道在胃切除手术之后,以管饲的方式按每公斤体重 0.39g 氮(约相当于 2.4g 蛋白质)及 30kcal 的能量供给,可以达到氮的平衡。当然,用全静脉营养的方式在胃切除术后,亦可以达到上述良好的后果,而且体重也不因手术而降低。一些实际观察也证明,术后的分解代谢状态不是不可避免的,因为分解状态的出现主要是由于营养不足。在高位的胃肠道手术时,以空肠灌饲亦可达到相应的效果,这比使用昂贵的全静脉营养要实际得多。

(1)术后营养状态的衡量:术后明确病人现实的营养状态是重要的,因为不同的病人会有不同的手术过程与个体差异。了解和确定病人当时的营养状态,可以进一步明确提供给患者所需要的热量、蛋白质以及各类营养素。病人当前营养状态的衡量是根据病史、检查结果以及当时病人的状况,结合病前后、术前后体重的改变,病人摄入食物的种类与数量的改变等得出结论,营养缺乏的症状可以在体检中取得,体检时可作必要的人体测量,包括身高、体重、体质指数(BMI)以及皮褶厚度等。如有可能,还可包括 24 小时尿肌酐及肌酐身高指数(CHI)等,这些均可在一定程度上提示机体结构以及肌肉组织的改变。血浆白蛋白、前白蛋白以及运铁蛋白等的测定,也可作为检查的佐证。临床的一些常规检查,例如血浆尿素氮水平,有助于对肾脏状态的了解,同时也为膳食设计提出要求。

(2)营养素及能量供给的估量:首先,要对营养物质的量特别是种类作出估量,以便调整实践中最初估计量范围,总的目的有三个:一是尽可能减少体内蛋白质的崩解与体重的下降;二是逐步增加已失去的体重,促进合成代谢,促进伤口及病体的康复;三是力求符合病人的需要和可能。

一般来说,如果病人术后无高代谢、无并发症时,以 5% 葡萄糖溶液静脉补充可作为唯一能量来源,维持数天可不至于发生明显的营养不良,但是如果病人体重已丧失 10%,情况就不一样了,这时需要明确地给予营养支持,首先要使机体的正常需要得以维持,然后要使失去的去脂组织得以恢复,能量的供给视不同的年龄、性别、病情等而异,一般可参考下列几个因素计算:

1)基础代谢计算

一般估计值成人为 1500～1800kcal/d。

根据体重计算(表 5-3):

表 5-3 基础代谢估计

体重(kg)	50	55	60	65	70	75	80
正常基础代谢 kcal/d	1316	1411	1509	1602	1694	1784	1872

2)应激因素,视应激状态的不同而有不同的系数,见表 5-4:

表 5-4 应激因素系数估计

状　态	系　数
轻度饥饿	0.85～1.00
手术后复原(无并发症)	1.00～1.05
癌肿(与大小成比例)	1.10～1.45
长骨骨折	1.25～1.30
腹膜炎	1.05～1.25
多发性创伤及感染	1.30～1.55
烧伤体面积大于 40%	2.00 以上

3)总计算公式为:

$$正常基础代谢×应激因素×1.25$$

例:55kg 体重的病人,有长骨骨折,其活动受限制,计算为:

$$1411×1.25×1.25＝2204kcal/d$$

说明:①这一病例为卧床休息的,基础代谢按 1411kcal,若是有活动的病人需适当增加热量,若是病情稳定,处在恢复期内,则考虑需要逐步增加其体重。此时应按估计的维持体重能量作为基础再加入 500～1000kcal/d;②公式中的 1.25 为常数。

(3)提供营养物质(膳食)的途径:如果病人的胃肠道功能正常,最有效的补给方式是应用全价的均衡膳食,必要时可以用肌肉注射一些急需的维生素,或口服片剂作补充,这些病人应该按实际情况来调整热量与各种营养素。

胃肠道功能不完全正常或是因为神经手术影响胃肠道功能的病人,包括鼻咽部或食管阻塞或痉挛的病人,老年病人,幼儿等可用胃或空肠灌饲,其中空肠灌饲可用 24 小时内连续滴注。需长期管饲的病人应在胃及空肠造瘘灌输,管饲的内容可用常规均衡食物匀浆或正常食物加部分水解食物或单体膳等方式,一般要注意病人对食物的不耐受性,避免例如乳糖及对病人有过敏反应的食物,灌入液体不仅要注意流速,而且温度应维持在 40℃左右。

如果病人无法采用肠内营养补充时,应考虑用肠外营养(parenteral nutrition)亦称全静脉营养,包括从中心静脉输入或周围静脉输入两种方式,静脉输液对无菌、渗透压、浓度、速度的要求都极为严格,因为输液没有像胃肠道那样对食物能够作出反应的能力。

5.1.4　营养支持对手术前后的作用

手术前,尤以围手术期(perioperative phase)的营养作用和效果如何,将影响采取营养措施的决心。但是,术前有明显营养不良的病人,给予恰当的营养支持肯定是有益的,肿瘤病人,尤以出现恶液质的癌症患者,术前的补充比术后的支持,效果要大得多,肠道长期炎症性腹泻而致营养低下的人也是如此。在这种情况下,采取全静脉营养,具有特别明显的效果,尤其是同时能采用口服方法补充的对象,效果则更佳。有人在 125 名上消化道肿瘤(癌)的手术病人中观察,如果术前 10 天给予全静脉营养,其情况和仅用医院正规膳食对比有明显的不同,采用全静脉营养支持的病死率为 4.5%,对照则为 18.6%,有全静脉营养补充的一组发生并发症的为 20%,而对照组为 30%,因此,术前营养补充的作用是明显的。

5.2　创伤性疾病

意外事故所造成的严重损伤属于创伤的一种,人体对这种危害作出一系列典型性反应,早期已注意到在长骨骨折时,病人从尿中大量丢失氮、钾及磷。在短期内,这种急剧的营养物质丢失并不会因为经口大量补充营养物质而逆转,同时,这类病人的耗氧量也伴随着体温升高而逐步升高,没有明显的感染存在也是如此,故这种现象称创伤后发热。有的作者将创伤后分为两个时期,开始为休克期出现在创伤后,但也有延续的,此时血压和心每搏输出量下降,体温与氧的消耗也降低,这种状况往往是与大量出血引发血液的低灌注量及乳酸性酸中毒有关,此后血容得以恢复后,转入第二个时期,称流动期,此期以高代谢为特征:高的心每搏输出量,尿中氮的排出量也增加,葡萄糖的代谢也发生改变,血糖明显的升高,组织的分解代谢加速,这一个时期可以简单地比作选择性手术的术后反应,并且可以延续下去,并直接影响到其他方面,例如病人对水负荷的反应减弱。这是因为醛固酮与抗利尿激素都升高,出现水与钠的大量潴留,因此使体重比病前增加 10%～20%。在病情好转后,导致水肿的体液转入血管内,水与钠从肾排出,(但选择性手术后仍有水钠潴留,其程度比创伤病人轻得多),这两期的代谢改变见表 5-5。

表 5-5　损伤后的代谢改变

休 克 期	流 动 期
1. 血糖升高	血糖正常或略升
2. 葡萄糖生成正常	葡萄糖生成增加
3. 游离脂肪酸升高	游离脂肪酸正常或略增,但流动量增加
4. 胰岛素水平下降	胰岛素水平正常或升高
5. 儿茶酚胺及高血糖素升高	儿茶酚胺正常或升高,高血糖素升高
6. 血液中乳酸升高	血液中乳酸正常
7. 氧的消耗下降	氧的消耗升高
8. 心每搏输出量低于正常	心每搏输出量增加
9. 体内部温度低于正常	体内温度升高

5.2.1　高代谢状态

所谓高代谢是基础代谢高于按年龄、性别、体型等生理状况所界定的正常代谢率。临床上常以间接法测定，即通过测定氧的消耗与二氧化碳的呼出以求得，高代谢一般与损伤的严重程度成正比，例如长骨骨折病人的代谢率可比原来增加 15%～25%，多发性创伤的病人可升高达 50%。严重烧伤病人则更高，如烧伤面积超过体表的 50%，其代谢率可为正常的两倍，这与选择性手术的术后病人不同，术后病人的基础代谢一般只升高 10%～15%。

与高代谢同时发生的是体温的改变，一般升高 1～2℃，这种创伤后发热是创伤的一种反应，也是大脑产热中枢的一种调节。

5.2.2　血糖的改变

创伤后出现高血糖，连空腹血糖也升高，并与创伤的严重程度相一致，肝生成葡萄糖增加，亦即糖原的异生作用加大，从周围组织释放出来的三碳前体，诸如乳酸盐、丙酮酸、氨基酸、甘油等也增加。但对于糖的消耗方面，病人中枢神经系统所消耗的糖与正常时一样，但肾脏则比平时增加了一倍(约 75g/d)，休息状态的肌肉仅少量使用，体内葡萄糖主要用于创伤的部分，创伤的组织将大量的葡萄糖转变为乳酸后运回到肝脏进入 Cori 循环。这些葡萄糖代谢改变的状况，对于肠内或肠外营养中，肝使用的外源性葡萄糖的量很重要，因为给予病人大量的葡萄糖(例如 20% 葡萄糖溶液输液或静注)后病人将会长时间保持高血糖水平，而正常人则可以逐渐调节至正常，尽管这时病人的胰岛素水平持续地维持在较高的水平，但却不能使血糖有效地降至正常，这与周围组织对胰岛素的敏感性降低有关。

5.2.3　蛋白质代谢的改变

创伤后尿中排出大量的氮、反映机体肌肉组织的消耗，随之而来的是肌力的减弱，这是一个肌肉蛋白质的崩解过程。故氮丢失的程度与创伤的严重程度相平行，当然，尿丢失的严重程度因不同的年龄、性别、原有去脂组织状态等而异。

一些实验表明，创伤之后体内的氮立即出现负平衡，亦即开始呈现蛋白质的分解代谢，正常人体可以调节蛋白质的合成、分解二者的平衡关系，但病人则否，病人主要呈现出合成速度不变而崩解加速，甚至合成速度下降，尤以营养补给不足或停止时为甚。在仅提供 5% 葡萄糖溶液静脉点滴的情况下，也是如此，然而给予足够的外源性热量和氮将可以改善氮的负平衡状态。

在创伤条件下，主要的氮是从肌肉中分解出来的，一些学者认为这是指机体的整个肌群而不是某一部分肌肉，或是受损局部而言的，这一观点被一些实验所论证。因为这可以从肌肉的代谢产物如肌酐、肌酸、锌、三甲基组氨酸的观察而得知，也可以从严重损伤肢体的氨基酸丢失中求得。Aulick 等观察到病人的氨基酸流动比正常人多 3～4 倍，而丙氨酸为流动最大的一种，(遗憾的是当时没有测量谷氨酰胺的含量)，氨基酸的升高估计与损伤后高皮质激素水平也有关系，在动物实验中长期使用的地塞米松使血流中的丙氨酸与谷氨酰胺增加 4 倍，这些物质是从骨骼肌中分解而来的。

估计认为创伤后大量的氨基酸从肌肉中释放、并不一定影响肌肉蛋白质的组成，丙氨酸与谷氨酰胺占释放氨基酸的 50%～60%，仅占肌肉蛋白的 6%，相反，支链氨基酸，包括缬氨酸、亮氨酸及异亮氨酸占释放出的氨基酸的 6%，但它们在肌肉蛋白质中却占 15%，支链氨基酸可能是作为胺的供体而给予 α-酮戊二酸来产生相应的支链酮酸及谷氨酰胺。酮酸可以在骨骼肌中转变为三羧酸循环的中间体，亦可以在血流中转运；谷氨酸可以成为谷氨酰胺合成的前体，亦可作为丙氨酸合成的氨基供体，这些都是以解释组织中释放丙氨酸与谷氨酰胺较多而较少利用到支链氨基酸。

谷氨酰胺还可被肾保留，用于形成胺的氨基，这一过程可以用于酸类的排泄。动物实验可见谷氨酰胺由胃肠道吸收后，作为燃料而氧化，肠内皮细胞可把它初步转变为氨及丙氨酸，这二者进入门静脉后，肝把氨转变为尿素，将丙氨酸转变成为糖原的前体，再合成葡萄糖与急性期蛋白质。

5.2.4　脂肪代谢的改变

受损机体为了应付高代谢，就增加糖原异生作用，增加器官间底质物质的流动。体内贮存的甘油三酯加速动员和被氧化，用于提供机体葡萄糖，同时，脂肪的分解也不会明显减慢，这一现象的后果是持续地刺激交感神经系统，尽管受伤病人体中因加速动员和使用游离脂肪酸，而引起的酮中毒，使病人基本上对饥饿的主观感觉变得迟钝化,这时如果不给予营养物质支持,严重创伤的病人将会迅速耗竭体内的脂肪贮备与蛋白质贮备,这些都不利于病人应付应激状态、手术以及感染,并可引起某些器官的衰竭和败血症,严重时导致死亡。

5.2.5　内分泌的改变

创伤病人体内也出现内分泌的改变,这种改变与创伤的性质、程度和阶段等存在相互影响与反馈的关系。通常发生的是反向调节性激素水平的升高;例如高血糖素、皮质激素、儿茶酚胺等。在创伤的休克期,交感肾上腺的轴心维持着心血管系统所必需的血压与血流分布;但转入流动期之后,这一类激素便产生代谢上的多种影响,高血糖素使肝脏具有巨大的糖分解与糖原异生的作用,这种内分泌的信号使肝脏利用其糖原贮备产生新的葡萄糖。糖皮质醇则动员肌肉中氨基酸,以加强肝脏的糖原异生过程和维持体脂的贮存;儿茶酚胺刺激肝脏的糖原异生及糖的分解,并在周围肌肉组织中增加乳酸的产生,儿茶酚胺还提高机体的代谢率并促进脂肪的分解,生长激素也升高,即使此时机体已出现了高血糖水平,但是,甲状腺素则降至低限水平。

5.2.6　营养支持的基本点

在选择性手术之后,病人能耐受一定程度的分解代谢和营养物质的供给不足。但创伤时则不同,因为这时分解代谢加速,而且蛋白质的丢失难以避免,这种情况一直持续到伤口稳定之后。因此,营养支持并不能改变严重创伤时的高代谢反应,但是给予充足的热量与氨基酸则无疑可以减轻骨骼肌的蛋白质崩解以及机体氮的负平衡。

下面是一个典型的病例:

一个身高 183cm,体重 97kg 的 28 岁男性因交通事故骨盆骨折及软组织损伤,入院急救,在事故后曾给予过静脉输液及血液制品,入院后即被监护并安放了鼻饲管。24 小时后,其血容量已恢复并继续给予 5％葡萄糖溶液及电解质溶液,以每小时 125ml 的速度静注,每日共给予 3L,其尿量第一天为 1.5L,在供给足量水的条件下,其体重可增加 3.5kg,因病人长时间的肠梗阻,未给予食物,只继续静脉输液,7 天后肠梗阻治愈,自发性的利尿排出 3L 的尿液,第 8 天开始饮用清流食物,4 天后逐步转入正常膳食,住院 4 周后出院。

这一病例在入院第 1～7 天总共丢失 108g 的氮,因为这 7 天内病人每日仅从输液中取得 600kcal 热量而没有任何蛋白质的供给,在第 8 天测定,病人丢失体重 5.1kg,估计其中有一半为去脂组织的丢失(因为 108g 氮=625g 蛋白质,又等于约 2.5kg 的去脂组织),外一半为脂肪的丢失,但至病人出院时已基本上恢复了原来的体重。

如果上述这一病人受伤后,在每日给予 3L 的输液的同时,能提供 2800kcal 及 15g 的蛋白质(均衡的氨基酸混合液),则热量可以基本维持体重,根据氮代谢研究的结果计算最初 7 天理应丢失 140g(20g/d)的氮,故病人在均衡氨基酸和足够热量供给基础上,原 108g 尿氮不致丢失,而实际丢失为 140－108＝32g 氮,病人的体重丧失 1kg,基本上为去脂组织,就这一情况来说,营养的设计目标是拮抗氮的负平衡以及体重丢失的,但更大的效益是配合医疗措施以降低并发症的发病率与死亡率。

从这一实际病例可以看到,严重创伤时,如果能量的供给低于消耗,结果必然是体内脂肪贮备被大量氧化并波及去脂组织。正常的健康人若在受到损伤后,能够耐受约 10％的体重丢失而不至于出现严重的危险性,但超过这个数值将会由于营养不良导致并发症的发生,并对病情产生不良干扰,从而增高发病率。实际上在创伤时予以营养支持,其中一种重要作用是提高机体的抵抗能力。因为人体在这种情况下存在许多感染的可能性;同时损伤状态下,人体的防御体系实际上是开放了,这包括使用导管、鼻饲管等在内,严重时可导致败血症。此外,营养状况低下对伤口的愈合非常不利,尤其是当机体的某些功能有改变时,比如胃肠道功能或是体重在丧失 15％以上时更是如此。

营养支持的计划和实施、若能尽早确定,及时提供则比在后给予的效果要好得多,当然监护系统应该是全面的,包括复苏、氧的供给、防止出血、伤口的处理等都是首要的也是生存所必需的,但是要注意的是在这些过程中,代谢状态也在不断恶化,在进入分解代谢。例如严重烧伤早期的切除植皮,或是骨折早期的内固定等都是重要的,但病人接着会有连续好几个星期的损伤后高代谢,因此一旦手术方案落实了,跟着就要采取措施尽可能减少病体的应激状态和可能伴随的疼痛、发热、寒战、酸中毒及低血容等问题,避免感染性疾病的入侵等,这时营养支持是其中必不可少的一个环节,应该在病体明显减重之前下手。目前肠内、肠外的营养手段完全可以解决各种复杂的供给问题,营养支持总的目标是维持机体的体细胞和组织;限制体重继续下降;提高病体的抵抗能力等方面。

5.2.7　营养供给的基本程序

(1)根据病人的年龄、性别、身高、病前体重等,推算病人的基础代代谢率(BMR),必要时可求出休息代谢率(RMR)来推算,休息代谢比基础代谢稍大,从而,可求出每日的基础代谢估计值。

(2)从上述值推断因损伤引起的代谢率的增加系数,在此基础上,考虑病人在医院内的活动情况,可加$10\% \sim 25\% \times$BMR 来调整至合理数值,从而取得维持日前体重的能量供给量。

(3)将(2)的结果 kcal 除以 250(按 kJ 计则除以 1025)为必须提供的氮值,再乘以 6.25 为蛋白质的低值,例如算出 2204kcal 为维持体重的热量,提供的氮应为 $2204 \div 250 = 8.8g$,$8.8g \times 6.25 = 55g$ 蛋白质。此值如用优质蛋白供给,可以稍低些。

(4)约 60%的非氮热量可由葡萄糖提供,除蛋白质外,其余可由脂肪提供;包括可由静脉输注的脂肪乳剂补充,如果葡萄糖的供给量大于 60%,应考虑给予适当的胰岛素来避免高血糖症。

(5)隔天核查病人的能量与氮的供给状况,并加以调整。最好每天称体重一次,如果体重继续下降,应直接测量病人的氧消耗量和 24 小时尿氮排出量,确定氮的负平衡状态。

(6)在需要和可能情况下,测定病人的血糖以维持在 $5.6 \sim 8.4$mmol/L($100 \sim 150$mg/dl)范围,每 8 小时测定尿糖,并按常规了解血清水电解质,BUN,肌酸酐水平、肝功能等,有可能时测定血钾水平,因为创伤导致钾的丢失,严重可致代谢性碱中毒。

5.3　败血症

败血症与选择性手术或未有并发症的创伤不同,败血症出现之后,其发展及预后是难以预料的;这种情况下需视病人的年龄、原有体质以及前一段发病的状态,以及感染的病原的种类等的不同而异,严重者往往导致内脏系统的衰竭,例如败血症休克和肺功能不全等,其死亡率高于其他病症。

败血症在临床上可基于心每搏输出量分为两大类型。第一类是以心搏出量大作为特征,器官的灌注加大,但情况的严重程度取决于病人的体液量。第二类则是以心搏出代偿不全为特征,器官的灌注不足产生了严重的酸中毒,这种情况也被称为低灌流量败血症。众所周知,败血症是有传染性微生物存在于机体及血流,并产生内毒素,出现系统性的症状和体征,而且最终总是以微生物的存在和相应种类而确诊的,见于有关的书籍,故以下主要提及的是代谢反应方面的内容。

5.3.1　概述

致病微生物侵入人体使机体发生各种反应,在侵入的局部首先引起淋巴细胞的动员,使局部出现炎症反应并可激发机体的免疫反应。如果传染过程继续进展,出现发热、心跳加速,各系统会出现相应反应,进一步推进炎症过程,这种过程可分为两种反应类型,一是与宿主的机体内免疫防御有关的反应;二是感染后有关的机体代谢、循环调节,主要是发热、心率加快,白细胞增多,急期期蛋白质合成改变,以及各种免疫反应的激发等。而代谢的改变主要是与葡萄糖、氮、脂肪有关的代谢改变,也与多种微量金属元素的分布改变有关,这些改变出现于感染的潜伏期及持续到其后的各期,一般来说,这些反应的表现类型是很固定的,即同一种入侵的微生物或其毒素都有相同的反应,重复呈现,机体对此的反应与创伤有某些类似,但具体过程不同;反应的程度和持续时间因感染的范围和程度不同而异;反应过程也与机体的状况有关,包括年龄、性别、营养和抵抗力等,若病人本来存在着某种疾病过程,或进行过手术时,情况也会各有不同;如果感染不能被控制,机体的某些器官功能可能会被破坏,例如革兰氏染色阴性杆菌败血症所导致的严重肺炎,患者会有明显的肺功能不全、低氧血症,甚至循环衰竭、低血压等。

5.3.2　机体的反应

机体对感染的基本反应与创伤在许多方面都相近似,但往往除了分解代谢以外有较长时间的发热、高代谢、葡萄糖代谢的动力学改变,发生脂肪加速分解,同时又伴有厌食状态,以致机体组织大量消耗。

(1)高代谢状态:败血症病人的氧消耗随严重程度明显增加,可高达正常代谢的150%～160%,但若病人在受伤之后代谢已升到这一程度时,一般不会再继续升高,而对于感染初期代谢率不是很高的病人,败血症后可以出现持续上升的趋势,并与发热平行,体温每高于正常1℃,代谢率相应增加10%～13%,直至感染被控制之后,体温才会逐步恢复到正常。

(2)葡萄糖的动力学改变:败血症病人的血糖水平一般都升高,但血浆胰岛素水平正常或稍高,这主要是创伤后出现了巨大的糖原异生作用的结果,烧伤病人如未发生感染,其代谢率比正常的约增加50%,但是一旦发生细菌感染,代谢率即成倍增加,不过感染发生后的葡萄糖代谢的动力学改变是复杂而多样的,例如,有人报告败血症病人可发生低血糖,肝脏糖原异生作用下降,尤其可见于初生婴儿,对这些病人的研究观察提示,糖原异生作用的改变与感染的发展有关,同时也可能与内脏血流量的改变有关,(肝功能会低下)受败血症的影响较大的有诸如呼吸功能不全、肾衰竭以及心血管的不稳定性等因素。

(3)蛋白质代谢的改变:败血症发生以后,机体蛋白质分解加速,氮从尿中的排出增加,并且氮的负平衡一直延续都是很常见的。这个过程与创伤相似,所以败血症存在的蛋白质分解代谢过程较长,因此尽可能有效地补充蛋白质是可以确保体内蛋白质合成的正常运行的。由于蛋白质的分解,致使从骨骼肌中游离出来的氨基酸可比平时增加50%之多,这一氨基酸流的变动是与机体内脏的需求相关的,因为机体需要以这些氨基酸作为前体,合成急性期蛋白质(acute-phase protein)。此外,败血症病人易发生酸中毒,这一讯号会加速肾脏对谷氨酰胺的重吸收,因为谷氨酰胺可以放出氨和肾小管内氢离子,并从尿中排出,使机体处于酸碱内稳态,而谷氨酰胺来源于肌肉蛋白质的分解,因此这一过程会波及机体的各种肌群。

进行选择性手术的病人也会有谷氨酰胺的代谢异常,不过不一定出现;一旦出现也会很快复原。但败血症病人尤其是毒血症(endotoxemia)患者的这种反应不仅常发,而且十分明显,这是因为高的分解代谢的情况存在的同时,细菌毒素刺激巨噬细胞产生细胞素;后者激发垂体肾上腺轴心释放皮质醇,加速肌肉蛋白质的分解和骨骼肌谷氨酰胺的释放。最近,已知肺脏亦是一个参与谷氨酰胺代谢的器官。在败血症的情况下,肺脏可以释放大量的谷氨酰胺进入血流,但具体是哪个部分或器官在调节这一过程目前仍未清楚,动物实验提示这是糖皮质醇在促发肺脏的这一过程,也就是说肺脏在配合肌群维持循环中谷氨酰胺的水平。在腹壁切开术后出现败血症的病人中,有70%的病人在肠道对谷氨酰胺的汲取减少,其中有50%病人对氧的消耗也减少,同时,肠黏膜对谷氨酰胺及一部分氨基酸以及葡萄糖的运载也都降低。肠道对葡萄糖的运载减少意味着机体从循环中汲取的葡萄糖增加了,这说明在败血症的情况下,毒血症使谷氨酰胺代谢异常化。这一异常导致肠道黏膜屏障崩解,从而使细菌入侵成为可能。值得注意的是,作为能源的两种物质,即血液中的谷氨酰胺和葡萄糖,在正常健康人体中,二者是均等的,而选择性手术病人体内谷氨酰胺明显高于葡萄糖的水平,败血症病人则相反,体内葡萄糖明显高于谷氨酰胺的水平。

(4)脂肪代谢的改变:败血症患者的主要能量来自脂肪的氧化,若伴有营养不足时,周围脂肪的贮备也会被动员出来,另外,随着交感神经系统的活动加强,脂肪的分解动员及氧化过程均加快,血浆的甘油三酯水平反映着肝脏产生甘油三酯及其被周围组织迅速利用的动态平衡过程,在革兰染色阴性杆菌感染后会产生明显的高甘油三酯血症。一般来说,饥饿的情况下,肝脏吸收利用游离脂肪酸的同时往往伴发酮血症,β-羟丁酸及乙酰乙酸也都升高。但这种情况在败血症病人身上都不出现,有人认为原因在于感染本身不但引起了低酮血症;并因感染时蛋白质的分解加速而明显,另外,败血症所引起的胰岛素水平升高和高分解代谢状态等后果,也都使败血症患者不致产生酮血症,这些解释都是可信的。

(5)微量元素的代谢改变:一般在氮平衡改变之后,伴随着的是矿物质代谢的改变;包括镁、无机磷、锌及钾的改变。虽然感染早期运铁蛋白对铁的结合力没有改变,但严重致发热性的细菌感染后,血浆中铁消失,锌也如此。这一现象不能仅从铁和锌在体外排出增加来解释,而应考虑到是机体对疾病的一种防御机制。原因很明显,感染时铁和锌都在肝中积蓄。故给感染早期病人补充铁元素不但不合适,而且是一个反指征,因为增加血浆的铁可能会减弱机体的抵抗力。但对长期感染患者而言,却需要锌来维持组织的需要以及补充从尿中的丢失。感染患者的血铜增高,这很可能是肝脏增加铜蓝蛋白合成的缘故。

上述几种改变都可足以说明机体处于分解代谢状态;这个状态是机体对败血症一种反应。总的来说,有两个较为重要的方面:一是激素与细胞素的作用,二是黏膜屏障作用。一般人不全面地以为肠道只是消化器官,其实肠道也是一个内分泌器官;也是属于机体的防御环节之一,肠黏膜微绒毛间的致密性,避免了有毒物质及微生物的入侵或进一步入侵,肠系膜淋巴结亦可以将其阻击消灭和排除。退一步来说,若一旦有微生物毒素进入门静脉,肝脏的库普弗细胞亦可以迅速解毒。肠道的免疫功能包括非免疫过程与免疫反应过程,其中特别是分泌免疫球蛋白 A(S-IgA)、和大吞噬细胞的作用,以及淋巴结(Peyer's patch)、肠系膜淋巴结等的作用。淋巴细胞的分泌作用尤其是 T 及 B 淋巴细胞等的作用都使肠道形成一个屏障。但若是机体因为疾病与营养状况低下等原因都使上述的防御作用下降,这些原因包括有:①因为出血性休克损伤以及细菌毒素等引起肠黏膜通透性增加;②由于蛋白质的大量丢失与耗竭,或是使用免疫抑制药物,以及过分使用糖皮质醇所引起的继发性机体抵抗力下降;③致病微生物在肠道内大量增殖,使微生物入侵的力量和机会大大增加等。以上这些不利因素都是必须避免的。

5.3.3 营养支持及推荐摄入量

因为种种事故受伤,使得败血症有时会在意料之外突然发生,有些病人在受伤之前营养及身体状况都很好,而有些败血症病人则可能在出事之前的营养状况就已经很差,因为营养不良与感染往往相互影响。

和其他病一样,营养支持首先考虑的是病人当前的营养状况,确定对病人提供的蛋白质、热量及微量营养素等,但严重创伤及感染的病人虽然容易取得病史资料,但有时难以进行体检,不过身高和人体测量有时是有用的,体重则会因为体液潴留情况不同而变得不准确,血浆蛋白质水平亦难以用作依据,其中包括白蛋白与运铁蛋白的水平都低,这是因为感染使血液内的蛋白质重新分配,从而影响这些指标变得不可靠了。

营养支持及治疗的目的是维持体重,若希望在败血症过程增加所失去的体重或是重新获得合成代谢都是不适宜的,这些只有等到感染平息以后才有可能。中等度的感染患者需要增加病前基础代谢能量供给的 20%～30%,严重者增加 50%,能量 kcal 与氮 g 的比例也要提高到 150：1 或更高一些(即 150kcal 比 1g 的氮,亦即 150kcal 比 6.25g 蛋白质)。

病例:一个 65 岁病人,高 183cm,体重 80kg,体表面积 $2m^2$,以右上腹部剧痛急救入院,体温 40℃,出现轻度的黄疸,超声波诊断为胆石症,病人健康,原有营养状况良好,血常规检查白细胞 $17000/mm^3$,幼稚型增多,总胆红素水平为 5mg/dl($85.5\mu mol/L$),碱性磷酸酶为 550U/L,入院初期病人神志不清,收缩压下降至 9.3kPa,诊断为逆行性胆管炎及败血症休克,经过静脉输液后,病人血压恢复至正常,给予抗生素后进行手术,术中发现胆总管有结石,施行胆囊摘除术和胆管探查,取出结石,术中排流胆囊及胆道存在脓液。

病人术后第一天已不需要心张力药物维持正常血压,但需要吸氧并有明显的肠梗阻,伴高热不退,此时给予病人 5% 葡萄糖溶液及电解质后,病人逐步清醒,但仍需吸氧,术后第 5 天,病人体温再升高 0.5℃,血浆白细胞明显增高,诊查发现腹内有脓肿,故进行第二次手术切开排脓,术后加大抗生素用量,3 天后病人停止吸氧,肝功能亦恢复正常,肠梗阻解除,维持该治疗并加以常规输液及供给葡萄糖,术后第 15 天,病人开始进食清流膳食,术后 22 天出院。氮平衡的测定,在术后第 1～16 天中,前 15 天均为氮的负平衡,总共 225g,在手术后 15 天内病人丢失体重 5kg,其中一半为去脂组织,另一半为脂肪组织,手术后第 15 天,病人开始经口进食,至术后 22 天出院时,病人已无发热,机体开始进入合成代谢,这时病人已能摄入充足营养的正常食物。

这一实例如果整个过程以全静脉营养来支持,根据该病人承受败血症、麻醉过程以及组织损伤等应激估计,基础代谢率增加 50%,约需每天 2900kcal,假设病人采用中心静脉输液,每日提供 3L 的液体,内含 21g 的氮(131g 蛋白质)及 3000kcal 的热量,从手术后 1～16 天的氮平衡实验测定,共丢失 375g 的氮,故在 15 天内负平衡的氮为(375－21×15)＝60g,因而在手术后的第 16 天,病人体重仅丢失 1.8kg,其中脂肪与去脂组织各占一半。

病人在出现了败血症而又不能摄入足够营养物质的情况下,对他立即作营养治疗或支持是必要的,若要采用全静脉营养时,以上述病例为例,供给的内容应包括有适当脂肪乳剂,这样可以避免引起高血糖并发症,从而可以减低二氧化碳的生成。尽管全静脉营养并不能避免败血症引起的高代谢局面,但却能明显减低分解代谢过程。

败血症患病的营养物质供给方式和途径与选择性手术病人相似。任何时候,只要有可能,应该以经口、包括管饲的途径作为首选,不过败血症病人往往同时存在有肠梗阻,因而有时不得不用全静脉营养,而且一般需要采用中心静脉灌注,因为周围静脉输液量有限,因而往往使能量供给不足,而中心静脉输液却可以使用高张溶液,故可使用脂肪乳剂来缓解能量的不足,并且因导管引起的感染机会也减少。当然,一切无菌的措施都是应该极力去执行的。

5.3.4　出现并发症后的营养调节

严重的并发症将损害内脏器官并波及生命,因此应注意以下几点:对致病细菌的控制,清创和去除感染物;使用适当的抗生素;支持心肺的功能;避免因并发症波及而使肾衰竭等。这些都是十分重要的,除此之外,强有力的、有针对性的营养支持是其中十分重要的一个方面。

(1)肺功能不全:全身性感染疾患的一个基本问题是氧的供给与二氧化碳的排出问题。由于细菌所引起的毒素加上那些作用于血管的因素等,均可以改变肺血管的通透性,从而导致肺功能不全。病人有时需吸氧和喉头插管等措施,并避免肺炎的发生。大部分全静脉营养的配方都使用了大量的碳水化合物作为能源,但这样一来因糖而产生的二氧化碳,也会大量增加,从而加剧了肺的负荷(碳水化合物的呼吸商为1,而脂肪为0.7)。因此,在这种情况下,应该使碳水化合物减至代谢需求总量的50%,并用脂肪乳剂来补充因碳水化合物减少而致的能量不足部分。

(2)肾功能不全:败血症导致肾功能不全的机制还不很清楚,但循环的因素则表现为肾血流随败血症而加大了,但是在心每搏输出量不足时,血流的分布发生改变,从而引起进行性肾皮质功能不全。此外,使用对肾有毒性的氨基糖苷类抗生素,亦可影响到肾功能。功能不全时,早期应考虑血液透析来减轻尿毒症,此时足够的热量支持可以限制或减少尿素的生成,并可使改变了的血浆电解质正常化,因为尿毒症本身就是一个分解代谢讯号。尿毒症时的营养支持要点主要是:限制非必需氨基酸;采用高生物价的蛋白质,降低每天总的蛋白质摄入量[0.5g/(kg·d)];同时给予足够的热量,主要采用葡萄糖。因为行透析时会有一部分氨基酸丢失,因而透析时蛋白质的供给应予以相应的调节,但要特别注意使 BUN 限制在100mg/dl(35.7mmol/L)的水平之内。

(3)肠功能不全:败血症会明显影响肠道的功能,最常见的症状为肠梗阻,它既可以由于腹腔内疾病引起,也可由体内各处的微生物作用而引起。应激性溃疡引起的上消化道出血往往不得不进行手术处理,另外,也会有前面已提及的肠黏膜屏障被破坏等问题。

(4)肝衰竭:菌血症往往引起肝功能不全,但肝功能的改变会有程度上的不同。早期可见肝脏酶类的轻微升高;或是严重的黄疸以及高胆红素血症;某些致病菌为突破肝脏网状内皮系统的防御,甚至导致暴发性肝衰竭;肝脏局部的感染还可引起肝脓肿;门静脉炎及肝炎都可导致肝功能不全,这是由于微生物的破坏直接作用于肝脏本身。败血症引起的肝功能衰竭死亡率高,尤其是有肝性脑病出现时。通常情况下,碱性磷酸酶及其他肝脏酶类,代表肝功能的血胆红素的升高,会随败血症的控制而恢复正常,但炎症都往往持续下去,因此,相应调整营养的处方是重要的,其中,碳水化合物的负荷应低于总热量的50%,其余的热量一部分可由脂肪乳剂供给。在蛋白质供给方面,如果病人的血浆胆红素升高 205μmol/L[高于205μmol/L(12mg/dl)],应密切观察病人是否有肝性脑病的存在,如果观察是阳性时,蛋白质的供给就应该减低。

(5)心肌功能低下:败血症时,由于细胞素的作用引起心肌功能低下,肺功能不全也会引起心力衰竭,伴有营养不良的病人又会对血容量的负载过大敏感,在这种情况下,高浓度高张的葡萄糖(dextrose 30%)溶液与氨基酸液混合使用,可使热量的供给达到高限值,而液体的容积保持到低限。除此以外,还可以使用 20%的脂肪乳剂来提供其余的能量补给。

(6)危重病人的营养选择:肠内营养在生理上的优越性是无可非议的,不过肠内营养也可以导致恶心、腹胀、胃肠道扩张等问题,在营养不良的选择性手术病人身上使用,包括管饲在内的肠内营养是首先要考虑的,如果前提条件是病人的胃肠道功能基本正常,同时胃及肠道有相当的容积接受所需要的热量与氮的话,一般手术前基本上需要有 10 天左右的时间进行营养补充来达到要求。有人曾在选择性胃肠道手术病人身上以同样的营养物质内容,分别以肠内(管饲)及肠外两种方式给予比较,结果未能证明两者中哪一种对病人特别有好处,因为如果处理得好,两种方式都能维持病人的体重及血浆蛋白水平,避免氮的负平衡。不过经肠组的病人较易出现胃肠道的反应,主要是对鼻饲管的投诉,但其中大多数问题是可以解决的。而且,肠内营养还有一个特别重要的优点,即其经济负担远比肠外营养的低,尤其是当这些费用由病人本人支付的情况下,这是一个必须考虑的经济问题。

全静脉营养显著优点之一是恢复氮的正平衡速度快,如果能够正确处理(见下章),营养物质到位迅速且有效,但长期使用时,有可能影响肠道的生理功能,其中包括肠绒毛长度的降低;肠黏膜细胞数目的减少;微绒毛内酶活性的下降;肠黏膜通透性的增加;肠内正常菌群构成的改变以及肠道免疫力的降低等,这些都要注意并且力求避免的。

肠内营养值得重视的是谷氨酰胺这种物质,它已经受到了广泛注意,前面提及它在治疗营养中的特别作用,谷氨酰胺是肾脏氨生成作用的一种底质,也是合成核苷酸的一种前体,因而是合成蛋白质的一种调节剂,新生的肠黏膜细胞能够有效地汲取和利用谷氨酰胺,同样道理,它也被淋巴细胞或纤维细胞等所利用。

谷氨酰胺曾被列为一种非必需氨基酸,这也就意味着人体可以以其他氨基酸为前体转变合成,因此没有把它列入处方食物的必要构成之中,另外,由于它的相对不稳定性,没有被列入全静脉营养液的成分。但在实际中,很多经口管饲的食物都使用了谷氨酰胺,这是因为谷氨酰胺在动植物性食物中的浓度都很低,尽管它是非必需氨基酸而不属于机体不能制造的营养素类,但它对哺乳类动物的代谢通路来说是重要的,尤其是对于危重病人。许多研究表明谷氨酰胺在体内的浓度较高,但是非常不稳定。在危重病人的组织内,谷氨酰胺的浓度比其他氨基酸有很大的降低,并可有明显的衰竭,而且与疾病的严重程度相关,直至病体开始恢复时,其浓度才会逐渐回升。

许多研究还提示,谷氨酰胺对维持肠道的结构,功能与代谢有重要作用,例如早期 Shive 曾以谷氨酰胺来治疗胃溃疡,Okabe 证明谷氨酰胺能保护由阿司匹林引起的胃黏膜溃疡病变,也有人观察到,以浓谷氨酰胺酶灌注动物,引起腹泻、肠绒毛萎缩及肠黏膜溃疡。有些动物发生肠坏死。Hwaug 曾将谷氨酰胺放入全静脉营养液内,由此,发现这样可以增加受试者空肠黏膜的重量及 DNA 含量,同时可明显地减低肠绒毛的萎缩性改变。还有实验观察到加入谷氨酰胺的全静脉营养灌注液可以明显减少致病微生物从肠黏膜侵入机体。还有学者观察到,对化疗及放疗后有肠黏膜损伤的病人在其膳食构成中增加了谷氨酰胺的要素膳与肠内营养的食物,明显地改善了因抗癌药物甲氨蝶呤所引起的肠炎等。以上这些观察和研究对谷氨酰胺的作用都是比较肯定的。

谷氨酰胺在人体肠道中吸收率约为 12%,估计消耗量为 1000～1500mmol/(kg·min)。大量的观察提示在全静脉营养液中补充谷氨酰胺是安全和有效的,在胆囊切除术后的病人中观察,谷氨酰胺能改善氮平衡。加入 20g 谷氨酰胺的全静脉营养输液,可明显地减少病人术后肌肉及细胞核糖体中谷氨酰胺浓度的下降,这些下降正是术后应激状态的一种反映,把稳定同位素的二肽 L-丙氨酰-L-谷氨酰胺加入全静脉营养输液,有同样结果。尽管有人担心谷氨酰胺(GLN)加入输液会造成血氨升高,但至今未发现到这种可能,原因是在特定时间内谷氨酰胺的降解是微量的。

6 常见内科疾病与营养

6.1 常见内科疾病的营养

本书在其他部分已经提到一些内科疾病,这里讨论的是指其他章节以外的常见内科疾病。

6.1.1 传染病与营养

传染病与营养是一个长久以来的课题,历史上,当人们的生产力处于较低水平阶段,对传染病的预防又处于被动状态时,营养与疾病成为相互反馈的问题,传染病的蔓延总是和战争、饥荒相联系的,这直到今天世界上的一些贫穷落后地区也是如此。

长久以来,传染病又是和分解代谢的概念分不开的,医学上把结核病称为"痨病",或称"消耗病"就是一例,当前影响世界的一种疾病即艾滋病,就是以消耗为特征的一种免疫缺陷性疾病,是以病毒为传染源的。从整体来说,传染病的控制,在宏观上说主要是预防,其中包括免疫接种。在微观上则是个体作为宿主的免疫力和抵抗能力,因而本章不可避免地提及这一问题。

6.1.2 宿主的防御机制

人体的防御系统是一个有严密组织的系统,机体对传染病的反映代表着人体是一个极为周密而又多功能的整体体系。其中包括免疫和非免疫的机构,前者为机体内抗原与抗体的免疫作用与反应以及免疫细胞的作用,而后者则有如胃酸之对于胃肠道致病微生物的杀灭作用。胃酸不是免疫物质,但它却是有极强的防御功能,例如霍乱弧菌和伤寒病的沙门杆菌类都可被胃酸杀灭,因而胃酸缺乏者可容易招致这类细菌的感染。免疫物质对病菌有极严密的专一性,而非免疫性防御物质,包括胃酸则没有这种特性,作为机体来说,免疫反应产生于形成免疫物质的作用的细胞,例如 T 淋巴细胞、大吞噬细胞、颗粒细胞或是不溶性分子,例如抗体、补体形成的多肽以及细胞素(cytokine)。相反,免疫缺陷者,其缺陷的种类和分型,同样有其严格的专一性。

关于细胞素的作用,前章已作了论述。

6.1.3 蛋白质热量营养不良与宿主抵抗力

蛋白质热量营养不良主要是长期摄入这类食物不足而引起的,其中包括原发性和继发性的原因,例如由于患传染病发生了厌食而同时又有分解代谢的情况下,往往发生这种问题,我们也可以把蛋白质热量营养不良(PEM)理解为一种综合征,它是与通过各种方式丢失或耗竭体内蛋白质、脂肪与碳水化合物以及其他微量营养素有关,但实际上,从中心地位看,即生理及生化方面看,主要是蛋白质与热量的低下与缺乏有关。临床上常见的是这类病者在中心及周围的淋巴组织中淋巴细胞的耗竭,尤其是胸腺、胰脏以及淋巴结的 T 细胞区,当然在体格检查和临床上可以有很多描述,并在病史中可以看到问题所在。

晚近更多地对 T 细胞的发育有更多的了解。同时对胸腺肽激素的作用的研究有更多的资料,在PEM 病人的血浆内,胸腺因子水平的下降,反映在 PEM 病人的 T 细胞的不足或不成熟,是与不正常的胸腺的微环境有关,血液循环中不成熟的 T 淋巴细胞相对地减少,因而血流中不成熟而功能不全的 T 细胞也就相对地增高,因此这种病者出现皮肤敏感试验的延缓反应。在试管内试验也可见在抗原的作用下,淋巴细胞的增生及有丝分裂被抑制,这种情况下的后果,在临床上可见机体的防御机制效率减弱,而这种减弱与 T 细胞的功能减弱有关,其中包括大吞噬细胞的功能、T 细胞对过滤细胞毒性反应功能等。

对于大部分蛋白质性抗原所产生的抗体,取决于 T 细胞本身,这个过程亦需要早期由抗原专一性 T 淋巴细胞发出信息才能实施,T 淋巴细胞也参与了抗体生成过程,从初级的 IgM 到高亲和力的 IgG 的形成也都有其作用。

蛋白热量营养不良是营养不良的一种现象,但就这一种病患对免疫机构的作用与影响,可知在人体中也同样有类似的影响,这是流行病学的观察论证了的。

6.1.4 急性传染病的代谢反应

当致病菌入侵机体后,防御系统就可发生传染病的发病过程,首先接触的是机体的细胞群,这一过程的反应状态取决于致病微生物及被袭击的细胞的反应性,与各种细胞中吞噬细胞的能力,包括中性的细胞、大单核细胞以及组织中的大吞噬细胞等的能力。另一方面,致病菌无论病毒或细菌,它必须进入细胞,诸如肝细胞、淋巴细胞等之后,才能进行繁殖。

人体细胞的反应是迅速和即时发生的,而侵入的致病微生物也是如此,这种反应包括当吞噬过程开始后突发性的细胞呼吸增高,同时又是侵入微生物强迫性地利用营养素。如果侵入的是病毒,它会放出酶类来控制宿主细胞的分子通路,一旦吞噬出现,一般都伴随着噬菌体的形成,一种被激活的阳离子性的蛋白质、蛋白酶、溶菌酶以及髓过氧化物酶,最终是受超氧化物酶、氧原子及其他反应性氧基等的作用所引发。

传染病发病的前期,即潜伏期,其代谢反应大都出现在被侵入的细胞内,全身的反应仅是轻微的,但是,随着最常见的发热反应开始以后,机体整体性的代谢改变就呈现出来;这种改变是由体细胞针对入侵微生物作出反应的代谢产物释放而开始,这种反应是各种致病菌所释放的毒素以及体细胞释放出的生物活性物质等的组合,形成了炎症反应。一旦传染过程形成,随着不同类型的病原而出现的,有多种器官参与的各种特有的反应模式也就呈现出来。

各类传染病都有自己刻板的生物化学、代谢及激素的反应。最基本的反应为发热与厌食,并引起高代谢和高的分解率;这又导致躯体细胞蛋白质的丢失,以及体内营养物质贮备的耗竭,出现氮的负平衡并伴随着体重的下降。

任何急性传染病(未有并发症之前)的基本后果是营养物质的耗竭,但实际在这个过程中,同时存在合成代谢和分解代谢的一个复杂的交叉过程,每升高 1℃ 体温就意味着升高基础代谢的 13%,这一升高的结果加大了细胞对能量的需求,但同时病人却出现厌食,以致未能从外部输入营养物质,故机体迫于从现有的体内组织中去提取,例如,游离氨基酸是从肌肉中提取的,这些氨基酸在发热中就开始被动员。

体内微量元素的重新分布,是急性发热过程中的一个刻板的模式之一,铁与锌的重新分布使它们贮存在肝及其他组织中,相反,铜却在血浆中增高,因为肝需要合成更多的铜蓝蛋白,它是一种急性期蛋白质的反应物。

宿主的反应受到许多因素的影响以至于存在种种的改变,这些因素包括传染病的严重程度与持续的时间;是否转变成为亚急性或慢性,也包括病者的条件和年龄及性别,以及遗传及免疫因素等。此外,是否存在损伤、存在病前的营养不良等,但在总体来说,以下诸方面是值得注意的。

6.1.5 蛋白质、氨基酸与其他营养素代谢的改变

在急性的发热性传染病中,体内蛋白质的合成与分解都加速了,但不同类型的各种各样的氨基酸的选择、利用与模式,与正常的代谢是不同的。

(1)蛋白质的分解代谢在急性发热过程中,蛋白质的加速崩解是由于发热反应刺激和激活了肌肉蛋白质分解酶而引起的,其介质是白介素-1(interleukin-1),虽然骨骼肌的蛋白质分解在病重时可以是非常广泛的。但是人体的生存本能使蛋白质的分解也有某种极限,骨骼肌蛋白质典型的含有一种代谢动力性及营养调节性的、可以移动的氨基酸库。在严重创伤、传染病及广泛炎症时,这些在肌肉蛋白质中可以调动的氨基酸能够立刻地被动员,为应急防御需要而被放出。其中用于合成新的蛋白质和用于应急的能量供

给。值得注意的是,这种应急的动员也见于心肌。当用于防御机制时,细胞间隙的蛋白质也可以被利用,在急性期反应物中,纤黏蛋白、纤维蛋白以及其他凝集系统的蛋白质及其补体,以及激肽(kinin)体系都大量地被分解。

支链氨基酸在蛋白质分解中被释放,在细胞内被代谢作为应急能量而使用。直接在细胞内被氧化的支链氨基酸也作为形成氨基氮基团而使用的,可以在氨基转换酶的作用下与丙酮酸及其他碳源结合,这一种细胞分子内的机制使新蛋白质在肌肉的合成,包括丙氨酰胺。因而当发生败血症时,细胞内的氨基酸组成发生改变。加之,在分解代谢开始的早期,肌肉的游离氨基酸被提取,因而原有氨基酸构成的改变就难以避免,此外,最后进入血流的支链氨基酸百分比就相对地低,而丙氨酸及谷氨酰胺则相对地高。

由于机体从肌肉中动员氨基酸和要求血浆中氨基酸的浓度相对地高,同时又因厌食而摄入食物却又相对地少;肠道吸收蛋白质的能力下降,因而,血浆中的游离氨基酸浓度也下降。使这种情况加重的另一原因,是肝脏细胞对游离氨基酸的加速汲取用以合成蛋白质和进行糖原异生作用。细胞激动素中的白介素-1既加速肌肉内蛋白质的分解,也加速肝对游离氨基酸的提取,结果血浆中各种游离氨基酸的浓度,在传染病不同阶段中不同,并取决于氨基酸从肌肉中游离的速度;也取决于从代谢池中移走的速度这二者的争夺。发生严重败血症时,血浆游离氨基酸模式变得严重地被扰乱。

氨基酸在急性传染病者的肝脏内,是糖原异生作用的重要底质。在加速糖原异生的过程中。作为氮的组成物之一的丙氨酸又是一个重要的底质,用以合成尿素,即在转氨反应过程中形成的氨基氮,结合氨基酸用于糖原异生过程而产生尿素,这一代谢过程说明为什么大多数传染病者都增加尿素的排出。

大部分从肌肉中游离出来的氨基酸都用来合成新的蛋白质与作为能源,但仅一部分的色氨酸与苯丙氨酸能够参与新蛋白质合成。结果这两种未被利用的氨基酸过多地堆积在血液中,为了补偿这一紊乱,机体加快代谢并改变通路来分解这两种过多就会有潜在毒性的氨基酸。

一部分色氨酸可转变为5-羟色胺,这一代谢通路是被苯丙氨酸羟化酶控制的,一部分通过色氨酸-2-单氧酶代谢成为吲哚乙酸,然而大部分过多的色氨酸则是通过犬尿氨酸的代谢通路,这一通路则是由限速酶色氨酸加氧酶调控的,这个过程需要皮质醇。色氨酸进入犬尿氨酸的代谢通路是转变为犬尿酸的。有的转变成为其他代谢产物。这些犬尿酸被代谢之后在尿中排出的代谢产物为重氮反应物。

苯丙氨酸可以在正常通路中转变为酪氨酸,其作用酶为苯丙氨酸羟化酶。在传染病者体内,苯丙氨酸与酪氨酸在血浆中的比值增加了,在严重的菌血症时,血浆中含硫氨基酸的值也升高,其中包括牛磺酸、胱氨酸及蛋氨酸,同时,游离脯氨酸也会升高,这一升高反映在败血症中乳酸的积蓄与周围血管对乳酸抵抗力的下降,氧的消耗增加,因此,脯氨酸的浓度可以成为病情严重程度的良好指标。

相当一部分氨基酸被结合成为体内蛋白质之后进行甲基化,以后,当这些蛋白质发生崩解,甲基化了的氨基酸不能再被利用以合成新的蛋白质,这些甲基化的氨基酸未作任何改变就从尿中排出。其中组氨酸、赖氨酸、精氨酸都可以甲基化而排出。故3-甲基组氨酸可用作分解代谢中蛋白质分解的一种信息,虽然它限于从收缩蛋白、肌凝蛋白及肌球蛋白中分出,但3-甲基组氨酸从尿中的排出与总机体氮的丢失以及总骨骼肌蛋白的分解代谢相平行,因而也可以从它的排出而看到组织分解的状况。

(2)蛋白质合成:蛋白质的合成是维持机体防御体系所必需,蛋白质也必须用于形成新的专门杀灭入侵微生物的细胞,包括需要形成功能性的防御性免疫物质,以及修复被破坏的组织结构,专一的新的体蛋白质也必须制造出来以满足在细胞内免疫上的需要,或是细胞形成细胞内及间质液,无论是在正常条件下还是在传染病过程中,每一种蛋白质的合成需要激活细胞核的基因组,转录它的信息 RNA,形成含有 RNA 的核糖体,安排各种细胞内的有关氨基酸相继进入新生的蛋白质链。在某些情况下,还要加入糖和脂类以及微量元素等进去,有时首先形成某些蛋白质分子前体,以制造具有某种功能活性的蛋白质分子。

新蛋白质合成也是为了嗜中性吞噬细胞、单核细胞、大单核细胞以及淋巴细胞等的功能需要,纤维细胞也必须形成,以推动被破坏组织的修复,所有细胞都必须合成蛋白质以维持胞内的各种细胞器、内质网、细胞壁的完整性及受体蛋白质的激素,以及各种激素样或是具有蛋白质性质的物质,例如淋巴细胞激动素(lymphokines)、单核细胞素(monokines),以及白介素等在急性传染病中也必须合成。反之,如果机体蛋白质耗竭殆尽,机体的免疫能力将受到严重的威胁。

对于肝细胞来说,它必须合成各种各样的酶以及相当划一的细胞内的专一性蛋白质,例如金属巯基组氨酸三甲基内盐、含铁血黄素、铁蛋白等。在急性传染病过程中,大量的各种蛋白质产生并分泌或释放到血流中,包括多种免疫球蛋白、抗微生物因子,例如干扰素、溶酶体、运铁蛋白、乳铁蛋白、血液凝固因子补体,以及激肽体系、纤黏蛋白(fibronectin)、各种急性期反应物、血浆糖蛋白等。而急性期蛋白还包括α1-酸糖蛋白、结合球蛋白(haptoglobin)、铜蓝蛋白、纤维蛋白、补体系统的各种补体以及C-反应蛋白等。虽然有些上述蛋白质的功能与防御作用还未彻底弄清楚。为了形成各种各样的抵抗传染病侵袭的各种因素的需要,机体作出了各种反应。这过程无疑是机体的一个消耗性过程,也可以说是疾病对机体的消耗性负荷。

(3)氮平衡问题:大部分的急性传染病在发热症状开始以后都出现氮的负平衡,在这一高代谢的期间,氮负平衡主要是由于分解代谢及需要将氨基酸作为能源而利用,其中一部分的原因是由于厌食与病人摄入蛋白质的相对不足而加剧,这种急性的氮的丢失与人体在非疾病的饥饿状态的情况不同,尿素是尿氮丢失中的主要构成物,但从尿中丢失的氨及其他含氮物质,和肌酸酐、尿酸、α-氨基氮以及重氮反应物等的排泄也同时增加,在急性发热期内,每日可丢失达20g的氮。

(4)碳水化合物代谢的改变:传染病的发热与菌血症加速体内葡萄糖的产生,若在外科手术同时滴注5％葡萄糖溶液时,就不一定发生这种情况,传染病的高热情况下加速的糖原异生作用是多种激素联合作用而引发的,同时也是肝脏取得所必需的底质才能运转而完成。一小部分的葡萄糖可以在肾脏生成,但在传染性疾病的状况下,在肾脏的糖原异生作用还了解得不多。

人体不能长时间地维持高血糖,如果传染病过程导致肝细胞坏死,或是代谢过程中肝细胞的某一个环节的功能性衰竭,制造葡萄糖的能量就被限制,微生物内毒素及其他代谢产物可以干扰肝脏合成磷酸丙酮酸羟化酶,它是一种激发皮质的酶,作用于以各种三碳化合物来形成葡萄糖。

如果新的底质供给不够,可以引起病者的低血糖,这种情况多见于婴幼儿及老年人,在他们的骨骼肌中没有足够大的氮池,或是他们处于严重败血症状况下,加上体内的氨基酸池处于枯竭状态。

其他激素和底质也对糖的代谢有影响;因为胰高血糖与儿茶酚胺通过激活肝的腺苷环化酶促进生产和释放葡萄糖,但是儿茶酚胺的作用并不明显,除非心血管出现低压这一因素来进行干预,在急性传染病患者中,肾上腺糖皮质醇类激素及生长激素的形成也都增加,这些激素刺激糖的分解与糖原异生作用。在中等程度的胰岛素分泌水平,以及胰岛素在血浆中的浓度有所增加的情况下也是如此。这是一种传染病所引起的胰岛素分泌,同时又存在膳食摄入量因为厌食减低的情况下所特有的,所以是一个最常见的现象。

葡萄糖的形成过程当然也受能转变为这种糖的底质充足与否所影响。这些底质包括乳酸、丙酮酸、甘油及丙氨酸,以及其他能作为糖原异生底质的氨基酸。而使用三碳的化合物,如乳酸、丙酮酸及甘油给予肝脏以形成六碳的葡萄糖,可以认为是一种"无用循环"(futile cycle),但这一过程产生了细胞能量的底质,同时产生了热,这是病体发热的需要。同样,在肌肉内合成丙氨酸,同时又在肝脏中形成葡萄糖与尿素,是一种低效率的产生能量机制,但这是迫于发热与产热的需要。

传染病早期发热的时候,葡萄糖耐量变得不正常,糖耐量的基线倾向于升高,当食入试验的葡萄糖后,其升高的程度也大于正常,而曲线随后的下降也延缓。在败血症时,机体的葡萄糖池比正常大2～3倍,因而葡萄糖的转换与氧化率也加倍,与之相似的是丙氨酸转变为葡萄糖也一样加倍,因为血浆胰岛素值也升高,似乎周围组织对胰岛素的抵抗也加大了,估计可能在细胞表面的胰岛素受体的数目、亲和力也有改变,但这一点有待于证明。

(5)脂肪代谢的改变:虽然脂肪代谢不如蛋白质和碳水化合物那样急剧地改变,但在急性传染病患者中,体内的脂肪贮备仍然是提供机体主要能量的支柱,和其他体内营养物质的贮备一样,脂肪贮备可以完全耗尽,尤以疾病变得迁延和存在一个慢性的消耗过程。由于维持着一个高的血浆胰岛素值,故在急性传染期中,甘油三酯将游离脂肪酸释放的过程抑制,就是因为有这一机制的作用,故在败血症时会有高儿茶酚胺的出现。另一方面,肝脏生产脂肪酸与甘油三酯是加强了,事实上,如果外源性碳水化合物已给予发热病人,其量如果不能为病体当时所承受,过多的碳水化合物就用于脂肪生成,这一过程与健康人一样。在一些致病的感染,尤以革兰氏阴性感染,甘油三酯就在血浆中堆积以至于血液呈近似乳白色状态,这是一种典型的高脂血症。

由于个体的差异,传染病患者的血脂水平有很大的变异范围,故有一些报告认为血脂是升高的而有的则认为是下降的,尤以胆固醇的水平,实际上,升、降或恒定都有可能。

血浆中游离脂肪酸一般是倾向于降低的,一部分的原因是因为携带脂肪酸的白蛋白下降之故,游离脂肪酸值可能下降,这是因为它被肝脏大量的汲取与利用,同时甘油三酯的贮池也减少了释放。另一方面,在败血症病人中,甘油的转换率二倍甚至三倍地释放,纵然甘油可用于糖原异生之用,但血浆的甘油水平并不改变,此外,在革兰阳性细菌感染的条件下,骨骼肌、心肌汲取及使用游离脂肪酸明显地减少。

在传染病中,肝脏从乙酸的二碳单位合成新的脂肪酸被激发,同时肝脏在血浆中也加大汲取游离脂肪酸。甘油三酯及其载体也被肝脏加速形成,运载甘油及其脂分子的是脂蛋白,但是,在传染病发病过程中,肝积贮大量甚至过量的甘油三酯,这些甘油三酯可以在肝细胞中形成多种脂肪小滴,因而在外观上,可见到肝脏脂肪的变性(metamorphosis)。

传染病体中,短链及中链的脂肪酸可以随时运入肝细胞的线粒体,但长链脂肪酸的运载则不正常。众所周知,肉碱(carnitine)能帮助长链脂肪酸进入线粒体,虽然在不缺乏的情况下,也未见其运转正常。脂肪酸分解为两个碳的单位这个过程,在病者的线粒体中还是正常的,但随着合成为酮体后则部分地被抑制,故传染病患者在线粒体中的酮体生成明显地减少。胰岛素的升高也许是上述原因之一。

(6)其他营养素的代谢改变:就维生素来说,传染过程中维生素的利用增加,而多数维生素的体贮都会耗竭,急性传染病中往往是跟着出现维生素 A 的缺乏状态,也有的为脚气病、癞皮病或坏血病的出现,但这类病者也往往是发病前本来就存在营养不良或缺乏。维生素 A、维生素 C 及维生素 B₁₂ 在血浆的浓度在急性细菌性与病毒性传染病中都比正常低,也见于疟疾及慢性结核病。毫无疑问,正常的组织维生素水平有利于宿主的抵抗力,肾上腺皮质平时含有大量的维生素 C,但这种贮备可因为甾体类化合物的形成而耗尽,中性白细胞也贮有大量的维生素 C,但在吞噬作用时用完。体内细胞的吞噬活动也需要 B 族维生素及维生素 C,许多维生素,包括维生素 A、核黄素、尼克酸、吡哆醇、维生素 B₁₂、维生素 E 及叶酸估计都是 T 淋巴细胞赖以进行活动的维生素,大吞噬细胞也是如此,作为抗氧化剂的维生素 E 则有利于保护细胞的溶酶体与细胞膜。

许多抗生素类药物是影响维生素代谢的,例如异烟肼干扰吡哆醇以至于耗竭,反之,结核病者对维生素 D 敏感,在过量情况下可引起高血钙症。

水与电解质代谢状况的平衡与否,对传染病的后果有深刻的影响,机体倾向于保留细胞内的水与盐,除非存在不能制止呕吐与腹泻,可惜这在一些传染病中往往是常发的,它最终导致从胃及肠道丢失体液。

在典型的传染病发病过程中,醛固酮分泌的增加使水被肾脏潴留,因而过量的水留在体内。有一些疾病,如出血热和一些侵犯脑神经的传染病,可引起脑垂体抗利尿激素的增加,也导致异常的液体潴留,继而因为过度稀释出现低钠血症,出现这种情况可危及生命。相反,严重的腹泻可引起等渗透压的肠道水电解质的丢失,大量的体液从肠道丢失见于霍乱弧菌及其内毒素的作用,并招致钠、钾、碳酸氢钠的丢失。如慢性体液从肠道丢失,机体钾的丢失大于钠,仅少量碳酸氢钠丢失;相反,严重的呕吐出现,大量的胃酸排出,这些等渗性液体从肠道丢失的结果,使细胞内液大量地耗竭和酸碱失衡。当然,一些传染病的过程中也会引起酸碱平衡的失调,因为发热本身可以引起呼吸量增加,极大的增加二氧化碳的呼出,差不多所有发热性传染病都可引起呼吸性碱中毒,并能持续一段时间,如果肺部对气体交换过程受阻,例如肺炎以及其他肺病,二氧化碳的潴留也可以引起酸中毒,同样,呼吸肌功能不全式麻痹,例如肉毒中毒或是破伤风病,引起呼吸性酸中毒是可能的。

高热与败血症休克时,乳酸被大量生产与积累,在严重的情况下,动脉血流的氧减低,代谢性酸中毒的发生就成为可能,结果将会影响体内各种细胞的功能。

矿物质和微量元素的代谢也在传染病中出现改变,明显的细胞内矿物质丢失可与氮的丢失平行,其中包括镁、钾、磷、硫及锌,如果传染病的种类与肌肉的麻痹有关系,肌组织的丢失仍然是大的,如果是制动性疾病,骨的主要矿物质也随之有更大的丢失,诸如钙及磷。

在呼吸性碱中毒中,存在着过渡性的磷的代谢异常,组织间质内的钾丢失也与氮的丢失成正比。

在传染病或炎症过程中有三种微量元素是同时改变其在血浆中浓度的,这种改变属于微量元素在体内重新分布,它受制于细胞激动素白介素-1,它刺激肝脏积蓄铁与锌,并且因为要形成更多的铜蓝蛋白而分泌更多的铜。单核细胞与吞噬细胞在分泌白介素-1后的数小时内,肝脏就开始积蓄铁与锌,纵然肝脏不能贮存大量的锌。白介素-1可以刺激肝脏合成细胞内的金属硫蛋白,这种蛋白质可与锌结合而保留在肝细胞内,同样,铁可以结合到高铁血黄素以及铁蛋白之内,并贮于细胞组织之中,这种状态一直维持在活性的传染病过程,因此,此期间内铁与锌的生物利用率下降,肠道对铁的吸收也下降。

(7)关于厌食症状:厌食症是急性传染病最常见的症状。这种症状影响机体的代谢活动很大,减少营养物质摄入本身就可以影响整个代谢的反应性。因为这种减少意味着减少有效的新的外源性底质,但发热却要求机体组织加大代谢,从而不得不使用机体所贮备和组织自身。这种动员贮备过程与一般的单纯性的饥饿状态不同,因为在单纯性饥饿时,机体整体的适应性代谢反应可以迅速协同执行,这种反应直接针对饥饿,故最大限度地保留机体的贮备与氮,此时机体的能量代谢可以立刻转变为差不多全部是一种最节约的以使用脂肪为主的能量的代谢,脂肪酸和酮体大量地产生并成为供给各种细胞能量的来源,体内各类细胞及中枢神经系统也立即产生新的酶,使大脑能利用酮体来代替葡萄糖作为能源,因而葡萄糖的产生与利用都可以减至最低,同时利用氨基酸作为糖原异生的底质也极大地减少了,这一代谢改变有利于保留机体的氮,减少从尿排出氮至最低值,即成人每日仅约 2～3g 氮排出,亦即每日耗费 16g 左右的体内蛋白质,必须指出的是:这种保留机体蛋白质和组织的反应并不出现于急性传染病的厌食病人,相反,这类病人的代谢反应都是迅速地动员和消耗体内的氮,以供应发热的能量需要,机体也同时使用各种底质来制造葡萄糖以应对需要,但酮体的形成却降至最低而不是升高,因此,传染病的这一种厌食症最终导致氮的负平衡。

急性传染病对机体的营养方面的影响,首先是氮的大量消耗以至于耗竭,伴随着的是细胞内的营养素的消耗与丢失,这包括细胞内的矿物质与电解质与微量元素的丢失。所有这些营养物质的耗费取决于许多因素,包括疾病的严重程度,发热的程度及病程的长短,病前病者原有的状况等,因为传染病有多种,处理也有不同,急性期也有长短等。

6.1.6 对病者营养支持的考虑

如上所述,传染病的种类和处于急性期的情况不尽相同,各种不同的病种宜作各自的针对性的处理,而在处理中亦应因人而有所不同。无论如何,除药物治疗外,尽可能提供病者最适宜的营养物质,采取最适宜而可行的供给途径等是首先考虑的。

(1)控制传染病的病原微生物,并进一步地控制机体的各种疾病反应,包括发热反应,这是首要的,支持病者的水电解质,维持 5% 葡萄糖溶液静脉输液作为基础也是推荐的,液量约 2L/d。

(2)具有败血症的情况下,过高的能量供给有时不一定有好处,甚至有相反的效果,大多数的传染病按维持基础代谢的能量供给比较稳妥。

(3)提高蛋白质在总热量的比例,提高蛋白质的生物价值是十分重要的,在有条件的情况下,口服或静脉补充混合氨基酸溶液是有利的,补充精氨酸、支链氨基酸,尤以亮氨酸对病人也是有利的。

(4)不论通过哪一种供给途径,在出现败血症的情况下,过高脂肪的热量比例没有明显的效益,甚或不利,故一般控制在占总热量的 10% 左右。在烧伤发热的条件下,给予游离氨基酸不如给予高生物价值的蛋白质。

(5)在烧伤并发感染的情况下,管饲或经口的肠内营养比全静脉营养的优越性大得多,经口这一方式还有利于保持肝脏及肠道的功能,也可能减少微生物毒素在肠内的作用,加之,经口营养可以适当补充所需要的各种营养素,必要时可采用要素膳食。

(6)急性传染病发热期没有必要供给过多的铁(或锌),但各种脂溶性与水溶性维生素缺乏都是易感的并发症,适当用不同方式补充是值得的,但过量没有必要。

(7)急性传染病因为病种与病者个体的差异很大,不可能有一个万全的营养供给与支持的方案,但是针对传染微生物和急性期的病理反应的措施和营养支持都是必要的。在采取措施的先后缓急和方法上,应该严格地个体化。

6.1.7　肝炎的营养问题

传染性肝炎,尤以慢性的各类传染性肝炎将是一种需要重点预防的疾病,在治疗措施中,营养支持是必不可少的。

病毒性肝炎以及药物或酒精中毒所引起的急性肝炎都会使肝脏急性地受到损害。仅从营养上考虑,不同性质或病因的肝炎有不同的要求,一般来说,肝炎病人最基本的状态是具有恶心、呕吐,上腹部疼痛。如果食物不适当,对病者没有吸引力,往往招致更重以致相反后果,甚或引起更加明显的症状,有吸引力的多餐小食可能会有更大的营养效果。

在单纯性急性肝炎的病人,不论是哪一种病人,急性期一般是短的,并且不一定需要用静脉供给营养物质。厌食是主要的症状,但急性期往往不长。当病者的食欲逐步恢复,可以随病者的喜爱给予食物,在这一个期间内,如没有加杂其他病患,将逐步转入恢复期,这一段时间,对于正常的食物不应该有任何限制,应鼓励病者摄入正常的膳食,只有少数病人有较重的厌食症,见到食物就会恶心。这种情况下可以考虑给予管饲,供给对病者来说是均衡的膳食匀浆或其他营养餐。

过分对脂肪的限制实际上是一种误导,低脂肪的膳食有时会需要更大的食物容量与胃纳量,脂肪太少对一些病人来说,更不开胃,甚至会使人恶心,当恢复过程良好,病人可以摄入蛋白质及较正常脂肪的食物(少于30%总热量),这时病人会增加体重,缩短康复期。一些观察支持在病者可以接受的情况下,给予多一些的食物,并认为是有好处的,关键是鼓励。病者是能接受比发病前更多的食物,如果脂肪在占总热量30%的条件下,有利于吸收更多的脂溶性维生素,其中,最方便的方法是采取奶与奶制品、蛋与蛋制品。

如果按每公斤体重提供1.2g的蛋白质,而又以动物性蛋白质为主的混合蛋白的来源,这样蛋白质是能满足需要的,因为急性期后的肝炎病人对蛋白质的吸收是良好的。膳食提供较高热量时,胰岛素的分泌也升高。有的观察认为高热量供给时,为了保护肝脏,可以补充适当的胰岛素,但未证实它有明显的好处。酒精饮料在急性肝炎期应该绝对禁止。

6.2　糖尿病的营养治疗

估计我国有三千万以上的糖尿病病人,这是一个很大的数字。糖尿病的发病都与生活模式以及饮食有密切的关系,当然也与超重和肥胖症有重要的影响,在全球工业化和经济发展较好的国家中,糖尿病都有明显增加的势头,也有的学者把这种病列入"富贵病"之内。糖尿病在我国古代典籍中早有记载,称为消渴病。1921年首次发现了胰岛素,但自从这以后无论糖尿病的药物治疗还是饮食治疗都走过曲折的道路。可以说,今天处理糖尿病病人的观点和方法和半个世纪以前有很大的差别,有的甚至相反,这也许是科学发展道路上不足为奇的现象,糖尿病病人除了必要而又适当的药物和监控以外,适当的饮食治疗是具有重要作用的措施。

6.2.1　概述

糖尿病(diabetes mellitus)是一种慢性的异常代谢病态,主要是以葡萄糖的代谢紊乱为中心,从而出现脂肪、蛋白质及其他物质代谢的异常为特征。高血糖症是其标志。糖尿病可大致分为两个大类,即1型,亦称胰岛素依赖型(IDDM),及2型,即非胰岛素依赖型(NIDDM),但细分还可以再列出许多类型(表6-1)。

表 6-1　糖尿病的分类

1. 原发性糖尿病(DM)

　　胰岛素依赖型(1 型)IDDM

　　非胰岛素依赖型(2 型)NIDDM

　　　　非肥胖 2 型

　　　　肥胖 2 型

　　　　青春发育期开始的 2 型

2. 继发性糖尿病

　　与营养不良有关的糖尿病

　　胰腺疾病(胰腺炎、胰功能不全、胰切除术后)

　　内分泌性

　　　　反调节性的激素过多,如生长激素伴肢端肥大症、糖皮质醇增高伴库欣病、儿茶酚胺伴嗜铬细胞瘤及甲状腺素伴甲状腺素毒血症等

　　药物及化学剂造成,如钾引起的消耗性利尿,阻断剂药物

　　胰岛素受体异常

　　胰岛素结构异常

　　先天性的遗传性异常

　　糖耐量异常

　　孕期糖尿病

　　　1 型糖尿病多出现在幼年时期,以易发酮中毒为特征,这些患者的机体实际上无能力分泌胰岛素,这种病人的发病也往往是急性的,因为有的胰岛素的分泌下降是因为胰脏的 β 细胞受自身免疫作用而损坏,这类病人大多有遗传的易感因素存在,病毒对 β 细胞的侵袭与破坏也是一种可能,但比例较小,故相当一部分 1 型病人有家族自身免疫的历史。

　　　2 型病人是糖尿病患者的大多数,可达发病的 95%。通常发病是隐性的,这是因为胰岛素分泌的减少是逐步的,这一种遗传性的异常是与骨骼肌及周围脂肪组织对胰岛素抵抗的一个主要原因。虽然一些体脂少的体态瘦的人也会发生糖尿病。总的说来,胰岛素分泌低下是主要的原因,2 型病人体内胰腺的 β 细胞有点像一个老化的工厂,其生产能力老化故产品逐渐下降,因此,2 型病人最优先考虑的是,既然胰岛素的分泌无法增加,那就设法使机体减少对胰岛素的需要,2 型病者还可以设法增加对胰岛素的敏感度,这就需要减去过多体脂的堆积,加上膳食调控与适宜的运动。

　　　众所周知,糖尿病的典型临床症状为三多,即多尿,多食与多饮,伴随着的为血糖的升高(>11.1mmol/L 或>200mg/dl),空腹血糖 >7.8mmol/L(140mg/dl)可初步诊断为这一种疾患,口服葡萄糖的耐量试验(OGTT)可将具有三多症状的人进一步作鉴别。一般测验前一晚至次日早晨空腹 10～16 小时。空腹服入 50～100g 葡萄糖后,被测对象坐位,允许饮水,在服用葡萄糖之后的 0.5 小时、1.5 小时及 2 小时测定血糖。

　　　非糖尿病的正常成人其空腹血糖<7.8mmol/L,在 OGTT 试验初时,低于 7.8mmol/L,口服葡萄糖后的 2 小时少于 2.8mmol/L,在半小时,1 小时后也低于 11.0 mmol/L。糖化血红蛋白是对糖尿病病人筛查的一个方便的方法。当糖化血红蛋白高于正常平均值的两个标准差,也提示存在着糖尿病,但糖化血红蛋白对此病的灵敏度低于 OGTT,故往往以重复作空腹血糖值最终诊断。

6.2.2　机体能量调节与代谢紊乱

　　胰岛素是控制机体能量贮存与释放的主要激素,在特殊的刺激之下进行合成与分泌。合成之后,胰岛原素(proinsulin)裂开,形成相连接的肽(C-peptide)和胰岛素,它是由 51 个氨基酸构成的。体重正常的成年人每日约分泌胰岛素 31IU,肥胖人由于周围组织对胰岛素的抵抗,每日要分泌 114IU,而 1 型糖尿病病

人每日只能分泌4IU,而体重正常的2型糖尿病病人则每日分泌14IU,由此可知,糖尿病的一个关键性问题是胰岛素绝对以及相对的分泌不足。

胰岛素也是机体"饱"与"饿"的信号。饱食后血浆中的胰岛素升高并刺激能量存贮下来,一夜空腹之后,低的血浆胰岛素浓度又使贮存下来的能量动员出来。相反,在胰脏β细胞所产生的高血糖素加速能量的释放。在应激的情况下,低血糖症或创伤时,高血糖素与其他反胰岛素调节的激素就释放。除胰岛素外,包括儿茶酚胺、糖皮质激素、生长激素等,它们的作用是减少葡萄糖的利用,增加糖的生产,同时动员脂肪酸,因此在人体空腹及在运动过程,以及出现应激时,脂肪酸总是作为能量的主要来源而被利用。

一个70kg体重的成人约贮存70g的肝糖原,还有200g的肌糖原及30g体液中的葡萄糖,总共也不过300g。60kg体重的人估计不过260g左右。这全部能量仅够12～18小时的基础能量消耗,但体脂中甘油三酯的存量可达13.3kg,相当于120000kcal,为糖贮量的100倍,在饥饿或应激时,脂肪被释放作为能源,因为体内的蛋白质、骨骼与内脏都难以提供较大的能量,只有牵涉到生死攸关的关键时刻才动用那些器官中的能量。在此,机体的饱食状态与空腹状态需要首先充分了解的是以下几方面:

(1)饱食状态:在饱食之后,胃肠道的酶类水解碳水化合物及蛋白质为单糖与氨基酸,这些物质被吸收而转入门静脉,从而引起胰岛素的分泌。糖与氨基酸随着周围高浓度的胰岛素而进入肝细胞,胰岛素促进肝糖原合成,需氧及不需氧的糖酵解、蛋白质合成以及脂肪酸合成。胰岛素抑制糖原分解、糖原异生、蛋白质及脂肪的分解过程。经过磷酸化激活以后,葡萄糖进入糖原的贮库。糖在酵解中及三羧酸循环中产生能,它也可以为脂肪酸和蛋白质提供前体,其他单糖进入糖原池,也产生能。

食后肌肉组织与体脂贮库接收大量的葡萄糖与氨基酸,这个过程受胰岛素的激发,在肌细胞中,在胰岛素的影响下,葡萄糖进入糖原的贮备。氨基酸作为蛋白质合成的前体。胰岛素也促进糖转变为脂肪,并存入脂肪细胞中。大多数其他的组织细胞也有相类似的动作。

当然,脂肪的运转过程与上述两种产生能量的营养素有所不同。肠道水解脂肪而形成脂肪酸。甘油、胆固醇、磷脂及其他类脂,短链及中链脂肪酸迅速吸收后进入门静脉而被肝所利用,长链脂肪酸、胆固醇及磷脂则被肠黏膜细胞再处理后,以微粒形式通过胸导管进入上腔静脉,然后进入周围的血液循环系统中。乳糜微粒释放出脂肪酸被肝脏、肌肉、其他组织细胞包括脂肪细胞所吸收与利用。

高血浆胰岛素可以通过多种途径来影响脂质代谢,包括它刺激形成脂蛋白脂酶。这种酶进入毛细血管壁,从甘油三酯丰富的循环脂蛋白汲取脂肪酸,并帮助脂肪酸进入各种组织。在饱腹后,大量的这种脂肪酸被脂肪组织所汲取,并以甘油三酯的方式贮存下来,肝脏在饭后从乳糜微粒中获得丰富而又随便可取得的脂肪酸,并把它们改造为极低密度脂蛋白分子(VLDL),并排放到血流。

(2)空腹状态(fasting):从饱食到空腹状态的循环过渡中,伴随着血浆胰岛素水平的逐步下降,同时高血糖素的逐步升高,这两种激素分别启动肝脏的酶类来使用葡萄糖或是制造葡萄糖。空腹12小时后,肝脏内贮存的糖原一半以上被消耗掉。长期的饥饿,肝脏的糖酵解率以及关键性的糖酵解酶的活性在48～96小时后下降,并逐步稳定下来,以后,肝的糖原异生率及关键性的糖原异生酶的活性升高。空腹72小时后,肝脏仅有较低的糖酵解率并重新调整,以适应最大限度的糖原异生过程。

人体的大脑及其神经组织、红细胞、肾髓质等不断需求葡萄糖作为能源,而其他组织则开始用脂肪酸及酮体作为能源。低血浆胰岛素水平刺激脂肪组织的脂肪分解作用,而脂肪酸的释放速度适应各类需能组织的需求,脂解作用又刺激高血糖素与儿茶酚胺的浓度在血流中的升高,此时肝脏也利用脂肪酸作为能,也用脂肪酸作为能形成糖原异生过程。酮体是脂肪酸在肝脏氧化后的副产品,肌肉释放氨基酸作为糖原的底质。当肝脏与肌肉的糖原耗尽,多数的组织都靠脂肪酸与酮体作为能源。

总之,高浓度的脂肪酸使胰岛素受体在许多组织中的数量下降,并以另外的方式来阻断胰岛素的作用,因为血中胰岛素的下降与高浓度的脂肪酸,所以葡萄糖及其他氨基酸就不运入肌肉细胞中,蛋白质的合成就停止了,而蛋白质分解被氨基酸的不断释放而被激活了,糖皮质类固醇也促使在肝中氨基的释放来支持糖原异生作用。

短期的空腹状态中,血中的胰岛素与升糖素(也称高血糖素)调节能量的内稳态使需要葡萄糖的大脑等组织得以维持,同时也动员游离脂肪酸满足其他的需求,在空腹状态 7～10 天之后,大脑发展成具有利用酮体作为能量来源的能力以适应氨基酸的相对减少以适应长时间的空腹状态,并且尽量减少从肌肉中抽调氨基酸过程。

6.2.3 糖尿病患者的代谢紊乱

糖尿病患者很像整天在空腹,尤以对于肝脏、肌肉与脂肪组织而言,病者的胰岛素对比高血糖素的比值低,而血浆的脂肪酸却又在较高的状态下,肝脏制造葡萄糖,而其他组织则利用脂肪及酮体来代替葡萄糖。病理性的低胰岛素水平使热能的利用效率变得低下了,低胰岛素又使葡萄糖的酵解酶活性下降,故葡萄糖的利用降低至比空腹状态的水平更低。同时,肝的糖原异生酶的活性增加,糖原的异生率升高,在脂肪酸的压力作用下,肝也增加糖原异生,分泌大量的 VLDL,同时以脂肪小滴的方式贮存脂肪,因此,可以说,糖尿病的毒性作用是比正常多贮积 25% 以上的脂类于体内。在糖尿病状态下,肝氧化这些脂肪酸而形成丙酮、草酰乙酸以及 β-羧丁酸。

肌肉细胞与脂肪细胞组织在糖尿病的条件下也发生重要的改变。肌糖原差不多不存在,而肌蛋白的分解作用于糖原异生,心肌与骨骼肌只能从酮体及脂肪酸中取得能。在高血糖素的作用下,脂肪细胞则积极地释放脂肪酸,这一过程同时有儿茶酚胺的作用,也存在着胰岛素水平低下的负影响。

非胰岛素依赖的组织对糖尿病的反应有所不同。己糖激酶是葡萄糖利用的一种关键性的酶,在空肠黏膜中增加,也在肾皮质和周围组织增加。过高的葡萄糖聚积在组织中会导致组织的损坏。动物实验证明,糖尿病鼠在肾小管中堆积的糖原比非糖尿病鼠高达 50 倍,这使肾小管的功能受到限制,并且变得脆弱而易被实验中的染料损害。高浓度的葡萄糖进入组织会使糖与组织蛋白质结合形成了糖基化作用(glycosylation),这种作用易于引起蛋白质的变性。对于许多非依赖胰岛素组织诸如肾小球、血细胞、神经组织等在糖尿病状态下也受到损害。

6.2.4 糖尿病的并发症

糖尿病患者开始感觉到自己存在病态的时候,往往是发现有高血糖的症状,或是除此以外并有酮中毒及重的高脂血症而入院。大多数糖尿病的症状都与高血糖或是葡萄糖集积在组织有关。当高血糖形成之后,病者就变得多尿、口渴和乏力,易激惹,复视以及体重减轻。上述这些症状往往需数周以上的时间来形成,但儿童则可在一二天内形成,如果高血糖未被发觉,或是因为病者有别的疾患干扰而未诊断出来,病者可以发生呆木或昏迷。2 型糖尿病病人似乎出现高血糖而较少出现酮血症状态,血糖的浓度可高达 41.6mmol/L(750mg/dl)而无酮血症。估计这些病人可能因血流中有胰岛素的存在(不论是高还是低的浓度),使其免于酮中毒。但是上述状态可以由于食入蔗糖太多、脱水或是遇到别的疾病而引发。1 型糖尿病者易发生酮症酸中毒,症状以高血糖同时有酮血症为特征。这种状况见于胰岛素的缺乏或是出现应激状态。上述 1 型及 2 型的急性发病的状态可引起死亡。

严重的高甘油三酯血症也可引起医疗上的严重紧急状态。如果血的甘油三酯达 22.6mmol/L(即 2000mg/dl),就会有神经症状、皮肤病变,以及腹部症状,例如胰腺炎。治疗可用静脉输液,清流饮食以降低血中的甘油三酯,同时使用胰岛素来控制高血糖,加上各种对症治疗。

(1)短期的并发症:实际上病者的每一种组织都因高血糖而改变了葡萄糖的代谢。对那些不依赖胰岛素的细胞特别容易受到伤害。因为糖醇(polyols,即多元醇)的集积,而蛋白被醇化,大部的组织将葡萄糖转变为多元醇类,这种物质的利用很缓慢,如:

$$
\begin{array}{ccc}
\text{NADPH} \quad \text{NADP} & & \text{NAD} \quad \text{NADH} \\
\downarrow & & \downarrow \\
\text{D-葡萄糖} \xrightarrow{\text{醛糖还原酶}} \text{山梨醇} \xrightarrow{\text{山梨醇脱氢酶}} \text{D-果糖}
\end{array}
$$

高血糖引起细胞内高浓度的葡萄糖,并引起迅速形成多元醇。它的集积快而降解慢,山梨醇与果糖是主要的多元醇。多元醇可引起细胞膨胀及中毒。糖尿病患者的复视症状是由于晶体的膨胀。多元醇的积累也可以使周围神经受损而影响其功能。

过多的葡萄糖又可导致糖蛋白的产生,它是蛋白质而含有糖的支链,这个化学反应分两个阶段,第一阶段是葡萄糖的醛基与氨基连接而形成一个醛亚胺(aldimine)亦即称为希夫氏(schiff)碱,第二阶段因醛亚胺的不稳定,释放出葡萄糖,或是进行再排列而形成酮胺键连接。这个过程不需要酶的参与,称为非酶性糖基化(glycosylation),血红蛋白、血浆白蛋白及其他一些蛋白质都被糖基化,这一过程的程度,受病者高血糖的浓度以及维持时间所决定,反应式如下:

$$葡萄糖 + NH_2 - 蛋白质 \xrightleftharpoons[]{快速} 醛亚胺 \xrightleftharpoons[]{缓慢} 酮胺$$

含糖的血红蛋白是最有特性的糖蛋白,正常情况下少于全部血红蛋白的6%,而在糖尿病病人中则可超过25%,短期内形成这种蛋白再遇到低血糖的环境是可以分开来的,但时间一长,这种糖与蛋白的结合变得不可逆,直至红细胞的死亡。故测定糖化血红蛋白可反映过去6~8周内血糖的控制,控制不好的病人糖化血红蛋白可高于9%。

高血糖也为其他代谢上的紊乱制造麻烦。当糖原的积累在非胰岛素依赖组织时,葡萄糖流动进入胰岛素敏感的代谢通道就增加。例如黏多糖的合成引起这种物质的异常。这种异常的黏多糖可能是构成动脉粥样硬化的一种因素。高血糖也改变黏蛋白在肾脏及其他组织有规律的形成,引起糖尿病患者的肾小球硬化。上述许多并发症可以通过有效的血糖控制而预防和避免。有的情况下,甚至一些病变还有可能逆转。

(2)长期并发症:长期的糖尿病患者因为代谢上、遗传上等因素和个体差异,以及发病过程中并发症的不同,因而往往存在着矛盾和争论。但主要的并发症为视网膜病、肾病以及神经的疾病,而且多数作者认为长期的慢性的高血糖是造成上述并发症的主要原因。Pirart 追踪 4400 名病人达 25 年,大部分病人并发相类似的病。但如果能适当地控制血糖,则并发症的频数明显地降低。遗传因素也不能忽视,它对并发症有相当大的影响。

下面列出各种可能的并发症及其相应的临床表现:

1)中等程度的高血糖症:出现烦渴、多尿、体重减轻、疲乏、复视。

2)严重高血糖:出现高血糖、非酮性状态。

3)严重酮血症:糖尿病酮中毒。

4)高脂血症:高乳糜微粒血症综合征,伴有神经及皮肤的损害,以及胰腺炎症状。

5)蛋白质糖化:胶原纤维的提前老化,激素功能性的改变;脂蛋白及膜蛋白质的异常。

6)多元醇的积聚:神经及眼晶体的功能下降。

7)黏多糖的异常:动脉壁的改变。

8)糖原在组织内的积聚:肾小管的损害。

9)脂蛋白异常:加速动脉粥样硬化。

10)血管通透性异常:蛋白质从毛细血管外溢。

11)微循环的损害:肾及肌肉血液流动异常。

12)白细胞异常:改变对传染的反应及免疫反应。

13)血小板异常:体循环及微循环的改变。

14)红细胞的异常:改变对氧的运输能力。

15)神经功能的下降:降低神经传导的速度。

以下为更长期的影响:

1)肾小球:小球膜弥散性的肥厚。

2)视网膜血管:出血、缺血、血管增生。

3)神经的异常:周围及自主神经病症。

4)毛细血管的异常:基底膜肥厚,微循环异常。

5)小动脉的异常:广泛化并加速血管粥样硬化等。

6.2.5 并发动脉粥样硬化是重要问题

糖尿病最易发和最重要的并发症是动脉粥样硬化、脑卒中及其他血管病,男性糖尿病病人比其他病人或正常人发生这种病的机会至少大两到三倍,女性糖尿病患者发生这种病的机会更多,可达3倍以上。发生这种易感性的原因目前还没有统一的看法,因为至少有8~9种已知的因素在影响这一问题,其中包括高血糖、高血脂、低胰岛素血症,以及高血压引起血管的损害。组织低氧供给、遗传因素、血小板因素、不良习惯(吸烟)等,上述这些因素也包括单独或合并的作用在内。在这些主要的因素中,营养与这些因素中的一部分有直接影响。相反,为了避免心血管病的发生,需要改善高血糖、高血脂、高血压,取得健康的脂蛋白比值,以及吸烟者要戒烟。对于1型糖尿病病人,高血压是首要解决的问题。相反,糖尿病病人中,尤以女性则往往比普通人易发生高血压病。与高血压有关的是动脉壁及其细胞的异常,脂蛋白分布的异常以及血小板的异常。

脂蛋白的异常在动脉粥样硬化中起主要的作用。血浆低及极低密度脂蛋白(LDL,VLDL)的异常,同时血浆高密度脂蛋白(HDL)减少,以及甘油三酯的增高这三者构成。糖尿病病人动脉粥样硬化的主要诱因LDL被糖化或是通过其他途径而改变,形成泡沫细胞堆积于动脉壁而形或斑块,使血管逐步硬化。很多糖尿病体改变了脂蛋白的正常比例,这是一种重要的病因。糖尿病病人还有其他易引发动脉粥样硬化的因素,包括血胰岛素的升高,血纤维蛋白原(凝血因子Ⅰ)的升高,遗传性假血友病因子(Van wille-brand)的升高,血小板功能的异常,以及肥胖病等。故在营养治疗计划中,应尽可能考虑减弱上述的发病因素。例如降低饱和脂肪酸的摄入,以调节较理想脂蛋白比例,安排有利于减少上述致病因素的膳食措施等,都应列为考虑的内容。

6.2.6 膳食的目标与安排

糖尿病病人的营养总目标,使病者能够有一个完整健康的生活体系和正常的寿命或延长寿命。但具体的要求首先是尽力消除糖尿病对身体的影响。维持一个恒定的正常代谢状态,在短时期内维持血糖的正常范围之后,如何坚持下去,并最大限度地避免并发症。

下列是简要的目标要求:

(1)专一性要求:

1)达到正常生理的血糖水平;

2)达到并维持正常的BMI水平;

3)维持理想的血脂水平;

4)减少或减缓糖尿病的夹杂症;

5)减缓动脉粥样硬化的进程。

(2)一般要求:

1)力争促进健康的饮食;

2)小心调节能量的摄入与能量的平衡;

3)注意个体化的要求(如孕妇);

4)照顾到某种夹杂症的诊疗要求,如肾病避免食物结构改变后的心理影响也是要注意的。

总之,营养治疗的最基本要求不仅使血糖维持在正常范围,优化机体对葡萄糖的利用也使机体内生产的葡萄糖处于正常的状态。同时,增强对胰岛素的敏感性。营养治疗亦应维持血液内的其他产热营养素处于正常状态。例如脂肪酸、酮体及氨基酸。异常的高血糖或是继发的低血糖症是有害的,应该通过膳食来加以控制。膳食的另一目标是糖尿病易发生的并发症。例如视网膜病、肾与神经的疾患等。虽然上述几种疾患的病因还未十分清楚,但是,如果能控制血糖水平,是能够减少这种并发症的。此外,合理的饮食可以减少高血压的危险因素,降低胆固醇血症、降低高甘油三酯血症及高胰岛素血症也同样重要,总的是避免代谢综合征(metabolic syndrome)的出现,也使血小板凝集正常化、恢复血浆脂类比例、避免高胰岛素血症等措施,是能减缓动脉粥样硬化过程的。

通常糖尿病患者的膳食供给,其前提是尽可能有多种多样的植物性为主的食物,以及参考我国营养学会推荐的营养素推荐摄入量;应该严格地、个体化地、持续地考虑控制和达到理想体重而提供合适的能量,包括体重低于正常者应适当提高到应达到的体重,并将其分布到每日3~4餐次中,必要时给予必要的小吃和补充微量营养素制剂。在住院过程中,应使病者适应一个摄食的制度与模式,接受营养教育使病者出院后学会取得均衡的营养。例如过去平日不习惯吃早餐的,应使其理解和改变这一习惯。同时学会了解基本食物的特性与脂肪的大体含量。改变一些必须改变的饮食与生活习惯,如酗酒及吸烟,以及懒于活动等,使病者出院后有自觉的良好的饮食调控与生活模式。当然,患有糖尿病的孕妇、乳母等,都应有针对性的照顾,同时也应照顾其他存在的并发症。但以上的一切,都应该服从于个体化的要求,以下是病者尽可能认识的问题:

一般要求:

(1)应有适宜和均衡的各类营养素。

(2)保持和达到理想的体重。

(3)取得最适宜的热量供给。

(4)尽量理解多样食物选择的好处。

(5)对存在的并发症要有针对性的认识。

(6)每日应有适宜的活动或运动。

特殊要求:

(1)控制血糖水平。

(2)调节及维持正常的血脂水平。

6.2.7　营养素及食物的构成

糖尿病病人的具体膳食安排,要采取个体化,但总的安排还是有原则的。在碳水化合物方面应以淀粉类即多糖为主,而这一类多糖又以能被病者接受的、又具有较丰富的膳食纤维为好。Jenkin 在 20 世纪 50年代提出多糖类食物的血糖生成指数(glycemic index)概念,总的概念是不同类型的多糖在餐后血糖的升高与维持高血糖的水平是不同的,此指数为国内外一部分学者采用,我国杨月欣教授对中国的食物作过深入的分析(见杨月欣等著"中国食物成分表"2002 年版),例如:蔗糖为 65,整粒小麦为 41,其粗面条为 46,大米饭则为 83.2。这里包括我国常见的粗粮,煮熟的整粒黄豆为 18,豆腐干为 23.7,这与豆类食物有不为人体消化酶分解的多糖类及纤维有关,本书作者在糖尿病患者的实际测量和研究中也得到证明,各种蔬菜与水果在 30～70 之间,各有不同的指数,合理利用指数,也有利于对患者的血糖调节。较低血糖生成指数,包括我国常见的粗制的米和面、杂粮。在脂肪方面,应以多不饱和脂肪酸为主的植物油为主,尽可能有适当的 N-3 型脂肪酸的比例,并且尽可能有低的胆固醇含量(每日食入总量宜少于 300mg)。脂肪在总热量中的比例也宜尽可能控制在总热量的 25%,以便有利于减缓动脉粥样硬化的进程,也可能有利于减少诸如结肠、乳腺以及前列腺的癌症。应该指导病者每日作适当的运动或体力活动。

膳食中碳水化合物的比例,在我国多数人民能够接受的,即占总热量的 55%～60%甚至更高些。其中淀粉类多糖应占其中的四分之三以上,并且尽量减少精米和精面等食物。

蛋白质应该适当的保证和提高,可占总热量的 12%～20%。如果优质的蛋白质在整个膳食蛋白质中的比例高些,例如占蛋白质的四分之三,或三分之二。总蛋白质量及其在总热量中的比例,则可以减少一些。如果蛋白质的占总热量为 12%～15%,那么就相当于按每公斤体重 1.0～1.2g 的蛋白质。例如一个65kg 体重的人,每日供给热量 2000kcal,如果蛋白质占总热量为 15%,则每日需 75g 蛋白质,那就相当于按每公斤体重 1.15g 的蛋白质。肉、鱼类食物的蛋白质往往伴有动物脂肪。就动物脂肪来说,海洋动物的脂肪一般比陆地动物脂肪要好些。必须注意到动物脂肪量的控制。如果需要达到应有的蛋白质摄入,豆制品是首选的。豆制品应该尽量减少其中不能为人体吸收的多糖。因为有的人能耐受,有的人不能。能耐受的话,无疑可以为病人增加有利于本病的膳食纤维。豆制品常见的有百种以上,烹调方法有千种之多,而且豆制品有降低胆固醇的作用。除豆制品外,脱脂的大豆分离蛋白(soy isolate)及脱脂乳粉可作为补充蛋白质的一种方便途径。可加大优质蛋白质摄入的比例,压低脂肪的比例,并较少影响人的胃口和食欲。

脂肪的摄入量宜控制在总热量的 25%,如果病人能接受更低一些更好。实际上既然有一部分蛋白质来源于肉类,则其中的不可见脂肪占据了相当的一部分食物中总的油脂,烹调油就相对的减少了,在总的脂肪含量中,饱和脂肪酸可以食用,但不宜多于总热量的 10%,总胆固醇能量控制在一天 300mg 以下为宜。我国人民的烹调用油习惯使用花生油、豆油、菜油、玉米油等植物油。这种习惯是可以接受的，但条件许可，可以增加 N-3 及 N-9 型脂肪酸的食用油，适当调节 N-6 型与 N-3 型脂肪酸的比例会更为安全。

立足以蔬菜和适当使用粗粮和不过高加工的主粮，有利于取得尽可能多的膳食纤维。一旦病者能够理解与接受，具有重要的意义。膳食纤维能延缓糖的吸收，对血糖有一定的作用，它也能增加肠内容物的水分，在一定程度上增加代谢废物排泄，也有利于一部分胆固醇的排泄，但是过多的膳食纤维也不利于蛋白质及微量元素的吸收，估计每日 25～30g 的膳食纤维是能够接受和适当的。

下面将逐个地讨论产热营养素：

(1)碳水化合物：在糖尿病病人的膳食中，碳水化合物的地位是不容置疑的。历史上以高蛋白高脂肪膳食以取消糖类作为糖尿病病人的膳食，但事实证明是不明智的，其后果恰恰是引起动脉硬化的更早并发。相反，高碳水化合物及高纤维膳食，利多而弊少，高血糖生成指数的碳水化合物（淀粉）不但有利于稳定血糖，而且有利于提高人体对胰岛素的敏感性，刺激胰岛素的分泌，这与高脂肪膳食相比就明显地看到极大的反差。更加重要的是，适当高碳水化合物的膳食能够增强细胞内的葡萄糖代谢，这种结果见于动物实验，也在人体得到论证。在肝脏合成糖原的速率与积聚的速率同高碳水化合物的膳食比低碳水化合物的膳食大得多，这种现象也见于肌肉与空肠黏膜，高碳水化合物膳食对于糖分解酶类对糖的分解率及活性也明显地高于低碳水化合物膳食，高糖低脂膳食促进了葡萄糖的利用，其代谢也取得许多正常化的改变。

高碳水化合物（70％总热量）与高膳食纤维（50g）及低脂肪（12％总热量）的膳食，在糖尿病患者中餐后血糖反应是低的，这是指对比 43％碳水化合物与 38％脂肪和 20g 膳食纤维的对照者而言的。不论糖尿病病人与非糖尿病病人，高碳水化合物低膳食纤维的膳食未能降低血浆的甘油三酯水平，而高碳水化合物与高纤维膳食对糖尿病患者及高血脂的病人，都有在空腹及餐后降低血浆甘油三酯的作用，长时间或短时间观察都是如此，而且这种膳食并不干扰甘油三酯的代谢。

摄入糖对血糖的反应是人们十分关注的问题。常用食用糖类可粗分为单糖、双糖及多糖，血糖反应（glycemic response）即食后两小时内血糖的增高曲线，能够反映不同糖的特性，口服 50g 葡萄糖的血糖反应明显比口服 50g 淀粉高得多，葡萄糖、麦芽糖、蔗糖都有高的血糖反应程度，但果糖则否，果糖的代谢可以不依赖胰岛素，对非糖尿病病人也仅仅促进一点血浆胰岛素的升高，因此，果糖可以作为甜味剂用于一定的糖尿病选择对象，虽然单、双糖不利于血糖的调控，并易引起肥胖。故需慎重、不宜大量食用。

淀粉类食物之间也有差异，面包、米饭及马铃薯（尤以新鲜的）比豆类的血糖反应要高，例如作者及其同事曾观察见到：如以馒头为参照食物，血糖指数作为 100，则米饭为 89.9，茨实为 102，淮山药为 102，而莲子为 62.7，莲子在稳定血糖的作用上，比其他几种食物要好，豆类更好，比如前述。总之，选择碳水化合物，以复合碳水化合物即多糖或淀粉为好；而在多糖中，以葡萄糖指数（GI）低者对稳定血糖为好。既有淀粉又含有油类、膳食纤维的豆类，一般比淀粉类食物的血糖指数低。我们观察到不加单、双糖，而用人工甜味剂处理的八宝粥（这是以豆类为主的粥）有较低的血糖指数。

低血糖反应与血糖指数的机制仍有争论，估计这是因为多种而复杂的影响因素引起的，其中主要包括食物消化的速度，例如多糖慢于单糖；食物的形式，例如加工越细，消化越快；食物的构成（主要是含膳食纤维、脂肪与蛋白质，以及淀粉为特征，包括其中淀粉颗粒的大小与包裹淀粉颗粒的纤维网的密致程度），加工的程度以及肠道的吸收状态等都有重要的关系。具体来说，能为病人长期接受的、可口的淀粉性食物（即多糖）进食后能在胃肠道水解和缓慢地释放葡萄糖，这样就有利于对血糖的稳定，并有利于对病者血糖的控制。

各种含淀粉的食物有许多天然的优点，主要是淀粉比单糖、双糖的消化与释放慢，淀粉类食物往往都含有膳食纤维，也含有 B 族维生素，这些优点可以通过避免过分精加工而得以保持。必须指出的是，我国大豆类及其他豆类都十分丰富，豆类比谷类还有深一个层次的优点，除了具有上述淀粉类的优点之外，它们含蛋白质都比较高，热量也比较高，同时具有较多可溶性膳食纤维。这些膳食纤维一部分在结肠被分解为短链脂肪酸并转入门静脉,可被肝脏利用,还可能影响葡萄糖的代谢。研究及选择适合于糖尿病病人的淀粉性食物,将有大量工作可做。

(2)脂类:过去曾错误地限制糖尿病病人的糖类食物,故当时只好采用高脂肪食物代替,虽然以脂肪代替糖之后,餐后血糖水平可得到较好的状态,短期内也减少对胰岛素的需要,但长期则并非如此,长期以脂肪代替多糖,对胰岛素的需要仍是一样的。故在20世纪30年代的学者比较肯定认为,高脂膳食不利于糖尿病患者,主要是加速其动脉硬化,包括高脂血症及糖化脂蛋白、血小板的功能不全、动脉壁的改变、高血压、高胰岛素水平加上肥胖病,最终使动脉硬化发生并成为一种致死的因素。因此,在控制血糖这一基础上,应该控制血脂。

高脂膳食不利于代谢,主要是出现对胰岛素的抵抗以及细胞内葡萄糖代谢不良,高脂膳食使胰岛素的受体数目在许多器官内减少了,同时减少了葡萄糖运入肌肉、脂肪组织内,减少了对胰岛素刺激的活性、对糖酵解关键性酶类的活性及其在许多组织中下降。高脂膳食也降低了糖原的合成率和葡萄糖的氧化率。血清中过高的脂肪酸对葡萄糖的代谢产生不利影响,首先可以在一些组织中导致胰岛素受体减少。在细胞内,游离脂肪酸抑制糖酵解酶,例如磷酸果糖激酶,并进一步刺激糖原异生作用。此外,高脂膳食使血液中游离脂肪酸成两倍甚至三倍地增加,造成对糖尿病更不利的影响。

ω-3(即N-3)型的脂肪酸是近来人们关注的一类脂肪酸,有报告认为它有利于降低血浆的胆固醇及甘油三酯,这种脂类也有助于降低血小板的凝集,它也许可降低患心血管病的危险性。也有的报告认为,补充含N-3的鱼油对2型糖尿病患者胰岛素的敏感性,但有人的观察结果却相反,但不影响各类脂肪酸应该合理匹配的意义。

(3)膳食纤维:膳食纤维是作为糖尿病膳食的一个重要的组成来看的,膳食纤维由五种以上的物质(主要是多糖)构成,其中包括纤维素、半纤维素质、果胶、黏胶以及木质素等,它们中一部分是可溶的,例如果胶及黏胶,故称之为可溶性膳食纤维。从流行病学上观察,进食膳食纤维多的非洲地区的居民,很少发生糖尿病,故推测出充足的膳食纤维可预防糖尿病的发生,Trowell从非洲地区观察成人和儿童高、低膳食纤维及其糖尿病的发生率,认为长期低膳食纤维的膳食与糖尿病呈正相关的关系。

20世纪70年代一些学者观察到,以膳食纤维作为膳食治疗能够降低餐后血糖反应,另一些作者反映,高膳食纤维的膳食对非肥胖的糖尿病病人来说,可以降低其对胰岛素的需要量,不少报告支持这一观点,O'Dea曾分别以高糖、高膳食纤维、低脂膳食,与低糖、低脂、高蛋白质膳食等作过比较,认为高碳水化合物、高膳食纤维是一种对糖尿病患者优越性很大的食物构成,这种膳食比高碳水化合物、低纤维膳食或是低碳水化合物、高脂膳食都有难以比拟的优点。归纳起来,高膳食纤维至少有下列好处:

1)可减缓营养素的消化与吸收;
2)降低餐后血浆葡萄糖水平;
3)增加周围组织对胰岛素的敏感性;
4)增加胰岛素受体的数量;
5)刺激葡萄糖的利用;
6)减少反调节性的激素释放(如高血糖素);
7)降低肝脏的葡萄糖输出;
8)降低血浆胆固醇的浓度;
9)降低空腹及餐后血浆甘油三酯水平(可能作用于肝对胆固醇的合成)。

当然,高膳食纤维的膳食也有其弱点,它可以干扰蛋白质及微量元素的吸收,增加肠道产气,对有些人,可以造成胃肠道的不适,也可以干扰一些药物的动力学。但作为糖尿病的治疗来说,优点始终是大于缺点的。一般来说,较丰富的膳食纤维来源于水果、蔬菜、豆类(包括大豆类)、全谷类或加工少的糙米面、燕麦等,这些食物同时又提供比其他加工过多的同类食物有更多的B族维生素类。

水溶性膳食纤维见于小麦、蔬菜以及大多数谷类,这些物质可以改善胃肠道功能,主要是改善食物通过胃肠道的时间,同时增加粪块的容积。不溶性膳食纤维一般对降低血糖的作用小,对降低胆固醇的作用也很小。可溶性膳食纤维与水混合后,一般变得具有黏性,而且有黏胶的性状,这些性状使食物通过胃肠道的时间增加了,胃排空也延长了,因而使葡萄糖的吸收减慢,这一机制是减低餐后血糖浓度的重要原因之一,也是减低胆固醇浓度的因素之一,因而是糖尿病病人膳食必须要考虑的内容。可溶性膳食纤维主要在水果、燕麦、大麦及豆类之中。作为补充剂,也可选用果胶、阿尔胶(guar)、洋车前子胶(psyllium)等,亦可作为添加剂加入食料中,以补充膳食纤维的不足。但平时膳食中膳食纤维少的人,包括病人,应该适当地逐步地增加纤维的含量,以便有一个适应过程。由于膳食纤维可以因为吸收水分而使粪便增加,因而肠的运动增加,故有肠道激惹综合征(irritable bowel syndrome)的人难以耐受高膳食纤维,这些人更应该由少到多地增加膳食纤维的分量。增加可溶性膳食纤维不但可以使胃排空时间延缓,也可以减少便秘,对大部分自律神经病症的人有良好的治疗效果。很多国家的健康组织建议健康人尽可能增加膳食纤维的摄入量,一般认为每日进食 25g 左右是比较合适的。美国推荐糖尿病病人每天进食 40g 的膳食纤维,或每 1000kcal 15~25g。表 6-2 提供的是膳食纤维的参考性含量。

表 6-2　一些食物的膳食纤维含量

食物名称	每 100g 食物含量(g)	食物名称	每 100g 食物含量(g)
麦胚	41.9	椰菜	3.3
燕麦	6.6	甘蓝菜	1.8
全麦面包	5.8	番茄	1.1
黑面包(棕色)	4.3	榛子	2.8
全麦棒形粗面条(熟)	3.0	马铃薯	1.0
干豆(熟)	5.6	粗米饭(熟)	1.7
干豌豆(熟)	5.0	白面包	1.6

（4）甜味剂:糖尿病病人对甜味剂的食用量是有限制的,但很难在食物中完全避免一切诸如葡萄糖、蔗糖、果糖等甜味剂。但含有大量这类单双糖的食物如不加限制,那么高血糖与体重增加就难以控制。而适度地使用有营养的甜味剂,亦即将其热量算入全日供给热量中,例如果糖,多元醇如山梨醇、甘露醇、木糖醇等,它们对于非糖尿病、糖尿病患者都没有坏处。果糖的好处是比蔗糖甜,而且其代谢不需要胰岛素的参与,此外,还比较不易产生高血糖。含果糖为主的水果可以作为总热量的一部分食用,只对少数血糖控制不好的糖尿病要加以限制。当果糖代替膳食中的脂肪时,可以改进对胰岛素的敏感性,有作者观察到,每日果糖限制在 50g 作为全日供给能量的一部分,经过 24 周的使用未见异常。这里是指血糖、糖化血红蛋白、胆固醇、甘油三酯、乳酸、尿酸盐等都未发生异常。

人工甜味剂中,以氨基酸为基础结构的合成制剂是安全的,例如阿斯巴特(Aspartame),它是天门冬氨酸与苯丙氨酸构成的一种二肽,这种甜味剂几乎没有热量产生,可惜其缺点是不能耐受较高的温度,不宜在沸水中加入。

（5）酒精饮料:对于健康的成年人,大量饮酒是不适宜和不安全的,一些的学者认为,果酒类(12％酒精)例如葡萄酒类如果要饮用,男性每日应限于两小杯,女性则为一小杯、约 50ml,对于糖尿病患者如饮用,则限于每周 1~3 次,每次两小杯。酒精主要在肝脏被氧化,这个过程不需要胰岛素参与,但过多的酒精将进入血流、体液,并作用于中枢神经系统。对糖尿病病人来说,酒精可以引起不良的反应,尤其可导致空腹低血糖,因为酒精可抑制糖原的异生作用,另外也可导致高脂血症。酒精饮料也是一种"空热",每毫升纯酒精可产生 7kcal 热量,除外无任何营养物质存在,最好不用。万一要使用,应把其热量计算在内,并且最好使用不加糖的啤酒或干性红葡萄酒。另外,更为重要的是取得医生的同意。

6.2.8　营养治疗与教育

计划和执行每个病人的膳食治疗是一件复杂而细致的工作,这是因为对象的不同病型、不同疾病过程、不同病史和饮食习惯,以及住院期间病情的变化或并发其他病症。我们还应考虑到病人出院后能够正确处理自己的膳食。

目前较易被人们接受的是采用食物交换的方法,以使得每日的膳食合理化、多样化。食物构成中每一组膳食包括一定的营养素、热量,食物组成又包括相同的营养物质,因此,如果一天的三餐或四餐膳食中,每一餐都可以有几种供选择的饭菜,而不论是选择哪一种饭菜,其营养供给是大体一样的。这种方法要求每一份饭菜的营养相同,例如一份牛肉相当于多少克,其营养又相当于多少克的猪、鸡、鱼等肉类,这样一来,无论选择哪一盘菜,其营养供给都基本是一样的。其他食物也是如此。我国有些地区还没有习惯使用一个固定的量作为一份(serving),但把分量规范化是不难的,只是需要各类医务人员和营养部门取得一致的认识,而这些规范又需要方便合理,易于执行。对于一个病人的营养供给有下列步骤:

(1)计算能量供给,可参考表 6-3。能量的供应应按照执行的情况和查房时的观察而调整;

(2)如病者的理想体重为 70kg,实际亦接近此值而又属于轻体力劳动的状况,热量的供给拟为 $30kcal \times 70 = 2100kcal/d$,其中碳水化合物占 58%,蛋白质占 12%~20%,脂肪占 20%~25%,可以作下列估计:

58%碳水化合物=1218kcal/4=304g

17%蛋白质=357kcal/4=89g

25%脂肪=525kcal/9=58.3g

这仅是一种举例,不是一个常规。

(3)将上述三种产热营养素安排在不同的份之中,每份有相应的热量和产热营养素的量见表 6-4。

表 6-3　成人糖尿病患者热量需要与体重的关系的参数

体重	热量需要 kJ/(kg·d)[kcal/(kg·d)]			
	卧床休息	轻体力劳动	中等体力劳动	重体力劳动
超过理想体重 20%(肥胖)	62 (15)	83~100 (20~25)	125 (30)	146 (35)
理想体重	62~83 (15~20)	125 (30)	146 (35)	167 (40)
低于理想体重 20%(消瘦)	83~100 (20~25)	146 (35)	167 (40)	188~210 (45~50)

表 6-4　2100kcal 的食物交换内容

交换品	份	kcal*	碳水化合物 g	蛋白质 g	脂肪 g
面包	8	640	120	24	微
肉类	3.5	195	—	25	9
蔬菜	7	195	39	14	—
水果	7	420	105	—	—
脱脂乳	2	180	24	16	—
油类	10	450	—	—	50
总计	—	2080	288	79	59
目标	—	2100	304	79	63

如果热量与营养素基本符合原定计划,少量热量的调整是可以通过零食来解决的。除产热营养素外,其他营养素也可以算出。如果已有电子计算机设备,每一份任何食物的营养素含量均可以迅速算出并加以核算。对糖尿病病人的长期日常膳食,不仅需要落实三大产热营养素,而且也应核实其他营养素。

(4)一般可以估计三餐主餐的热量在 65％～70％,约 20％的热量可安排在餐间,包括早、午、晚的餐间和零食,并可根据血糖的稳定情况而加以调整。

(5)应该核对膳食纤维的估计量,每日最好有 30～40g 的供给。

(6)每一个病人都应个体化来考虑,并要根据病情的变化和活动情况而不断地调整,包括体重的改变、活动量改变以及病人的自我感觉等。从短期来说,营养是与其他治疗手段一起来控制血糖的。从长远来考虑,则应该避免并发症,尤以心血管病,要教育病人在日常生活中的自我保健,这应该是医生的天职。

6.2.9 一些特殊病例

(1)儿童:儿童的糖尿病可以有两大类,即 1 型和 2 型,都必须得到医生与家庭的充分支持与理解。

1)2 型糖尿病主要发生于儿童,他(她)们正在生长发育,而且存在不同的发育阶段,其家属照料者及儿童本身也要知道这种疾病的防治原则和目标,孩子们会认同自我感觉良好与治疗的客观效果关系,理解多尿、多饮、与多食的基本原因和尽可能认知这个过程的由来,也要预防酮血症与低血糖的影响,和尽可能立即向家人反映,也要适时测量及记录孩子的正常生长发育的进度,孩子的饮食应按其原有习惯调节,个体化和科学化,尽可能使孩子了解食物结构对治疗本病的作用而逐步形成习惯,并且随着生长的改变而调节其分量,在多糖与膳食纤维的比重可与成人糖尿病一致,一天三顿饭热能各占总热量的 25％,其除用于三顿饭中的间隔,以小吃形式给予,约占总量的 25％之内,同时应用医嘱的胰岛素,当孩子活动量加大时,可增加零食的补充,一定要让孩子了解定时测量血糖的重要性,糖尿病的孩子应该进行适当的医学对话、进行心理治疗,增强其与疾病作斗争的意志,当然,定期进行医疗单位的监测与检查是必不可少的。

2)儿童 2 型糖尿病相对比较少,但不是没有而且往往因为忽视而延误了治疗的时间,尤以对于肥胖儿童而言,肥胖儿童的糖尿病患者及时有效地降低其过高的体重是有用的,其药物口服治疗也不应忽视,青春期儿童的认知能力较强,父母或者其保护者应得到相互的配合,理解以及生活模式同时的科学化,适当增加活动量,以及有充足的蛋白热量供给,注意其体重的调节,使孩子免受疾病对其心理的压抑以及影响其正常的学习活动。

(2)老年人:老年人的糖尿病也有增加的趋势,其中一部分仅空腹血糖高于正常,糖尿病老人的死亡率高于无糖尿病的老龄人,原因之中包括老龄后体力活动大大减少,摄食粗粮也减少而且膳食中脂肪的比例增高以至于体内去脂组织减少,而脂肪组织增高(见后面章节),而其他慢性疾患的增加,如代谢综合征的出现,加之,老龄后内分泌的减少,也包括胰岛素分泌的减少也影响肝脏输出葡萄糖的调节以及外周对胰岛素的抵抗,这类老者应尽早的发现,通过饮食的调节及体力活动以增强胰岛素的敏感性,一旦诊断为糖尿病,应予适当的药物或胰岛素制剂,但对老人应特别根据其体内情况予以个体化。

饮食调节可与成人糖尿病患者相同,食物要多样化,脂肪要控制,尤以饱和脂肪与胆固醇的控制,但因适合其习惯,这类老者可供给多种微量元素的制剂,大豆分离蛋白,或脱脂奶以及适当的钙补充剂(800mg/d),老者应更易给予对糖尿病的认识教育与饮食教育,使其理解与自觉执行,在合理饮食中得到愉悦,也在适当体力活动中改变不合理的生活模式,对他(她)们加大了抗击疾患的信心。

(3)孕期糖尿病:因为怀孕往往改变了饮食体制,生活模式,以至于情绪的变化以及体内对胰岛素的分泌状态等都可能影响本病的出现和对胰岛素的需要,对于非糖尿病的孕妇、胎盘与卵巢的激素可减低对胰岛素的敏感度,故需分泌更多的胰岛素以控制血糖水平,但约有 5％以上的孕妇缺乏这种适应能力而出现妊娠糖尿病,这种状态可于产后减缓,也可能继续出现糖尿病,尤以肥胖的孕妇为然,这类妇女,或是有糖尿病的孕妇应该在孕前就调节的血糖的异常,并且一直坚持到产后。

孕期对胰岛素的需要比往日明显地增加,为了保持胎儿的良好发育,孕妇应调整合理的饮食和坚持胰岛素的治疗,避免酮血症在怀孕的前半期内,胰岛素的需要量可能约四分之一,因为妊娠反应食量会减少,同时胎儿及胎盘增加葡萄糖的吸收,但孕后期孕妇体内对胰岛素的需求甚至比孕前增加 100％,因为胎盘激素由于胰岛素对抗的作用,故产后当胎盘脱离,这种现象消退,但产后 6 周以后,胰岛素的需求增加,但取决于临床的监测而定,但临床的系统监测是极其重要的,至少可以避免胎儿畸形的发育,但孕妇本身因怀孕的营养供给是十分重要的,因为正常体重的孕妇在孕期的体重总共要增加 12～14kg,这就需要全价而均衡的营养素供给,孕前后期的叶酸(400μg)及铁的供给量是必要的,蛋白质的供给也应比孕前增加 5～10g/d。

(4)血脂异常病者:大部分糖尿病患者都存在血脂异常,其血脂的情况是多样的,但常见的是高甘油三酯与高密度脂蛋白(HDL)水平高于糖尿病患者,高甘油三酯水平增加了动脉粥样硬化的危险性,而低的 HDL 也是同样的不利因素,因而控制血总胆固醇至 170mg/dl 低密度脂蛋白(LDL)胆固醇低于 100mg/dl,甘油三酯低于 150mg/dl 而 HDL 胆固醇高于 45g/dl,妇女则高于 55mg/dl 为佳,这些都需要从饮食结构与生活模式等方面加以调节,详见于本书其他章节中。

6.3　高脂血症及动脉粥样硬化的营养

6.3.1　概述

当前我国死亡原因排序的前三位疾病分别是肿瘤、脑血管病及冠心病,这三类病影响千百万人的生命。按目前的认识,这几类疾病都与生活模式基因以及环境有密切的关系,就冠心病来说,它的发病率与人们变得富裕存在着同步的现象,故又称为"富裕型"疾病,上海市是一个典型的例子,1950 年人们的平均寿命男性为 42.0 岁,女性为 45.6 岁,到 1985 年,男的增至 72.1 岁,女增加至 76.4 岁。1950 年死亡原因排序的前三位疾病为麻疹、肺结核、老年衰竭;而 1985 年则为恶性肿瘤、脑血管病和心脏病。其中心脏病的死亡率已高于日本。很多学者认为:上述几种病因是复杂的,其中食物和营养结构的改变是一个重要因素。

现在已知,动脉粥样硬化过程是一种炎症反应过程,这种反应又是与血脂的改变密切相关的,故本章把这两个方面结合起来讨论。多年来,人们从实践中认识到,食物的脂肪与脂肪酸不适宜组成是动脉粥样硬化的重要致病因素。在发展中国家不景气以及第二次世界大战期间,人们普遍降低了脂肪、奶油、奶制品等的消费;而这一段期间的冠心病死亡率却明显地下降,流行病学的研究也支持了这一种相互的关系,可以说,这是从反面对比说明上述"富裕病"的发病因素的。

高脂血症(hyperlipidemia),是与动脉粥样硬化(atherosclerosis)有直接的关系,这种疾病波及许多重要的器官和组织,例如波及冠状动脉引起冠状动脉硬化,是一种常见的心血管病(cardiovascular disease,CVD),这一种病变也属于这一类疾病的范围,这个过程包括血脂的异常,例如 LDL 和甘油三酯的过度增高,其中的 LDL 受自由基攻击后变性而为大吞噬细胞所吞没,使这种细胞本身也出现异常反应,最终发展成为一种泡沫细胞(foam cell),这些细胞的增多以及堆积在动脉内壁而逐步形成动脉粥样硬化的斑块,使动脉硬化和内腔变狭窄,这种炎症过程的泛滥是致命的,存在于冠状动脉可引起冠状动脉粥样硬化性心脏病,而存在于脑血管,或是由于周围动脉壁中的斑块脱落,引起脑血管的梗死,卒中就发生,因此,从其中一个源头上思考,一个直接的因素是与脂蛋白的代谢有密切的关系。

6.3.2　血液中的脂类与脂蛋白

血脂包括很多脂类:包括甘油三酯、游离胆固醇、酯化后与长链脂肪酸结合胆固醇,包括磷脂(诸如卵磷脂、磷脂酰乙醇胺、神经鞘磷脂、磷脂酰丝氨酸及磷脂肌醇等),以及未酯化的即游离的脂肪酸。各种脂类运入血浆后与脂蛋白分子结合,这些结合了的脂蛋白具有不同的致动脉硬化的特性,根据脂蛋白的物理化学性质,可大致分为五个类型,即:

a. 乳糜微粒(chylomicron)。
b. 极低密度脂蛋白(VLDL)。
c. 中等密度脂蛋白(IDL 或 VLDL)。
d. 低密度脂蛋白(LDL)。
e. 高密度脂蛋白(HDL)。

详见表 6-5,以下是在循环中的有关脂类及其携带物质的概括描述:

表 6-5　人类血浆各种脂蛋白的特性

类别	分子颗粒直径(nm)	浮力比重	电泳移动性	主要的脱辅基蛋白	化学构成%				
					表面部分			中心部分	
					蛋白质	磷脂	胆固醇	胆固醇酯	甘油三酯
乳糜微粒	80～500	＜0.95	α-2	B、E、A-1 A-Ⅳ、C	2	7	2	3	86
VLDL	20～80	0.93～1.006	前-β	B、E、C	8	18	7	12	55
IDL	25～35	1.006～1.063	慢于前-β	B、E	19	19	9	29	23
LDL	18～28	1.019～1.063	β	B	22	22	8	42	6
HDL₂	9～12	1.063～1.125	α₁	A-Ⅰ,A-Ⅱ	40	33	5	17	5
HDL₃	5～9	1.125～1.210	α₂	A-Ⅰ,A-Ⅱ	55	25	4	13	3

(据 Feldman E. B.)

(1)胆固醇:胆固醇是一种固醇,相对大部分在体内合成,也可从动物性食物中摄入。人体血浆中的胆固醇浓度因年龄而异。男性从青春期开始逐步增加至 50 岁左右,女性则可增加至 70 岁,胆固醇在血浆中的过高是发生动脉硬化的一种重要的危险因子,尤其是在群体平均浓度的 90 百分位以上。估计一般成人的血浆胆固醇浓度在 3.2～7.1mmol/L(即 125～275mg/dl)之间,并取决于年龄与性别而稍高或稍低。目前的认知,LDL 的最佳状态为少于 100mg/dl,比较健康状态为 100～129mg/dl,而轻度高血 LDL 为 130～159 mg/dl,而 160～189mg/dl 为高水平,属于高胆固醇血症,而超过这一限度,即大于 190mg/dl 已是一个很高的病态状况。

约三分之二的血浆胆固醇被 LDL 运载,故 LDL 水平与总胆固醇水平是平行的。而 HDL 则运载约 25% 的胆固醇,在女性中的比例稍高于男性。一些病人,例如患有糖尿病、甲状腺功能低下、肾病综合征、肾衰竭、胰腺炎,以及闭塞性肝病的病者,其血浆胆固醇都升高,一些药物例如肾皮质及性激素的使用,也有使胆固醇升高的作用,其结果会出现继发性的高胆固醇血症。这种状况可因对疾病的治疗与调整药物的使用而恢复原有的水平,故对高胆固醇血症的人应该仔细了解病史及服药史,以及检测甲状腺的功能。

(2)甘油三酯:在青年人的空腹血中,甘油三酯的浓度约为 1.13mmol/L(100mg/dl),女性则低些,随着年龄的增加可升高 50%～75%,取决于年岁及性别。血浆甘油三酯可因为遗传因素的作用而升高,也可因食物因素而升高。主要是热量、脂肪、碳水化合物及酒精的量。一些疾病也可使甘油三酯升高,包括糖尿病、胰腺炎、肾病综合征以及使用抗高血压药物,或用甲状腺素与性激素。但血浆中甘油三酯水平是易变动的,例如由于食物的改变在一天内的差异可达 50%。

(3)脱辅基蛋白质(apoprotein):脱辅基脂蛋白是对脂蛋白分子代谢结局的一个带有决定性因素。脱辅基脂蛋白还能使脂蛋白脂类在血浆中保持水溶性。这类脂蛋白包括:A-Ⅰ、A-Ⅱ、A-Ⅳ、B(大至 B-100,小至 B-48),C-Ⅰ、C-Ⅱ、C-Ⅲ、D(有三种异构体)、E、F、G、H 以及脱辅基(a)。其分布见于表 6-6。对脱辅基蛋白与脂质水平的分析,可用于对高脂血症的正确诊断,也可以预测冠心病与心血管病的可能性。例如对心肌梗死者的存活前景预测,如果脱辅基 A-Ⅰ 下降,而脱辅基 B 上升,则阳性结果高,预测的准确性比血脂水平要可靠。脱辅基蛋白的水平也提示着血浆中脂蛋白分子的数目或浓度,若与脂蛋白胆固醇水平作对比,也可以反映脂蛋白构成的改变情况。血浆中脱辅基蛋白的水平见表 6-6。

表 6-6　血浆脱辅基蛋白平均水平(mg/L)

脱辅基蛋白	平均值±标准差	脱辅基蛋白	平均值±标准差
A-Ⅰ	1200±200(男)	C-Ⅰ	70±20
	1350±250(女)	C-Ⅱ	40±20
A-Ⅱ	330±50(男)	C-Ⅲ	130±50
	360±60(女)	D	60±10
B	1000±200	E 及其他	50±20

(据 Albers J. J.)

6.3.3　脂蛋白及脂类的运载与代谢

每种脂蛋白都会有特定量的各种脂质的构成,也有特定的脱辅基蛋白,下面是各种脂蛋白在运载和代谢中的要点:

(1)乳糜微粒:乳糜微粒分子在肠道中形成,当机体摄入长链脂肪酸与甘油三酯后,肠黏膜可完成吸收与改造任务并将这些微粒从淋巴运入血流。放在试管内的血液样品贮存在冰箱后,样本上部有一层奶样的分层就是乳糜微粒层。当血浆甘油三酯很高,超过 7.90mmol/L(700mg/dl)以上时,肉眼也可以看到血样本的黄油样外观,乳糜微粒在血流中受脂蛋白脂酶的作用,并被肝细胞的受体接收。脂蛋白脂酶的作用是重要的,它受肝素的激发并受胰岛素的调节。

(2)极低密度脂蛋白(VLDL):VLDL 是在肝合成的,由膳食中的碳水化合物前体形成的内源性甘油三酯,主要由 VLDL 运载,过高的 VLDL 在血浆中亦会使血浆变浊,但甘油三酯高达 2.25mmol/dl(200mg/dl)时,亦可变浊,在脂蛋白脂酶的作用下,VLDL 受中等密度脂蛋白的引发而形成 LDL。

(3)低密度脂蛋白(LDL):肝脏细胞的表面的受体将 LDL 接收,周围组织的一些细胞也有这种能力。LDL 是脂蛋白中最具有致动脉粥样硬化能力的一种,可惜的是目前对这一种 LDL 还未彻底的了解。LDL 分子可以又大又胀浮,也可以又小又密,这种又小又密度相对大的脂蛋白可以使心肌梗死的危险性高三倍,LDL 的过氧化也参与动脉粥样硬化的形成。变异了的一种 LDL,称为 Lp(a)的物质,一般正常血流中仅有微量存在,但其浓度可由痕量到高达 1000mg/L。这种物质在脑血管病及心血管病人中增高,而它又是高度致动脉硬化的物质。估计 Lp(a)的浓度受遗传因素控制,因而不易受膳食和降低脂肪的药物诸如尼克酸等所调控。当 Lp(a)的浓度大于 300mg/L 时,血管病的危险性就明显地增加。

(4)高密度脂蛋白(HDL):当脂蛋白脂酶从甘油三酯丰富的脂蛋白分子中运转表面脂类过程,HDL 在其中得以形成(图 6-1)。由于脂蛋白脂酶的活性起动 HDL_2,而肝脏的脂酶又把 HDL_2 转变为 HDL_3,结合胆固醇后进一步形成了较大的 HDL 分子,以后被胆固醇酯及脱辅基蛋白 E 所强化。因为 HDL 分子含有 Apo-A-Ⅰ及 Apo-A-Ⅱ,因此它具有抗动脉粥样硬化的潜能。血浆中高水平的 HDL 就意味着有降低动脉硬化的危险因素,这对于两性都有同样的作用,而且都可保持到 80 岁。HDL 对机体的保护作用又与它作用于将胆固醇从机体移出有关(即称为逆向运转),同时还与 HDL 能稳定血管中的前列环素(prostacyclin)有关。从美国 Framingham 的调查研究中提示,HDL 与冠状动脉心脏病的发病存在着相反的相互关系,在两性也是如此;亦即血浆的 HDL 越高,发病的危险性变小,而且不受胆固醇水平的影响。因此,可以从 HDL 与各种脂蛋白的比值来预计发病的危险因素与危险性的大小,例如总胆固醇对 HDL,LDL 对 HDL,或 HDL 对 HDL 等。女性如果 HDL 很低,虽然其相对值与男人一样的低,但女性发生心血管病的危险性高于男性。吸烟者的 HDL 是低的,停吸一年后可以回升。此外,用 HDL_2 作为对比也很好。

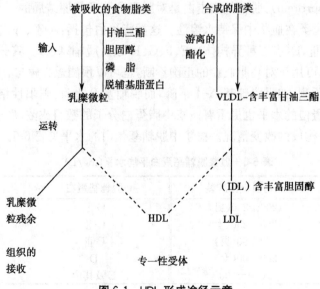

图 6-1　HDL 形成途径示意

6.3.4 膳食与血脂及脂蛋白

许多动物实验表明，膳食中总脂肪高，尤以高饱和脂肪高是可以引起动脉粥样硬化的，当同时又存在高胆固醇时，尤为明显。膳食中的饱和长链脂肪水平高，血浆胆固醇水平也高，同时也降低 LDL 受体的活性。在鱼类中发现的 20 碳 5 烯酸及其他 N-3 型脂肪酸在健康人中可有降低胆固醇的作用。对于高脂血症的患者也具有增加 LDL 及 HDL 的作用，此外，对健康人与高血脂患者，都有明显降低血中甘油三酯的作用。从营养方面看，其实若不服用鱼油胶丸或其制剂，在膳食中多采用深海中多脂肪的鱼类是值得推荐的，这些鱼类包括鲱鱼、马交鱼、金枪鱼、比目鱼以及鲑鱼。这一类鱼的肝内也不含有过高的维生素 A 及维生素 D。也不至于因此摄入过高而引起中毒。单不饱和脂肪酸的液态的植物油，也有降低胆固醇的作用，但可能只是因为单不饱和脂肪酸代替了饱和脂肪酸之故。ω-6 型（即 N-6 型）的多不饱和脂肪系列；例如玉米油、红花油、向日葵籽油则可以降低 LDL 水平，但过量的摄入有可能使 HDL 降低。饱和脂肪升高血浆胆固醇的能力比多不饱和脂肪大一倍。因而，有的人把油脂中的多不饱和脂肪酸（polyunsaturated fatty acid，PuFA）以及饱和脂肪酸（saturated fatty acid）的比值作为衡量食用脂肪状态的一个指标，P/S 的比例是多不饱和对比饱和脂肪而言，此值大，则指 PuFA 相对地高。

现在看来，膳食脂肪可能需要多种类型来构成，才有利于健康，不饱和脂肪不是越多越好，而不能认为凡是饱和脂肪都有害的，哪怕是一点点。问题是要对一定的人群对象，给予一种多种类型而又合理构成的脂肪，这种构成要有利于血浆中合适的 HDL 的水平和总胆固醇水平（表 6-7）。不能忽视的是总脂肪量的控制，亦即脂肪在总热量的比值也是十分重要的。我国成年人以控制在 25% 为宜，这也包括对食物中胆固醇总量的控制，一般认为不宜每日摄入高于 300mg，因为所有动物细胞都能合成胆固醇，因此所有动物性食物中都有胆固醇存在。但是人们生活改善总是以消费动物性食物为快。胆固醇不存在于植物性食物中，常见的植物性食物为主体的膳食、有避免摄入过高胆固醇的潜能。因为摄入胆固醇增加了 LDL 的合成，同时又通过 LDL 的受体来降低 LDL 的分解代谢，这是不能不加注意的。

表 6-7 影响血浆 HDL 的因素

升高 HDL 作用	降低 HDL 作用
饱和脂肪	单糖、短期高碳水化合物膳食
膳食中胆固醇	多不饱和脂肪
酒（低度酒二小杯/天）	高雄激素水平
长期的有氧的运动	合成类固醇
生活的模式	黄体酮
雌激素	一些抗高血压药
性别为女性	肥胖症
	糖尿病
	吸烟
	不做体力活动
	性别为男性

大量的植物固醇，包括谷固醇、菜油固醇（campesterol）在进食前使用可以产生降低胆固醇血脂的作用，在蟹和蚝等体内的海生物固醇也有谷固醇的作用，这些固醇的作用机制在于抑制肠道对胆固醇的吸收。

6.3.5 高脂血症

高脂血症（hyperlipidemias）可以分为多种类型，各种都存在着不同构成的胆固醇、甘油三酯及各种脂蛋白。但是，发生高脂血症可由遗传因素引起，也可由膳食因素造成，用改变膳食来调节血脂是极重要的，但其效果存在着个体差异。

高胆固醇血症可因为遗传上单一基因的异常，也可以由于多基因异常引起。血浆高胆固醇一般涉及 LDL，结果是增加 LDL 的产生或是减少 LDL 的移动与代谢。高胆固醇见于 2a 及 2b 型高脂血症，这是家族性的。甘油三酯增高又具有高胆固醇血症,往往是因为遗传的缺陷引起,也可以由不合理的膳食引起,亦可能上述两种原因同时作用而造成。但原发性的高甘油三酯症(4型)可单纯由于合成 VLDL 过多,或是脂蛋白脂酶的缺陷(1型),而 IDL 的移动障碍,可引起高胆固醇及甘油三酯血症(3型),原发性的高脂蛋白血症是代谢上的异常,是以血流中一种以上脂蛋白过高为特征的。

诊断高脂蛋白血症须在检查前夜空腹 12~14 小时,并且要作三次空腹血样检查,才能确诊,样本中的脂蛋白作层析以诊断其类型,一般用下列公式求出脂类的模式或素描:

LDL = 总胆固醇－HDL－甘油三酯÷5

当然,要排除高脂血症是由于某种疾病继发而引起的。应该指出的是,高脂血症在大部分患者来说,都是没有自我感觉到症状存在的,只有测定血液中的脂类才能发现。在阳性结果时,直系亲属最好也作检查。

在家族性的,遗传性的高脂蛋白血症中,1型主要是家族性脂蛋白脂酶的缺乏,或有家族性脂蛋白脂酶的抑制;apo-c-Ⅱ缺乏或是肝酯酶的缺乏。2型的高胆固醇血症是家族性的,往往有 apo-B100 的缺陷,以及多基因性的缺陷引起的。2b 型、3型等都是家族性的,与基因及基因表达有关,故了解家族史十分重要。

6.3.6 高脂血症的膳食

家族性的高脂血症采用药物治疗很重要,但这里不重点讨论药物方面的问题。但在膳食治疗中不可不了解使用什么药物和使用的情况,以便更好地配合。也应该预见到,饮食治疗需要一个比较长而稳定的时间,有的长至 4~6 个月才有明显的效果,故有一定的难度。降低胆固醇血症的药物,常见的有利胆胺(cholestyramine)及降胆宁(colestipol)等胆酸的结合树脂,也有用尼克酸,HMG-CoA 还原酶抑制剂(lovastatin),以及他汀类,例如辛伐他汀(simvastatin)都可在医学监督下使用。降低甘油三酯血症的,也有纤维酸系列物质,也用尼克酸和其他药物,和干扰胆固醇代谢的药物等,这类药物正日新月异。

(1)降低胆固醇的膳食要求:理想的选择使过高的血浆胆固醇调节到 5.20~6.20mmol/L(200~240mg/dl),LDL 胆固醇调节至 3.5~4.28mmol/L(130~160mg/dl)的限度内。这就要求在膳食上从多方面着眼,包括热量、总脂肪、饱和脂肪、胆固醇以及动物蛋白质等,都须在一定程度内加以限制。与此同时,应增加复合碳水化合物及膳食纤维的比例。必须指出的是,这是一个至少 4~6 个月的耐心调整过程,其间应该根据治疗效果与发展,进行营养的咨询和教育,并且至少每一个半月检查血脂一次。

热量的调控应以理想的 BMI 为目标,稳定而可行的体力活动或运动计划,中年人可行的运动是步行和慢跑,这是调节体重的配合方法。体育运动又有利于提高 HDL 水平,一举两得。脂肪在总热量中的比例可降至 20%,其中饱和脂肪要低于总热量的 5%,多不饱和脂肪可以升到相当于总热量的 10%。如果可能,10% 的不饱和脂肪中有 2% 的 N-3 型脂肪酸,其余可采用单不饱和脂肪酸,同时每 1000kcal 热量宜控制胆固醇至 100mg 以下。

全麦、糙米、粗面、粗粮、绿色蔬菜、水果、鸡蛋白、脱脂奶以及除去脂肪的瘦肉等,如果能被接受,是首先考虑的。在一定实践后,如果控制的效果不理想,应首先考虑进一步减少脂肪的总量与饱和脂肪量。在这个过程中,对病者的教育和示范是必不可少的,为了保证蛋白质的需要,可适当使用大豆蛋白,包括工业制备的大豆分离蛋白(soy isolate)。

(2)降低甘油三酯:超过人体需要的热量可以使在 VLDL 中的甘油三酯增高(故称为内源性高甘油三酯),尤其是这些过高的热量来自精制碳水化合物和酒精。进食含 N-3 脂肪酸的鱼油可以使血浆中的甘油三酯降低。乳糜微粒甘油三酯(亦称外源性甘油三酯血症),对于摄入脂肪和酒很敏感,如果限制脂肪的摄入,例如脂肪占总摄入热量的 15% 以内,并限制酒精的食用,血中的甘油三酯也可以降低。因而用限制热量的体重的调控,加上坚持定量的运动对于调节血浆甘油三酯水平是很有帮助的,这特别是对于 5 种类型高脂血症的患者有用。对于这种病者的长远的目标是一步步使血浆甘油三酯降至 5.65mmol/L(500mg/dl)以下,而不用药物治疗,同时可以降低急性胰腺炎的危险性,如果能再降至 2.26mmol/L(200mg/dl),那么发生动脉硬化的危险性也明显地降低了。

(3)饮食治疗的目标:对动脉粥样硬化患者的治疗,尤以饮食治疗要有一个长远的目标。为了阻止其至回转这一种进行性的病变,首先尽力使血浆胆固醇浓度降至 6.25mmol/L(240mg/dl)以下,如果能再稍低一点[5.2mmol/L(200mg/dl)]更好。而 LDL 的水平,与胆固醇也争取降低至 3.4mmol/L(130mg/dl),而 HDL 则调控至 0.9mmol/L(350mg/dl),而甘油三酯则使之低于 2.82mmol/L(250mg/dl)。以上的一切调控,均有利于减低继发性心肌梗死的危险性,防止动脉粥样硬化的发展。

6.3.7　关于心血管病

心血管病(cardiovascular disease,CVD),包括冠状动脉硬化性心脏病(coronary heart disease,CHD)在内,是动脉粥样硬化疾病的重要组成,是我国晚近死因排序的前三位疾病之一。动脉粥样硬化的病因中,饮食环境与生活模式有重要影响,在前面已作了讨论,在饮食原则上也作了探讨。

当前心血管病的治疗有了很大的进步,心脏手术,例如冠状动脉的搭桥手术以及介入治疗等,今天已有很高的成功率。然而冠心病是一种高发病率的常见病,预防的社会效益远大于治疗,这里重点补充有关预防的问题,其中重点又放在膳食因素上。

较多的学者认为,在冠心病发病上,环境因素与遗传因素都有其位置。否则不能说明血浆中各种脂类水平有较大的个体差异,例如个体间总的固醇及 LDL、HDL 水平相差可达 50%~60%,这不能不考虑到遗传因素。而且一些作者在观察中证明了遗传因素的作用,有的甚至因此而怀疑进行营养干预有没有效果,或者营养干预有没有必要,这种想法当然是错的。

事实上就在对病人的观察中,不少报告都认为:病者在膳食干预后的血脂的反应上,一个病者与另一病者之间有着千差万别的反应,其中有遗传因素所发生的作用。例如一些研究证明,如果人体存在着脱辅基蛋白 E_4 的等位基因,就会出现血浆胆固醇浓度的增加和对胆固醇吸收的加强,就算在食物中减少胆固醇,也未发现这些人在代谢上有补偿性反应。估计美国人中有脱辅基蛋白 E_4 的等位基因的人约占 14%,其中白种人高于亚洲人。当然,这并未能否定在人群中进行营养干预的作用,而是应该更深入做这项工作。

(1)要辩证地看待胆固醇和脂肪:胆固醇是机体的重要组成物质,机体细胞尤以肝细胞能够合成这种物质,在蛋白热量严重缺乏时,血浆胆固醇需要具体地分析。

食物的改变影响了血浆中致动脉硬化的 LDL,也改变了对动脉硬化具有保护作用的 HDL,而且在心血管病危险因素的作用上,HDL 的作用大于 LDL 的两倍。因而总胆固醇与 HDL 的比值对推断心血管病有意义,Crouse 等观察到,如果大量降低脂肪在总热量的比例,血浆中 HDL 就下降,往往伴随的是血浆甘油三酯的升高,这是因为要相对地增加碳水化合物,从而引起甘油三酯在血中的升高。有的人血中总胆固醇水平在正常范围,而 HDL 则低,那么这样的人降低脂肪比例所导致的 HDL 下降,实际上是相对地增加心血管病的危险性。

强调过分地使用降低胆固醇的膳食,目的是降低血中的致动脉硬化分子,至少是 LDL,因为有的人的心血管病遗传因素很明显,而脂蛋白组成的异常会引起不正常的脂蛋白分子,这种分子也可以引发心血管病。Lp(a)就是一个例子,Lp(a)是一种脂蛋白,含有一个脱辅基蛋白(a)分子,它与 LDL 的脱辅基蛋白 B有共价键。Lp(a)的致动脉硬化作用是因为它有能力去延长血纤维蛋白溶解作用的时间,主要是通过干扰血纤维蛋白与血纤维蛋白溶酶的相互作用,也作用于对血纤维蛋白的溶酶原的激发上面。因而,如果增加 Lp(a),那将会增加二三倍的心血管病和脑卒中的危险性。有的患者合成和分解 LDL 都高,故血浆LDL 不高,但心血管病的危险性却增加了,因此对脂类不应该绝对化。

(2)有针对性地对人群干预:采用低脂高蛋白和高糖和膳食纤维的膳食以控制血脂,在儿童、妇女和老人中是应该区别对待的,对于儿童;问题是什么样的膳食有利于正常的生长发育,过低的脂肪,限制蛋、肉、奶及其制品,是不适宜的。低脂肪和低胆固醇膳食对于 18 岁以前的人值得思考,也就是说,不应该直接以成人的要求照搬到青少年儿童中,但也不应该毫无节制地进食高脂食物,包括油炸食物、肥的陆地动物肉类,以及过多使用甜食以致引起超重甚至肥胖,因而青春期儿童的膳食脂肪宜控制在总热量的 30% 以内。这一个年龄的群体仍然要讲均衡营养的原则。同样地,直接地引用男性的材料推论到妇女,也是不适宜的。

随着老龄的年岁增长,血浆胆固醇水平与心血管病的危险性的关系变弱了,而胆固醇水平又随着年龄而增加(图 6-2)。

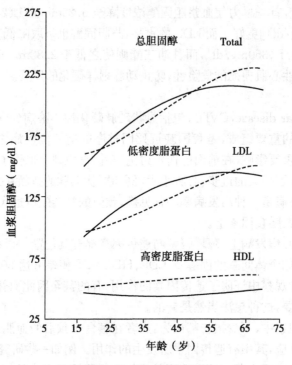

图 6-2　年龄与血脂的改变

　　因此,对血浆胆固醇的控制,不宜把中年人的要求直接应用于老年人。一些老年人甚或不适合于使用低脂与低胆固醇的膳食,过高的碳水化合物会冲击葡萄糖耐量,引起餐后高血糖以及高胰岛素血症,这正是可能引起心血管病的一种危险因素,因而这一问题应该个体化处理。

　　(3)避免干预的副作用:对成年人群的推荐膳食,作为预防心血管病来说,一方面要适当地降低血浆中的胆固醇,同时必须避免副作用发生,图 6-3 是 40～49 岁男性的血胆固醇的分布。

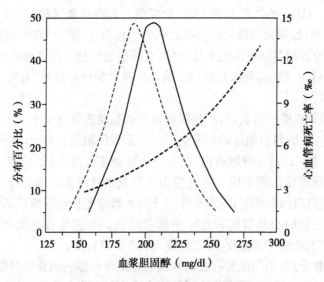

图 6-3　40～49 岁人的胆固醇分布

　　在这一个年龄组中,随着血胆固醇浓度的增加,死亡率也增加,这是不能不加注意的。我国人民习惯多以植物油为烹调用油,是一个较好的传统,增加肉食后,动物脂肪增加了,这是可接受的,问题是有过多的群组过分盲目的增加油类,这见于我国 2002 年全国营养与健康调查,人们的油脂用量明显地过高了。图 6-3 中,虚线的曲线是干预后,平均胆固醇降低 0.36mmol/L(14mg/dl)的结果,在图 6-4 中可见到 6 年干预的结果,实际计算的死亡率从每 1 万人的 59.3 人降至 50.8 人,因而应该说是有效的。

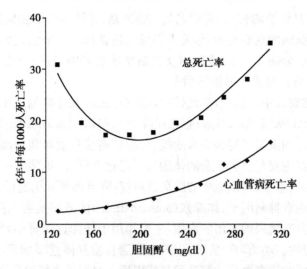

图 6-4 血浆胆固醇水平与心血管病死亡率

我们应该谨慎地引导人们采取合理的(尤其是对中年人)饮食,鼓励采取预防心血管病的膳食,引导正确的食物消费是必须的,但又尽可能避免副作用,这是对一个区社的人群而言的。至于对于个体就不同了,因为在任何时候都应当按照实际的情况指导一个个体对象。所谓辨证施治也适合于营养治疗。对于一个肥胖症患者和一个低于理想体重的患者,显然是有不同的干预要求的。

假设一位 60kg 体重的健康壮年人,中等体力劳动,每日提供 2200kcal 的能量,又假设用我国有代表性的食物:即每日 400g 粮食(其中米与面各占一半),有 500g 青菜(大白菜与莴苣),一个鸡蛋,相当于 25g 大豆的制品,还有 50g 的瘦肉与 25g 的鱼,30g 的植物油,这大体是 2200kcal。其中有 71g 蛋白质(约近一半,即 30g 为动物与豆类蛋白质),这一个模式性的食物组成,在总热量中 12% 来自蛋白质,20% 来自脂肪(其中 1/3 来自动物性脂肪),68% 来自碳水化合物,估计这一个假设(例如米和面)的食物结构,大多中年人是能接受的。但这个架构或轮廓只是为了讨论,故其中有许多调整的余地,例如可以调节的水果和粗粮以及零食中采用一些硬果类和中国的茶类以保证水分的摄入。这个例子不是一个标准示范,仅为讨论,我国的传统膳食对预防心血管病是有一个良好基础的,是可以通过引导而被接受的。

6.4　高血压的膳食与营养

6.4.1　概论

高血压病是心血管病的一个主要危险因素。在我国是一种常见病,发病率似有从南到北增高的现象,2002 年全国的调查,高血压在成年人中已达 22%,这是值得注意的。病因仍未彻底清楚的往往称为原发性高血压,估计与肾的异常、内分泌及血管的异常有关,也与饮食中食盐量的不断提高,生活节奏的加快以及生活模式的不够合理,也和遗传因素有密切关系。不论是正常血压或血压高的人,心血管病的危险性都与舒张压及收缩压的增高有关,过去多年的经验说明,抗高血压治疗是降低心血管病危险因素的必要措施,也能降低发病率与死亡率。

患有高血压疾病的人需要服用合适的、副作用少的降压药物,但也必须了解每日的膳食构成与血压的控制有着非常重要的关系,因为正确地取得合适的膳食,有可能用少一些的降压药,甚或可以用低一些的剂量而得到控制,对于患有轻度的高血压患者来说,饮食更加重要,因为处理得好,甚至可以不用药物。例如有的药物控制住高血压的病人,如果把体重降低至正常,又能限制食盐的摄入,有时可以免用药物而又能保持正常的血压(舒张压在 80mmHg)以下,更加值得注意的是,从长远来看,更重要的是预防心血管病的发生或发展。本章将重点探讨这一问题。

6.4.2　肥胖病与高血压

肥胖病已命定为一种慢性病,是与高血压相伴行的,不少的观察提示,体质指数或称体重指数(body

mass index,BMI)与高血压呈线性的相关,其中尤其关键的是,体腔内部的脂肪过多比皮下脂肪过多对高血压的影响更为重要,一些纵向的观察提示,尽管人们摄入的食盐在一个恒定的水平,但体重增加与血压增高伴行,美国的一个报告认为在 25~64 岁的男女性高血压患者中,有三分之一是肥胖病者,而在 25~44 岁的男性高血压患者中,有三分之二是肥胖病人。

从短期的临床实验相比观察中,提示若降低体重,就有可能降低过高的血压,有人估计平均体重减轻9.2kg,则收缩压可降低 0.84kPa(6.3mmHg);舒张压降低 0.41kPa(3.1mmHg),在动物实验及以后在人体的观察中可见,肥胖病引起周围组织对胰岛素的抵抗,存在高胰岛素血症与高甘油三酯血症,这都与肥胖导致的高血压有关。减重(主要是减去多余的体脂),或是运动训练、虽然不一定直接减低体重,却有利于增强体内组织对胰岛素的敏感性,降低血中的胰岛素浓度,降低因肥胖引起的血压。纵然这些作用不一定是专一性的,但诸如生长激素抑制因子、体抑素(somatostatin)的升高是可以降低原发高血压病人的血浆胰岛素及血压的,胰岛素具有抗尿钠排出的作用,主要作用于增加近端肾小管对钠的重吸收,也增加醛固酮对血管紧张素Ⅱ的反应性。动物(狗)实验,以高脂肪膳食使其体重增加后,血压随体重增加而上升,也伴随着钠在体内的潴留,同时增高血浆的胰岛素与醛固酮。对于摄入糖而升高的胰岛素的抵抗性,也总是伴随着与胰岛素的抗钠排出的作用有关。

胰岛素也增加交感神经系统的活性,动物实验从静脉急性灌注胰岛素后,增加心脏的收缩性,以及血管对去甲肾上腺素的反应性也增加血中儿茶酚胺的浓度,以及周围组织对胰岛素的抵抗。

胰岛素与离子的运载以及细胞的生长有直接的联系,其中包括心脏和血管的细胞,据此,也可以推论胰岛素可以引起的动脉压的升高。胰岛素可以激起 Na^+ 及 K^+ 的 ATP 酶,从而影响细胞内的钠与钙的浓度;也可通过激活 Na^+、H^+ 抗运载(antiporter)从而增加细胞内的酸碱度;同时,通过抑制细胞浆内 Ca^{2+},Mg^{2+},ATP 酶的配合,达到上述目的。所以总的来说,胰岛素改变了运载过程,而提高了细胞内钙的浓度。对于血管的平滑肌来说是与增加外围抵抗性有关。这种细胞内钙浓度的增高,见于原发高血压者、肥胖病者的血小板、红细胞、脂肪细胞内,也见于正常血压的人以及 2 型糖尿病病人。此外,如果细胞的钠升高,Ca^{2+} 与 Na^+ 的对抗性减弱,从而使细胞内增加钙。胰岛素也可以通过电荷的通道来增加钙,这种作用实际上是由于更高的周围的葡萄糖浓度的增加引起的。在动物实验中可以看到肥胖的大鼠,其动脉血压增高是与血管平滑肌细胞的钙流动不正常有关,也与钙的 ATP 酶活性下降、红细胞内钙升高有关。在细胞内增加游离钙可能是对胰岛素抵抗的一个因素,因而引起高胰岛素血症,从而引起肥胖病,在高血压病者中看到抵抗力小的动脉血管平滑肌比正常增多,在小动脉也是如此,这样一来,外周的抵抗力加大了。但是,对胰岛素激起的葡萄糖吸收的抵抗,同时又不引起致丝裂素的抵抗,因此细胞仍然可以不断生长。在这种情况下,胰岛素刺激细胞生长的能力也与细胞浆在游离钙的增加有关。但是,在人类肥胖病者中的观察,还未能确立因为血浆胰岛素升高引起高血压的证据。在急性的实验中,尽管周围性的交感神经活性增加,胰岛素并不一定增加血管的抵抗性。

6.4.3 高血压与膳食中的氯化钠

流行病学观察和营养干预都说明氯化钠的摄入与血压的相互联系。在人群中,高血压的发病率是与食盐的摄入有关的,当然这种关系在明显高的食盐摄入量群体中看得更加明显。最近 Intersalt 的一个国际合作组织在 52 个中心,进行了对 1 万人的观察,即对血压与 24 小时内尿钠排出的关系的研究,结果取得两个主要的答案:其一是每日摄入食盐量相差 100mmol(100mEq)是与收缩压相差 0.28kPa(2.2mmHg)成比例的;其二是,每日减少 100mmol 的食盐摄入,缩小 25~55 岁调查对象的收缩压1.2kPa(9mmHg)。但是在单一人群内,血压与食盐的摄入关系则不很明显。

Sallivan 等用急性耗尽钠或者急性负荷钠的方法进行观察看到:约有 30%~50% 的高血压患者,以及有较小比例的血压不高的人对食盐是敏感的。所谓敏感是指当耗尽钠时,动脉压降低,或者给予钠负荷时,血压升高。但是在相对短的膳食干预,而食盐的限制是温和的情况下,血压的降低是小的,Cutler 等认为:在临床对高血压患者的实验观察,中等度的限制食盐的结果是收缩压降低 4.9mmHg±1.3mmHg(95%可信限),舒张压减低 2.6 mmHg±0.8mmHg,对照的非高血压人则下降 1.7mmHg±1.0mmHg 收缩压和 1.0mmHg±0.7mmHg 舒张压,这一改变是伴随着尿钠排出减少(24 小时内 16~171mmol)。用双盲法所作的类似观察也有相同的结果。

钠摄入与血压的反应存在着个体差异,其中包括地区差异,也包括种族、年龄以及血压很高的人。此外,动物实验模型反映遗传因素对钠的影响是明显的,在男性同样有对钠的敏感性的遗传因素,例如有人认为显性的结合珠蛋白是对食盐敏感的一个指标。

对钠与血压的关系机制有过许多解释,例如:肾排出钠的能力降低,会引起钠所导致的动脉压升高,这见于 Dahl-S 鼠,它是先天性对钠敏感的一个模型。这种动物排出钠有特别的阻力,在临床上也见到一些高血压患者,在钠负荷时比常人潴留多的钠于体内。此外,在一些钠引起高血压的模型中,血压与交感神经系统的活性有关,临床上可见到,手术切除交感神经可免于高血压的发展。

在人类,增加交感神经系统的活性,以及对血压反应功能的低下,也是对钠敏感致升血压的因素。膳食中钠的负荷,可增加淋巴细胞内的钙,也见于对钠敏感的病人。

除了钠以外,最近也注意到食盐中的氯,并认为这一种阴离子对血压的影响也是重要的。有的实验表明,高钠而同时没有氯则不引起血压的升高,而单独的高氯而没有钠,对血压的影响也不那么大。没有氯的钠为什么不易引起血压升高?这很可能是因为没有氯的配合钠难以扩大血容。日常生活的食物中也有时会使用没有氯的钠,例如碳酸氢钠和谷氨酸钠都是没有氯的添加剂。

6.4.4 其他食物因素与血压

(1)钾:食物及膳食中含有高钾的群体,比膳食中低钾的群体少发生高血压。这一点,后来得到一些调查所支持。钾与高血压的这种负相关尤以见于在钠摄入高的条件之下。最近一些临床实验性观察反映:在高血压病者中,增加钾的摄入,可以降低血压,相反,如果钾在体内耗竭,例如腹泻引起的大量失钾,或是膳食中的钾本来很低,都往往伴以血压的升高,很可能是由于血容的扩大所引起的。在美国,高钾的摄入对血压的影响,在黑色人种中比在白色人种中明显,但这是对那些摄入较多钠而又有高血压的人而言的。似乎摄入食物中含钠低的人,没有这种钾与血压的负相关的关系,因在筛查时以尿中的钠/钾比值作指标,比单独用钠作指标有更加强的相关性,尤其见于儿童。

钾的负荷也在一些动物模型中提示能预防和改善高血压的发展,包括由高食盐引起高血压的动物,高钾可能与抑制血管紧张肽原酶的释放有关,因为它对抗了血管紧张素 II 对血压的反应,也降低影响血管收缩的血栓素(thromboxane),同时增加扩张血管的赖氨酰胰激肽(kallidin)。最近有的实验报告认为,钾还有预防脑卒中的作用,但有待于进一步论证。

(2)钙:早年在流行病学中提出饮用水的硬度与心血管病呈负相关的关系,以后又提出钙在饮食物中的浓度与血压有关。换言之,钙的缺乏与高血压病的发病率高有关。但是临床的观察,若每天补充 1～1.5g 的钙,结果有中等度的降压作用但不很恒定。对于对钠敏感的人,或是摄入钠高的人,低钙摄入只减缓钠对血压的影响,高钙的补充则作用明显一些。似乎高血压的病人比正常人对于高钙补充有正面的反应,尤以那些低血管紧张素原酶的高血压患者与对钠敏感的患者,在动物模型的观察也是如此。相反,高钙的添加对于高血管紧张素原酶的病人,或是依赖血管紧张素原酶的病人都有增加血压的作用,在动物实验也是如此。

在人体及动物实验反映,氯化钠的负荷产生高尿钙,并同时增加血中的副甲状腺素与 $1,25-(OH)_2-D_3$ 的浓度,以及高的血钙,减少血浆中的离子钙的浓度。增加甲状旁腺的浓度也见于对食盐敏感的高血压病人(这些病人有低的血管紧张肽原酶,即肾素)、$1,25-(OH)_2-D_3$ 在血中的升高在低肾素的原发性高血压患者中,也同样可以见到。相反,原发性醛固酮病者维生素 D_3 则下降。

据以上的事实,预计钙及调节钙的激素是与高血压有关的。补充钙对血压的影响有以下的可能性:一是利尿的作用;一种细胞膜稳定性的作用,作用于交感神经的紧张度;二是提高降钙素-基因-相的多肽(CGRD)在循环中的水平,它是一种有力的血管扩张物,一些研究也提示:影响血钙的甲状旁腺激素可以直接或间接地影响神经的活性与血管活动性;甲状旁腺激素也作用于作为一种钙的离子通道,因此实际上已给予血管平滑肌的收缩器以钙离子。对于老年人,膳食钙能降低高血压,并与 $1,25-(OH)_2-D_3$ 的水平有密切关系。

综上所述,对钠敏感的高血压病患者,可能存在一种钙损失状态,其结果继发高血浆甲状旁腺激素,补充钙之所以降低血压是因为可以改善细胞内钙的缺乏,并由之而产生的继发的高甲状旁腺激素。钙的代谢与钙调节激素的改变,可能是氯化钠负荷的一种附带现象,并不一定与引发高血压有关。大量补充食物的钙对血压降低的作用,可能是由于引起的高尿钠所致,因而不是由于有关激素改变所引起的。

(3)镁:镁存在各种食物中,故不易察觉出它在人们膳食中的含量与高血压的关系,但是一些间接的材料提示:低镁食物与高血压发病有关,过去十多年来,含镁丰富的食物相对的减少了,因为过分精加工的食物,都有丢失镁的可能,精加工食物的不断增加也意味着人们摄入的镁减少。甚至有些人怀疑,在工业发达国家中会存在亚临床的镁缺乏现象,这种现象又似与高血压的发病率升高相平行。相反,重视蔬菜水果及以植物性食物为主的人群,倾向于有相对较低的血压。在生理上,镁是能减低血管的紧张度与收缩性的,可能是因为减少血管壁细胞对钙的汲取,亦即减少细胞内钙浓度。相反在生理上,镁的缺乏可以增强血管收缩。

(4)酒类:最近明确酒精是独立地与血压有关的食物,亦即不受年龄及身体结构等而直接影响血压,若以14克纯酒精量作为一小杯酒计算(大约相当于400ml啤酒,100ml红葡萄酒或25g白酒),每日超过三杯酒以上的人与滴酒不沾的人比,饮酒者的血压有明显的升高,在高血压的发病率上,每日三杯以上的饮酒的人,在形成高血压中占5%～7%的高血压的危险因素,男性又大于女性。在每日摄入大于20g酒精的情况下逐步地加大危险因素,有一些报告认为劝高血压患者戒酒有好处,但酒精对高血压的作用机制,目前还不很清楚。

(5)素食膳食:全世界有多种类型的素食者,素食的定义不尽相同,僧人的素食中加入蚝是正常的,它是软体动物。7日复活教的素食者将蛋与奶作为正常的膳食内容,也作为素食者,故称这类素食者为蛋奶素食者(ovo-lacto-vegetalian),他们各自的习惯是应该尊重的。但这里指的素食是以全部植物性食物为主的膳食。

总的来说,素食者的收缩压与舒张压都比其他类杂食者低些,到底是这一类膳食中哪一些食物产生主要降压作用还未清楚,也可能是这一类膳食构成的模式产生这种作用。但总的来说,素食者的膳食中比其他肉食的杂食者在膳食上少些油脂,少些饱和脂肪、胆固醇,也比其他的膳食可能多些类胡萝卜素等抗氧化物质。习惯使用大豆及其制品者其蛋白质的摄入也不差。相反,就我国的素食的相对性而言,从食物中会多一些碳水化合物、膳食纤维,多不饱和脂肪,钾、镁及钙。此外,如果米、面作为主食,实际上摄入的钠也相对的少,因为米饭一般是不加盐的,它却有稀释副食中钠盐的作用,中国古代和现代的医学家和营养、养生学者并不一定主张人们都采用素食,除了宗教的教规外,大多数学者都建议考虑在膳食中含有一定量的动物性食物,主要考虑的是蛋白质和一些植物中少的营养素。但肉类不要过多、过滥和过肥,这一思路可以作为良好膳食结构思考和设计的基础。

高血压病与很多因素有关,特别与社会环境、生活模式、遗传、心理环境,以及膳食等有关系,最重要的是在成人中避免动脉粥样硬化的提前或早期发生。在少年则避免肥胖病的发生及延续到成年。有一部分内容在前述章节中讨论过。

许多现代文明社会中的习惯是不利于预防高血压病的,例如吸烟和纵酒,其实食用过咸的食物也是一种不良的习惯,现代的中国菜采用过多的谷氨酸钠(味精),这必然地增加钠量,于是钠盐就不可避免地增加,过去人们调味主要是上汤,它的含钠量相对地少,近代人的生活吃白饭少了,副食多,盐也就无形中多了,其实人体每天仅需要5g食盐,在发汗多的生理状况下,可能需要多一点,但在现代的生活条件下,包括农村的条件下,大汗淋漓的作业比过去少了,体力劳动也比任何时候都少了。婴幼儿本来不需要摄入很多钠盐,但是长辈的口味决定一切,于是一代一代的口味加重。我国也有自南到北口味加重的倾向,高血压的发病也似与之平行,食盐的摄入与我国人群高血压患病率的关联是明显的,劝人少食盐并没有任何的害处,中医的经典从来都劝导人进食清淡的食物,两千年来未见有什么副作用。相反,君主、贵族们却未见有多少人是长寿的。

均衡膳食应该包括各种营养物质,包括热量,当然也包括各种矿物盐。前面已提出过,不应该只注意膳食而忽视合适药物对高血压的控制,因为高血压本身可引起动脉硬化,而动脉硬化反过来影响血压,这已是一种常识了,西方一些学者主张人们可以适当饮用少量的低度酒(例如葡萄酒),并认为对维持高密度脂蛋白水平有好处,问题是应该有限度和饮者是否能够有限度。有限度的饮用在我国是可以接受的,我国多数地区普遍地摄入比发达国家低的钙,这与我们用牛作为耕种工具的农业国历史有关,因此,比较少的人在母乳停用后,继续使用动物奶,也很少用奶制品,这是膳食钙不足的一个因素,有希望在今后能够逆转,不论是否预防高血压,适当增加膳食的钙,这对高血压的预防也有利,另外的章节中将再论及。

热量,当然也包括各种矿物盐,前面已提及。当然,也不应该只注意膳食而忽视合适的药物对高血压的控制,因为高血压本身可以引起动脉硬化,而动脉硬化本身影响血压。西方的一些学者认为可以饮用小量低度酒,并认为也许对维持高密度脂蛋白有好处,这也许是人们可以接受的,仍未有足够的论证提倡,我国多数地区人们每日摄入的钙偏低,不论是否正确,不利于高血压的防治,应设法在每日膳食中增加钙。

6.4.5 代谢综合征

代谢综合征(metabolic syndrome)有的称为 X 综合征(syndrom X)。在前面的章节中已有论及,为了方便,本书放在这一章节中,这一综合征提出 2 型糖尿病并不仅是胰岛素不足、抵抗以及衍生其他问题,而是由于胰岛素的抵抗引起由于胰岛素不足所发生的机体反应,或是代谢性代偿性的胰岛素在血中升高,其结果不是出现糖尿病就是存在代谢综合征,问题是:最终的结果是引起动脉粥样硬化性疾病。

为了普及预防,一个专家组对代谢性综合征提出了以下的指标:

(1)中心性肥胖:

男性腰围>40 英寸,我国学者建议为 30 英寸;

女性腰围>35 英寸,我国学者建议为 25 英寸。

(2)空腹血糖≥110<126mg/dl。

(3)血压≥130/80mmHg。

(4)甘油三酯≥150mg/dl。

(5)高密度脂蛋白胆固醇:

男性<40mg/dl;

女性<50mg/dl。

该小组认为这 5 个指标中有三个指标以上为阳性即可成立为代谢综合征,而这些指标也确实相互有关联,并且最终可导致动脉硬化性改变,这些指标的缺点是目前还未能有充裕的科学论证的结果,是有参考价值的。当然,这是一个国外的论据,一些数值不一定适合我国人民的体格情况,例如在腰围方面,我国学者的建议值比这里的小,我国学者建议国人男性腰围以 30 英寸为佳而女性为 25 英寸,这是合理的,因为国人的个子相对小于欧美白种人,因而上述五项指标是可以按照我们的国情参照的,其重要的目的是预防动脉粥样硬化性疾患的发生,一个综合的症状概念,也有利于人们在预防疾病中,免于进入"见树不见林"的误区。

6.5 癌症与营养支持

癌症(cancer)是一个多种器官疾病的统称,以上皮细胞穿过基底膜而疯长为特征,因为这种细胞生长失控状态,导致一系列严重的后果。癌症的病因至今仍未完全清楚,但是细胞的基因表达失灵是为较多学者所接受的。环境因素对这种疾病的影响是十分重要的,其中包括人类环境的污染,以及作为重要环境的饮食。

癌症是我国最近列为死因排序为前三位的疾病,性别在发病部位有不同的比例,但癌症的预防是极为重要的,饮食又是其中重要的一项,但对患者的各种治疗措施中,营养支持亦是不可忽视的,因为许多患者实际上是死于营养不良和饥饿,这里着重讨论的是与癌症有关的营养问题。

6.5.1. 膳食与癌症的关系

癌症的发生将在后面论述,但这一问题是多因素的,包括遗传、生活模式、大环境与饮食,甚至生活习惯等,饮食因素被广泛的关注,包括流行病学,人群队列研究,干预研究以及特定群体的对照研究等,但比较受关注的有下列几个方面:

(1)能量及有关的体型方面:20世纪初期学者曾关注能量的限制使实验动物发生癌症的概率降低及寿命的延长,这一研究的结果曾被多次重复及论证,尤以乳腺及其他肿瘤为然,例如动物的能量限制相当于其需要量的30%,则乳腺肿瘤的发生可减少至90%,在人类这方面的问题近年也开始被关注,但在群体中,人们的体力活动强度以及饮食习惯以及食物的能量高低都是有很大差异的,但总的观察是:体力活动与能量的摄入量与动脉硬化性心脏病量是呈负相关关系的,当然,从营养科学的本意来看,能量平衡实际上与人们的生长发育以及体态最有关系,其中也有基因的作用与其他社会因素的作用,但过去几个世纪的观察,例如日本人的身高和相应的体重明显地增加了,但确实乳腺癌和直肠癌也明显增加,同时饮食构成是否也存在作用,是值得思考的,日本人移民到夏威夷的一个纵向观察是有启迪的,移民的第一代人其癌症发病主要为胃癌,这是与美国本土人相差很远的,但第二代日本人胃癌明显地减少,而直肠癌却又明显增加,与美国本土人的发病一致,提示了饮食与生活的改变引起癌症的发病改变,很值得深思。

生长过程的另一研究是女孩初次月经年龄的提前与乳腺癌发病的增加存在因果关系,估计女孩的BMI与初次月经的出现有关,但动物实验观察提示,相当于青春前期的急剧发育是与乳腺的肿瘤发病有正相关的关系。

成年人能量的正平衡以致体脂不正常的增长也许和几种癌症的发病有关,包括结肠、胰、肾及食管的腺癌,而体脂的不正常增加与乳腺癌的关系是复杂的,绝经前妇女有较多的体脂似与癌症的发生有负相关,绝经后则相反,可能与无排卵性的月经周期的肥胖妇女的状态有关,也有报告认为男性的肥胖症与前列腺癌有关,但未得到合理的论证,但肥胖症与癌症的关系被认为与肥胖者体内的内分泌改变有关,包括固醇类,胰岛素及类胰岛素样生长因子(IGF-1),这些激素影响细胞的增殖、分化与凋亡,在人体的观察中,血液中高的IGF-1及胰岛素也是引发癌症的一种危险因素,尤以对于富裕的群体而言,尤以直肠癌的发病,总的来说,维持正常的体重与体态,对于成年人来说是有利而无害的。

(2)膳食脂肪:目前学者比较一致认识到总脂肪占总热量的比例为30%是适宜的,以动物模型的观察,高脂膳食是能使肿瘤增长的,但从全球的流行病学观察,人均动物脂肪的摄入量与乳腺、结肠、前列腺以及子宫内膜癌量有明显的正相关,在消费动物脂肪较高的美国,其乳腺癌的发病率相对高于低脂肪消费的国家,但队列研究中的几个结果提示,总热量从20%~45%的脂肪比例,并未见到脂肪摄入量增加与癌症的发病有明显的相关,美国一项对2965名护士追踪长达14年的仔细饮食观察,未证明高脂膳食与疾病的关系,但另一项对90655名绝经前妇女的观察(24~46岁)却提示过高的动物脂肪,主要从红肉中取得的脂类,提示与乳腺癌具有正相关的作用,但与植物性脂肪没有明显关系。实际上,低脂膳食的人往往会进食更多的水果和蔬菜而得到好处,也有的认为,脂肪的种类是重要的因素,其中注意到饱和脂肪酸上,在欧洲南部的乳腺癌发病率较低,这一地区食用单不饱和脂肪酸的橄榄油为主,估计有某些保护作用。

至于结肠癌的发病因素,估计高脂膳食会使胆酸的分泌增高,这类物质在结肠中会转化为致癌或促癌物质,但近年的研究认为较高的体力活动水平是能减少结肠癌的,但从总体上去看,总能量摄入过高,不利于结肠癌的预防。

脂肪与前列腺癌的关系也备受关注,曾报告过8000位在夏威夷的日本人,未证明总脂肪量与不饱和脂肪量与前列腺癌有关,高摄入水平的 α-亚麻酸与前列腺癌有正相关,但大量的报告未同意这一结果和论断,加之,亚麻酸有利于预防心脏疾患。

总之,脂肪在膳食中的比例在多种研究中是矛盾的,纵然来源于红肉的脂肪引人注目,加之,致癌的因素很可能不完全在脂肪种类或数量本身,而是存在于脂肪中的物质是否具有重要的作用还未能确定,但脂肪在膳食中限量和以植物性油脂为主,是目前认为安全的。

(3)碳水化合物：因为多年来强调膳食中脂肪不宜过高，因而强调摄食适量的谷类就成为必然的倾向，但精加工谷类的过量摄入，也招致肥胖症，包括高甘油三酯及高血糖的现象，以及空腹胰岛素水平的升高，这种升高或是与 IGF-结合蛋白质-1 有关从而会增高 IGF-1，一些研究认为这种升高也与直肠癌有一定的关系，但碳水化合物与癌的关系研究，可以认为仅仅在开始，而膳食中有占比重大的能量由谷类提供，至今被认为是安全的。

(4)蛋白质：至今在成人来说未发现蛋白质与任何癌症存在关系，包括鱼类、禽类与植物性的蛋白质。

(5)食品类型：不同的食品类型或种类与癌症的关系有过众多的研究与观察，主要有下列几个方面：

肉类：红肉是目前被密切关注的食物，因为被提出与结肠、直肠及前列腺癌有关，尤其是加工的红肉，红肉的加工最被关注的是认为可与致突变的氮化物有关(N-nitroso，NOC)，红肉中的血红蛋白铁，而不是无机铁可刺激 NOC 的形成，比较多的研究认为红肉会增加癌的危险因素，也与其他部位，如膀胱、胰及肾的癌症有关，但到底多长时间摄食红肉未能非常明确，有的学者认为每增加 100g 的红肉会增加 12%～17% 的风险，可见致癌的因素是摄食分量较大而有长期食用而言的。

乳制品：这类制品是钙及维生素 D 的重要来源，也有一定的优质蛋白在内，大量的流行病学研究未能提出乳品与任何癌症有关。

水果与蔬菜：这是一大类品种极多的食物，这类食物含有对抗癌症的活性物质，众多研究提出膳食中丰富的水果与蔬菜出现低危险致癌因素，应该注意的是水果与蔬菜本身的被环境污染，其中包括致癌物质的污染，而蔬菜与水果的品种也繁多，简单地把这一大类看作单纯的一种食物是不合理的，盲目大量的摄食含糖的水果，对于一些人体来说，会增加其血糖生成指数，但更值得注意的是这一大类食物含有众多的植物化学素(phytochemicals)，例如叶黄素、番茄红素、玉米黄素等，被认为是能对抗体内自由基而有利于预防慢性疾病的。但抗氧化作用在这一大类食物的全部作用，还有待于深入研究与开发，但就目前的认识，这类食物是健康的食物。

膳食纤维：膳食纤维是一大类物质，包括纤维素、半纤维素、果胶与黏胶，以及木质素等，这些物质被认为可与致癌物质结合，也加快粪便的运转，又减少致癌物质在肠道的存留时间或起作用时间，这类物质在益生菌的作用下，一部分可产生短链脂肪酸为肠道细胞所利用，近年欧洲十个国家的共同观察认为高膳食纤维在膳食中可以降低 25% 的结肠癌，这是对低脂膳食纤维而言的，研究设计中未排除其他影响因素，一些干预试验，包括没有食用纤维，并未对肠息肉有明显的影响，但早年 Barkitt 在对照非欧与英国本土的结肠的膳食纤维正面效应是公认的，膳食纤维的性质，作用与膳食中的其他物质是千差万别的，但适当的膳食纤维于水果和蔬菜中，就大多数人们习惯食用的品种来说，未证明其具有反面的作用，相反，蔬菜与水果一直认为是安全而有利于健康的食物。当然，蔬菜与水果的种类数以百计，任何食物都是各自有其构成的，我们的先人就将蔬菜分类为具有寒性、热性、有毒、无毒等分类，这不是没有因由的，如何取得可靠的信服的研究结果，还有许多空间需要补充。

酒精饮料：大量酗酒及同时吸烟已证明与口腔、喉、食管及肝癌有关，一些有对照的队列研究提示低至每日两杯酒也增加乳腺癌的危险性，适度的饮用也提示与结、直肠癌有关，估计酒精在肠道的作用为直接的接触，而在肝脏则作用于代谢过程，一些作者认为其作用在于对抗叶酸的生理功能，人体与动物的实验提示，缺乏甲基的膳食(包括高酒精，低甲硫氨酸与低叶酸)会增加结直肠息肉的发生，也易生癌症，这是对比食用低甲基食物而言，但似与男性的关系大于女性，多数学者认为酒精饮料重在于限量，尤以对于烈性的酒精饮料。

(6)微量和大量营养素补充剂：一些报告认为补充钙不但对骨质的保持有作用，而且对结直肠癌也具有良好的影响，但剂量如何仍难以认定，有的认为每日补充 1g，但反对者提示大量补充会增加其他癌症的危险性。与这个元素有关的是维生素 D，近年认为大的紫外线照射可减低乳腺、结肠及前列腺癌症，但体外实验也提示，维生素 D 对细胞的分化与增殖有重要的影响，此外，前已提及叶酸的重要作用，因为它影响 DNA 分子的甲基化及其收复与合成过程，流行病学的观察也认为，低叶酸膳食的群组结直肠癌的发病有增加的倾向。

此外为维生素 C 及维生素 E,维生素 C 水溶性分布于体内水液中,而维生素 E 为脂溶性,存在于脂质,包括细胞膜中,它们是体内的重要维生素又是抗氧化物,也保护 DNA 免于受损,与维生素 E 配合的是微量元素硒,包括含硒的谷胱甘肽过氧化物酶,对预防自由基的攻击有正面的作用。

就目前所知,膳食、食物的因素是复杂的,人体所需要的营养物质至少有 40 种,但是携带它们的是各种各类生长和种植在不同土壤的食物,大环境对食物存在多种的影响,就目前能提出比较安全的措施,仍然是人们争取获得清洁而又均衡的饮食,这是生活中的一个带根本性的辩证法,少会致缺,过多会为患,古人认为物极必反是有道理的。

6.5.2 癌症对营养的干扰

在癌症治疗中,各种治疗措施都可能取得良好的效果,但相当一部分病者却会有不良的反应,使病者的营养状态出现负面的作用,因此,深入了解各种癌症的代谢、生理改变以及反应的特性,是对病者采取营养措施的必要基础。

尽管是一个局部的癌肿,它可以对病者发出系统而对整体都有作用的影响,当肿瘤发展及扩散,这就会对周围器官和远端器官的侵袭,这种影响就变得更加明显。恶性的肿瘤可使患者出现种种的症状,这种症状和体征,有的在近端,而有的却出现在远端。对远端或整体的作用一般称为旁瘤综合征(paraneoplastic syndromes),这些症状群主要有下列 12 个方面:

(1)厌食与进行性的体重减轻。

(2)味觉异常以致减低或改变食物的摄入。

(3)蛋白质、脂肪及碳水化合物代谢的改变。

(4)在体重下降的同时能量的消耗却加大。

(5)由于不同肠段的梗阻与蠕动功能的下降,引起摄食的障碍并导致加快营养不良。

(6)吸收不良;有多种的原因:包括胰酶的不足与酶活性下降;胆盐的不足;食物难以和消化酶混合而起作用;肠道瘘;癌细胞对小肠黏膜的浸润;对肠系膜及附近组织的影响;盲袢综合征;小肠绒毛的萎缩等。

(7)出现蛋白质丢失的肠病。

(8)由于代谢异常引起肿瘤激发的过高激素的产生,包括引起高钙血症、骨质疏松、低血糖或高血糖等现象。

(9)慢性失血和骨抑制引起的贫血。

(10)水电解质的紊乱,诸如持续性的呕吐,肠梗阻,脑内肿瘤的作用,腹泻与瘘的失水,肠道分泌的异常,肾上腺功能亢进,均源于肿瘤产生的促皮质激素和类皮质醇等激素。

(11)不同器官的功能低下,胃溃疡,Fanconi 综合征,脑瘤引起的昏迷。

(12)肿瘤引起单核细胞的增生,以及各种白介素的产生(见第 5 章)。

6.5.3 关于厌食症状

癌肿病人在手术后,化学治疗(包括药物治疗)以及放射治疗等的处理之后会发生食欲不振,以至于厌食。当然,恶性肿瘤本身也可引起厌食症状,因为病者对患肿瘤的惧怕、忧虑、沮丧,以及由于败血症等也可以引起厌食,当这种状况维持下去而且变得严重,将会改变患者整体的代谢,出现消耗症、组织分解代谢加速,并会发生肿瘤性恶液质。

当然,厌食不是癌症的独有症状,其他疾病也可能发生,但癌症病人厌食的程度比其他疾病严重,且持续时期长,而恶液质却往往是癌症致死的直接原因。Warren 统计过恶液质最多发生于胃癌(45%),乳腺癌(33.1%)及大肠癌(22%),而膀胱、前列腺癌则波及较少,但这个统计未把淋巴瘤白血病与淋巴肉瘤列入它的统计之内。乳腺癌患者中有 76% 波及肺、肝而引起衰竭(30%),因此恶液质是一种常见的病症。

乳腺癌,包括已波及骨转移的病人,一般却较少有体重的减轻,有人观察了 923 位乳腺癌患者,这些患者的癌尚未转移,在乳腺手术,包括腋部的清扫手术之前,仅 13% 是体重下降的,甚至 42.4% 的人的体重仍处于理想体重之内,22.1% 的患者超重,而余下的 22.4% 患者为肥胖症。可以说,总共有 45% 为超重或肥胖症患者。而在这些人中,肥胖者复发病的危险性远大于非肥胖者。

自 1980 年以来,很多报告都指出约有 40%～80% 的癌肿病人可察觉出有营养不良。在不同种类型的癌肿中,体重的丢失总是与缩短中等存活相联系的,这是与没有体重丢失患者对比而言。而厌食则是体重下降的一个最基本的信号(见表6-8)。严重的体重下降,亦即意味着营养的缺乏,以至于代谢紊乱,免疫功能的下降等,终归是增加病死率,在本书的其他章已提及过。约有45%的癌症住院患者的体重降低10%以上,而损失10%以上的体重可以作为对患者存活与否的一个危险因素。

表6-8 癌症病人的体重下降与预后

癌的类型	总病人数	在6个月前患者有体重下降(%)			中等生存期(周)		
		没有体重下降	下降一些	损失大于10%	没有体重下降	有一些下降	P
胰癌	111	17	83	26	14	12	无
胃癌							
未觉察的	179	17	83	30	41	27	0.05
已觉察的	138	13	87	38	18	16	—
结肠癌	307	46	54	14	43	21	0.05
乳腺癌	289	64	36	6	70	45	0.01
前列腺癌	78	44	56	10	46	24	0.05
肉瘤	189	60	40	7	46	25	0.01
肺癌							
非小细胞	590	39	61	15	20	14	0.01
小细胞	436	43	57	14	34	27	0.05
霍奇金淋巴瘤							
明显的	290	69	31	10	—	138	0.01
不明显的	311	52	48	15	107	55	0.01
急性非淋巴性白血病	129	61	39	4	8	4	—

　　厌食的开始是若即若离的,不一定与发病有直接的关联,也不一定在出现体重减轻之后,然而很多病人在发现其体重减轻了后,医生才发觉到潜在的肿瘤。恶性肿瘤的厌食似乎是一个常见的证候,不但是人类,在动物中也可见到,但不一定所有恶性肿瘤都是如此。例如乳腺癌患者多数没有明显的厌食症。

6.5.4 影响厌食的因素

　　人体的大脑有摄入食物的调节功能,但在厌食者中失控。以联体生活(parabiotic)动物观察,一种以上引起厌食的物质从肿瘤中产生,它通过进入淋巴及血管而影响机体进食,联体的非肿瘤鼠会同样发生厌食症状,其中激素、细胞素、神经传递介质及其他因素也都一起受到影响。

　　激素及神经传递介质的作用是重要的。

　　激素中诸如肠促胰酶肽及神经传递介质,例如5-羟色胺、去甲肾上腺素以及鸦片样物质,都可以影响食物的摄入和对食物的选择,许多动物实验无法反映癌肿如何对肠促胰酶肽的作用机制,如果对癌肿的患鼠注射肠促胰酶肽,并不能改变其食物摄入很少的状况;而对照鼠则不同。同样,注射好几种抗5-羟色胺的药物,也不能使大鼠的厌食症状改变(接种Walker 256肿瘤鼠),虽然其大脑的5-羟色胺及羟基吲哚乙酸的浓度已明显降低。

　　早年曾用胰岛素治疗厌食症,也在动物(大鼠)中观察过,在注射胰岛素的初期,食物摄入量及体重量比对照稍大一些,可是生存期反而稍为下降,如在发生恶液质时给予胰岛素,也可提高进食量,从而略增加体重,但生存时间并未能延长。在长期的实验中,胰岛素可以使摄食增加,但只维持6天,其后,食欲就下降,动物也死亡,有的实验试图降低胰岛素与高血糖素二者的比值,以及增加肝脏的糖原异生酶的活性,结果是肿瘤增大,而尸体重量却减轻。

以生长激素给予移植肉瘤的大鼠,然后予以全静脉营养支持,这样可使病鼠的体重增加,其增加的情况与对照的非肿瘤正常大鼠一样,但对照鼠仅用生长激素或仅用生理盐水供给。

吲哚甲蒽素(indomethacin)是一种环氧酶的抑制剂,以口服或皮下注射肿瘤患鼠以 1mg/g 体重,可延长存活时间 50%,这一延长存活时间是因为既抑制了肿瘤的生长,又降低了厌食症,从而比对照鼠增加了去脂组织的量。

一些抗厌食的药物有副作用,因而找寻安全的抗厌食药物是重要的。可惜的是,厌食症的生物化学机制目前仍未能弄清楚,可能进一步了解细胞素,白介素类的作用有希望得到更有用的信息。

6.5.5　癌症引起的异常代谢

存在着恶性肿瘤的人与动物都有多种代谢异常;在动物中可以看到,当移植的肿瘤开始迅速生长,厌食和体重下降就明显地出现,强迫性的管饲开始时可维持体重,以后如果不作治疗或是手术处理肿瘤,就会发生意想不到的代谢反应,动物死亡得更快。体重与肿瘤本身重量的增加随着能量的增加而改变,增加的能量存于病鼠的肝内,而非病的对照鼠则没有这种现象,在体重增加至 16% 时,病鼠死亡。而对照鼠却存活。用配对对照的动物实验说明:减少摄入食物本身,并不能解释病鼠的各种组织的耗竭,因为对照组并非如此。

(1)癌症病人的能量代谢:随着癌症病情的发展,体重亦随之而下降,用测定休息代谢消耗(rest energy expenditure)的方法,可以了解病人不同时间的代谢率,但实际测定结果患者往往是处于高代谢状态,约比正常的计算值大 10%。在胃肠道癌症病者中,有的代谢正常,有的却是低代谢,还有的为高代谢。

Warmold 在观察大量病人的基础上,认为癌症病者的代谢率可高达 29%。

当休息状态能量消耗以 kg 表示,或以 $kg^{0.75}$ 来表示每日每公斤体重的去脂组织(LBM)时,胃肠道癌症的病人丢失了约 18% 体重,胃肠道有良性肿瘤的病人则丢失了 10% 体重,但二者的消耗是没有差别的,这一点在以后的许多观察看到类似情况。总之,当以去脂组织计算,病者与对照的差别消失了,要注意的是,用公式推算能量消耗,是不一定很准确的,故估计恶液质的形成,与能量消耗的增加关系较小。

(2)糖代谢的异常:癌症病人的葡萄糖耐量是在早期就增加,这可能是胰岛素的减少,或是周围组织对胰岛素的抵抗有关,其实除体内存在肿瘤之外,还因为长期卧床,不断的体重下降,以及菌血症等有关。此外,癌症的种类和发病的情况有很大的差别。例如,在观察内源性葡萄糖生成时,癌症病者之间有明显的差异,因为肿瘤类型、发病阶段以及发病组织都影响代谢的速度,但有差异。严重扩散的结肠癌患者,与未扩散的同一类患者比较,葡萄糖的转换率在扩散大的病者明显地增加。在对照观察中可见,肿瘤病人与健康人对比,在发病开始时葡萄糖转换的基础率是近似的[13.9～13.3μmol/(kg·min)],但随着病情的加重,肿瘤病者的转换率明显地加快[17.6μmol/(kg·min)],葡萄糖的氧化率逐渐地随肿瘤的发展而增加;对照组为 23.9%,早期肿瘤为 32.8%,而后期肿瘤发展到 43.0%。手术切除肿瘤之一组,葡萄糖的利用明显的减少。此外,尿素的转换率也有类似的情况。在肉瘤及白血病患者中,葡萄糖的转换率还可比正常对照高 2～3 倍。但淋巴瘤病人则未见这种增高。

在癌肿病人中葡萄糖乳酸循环(cori cycling)即又称无用循环率也增高,在这一循环中,周围组织释放葡萄糖并被代谢为乳酸,而乳酸又在肝脏再被合成葡萄糖;这一个过程是耗费能量的过程,因为合成葡萄糖需要 6 个 ATP,而在这个循环中仅产生 2 个 ATP,因而这种循环被称为无用循环。如果肿瘤内的葡萄糖无氧分解而释放出乳酸的量很大,则从葡萄糖的能量释放可被这一个循环中的乳酸所加剧,因此,葡萄糖乳酸循环的增大,很可能是癌症患者消瘦的一个原因。但这种现象不一定见于所有的癌肿,因而还有待于论证。

(3)脂类代谢的异常:不少报告认为癌症病人的体重损失,主要是由于脂肪丢失造成的。当人体处于空腹时,专一性的脂酶使脂肪分解,甘油三酯分解为游离脂肪酸与甘油。能将第一个脂肪酸分解的脂酶,即甘油三酯酶受多种激素的调节,其中儿茶酚胺有刺激促进作用,而胰岛素相反,是抗脂肪分解的,在非空腹状态下,脂肪酸来源于乳糜微粒及 VLDL,并主要受脂蛋白脂酶的作用调节。

Klein 认为,癌肿病人可能有 4 种机制来增加脂肪分解的速率:即 a. 由于摄入食物的减少与营养不良,故增加脂肪分解的速度;b. 由于体重的减少并相对增加去脂组织的比例,故按公斤体重计算,脂肪的分解增加了;c. 由于疾病的应激关系,肾上腺髓质被刺激,增加循环中的儿茶酚胺和对胰岛素的抵抗性,从而提高了脂肪分解;d. 癌肿本身分泌的脂解因子,从而加速了脂肪分解。

以示踪稳定同位素观察,可看到胃肠道恶性肿瘤在体重下降患者的脂代谢,这些观察看到患者体内有明显高的速度将甘油及游离脂肪酸释放入血流中,这与志愿的对照者比,甚至与体重稳定的癌症病者相比,有显著的差别,但另一些实验观察没有得到相同的结果;不同的报告有相互矛盾现象,这可能是对象的条件不尽相同之故。

当体内脂肪分解与脂肪酸氧化增加时,体内的脂肪丢失,当脂肪分解增加但并不增加脂肪酸氧化时,则引起甘油三酯脂肪酸的循环,亦即被释放的脂肪酸再被酯化而形成了甘油三酯,虽然这一循环并不净增加反应物质的流动,然而反应却需要能量。在烧伤病人中可以看到,β肾上腺素能的活性可刺激脂肪分解与甘油三酯-脂肪酸的循环。估计肿瘤病人严重的营养不良与这种耗能的循环有关。在动物实验,以及以后在人类癌肿病者中看到,恶液质患者体内脂肪的代谢活性仍存在于一个很高的水平上,这比急性饥饿的正常人高得多。

(4)蛋白质代谢的异常:蛋白质在癌症病体中的代谢异常,可以概括为以下几个方面,即:

a. 增加体内蛋白质的转换率。

b. 在肝脏增加部分蛋白质的合成率。

c. 降低在肌肉内部分蛋白质的合成率。

d. 增加肝的蛋白质合成。

e. 持续的肌蛋白崩解。

f. 血浆支链氨基酸的下降。

随着癌症病人病情的发展,体重下降,体内肌肉蛋白质的转换、合成与分解率都增加。在小细胞肉瘤的病人中看到:全身蛋白质的转换率增加5%以上,这种情况也在肺癌以及在回直肠癌患者中看到。在这样的增加蛋白质分解速度的情况下,病者同时也存在营养不良,这一类病人虽然同时在静脉灌注营养物质,但未能阻止蛋白质的加速运转,以这一类癌症病人作为1组,与营养不良但有良性肿瘤的病人(2组)对照,并又与健康的自愿者接受饥饿疗法10天(3组);这三组对象的蛋白质转换率,第1组与第2组对比,转换率高32%,第1组与第3组对比则第1组高35%,可见癌症患者不因为体重在减轻,又有营养不良,但其蛋白转换并不停止加速。

在患者中有人也观察整体蛋白质合成(WBPS)及整体蛋白质分解(WBPC),以及净蛋白质分解代谢(NPC);结果,在未降低体重的良性肿瘤与恶性肿瘤患者中对比没有显著的差异,但一旦恶性肿瘤患者的体重下降与出现恶液质,则WBPS、WBPC及NPC均明显地升高,说明在恶液质的条件下,仍然在积极地丢失体内的蛋白质。

在蛋白质丢失严重的情况下,体内去脂组织在减少,但是非肌肉的去脂组织,即内脏的蛋白质,仍然在保持,甚至可以看到内脏的蛋白质合成仍在升高。

白蛋白是肝脏的分泌性蛋白质,在癌症病人中逐步地减少,结果出现低蛋白血症,但这方面的报告不多,有待于进一步的论证。

(5)细胞素与营养及代谢:许多癌症病人的代谢改变也见于其他重病,例如急性传染病与严重的创伤,这些代谢的变化与反应估计主要是内源性的机体本身的反应,而不是致病微生物或肿瘤所直接引起的,更多的可能是源于机体的反应,包括细胞免疫系统的介质,例如细胞素,这种物质在第5章详细论及。

已知细胞素都是被激活细胞的产物,主要形成多肽,这些多肽大部分能为细胞间短时间的通讯提供物质基础,这些信息包括细胞的增殖、分化、代谢、激活等,一种细胞素也有能力激活另一种血细胞中的细胞素。

在癌症来说,有三个方面是与细胞素的多肽调节因素关系较大的:一是激活的肿瘤生成作用相反的生长抑制的细胞素,以及它对肿瘤压抑的基因的消失,从而细胞与细胞间的密切接触丧失;二是可以用某些细胞素来进行癌肿的治疗;三是有关中间代谢的调节因子,这些因子对于肿瘤的生长以及癌症代谢异常方面的发展都有一定的作用。

早年 Cerami 在病兔中发现一种蛋白质,称为恶质素(cachectin),并认为这种蛋白质可以造成兔体蛋白与脂肪耗竭,并认为是恶液质的因素。但后来了解,它与细胞素中的肿瘤坏死因子(TNF)在化学以及生物学上是一个东西,后来也证明,癌症病人的血浆中 TNF 并不增高。此外,在艾滋病者中也不增高。但在健康的志愿者中看到,TNF 是由于细菌内毒素激发产生的,在产生 TNF 的过程中,从被激起后的 2 小时内浓度达到高峰,2 小时过后恢复正常状态。TNF 在人体内的半衰期是 15~17 分钟,因而比较难于测定。

值得注意的是,用 N-3 型深海鱼油给健康人作为膳食补充,可以抑制单核细胞,因而也抑制细胞素白介质-1(IL-1)α 及 β,以及 TNF。而细菌内毒素或植物凝集素则可刺激这些物质的生成。因而可能在肿瘤病人中使用大量的 N-3 型油脂需要慎重。

在实验动物模型中提示:癌症患者的体重下降是多因素参与的;包括代谢异常和细胞素和心理因素等在内。目前还未能证明某一个单一因素决定这一种变化。

6.5.6 味觉与食欲改变引起的问题

很多病人反映,癌肿发病后口味改变,这一种改变使病人对食物产生一种不愉快、不易被接受的感觉。但是人体从解剖、生理及其他因素对味觉与嗅觉的影响因素是极为复杂的。

有的人研究癌症病人对味觉的阈值改变,例如不同浓度食盐水溶液观察降到什么低的限度能尝出来,也有人用稀盐酸、柠檬酸(作酸味的测试),或用尿素(作苦味测试),以及用蔗糖(作甜味测试),这种方法比较粗糙,但无论如何,也能反映一些情况。例如 50 名癌症已转移的病人中,一半对任何食物都没有兴趣或快感,这是与对甜度的阈值的提高,与对苦味阈值的降低有关。而且似乎味觉的变异程度,随着病情加重变得更坏了。在食管癌患者的配对观察中也看到,配对双方的味觉阈值没有差异,也有报告看到乳腺癌患者对咸味的阈值升高,结肠癌的患者对甜的阈值升高等,但是没有证据说明癌肿的部位与味觉有什么特殊的联系;也未发现与治疗方式有直接的联系,而人们享受生活的反应却是因人而异的。因此,癌症病人是肯定有味觉改变的,但病人的味觉改变性质与疾病的情况的不同,有一定的差别。而这些改变又与身心因素,与恐惧、疼痛、苦恼,以及药物及放射治疗的副作用等都有关系,因此,应该找到病人最能接受的食物对象,也应该观察病人种种复杂的因素与反应。

厌食的另一个不能忽视的原因,是获得性的食物厌恶(learned food aversion),这是因为精神因素是食欲的一个重要组成,如果某种食物与某种对肿瘤的干预(药物、手术、措施、放射治疗等)同时出现,而干预的反应又是有副作用,特别是有恶心、呕吐和其他整体性反应,这种症状与食物发生的条件反射就会出现,早先不厌恶的食物也变成不受欢迎,甚至是可恶的食物。

恶性肿瘤往往也有分泌多肽激素的能力,这一个过程是前述旁癌综合征的一种。最近发现了许多新的具有活性的多肽,这些物质存在于中枢神经系统及胃肠道之中,除了正常的内分泌因素之外,各种白介素,包括生长因子等,都可以通过肿瘤表达出来,例如用人类的癌细胞系统移植动物后,可以产生可溶性物质,实际上它就是能够刺激单核细胞的 TNF-α 的一种。

人类的正常内分泌系统都有一个反馈调节的机制,但肿瘤产生的激素都是不受任何控制的,结果,这种激素可以有力地影响邻近以及远端的器官。很多平时产生激素的细胞,在患者身上却能少量地制造激素;例如绒毛膜促性腺激素由结肠的腺癌产生后,现在变得可以由结肠黏膜产生了,气管癌可以异常地产生 ATCH 及降钙素,现在却又可以由正常的支气管上皮细胞少量地产生。各种各样的异常的激素产生,使代谢、营养、水电解质以及各种临床的问题变得复杂化。例如,胰岛肿瘤产生大量的胰岛素,严重的低血糖就会出现,这是其中的一个例子。可以说,各种体内的激素随着肿瘤的部位和发展,都能够产生出激素来。

有的神经内分泌肿瘤所分泌的激素会有类鸦片多肽,分泌这种多肽可引起精神紊乱,包括抑郁症、情绪波动,甚至发生精神病。肿瘤分泌大量的 5-羟色胺可引起莫名其妙的腹泻,大量分泌降钙素、胃泌素等,都会出现相应的问题。

高钙血症是肿瘤的一种易见症状,约 30% 的乳腺、鳞状上皮及膀胱癌患者,肾癌及多发性骨髓癌以及淋巴癌的患者都会发生高钙血症,这种高血钙是逐步升高的,除非有针对性的治疗才能控制。常见的症状为呕吐、肌软弱、多尿、血压升高、厌食、虚弱、精神错乱，以致昏迷。

肿瘤大量产生降钙素，加上又存在低血磷症时，就可以引发肿瘤性的骨质软化症，相当一部分的病者发生的肿瘤是良性、非内分泌性的肿瘤，这种肿瘤多源于间质，例如巨大细胞肿瘤，此外，低磷血症的骨质软化也见于前列腺癌，这一种患者的主诉是肌肉酸软无力、背痛，生化检查可见到低血磷以及肾性的磷消耗，并有降钙醇、PTH 及钙的下降，在组织学上可见破骨细胞明显地增强活性，同时胃肠道对钙及磷的吸收不良。但肿瘤切除后，血浆的降钙醇及磷的水平在 36 小时内可恢复到正常，而骨质的病变也可以逐步消失。

Barry 认为，营养不良的消化道恶性肿瘤的病人，常常可以见到肠黏膜细胞的异常，有时上皮细胞被破坏以至于消失，木糖的吸收下降，这种情况也见于不是恶性肿瘤的危重病人，他认为这种现象如果说是肿瘤或疾病引起，不如说是由于长期营养不良引起。

肿瘤在局部的影响也是重要的，因为局部的浸润和局部的压迫，可引起消化道的梗阻，也由于许多种疾患，例如盲襻综合征、瘘管、小肠的癌变（淋巴瘤及癌）以及类癌瘤，这类肿瘤产生 5-羟色胺，同时尿中的5-羟吲哚乙酸增加，也增加组胺、儿茶酚胺及激肽，当这种癌转移到肝，上述干扰代谢的物质就大量地产生，病者就会出现颜面潮红、间歇性水样腹泻，以及哮喘等症状。一些癌症也可以使大肠绒毛的淋巴阻塞或扩张，结果引起不断地大量蛋白质的渗出和丢失，出现低白蛋白和低球蛋白血症，也可以引起淋巴细胞减少症。

6.5.7 癌症病人的营养支持

恢复由于恶性肿瘤所引起的临床上的、代谢上的异常以及营养不良状态，需要从根本上消除恶性肿瘤的存在与影响，在进行手术干预之前，医生往往首先需要纠正明显的营养不良，水与电解质的不平衡等存在问题。同样，在进行时间较长的系列治疗措施，包括放射治疗、化学治疗等之前，也需要首先做好上述的治疗。但是，不可能在短时间内就会使病人改观，急需进行的治疗措施也不可能推迟得太久；在这种情况下纠正急慢性维生素与矿物质的缺乏；纠正失血以及水电解质的不平衡等，则可望在短时间能达到，从而减低了患者的危险因素。

当手术、放射治疗或是化学治疗被认为对一个身体虚弱的病人也必须实施时，这个病人面对的是一个艰难的历程，可能仅有小量食物从口进入，在这种状况下，全静脉营养和管饲就必须考虑，目的仍然是改善营养与代谢的状况，这是使病人存活和减少死亡率的一个重要措施，而且有利于病人早一些康复，关于管饲与全静脉营养的适应条件，下面将会在后述及。在此，首先探讨临床上的基本措施和问题：

（1）胃及食管的手术干预：手术在许多癌肿的治疗措施中是最基本的考虑，尤以胃肠道癌症患者，如果能够根本除去肿块并缓和病痛是合理的一种措施，但在这种情况下会出现营养上的问题，因而营养支持是首先应该采取的，当然，取决于手术的大小和影响的范围，同时术后往往需作放射及化学疗法来加以巩固，因而需要作全盘的考虑。

对于头颈部手术的患者，很可能在术前就有吞咽困难或阻塞症状，以致术前营养就很差，而治疗措施又往往在术后用放射以及继后化学疗法。放射治疗又使例如鼻咽癌患者失去味觉、干舌症，这主要是由于照射引起唾液腺的破坏而引起，同时也有牙关紧闭，以及使一些神经受损，情况取决于照射的部位和持续时间，牙齿的损伤或丢失也可以发生，如果在放射前先对牙齿作预防处理可能避免太大的影响，大部分长期放射治疗后的病人都失去了咸及苦的味觉，有的病人须作舌的部分切除及下颚的切除，这样还会引起咀嚼的困难，甚至吞噬的困难，有时需要采用管饲。

尽早用营养干预是十分重要的，如果管饲行不通，能采用周围静脉或中心静脉营养是最好的，之后，如果口服可能，应该提供有吸引力的食物和有良好气味的食物，注意使用润滑剂和油料，以便易于咽下，有营养的处方食品可以通过口或管或二者交替给予，其中包括一些合适的处方奶粉，如果有反吐或容易让流质呛入气管的病人，则直插入胃或十二指肠的管饲，如果仍有困难，则可将插管通到小肠，并将灌入食物采用滴注的方法，有的可采用液体泵以便有规律的缓慢滴入，并保持恒定的速度和温度。

食管癌症的病人在治疗上也和上面的大体措施一致，但是放射治疗颈的下段及纵隔可引起食管炎，虽然放射治疗后病者可以消除炎症现象，但一些病人则会出现食管的纤维变性，反而使食管梗阻，食管瘘及出血也会发生,有时是因为癌症的复发。化学疗法会引起恶心及呕吐、厌食及口腔的疼痛,吞噬痛,因而进一步使食物受到限制,甚至不愿或不接受管饲。

外科手术往往要做全式远端食管切除,这样也会将迷走神经切除,加上近侧胃切除,并作食管及胃吻合术,接合处也会发生漏液和反吐,因为胃排空加快,腹泻、包括持久与间歇的腹泻以及脂肪便会在术后发生,可能主要是迷走神经切除造成腹泻与脂肪便;但其后果是营养物质的进一步丢失,这类病人本来已减低了体重10%以上,如果未发生阻塞和反吐,全液体的处方食物是首选和有好处的,起码能阻止进一步的营养恶化,如果存在厌食症,管饲就应该考虑,但仅从口服或管饲已不能完全支持放射及化学治疗的要求,因为这些治疗会干扰营养供给,故在进行治疗措施之前,能够预先进行全静脉营养是有用的。按理想的要求,术后最好也给予5天的全静脉营养,其中包括葡萄糖对热量的支持,这将有利于阻止过多的糖原异生,同时增强蛋白质的合成。

食管手术后的一段时间内,如果病人能通过口服用食物,最好是用多餐少量,因为这类病人往往会反吐,也往往容易"饱",这些食物应该高糖,而且有足够的蛋白质和脂肪,但如果脂肪便出现,而且次数较多,粪便恶臭,加上腹部有不适感,此时应以中链脂肪代替部分的长链脂肪,但不应全部由中链脂肪代替,以避免酮血症。这样的调整有利于脂肪的消化与吸收,因为这类病人的胃及十二指肠基本上是正常的,但胃的排空会延缓,故固体食物不是不可以试用,但术后会出现的手术附近的狭窄需要扩张,病人可以交替使用管饲与经口摄入液态处方食物,以保证其营养需要,直到狭窄症状消除。食管与胃交界处的癌症,手术野会比单纯的食管癌要大,术后胃液分泌减少,对维生素 B_{12} 的吸收也降低,必要时可以通过肌内注射来补充。

如果单纯是胃癌,可能是根治性或次全切除(80%～85%)、作胃及十二指肠吻合,或是全切除作食管与空肠吻合,术后这类病人的长期生存率都比较高,老年病人的存活高些,估计一半人至少有5年的存活时间。

整个胃切除极大地降低了食物的贮存空间,差不多取消了胃的消化、分泌、稀释与供给的功能,其严重程度视手术的情况而定,也视患者的反应状态而定,也与医学上的干预情况,包括营养上的照料有关。术后经常出现的症状是"倾倒综合征",但这种症状可以有不同的严重程度,部分原因是食物的构成状态。这种症状一般在食后的半小时前后出现,其中因血管舒缩的原因,引起大量出汗、心悸、虚弱与晕厥,同时有腹胀、腹痉挛及腹泻,严重时仅在食后短时间内出现,另外的一些症状可在食后2小时左右出现,除表现为出汗、心动过速与眩晕外,有时出现心理上的混乱,这种症状与儿茶酚胺的释放有关,出现胰岛素的大量分泌是因为一时性大量食物直接进入上部小肠所引起的急性反应,包括引起急性的低血糖。胃全切除或次全切除会引起脂肪吸收不良,同时脂溶性维生素也会缺乏,铁和钙的缺乏也会发生。有的报告认为生长激素(somatostatin)及其同类物,例如 octretide,对处理倾倒综合征有好处,因为可以消除摄食早期及后期的上述症状,尤以可以消除低血容和低血糖的症状,但一些病人因为腹泻的副作用而不能耐受这一种药物。使用这一种药物的后果实际上反过来可推论倾倒综合征发生的机制,有人发现在倾倒综合征出现时,血浆中的胰多肽、神经紧张素(neurotensin),胰高血糖素有非常明显的升高,但事先用生长激素的同类物处理,则没有这种升高,估计很可能神经紧张素起主要的作用。

生长激素同类物的使用会出现腹泻这一种副作用,因而饮食治疗就有更加重要的作用,因为膳食的恰当与否,是可以大部避免倾倒反应的。

下面是避免倾倒综合征的一般要求:

1)多餐小吃,餐后半至1小时才给予水或液体每次半杯,但有腹泻患者每日分次总共要有6杯水以上,以补充水分,术后初期不宜用牛奶及糖。

2)每日餐次视患者的耐受程度,食物每次的分量亦如此,要病人细嚼慢咽。

3)尽量不给予单、双糖;应以淀粉类为主,尽可能高的蛋白质和适当的脂肪。

4)所有食物的温度应该十分适合于病人,冷饮可以引起一些病人的胃肠蠕动。

5)如果倾倒症状仍未解决,进食后应卧床约半小时,以减慢小肠的通过速度。

6)可在适当的时间试以小量的奶来观察患者的耐受性,如果发现乳糖不耐受,可以用除去乳糖的奶制品,其中包括使用乳糖酶处理过的奶及奶制品或使用酸牛奶。

7)如果因为脂肪便而引起热量的不足,可选用中链脂肪代替相当一部分脂类。

8)使用果胶可能有利于治疗倾倒综合征,因为果胶延缓胃的排空和碳水化合物的吸收,也降低血糖的反应。

9)必要时给予维生素与矿物质(如铁和锌)的补充剂,包括脂溶性维生素。可每月肌内注射维生素 B_{12} 一次。

10)如果上述的措施不能达到目的,慢速的管饲全价的营养液是必要的,这种措施一定使滴速放慢,执行得好,倾倒症状很少发生,在手术后的化学治疗中亦可采用这一方法。

(2)胰腺癌的手术干预:胰腺癌是一种恶性病,往往从腹痛、厌食、恶心、呕吐,以及体重减轻等症状开始,有的恶心与呕吐是与十二指肠的阻塞有关,进食往往增加了疼痛。胰腺癌也引起消化酶的缺乏,特别是在胰腺管道被阻塞的情况下出现,也可引起胆汁的不足,尤常见于胰头癌。这种条件下,肠的吸收受阻,包括维生素 K 的吸收不良,从而影响凝血因子的异常,但胰腺癌来势凶猛,有时在确诊时已没有别的选择,手术往往是唯一的可行措施,常见为十二指肠胰的切除,包括胰头、远端胆总管及十二指肠,一般情况下,胃的远端也切除,胰脏则横切到一定程度,必要时才全切,而十二指肠则全切至空肠远端十多公分处。故手术后会有并发症以及各种的问题,5 年的生存率也低。可以想象相当一部分术后病人脂肪的吸收率低,这与胰腺的分泌下降有关,同时一定数量的病人出现糖尿,这视手术的情况而决定,约有 35% 的人具有症状不明显的糖尿及高血糖症,糖耐量也下降。

术后若胰腺的分泌下降时,每一次进食前用适当量的胰抽提物是有帮助的,尤以存在中等度甚至重的脂肪吸收不良的情况下有用,中链脂肪不需要胰酶的作用,对胆汁的需求也低,故可用作脂肪的一部分,在胰液不足时,葡萄糖寡糖可能有帮助供给更多的热量,因为这一种短链的葡萄糖多聚体可以被绒毛刷状缘上的蔗糖-α-糊精酶分解为葡萄糖。这种白色的糖类不很甜,可以用于病人的各种食物。

(3)其他肠道的手术干预:回肠的切除是在空肠切除中引起的,或是与空肠分流,或是癌肿转移到回肠。在结肠的切除,包括回盲瓣的切除及回肠的远端的波及,最易引起水性腹泻,主要是很多胆汁直接进入结肠而引起,也与回盲瓣功能的丧失有关。全直肠结肠切除往往由于溃疡性结肠炎,这种病菌变为结直肠癌最大的危险性,也由于实验性的结肠息肉,若不切除很易发生恶变,故回肠的切除加上使用粪的收集袋是旧的方法,常用于老年病人。水及钠的损失在术后的两周内会发生,但以后可减弱,故病人是可以接受的。病人术后每日可丢失 300～600ml 的水以及 40～100mmol 的钠,2.5～10mmol 的钾,这些都可以用注射相对应的药物纠正。用水、电解质及短链脂肪酸在直肠中灌注有一定的效果。

(4)化学疗法的问题:目前的癌症化学治疗往往是周期地用多种而不是一种药物,其剂量达到病者的最大耐受量,以避免癌细胞的抗药性,并达到杀死癌细胞的目的。有的药物对一些癌症是很有效的,尤其是对急性白血病、一些淋巴瘤、睾丸肿瘤、卵巢肉瘤、成横纹肌肉瘤、胚性腺肌肉瘤等,但大多数癌肿对化学治疗的反应很难达到预期的效果,甚至较差,包括头颈部、肺、胃、胰、肝、宫颈、回直肠、黑色素癌以及软组织肉瘤。当然,人们对新的药物和配方的研究还一直在进行着。

药物对肿瘤不一定是专一性的,故作用往往不够明显,而副作用有时却很明显,但副作用的反应如何,视剂量大小、使用时间与患者的敏感性的不同而异,因为消化道的上皮细胞相对地生长得快,很多抗癌药物是作用于细胞分裂的,故这一类药物有时作用不明显,对骨髓细胞亦是如此。在某些情况下,药物主要的作用却在肾小管、肝、心、肺及神经细胞上,这是不希望发生的。治疗时,恶心、呕吐可以立即发生,有的可以在治疗后 24 小时内发生。明显地引起恶心与呕吐见于正常剂量的放线菌素 D(dactinomycin)、达卡巴嗪(dacarbazine)、博莱霉素、阿霉素(doxorubicin)、顺铂(cisplatin)、脱氧肋间型霉素(pentostatin)、环磷酰胺(cyclophosphamide)或六甲蜜胺(altretamine)。博莱霉素可引起严重的黏膜炎与口腔炎;放线菌素 D、氟尿嘧啶、甲氨蝶呤及氨吖啶(amsacrine)也有同样的副作用;其中甲氨蝶呤、氟尿嘧啶、硝酸镓等可引起腹泻;如合并使用两种药物会激化这些症状。长春新碱还可引起神经的损害,并因此而导致肠梗阻。放线菌素 D、环磷酰胺、甲氨蝶呤及长春新碱也可引起腹部的疼痛;白消安、天门冬酶等是肝细胞毒素。一些激素类药物,如二乙基己烯雌酚、柠檬酚地母酚(tamoxifen),可引起恶心及呕吐;类皮质醛可引起水及钠的潴留以及氮及钙的丢失;阿霉素对心脏有一定毒性;博莱霉素也对肺脏有毒性,但新药物不断发展,希望对人体毒性低而效果好的药物,以及基因疗法的发展,能逐步解决药物对患者的反应。

化学治疗也使患者血浆中的牛磺酸明显降低,其中一部分原因是牛磺酸从尿中的排出增加。各种化学治疗法都会对营养和代谢有不同程度的影响,例如有人报告在睾丸癌的治疗过程中从原来氮的正平衡,逐步变为氮的负平衡。同时蛋白质的转换率下降23%,蛋白质合成率下降34%,而蛋白质的分解代谢也下降30%,虽然给这些病人从静脉予以营养支持也是如此。

合适的膳食有希望改善化学治疗的毒性反应,例如有报告用5-氟尿嘧啶治疗的患者时,采用要素膳(见第7章)能减低治疗的反应,一些动物实验用氨基酸来充实蛋白质的供给,包括补充谷氨酰胺,可以对甲氨蝶呤的副作用有降低的效能。

晚近用化学疗法使癌细胞分化而不是杀死癌细胞,这是一种新的尝试,有的取得较大的成功。例如用瑞丁(retinoids)类药物,用全反型视黄酸(tretinoin),及13-顺-视黄酸(13-cis-Retinoic acid)使颊黏膜癌症前期癌变逆转,也能够防止继发疾病,但这种药物也有副作用,例如用来治疗急性前髓细胞白血病中,就出现"视黄酸症候群",包括发热、呼吸困难、水肿、肺及心脏周围的渗出性改变,还可能出现低血压。但早期使用地塞米松可以减少这种反应,同类的药物有钙三醇(calcitriol),也可增加细胞分化,减少细胞增生作用,但它易于引起高血钙症,现已试用于乳腺癌。

癌肿的药物治疗还包括被动免疫、单克隆抗体、白介素-2等,在此不作一一论述。

6.5.8 癌症的营养支持

癌症在治疗中可因为不同的发病部位、发病的种类以及多种代谢异常与并发症的可能性,而采用不同措施是十分重要的,按照实际的病人情况,采取及时的营养支持,以及在动态地采取针对性治疗措施中,及时调整营养支持也是必要的,以下是在一般常规情况下思考的要点:

(1)早期衡量并确定病者的营养状况和下一步的可能后果,了解即将采取的治疗措施及后果的预测,特别注意治疗措施对消化系统的影响,拟定营养支持的计划,确立定期衡量病者的阶段性计划。

(2)患者有轻度与中度厌食和味觉改变,而又需要作长期的治疗时,尽可能找到病人喜好和厌恶的食物种类,以提供对患者有吸引力的固体与液体食物,以及补充物,供给时选定正确的时间,争取体重得以维持。

(3)确立有效的营养支持的另一个指标是患者体重进行性下降,或是体重下降但有希望通过正在选择的治疗取得好的反应,这一积极的营养支持的时间长短取决于治疗本身的性质,以及病者的反应。

(4)到底是采取经肠或是全静脉营养,应该全面的考虑各种影响因素,一般来说,非常严重的白细胞减少,血小板减少,加上患者的胃肠道功能不正常,这类病人是全静脉营养的首先考虑的对象,并可以中心静脉插管方法提供,但是如果胃肠道的这一通道是可用而又是安全的,病人又接受的,那当然通过口服或管饲的方式最好。

(5)肿瘤病人的肠内,或是全静脉营养的处方与非癌症病人原则上没有区别,但是如果有特别的问题与器官的衰竭有关,以及考虑到抗肿瘤药物的作用或其他疗法的影响等可以调整;调整主要是在特定情况下考虑胃肠道的吸收与消化的功能和能力,最终的原则是,肠道的功能存在,那就先考虑管饲。

(6)对于那些丧失体重不大(小于5%)而又要进行大范围手术的,术后应采用常规的水及电解质的补充和支持,除非严重的并发症推迟了管饲至术后7~10天,不得不使用周围与中心静脉营养之外。如果没有严重的并发症,胃或是空肠的管饲是较适宜的。

(7)若是需进行大手术的病者早已有明显的体重丢失(20%左右),而又不能用管饲,在手术前先用周围与中心全静脉营养是正确和最好的。因为在这一种情况下,事先补充比事后补充合算;同时又可以减少术后的继发性营养不良以及并发症。

(8)对于那些有严重的厌食症但不再需要进行抗癌治疗的患者,若其胃肠道功能正常,而其居室及生活条件良好,口服或管饲的补给可以应用到回家以后,特别是病人愿意采纳这一方法的条件下。

(9)对患者的营养支持,应该特别与治疗措施密切配合,也应该注意个体化,并随情况的变化而及时调整,近代医学上也审慎根据营养的需要,适当使用激素(如胰岛素)、食欲提升剂、细胞素拮抗剂以及镇痛剂来配合营养支持等,这仍是可以考虑的医学措施。

(10)对于癌症术后的出院病人及其家属,应该作适当的针对性的营养教育。

6.6 神经系统疾病与营养

6.6.1 概论

人体需要 40 多种的营养素,这些营养物质有的能够在体内有较大的贮存,有的则存量很有限,微量营养素(micronutrients)在数周到数月之间在食物中的不足,可以造成缺乏,并导致神经系统的病态,包括中枢神经系统与周围神经系统的异常改变。就以 B 族维生素的发现为例,脚气病因的发现,以及后来癫皮病的深入了解都可以看到,机体缺乏以毫克计的小量的这些物质,可以引起中枢神经及周围神经系统的病变,从而使人体的功能以及行为发生改变,发现 B 族维生素也使人们进一步了解与之有关的许多酶的辅因子,以及这些有关的酶在代谢中的重要作用。与此同时,预防措施的实施又使千万人免于疾病与死亡的痛苦。

营养不良引起的神经系统的疾病也见于慢性酒精中毒,这是一种常见的疾病,能使人虚弱并且使人体的胃肠道功能下降,以至于人体被迫处于某些营养物质的缺乏状态,它是其中的一个例子。

本章主要讨论与神经系统有关的营养问题。有的问题过去认为解决了,今天却又成为一个新的课题,有的则过去较少发生而今天却意外的出现,而有的则是人们可能视而不见,可它确实是存在的。

6.6.2 营养缺乏引起的神经疾患

(1)韦尼克-高沙哥夫脑病(Wernicke-Korsakoff syndrome):见于酒精性的营养不良并影响中枢神经系统。但这一综合征并不一定只限于饮酒的人群,也见于慢性的一些营养素的耗竭而不是过量的纵酒所引起。这种综合征又称为韦尼克脑病,以急性的眼肌麻痹及眼球震颤为特点,也出现共济失调的步态或立态,大部分病人都会有心理异常的症状,在发病开始出现对周围环境的迷惑、方向错乱、无表情、冷漠、漫不经心、呆滞、丧失自发的语言活动等证候,少数患者会在开始时就有呆木或昏迷。此外,这种病也可以出现谵妄以及临床上的肝功能代偿不全症状。

一旦营养改善,临床上就能见到病情的改变,也易于检查病人,包括可仔细看到眼球的麻痹、眼球震颤、鸡步及周围的神经病态,这种症状被称为高沙哥夫精神病,其特点是记忆力不规则的丧失,无力学习和无力形成记忆新的事物,概念模糊和没有讨论问题的能力。

韦尼克-高沙哥夫综合征主要是由长期硫胺素的慢性缺乏引起,当大量葡萄糖及酒精进入代谢时,机体对硫胺素的需求就大大地增加。大脑突然增加大量的葡萄糖水平,但患者却仅有很低硫胺素贮备时,更易激发此病症。因此,当以葡萄糖给予上述慢性营养不良病人,或是给予在代谢上处于应激状态的个体,都有可能激发本病,因而对这类病人以静脉注射的葡萄糖溶液时应该包括 B 族维生素在内,因为这种韦尼克病可以造成难以逆转的精神病。一旦发现,应对这类病人采取紧急措施,发现病人如果有鸡步和眼球症状后,有时只是延误几个小时,精神症状就会呈现出来,但小剂量的硫胺素就可以很快改善眼的症状,但应该用稍大的剂量以加大体内尽可能的存贮,并且可以刺激转酮酶的活性,所谓大剂量是以 50mg 的硫胺素静脉注射(注意,硫胺素有用于静脉注射的,也有不适用于静脉注射的),以后每日肌内注射 50mg,直到患者经口摄食处于正常状态,有的病者对硫胺素注射制剂过敏,所以必须加以注意。

这种韦尼克病的存在,就会出现红细胞转酮酶的活性下降,故治疗效果上也可见这种酶的活性的增强。遗传性红细胞转酮酶的缺陷也是发生这种病的原因之一,当然还可以由于医源性的原因引起,例如脚气病,它可以由于在全静脉营养中没有注意硫胺素的加入而引起。

(2)营养性神经病(nutritional neuropathy):营养性神经病是常见的与营养有关的周围神经系统疾病,但这种病在临床上以各种形式出现,并以多发性营养性神经病为特征,在早期,主要表现为对称性运动与感觉神经功能不全;神经反射减弱以致全部丧失;尤见于腿部大于臂部,四肢的远端又比近端影响大,加上间歇性地自律性的功能不全等为特征。在发病早期,感觉神经功能受损大于运动神经功能,病者主诉有麻痹,感觉迟钝以及有灼烧感等症状。随病情的发展,运动方向也会发生障碍,如脚步蹒跚、垂腕,甚至发生腿部瘫痪,但是没有专一性的上述多发性神经病症,后者是由营养的缺乏以外的原因引起的。

临床上最易考虑到的是干性脚气病,它是由于硫胺素缺乏引起的,另一种可能是酒精中毒,或称营养性神经病,目前多见于发达国家,是由于不正常的维生素代谢引起的严重硫胺素缺乏症,有时也见于高的能量摄入,而维生素却长久的不足而激发,其中包括由酒精提供一部分高能量。有人认为单独酒精本身就可以影响神经的异常代谢,但酒精导致的神经病是被称为"有毒营养"造成的神经病态的一部分。众所周知,硫胺素、吡哆醇、尼克酸、泛酸、生物素、维生素 B_{12} 以及可能叶酸的缺乏,都与周围神经系统的疾病有关。但较少由单一一种维生素造成(维生素 B_{12} 例外)上述的多发性神经病。这种病的多因素,是包括几种维生素及其他营养素的缺乏,而机体周围神经系统却又对营养物质的耗竭最敏感,因为这个系统比脊神经、视神经、大脑都敏感,所以在发病的早期就可见到。一般的情况下,这种疾病的症状为体重降低、脂溢性皮炎、毛囊角化、舌炎、口角炎、唇干裂、头发结构及颜色的改变、贫血及血液循环的问题。上述症状是人们都熟悉的,可以推论是什么病因引起。

但是研究这种多发性神经病的病因,遇到很大的困难,因为发病大多是个体,而不是群体,发病过程很慢,要多少个星期,甚至多少个月才能看到症状的出现。患者体内生物化学上或代谢上的受损,早在临床症状出现以前发生了,甚至在异常的生理指标或病理改变之前就已出现了,当医生与病人见面时,可能那些生物化学上的损害较早,已康复,只是疾病还没有根本解决。病人的主诉是自己很虚弱,感觉消失,很讨厌的麻痹。用生物电的测量可以了解神经的受害和恢复情况,但不能回答病因问题,因而用处不大。

这种病人的治疗应是直截了当的,即加强全面的营养和补充多种维生素,最好是使用能够静脉注射的复合维生素,同时排除和避免毒性物质的再摄入(酒等),改善营养后,这种病还可能继续存在一段相当长的时间。

(3)营养性弱视:慢性长期性营养不良的人会出现视觉上的障碍,这种病的发病过程很慢或是亚急性的,但同类患者的所有症状都非常一致,视觉的障碍是在不知不觉中开始的,发病要有数周至数月时间,主要是视觉模糊或感到看的东西很暗淡,阅读困难,怕光。当眼活动时,眼球后的地方有不适感,在临床视野检查可见患者两侧视野不对称,有不规则的暗点,眼的镜检初期只限于在视盘的颞侧边沿有轻微的发红,后期则可看到这个区变得苍白,但难以察觉到的异常的改变,视野的周边未受损害,这种症状多数发生于饮食单调,并且多数是有纵酒习惯的人。其中有的还有吸烟习惯,这类病人在过去的战争与灾荒的年代里也可见到,在当时情况下,人们是少有烟和酒享用的。临床上,可以在节段性回肠炎(亦称 Crohn 病)的病人中见到,此外,也在维生素 B_{12} 缺乏的恶性贫血并发症中见到。口服或静脉注射 B 族维生素以及改善营养状况是首要的措施,其改善程度视原有疾病的状况和个体反应而不同。

(4)大脑退行性变:大脑皮质的退化,有时归入酒精性大脑退化中,是一种综合征,以进行性的站位和步态不稳为特征,臂和脑神经也相对软弱。这种疾病与其他任何的大脑退化可以区别,因为这种病有非常一致的临床表现和病理改变。

这种疾病也与营养有密切关系,因为大多数患者都是慢性酒精中毒的人,也有一些是长期慢性营养不良引起,有些病人谎称自己不喝酒。多数有大脑皮质退化的人在发病前有持续性体重减轻的病史,而在体征上首先见到的是营养不良,其大脑的症状往往与酒精中毒的其他并发症状出现,例如肝硬化。不喝酒的人如发生本病往往有其他疾病在身,亦即患上消耗性的疾病继发营养不良者,例如患癞皮病、胃肠道癌肿以及长期的呕吐等。

改善营养与注射复合 B 族维生素,可以不同程度地改善步行的蹒跚。酒精及其代谢产物对大脑的影响是主要的发病原因,因而首要的措施是戒酒。

(5)维生素 B_{12} 缺乏:维生素 B_{12} 的吸收不良,包括胃的大部分切除,导致恶性贫血,亦可引起亚急性脊髓的退化,以及视神经、脑白质以及周围神经的退化。这种症状往往并发典型的大细胞性贫血。在发生痴呆症这一种精神神经病的数月或更长时间之后,往往就出现这一种血液上的异常,但是神经上的病变也可以独立的,并不与大细胞性贫血相联系,这种神经的病变也很少仅仅是维生素 B_{12} 缺乏一项,而往往是与绦虫感染、亚热带吸收不良综合征、胃肠道手术或是素食者有关。

病者的症状是进行性手和足的麻痹、软弱,腿部痉挛性瘫痪或共济失调。间有精神错乱或痴呆,有时有双侧间歇性失明。体检时可见患者失去体位与震动的感觉,膝反射亢进,踝反射则消失,精神的症状为缺乏表情、易激惹、抑郁、混乱和痴呆。

为什么维生素 B_{12} 缺乏会引起上述的神经精神症状,至今未明。值得注意的是,那些由于维生素 B_{12} 缺乏而引起上述症状的患者如果使用叶酸,或相反;即那些缺乏叶酸的患者使用维生素 B_{12} 作治疗,其结果却是相反的,更加激化其神经精神性症状和缺乏状态。有的贫血的状况改善了,但神经症状则仍然存在。维生素 B_{12} 缺乏所引起的神经症状,生物化学上的损害是一个原因,这是与甲基丙二酸单酰-CoA 异构酶的作用有关,这种酶将甲基丙二酸单酰-CoA,转变成为琥珀酰辅酶 A,这是一个代谢的步骤,使机体利用丙酸,如果在尿中排出过多的甲基丙二酸,则反映维生素 B_{12} 的缺乏,这种现象在具有前述神经病症的病人身上看到,所以测定尿中这种物质,是一个灵敏的指标,可作为诊断参考。最近证明,分析血浆中甲基丙二酸以及总的高半胱氨酸水平,对维生素 B_{12} 缺乏的诊断有用,被测病者的血象、Schilling 试验以及血浆维生素 B_{12} 水平是正常或边缘性的,说明这种试验敏感。甲基丙二酸单酰-CoA 异构酶是使甲基丙二酸-CoA 转变为琥珀酸 CoA,很可能是维持神经髓鞘所必需,在恶性贫血病人的神经样本中可看到,其脂肪酸代谢不正常,因为以标记的丙酸进行观察,病人的神经中堆积着侧链及奇数脂肪酸链的脂肪酸,可以认为,只有一小部分原因是中枢及周围的神经的结构发生改变。

维生素 B_{12} 缺乏症的早期的症状是可以逆转的,因此,尽早给予治疗极为重要,最高的治愈率是在发病 3 个月之内的病人,但 6～12 个月之后治疗,效果有较大的差异。每日治疗的剂量为 $1000\mu g$ 的氰钴胺(即维生素 B_{12})作肌肉注射,时间约 2 周,以后,再用这一剂量每周注射两次共两个月,再以后,每月注射 $100\mu g$ 作为维持量,以避免复发。

(6)癞皮病:癞皮病是人们早已熟悉的病,以三个 D 为特征(dementia,dermatitis,diarrhea)即痴呆、皮炎及腹泻,随着人们生活水平的提高,这种病已经很少见到,我国过去只是边远的地区,例如新疆南部,有过这种疾病出现。但在城市中许多酗酒者却往往并发这一种缺乏症,特别是在这些患者中,除有慢性的饮酒史之外,还有极坏的偏食,加上胃肠道吸收功能不良。这一类人的神经症状是脑性的,也包括周围神经与脊髓在内。在皮肤病出现之前,总是先有精神性的症状,早期的精神症状是抑郁、无表情、恐惧、忧虑、失眠、晕眩以及头痛。如病情继续发展,可发展为精神病,以迷惑、幻觉、无方向性、妄想等症状为特征,严重时病者可转入昏迷。一些病人可出现下肢的麻痹、痉挛以及共济失调,但是这种病症一旦给予尼克酸治疗,可以很快复原。如每日在膳食中有一定的色氨酸,并给予 10～20mg 的尼克酸,可以作为防治剂量,但对于下述一些病者则剂量要大一些,例如 Hartnup 病,是一种遗传性的代谢病,对多种氨基酸的吸收不良(包括色氨酸)剂量可以增加一倍。

(7)维生素 E 缺乏:无论成人或儿童,维生素 E 的严重缺乏可以引起神经症状,明显的临床症状是一种多发性运动-感觉神经疾病,见于躯干与四肢的共济失调、眼肌麻痹、视网膜退化以及肌病。最严重的维生素 E 缺乏,可以引起神经轴的退化以及肌肉纤维的破坏,这种病的发生主要是由于严重恶化的脂肪代谢,因而脂溶性维生素不能吸收,包括维生素 E 的不能吸收。有些先天性疾病如肝豆状核变性、先天性肝胆病、原发性肝硬化、胰液的分泌衰竭、肠的淋巴管扩张症以及短肠综合征等,都可造成继发性的维生素 E 缺乏,个别病例是由于专一性的维生素 E 吸收功能缺陷引起,有的儿童期的视网膜病不仅因为缺乏维生素 E,同时也缺乏维生素 A 所引起的。

患者血浆中的 1-α-生育酚水平很低,组织内的浓度,包括神经系统内浓度也较低,病情继续发展,出现组织学上的变化。但这种疾病是可以预防的,如早期诊断后,可以用较大剂量的维生素 E 纠正,例如在儿童的胆汁郁积症的早期,可以用 α-生育酚给予[120mg/(kg·d)口服或是 0.8～2.0mg/(kg·d)肌肉注射],能避免这一类的问题,用维生素 E 治疗肝豆状核变性和脊髓大脑的退行性变也有同样好处。

6.6.3 膳食与膳食因素对神经异常的影响

有些神经疾病是由于遗传因素干扰代谢而引起的,因此在采取治疗措施中,可从食物中取消某些已知造成神经系统损害的营养素,而在那些依赖维生素作用的疾病,亦即那些依赖维生素的酶类受到损害时,加入被依赖维生素作为药物,而不是作为营养物质给予相应的病人,会收到良好的效果,下列是其中的一些例子:

(1)苯丙酮酸尿症:苯丙氨酸羟化酶缺陷;措施是限制食物中的苯丙氨酸。

(2)脲循环(鸟氨酸循环)的遗传性缺陷,有四种:

1)精氨琥珀酸尿症:精氨琥珀酸酶缺陷。

2)瓜氨酸血症:精氨琥珀酸合成酶缺陷。

3)高氨血症:由两种酶的缺陷,即鸟氨酸转氨甲酰酶;及氨甲酰磷酸合成酶的缺陷。

4)赖氨酸不耐受症:由于精氨酶干扰。

以上四种代谢性病均须限制蛋白质的摄入,以缓解底质在神经系统的堆积。

(3)高胱氨酸尿症:胱甘肽酶的缺陷,须限制蛋氨酸、吡哆醇及叶酸,及维生素 B_{12}。

(4)半乳糖血症:由于半乳糖-1-磷酸尿苷酸转移酶的缺陷,须用低或无半乳糖的食物。

(5)Refsun 病,即多神经炎型遗传性运动失调病,是将植烷酸 α-氧化为降植烷酸代谢的缺陷,须在食物中除去植醇。

(6)肝豆状核变性,见下述:

1)肝豆状核变性:肝豆状核变性亦称威尔逊病(Wilson's disease),是最早采取膳食措施来解决疾病的一个经典性范例,这种病是一种家族性的进行性的疾患,是通过常染色体隐性基因遗传的,主要特点为肝硬化、神经症状,以及大脑的基底神经节的症状,患者眼角膜的边沿有一个锈色的环(称为 Kayser-Fleicher 环)是另一特点。所有这类病人都有神经症状,最显著的症状是进行性的震颤,精细动作共济失调,步态不稳,构语障碍,肌强直或挛缩,流涎以及痴呆等,这种病的生物化学性的基本缺陷是携带铜的蛋白质的缺乏,即铜蓝蛋白在血浆中低下,以至于铜在许多器官中堆积;包括肝、脑、角膜。故诊断时主要根据存在的上述角膜环,血浆铜蓝蛋白浓度低于 $20mg/(min \cdot L)$,肝的活性铜含量大于 $250\mu g/g$,尿铜排出大于 $100\mu g/d$ 等。治疗这种病除用药物 D-青霉胺以排出铜离子之外,须从食物中避免铜的摄入,例如含铜高的西兰花(花茎甘蓝)、动物肝、蘑菇、贝壳类、可可、硬果类及豆类等。有的药物可以干扰铜的吸收,包括醋酸锌,如同时服用,可减少铜在肠道的吸收。用综合措施的效果较好。

2)维生素依赖性疾病:这一类被称为维生素依赖性疾病,是一类遗传性的代谢异常的病,比较典型的例子有下列几种:

枫糖尿病:丙酮酸脱羧酶缺乏症及依赖硫胺素的丙酮酸脱氢酶,加上细胞色素 C 氧化酶缺乏,称为 Leigh 病。这类疾病都与硫胺素有关。

新生儿昏厥症、高半胱氨酸尿症、胱氨酸甘肽尿症:这类病的依赖维生素为吡哆醇。

甲基丙二酸尿症、高胱氨酸尿症:均与维生素 B_{12} 有关,依赖维生素 B_{12}。

高胱氨酸尿症:其依赖的维生素为叶酸。

Hartnup 病:是肠道与肾小管运转色氨酸的缺陷,也不能运载中性氨基酸,其依赖维生素为尼克酸。

所谓维生素依赖病,与代谢过程中特定酶的缺陷有关,而这种酶又与维生素转变为它特定的辅酶的缺陷有关。结果是过多代谢产物在组织内堆积。这种产物在血液中的浓度也高。但这种疾病的患者血中的所谓依赖的维生素的浓度,往往是正常的。代谢上的缺陷包括脱辅基酶的结构异常、辅酶的结合部位异常或酶合成的异常等。而这种病的神经症状是变化无常的,可包括智力发育停滞、精神异常的症状,也有惊厥性发作,眼视觉异常,共济失调,以及周围神经的异常等。到底相应的所谓依赖的维生素有多大作用,各个患者的反应是不一样的。一些病人当给予生理剂量的相应维生素后,神经症状就有难以令人相信的好转。但在吡哆醇依赖性疾病的初生儿,昏厥可以用 5～10 倍的推荐供给量(RDA)才得以控制,因为很难判定确诊吡哆醇的缺乏,而又不能控制病婴的神经症状,故可以静脉注射 50mg 的吡哆醇来治疗。如诊断是正确的,脑电图即可转变为正常,而昏厥的发作也得以制止。

6.6.4 慢性神经性疾患

急慢性的神经疾患中,有的不是由于营养缺乏所引起的,可是这些无论在意识上或是在运动上有病态的病人,也需要有必要的足够的营养供给,取得均衡的营养。例如面神经的麻痹和虚弱无力、舌咽的麻痹和调节不佳的病人,往往需要短期或长期的鼻饲,或是进行胃的切口插管进行管饲,这一类措施并不简单;有时是救命最必需的。虽然上述的营养支持并不能治好所患的病和改变病理状态,但是它的必要性并不因此而像用 B 族维生素制剂给予各种急、慢性神经病患的对象一样是医学上的一种常规。到今天，还未有证明这一种措施对神经疾病有什么特别作用，或是对康复有什么影响。

震颤麻痹（帕金森病）是一个例子，这种病的治疗受营养的影响，最好的治疗是将药物治疗与膳食的匹配二者结合，否则会降低治疗效果。事实上，治疗的公认措施之一是使用氨基酸左旋多巴（L-二羟基苯丙氨酸），它能改善症状，特别是僵硬、运动缓慢及震颤。左旋多巴进入特定脑神经细胞内，它转变为儿茶酚胺多巴胺，大部分的摄入的左旋多巴在周围神经节的细胞内转变为多巴胺。从左旋多巴转变为多巴胺中，有一种依靠维生素 B_6 的酶，即去羧酶，可以通过大量的 B_6 而激发，使左旋多巴分流入周围，结果，左旋多巴的治疗效果会急剧地降低，因而不应该使用 B_6 制剂。又因为标准的膳食中的氨基酸含量与左旋多巴在胃肠道中争夺吸收的位置，因而使用左旋多巴的患者须降低蛋白质的摄入量，一般供给在 $0.5g/(kg \cdot d)$ 左右，同时，左旋多巴的服用，不应该与含蛋白质丰富的食物同步，以免减弱其作用。

从上述的事例可见，营养物质不一定直接作用于疾病的治疗本身，但在代谢过程中，营养物质可以帮助，也可以抵消治疗作用，使用食物进行抗惊厥也是另一个例子；因为在低热量供给与饥饿状态时，可以出现酮血症和酸中毒，故在治疗儿童的惊厥中，如果各种治疗失效，可以小心地应用产酮的膳食，使血中酮体达到预想的浓度，以达到治疗的效果。当前产酮膳食用于治疗的营养物质之一，是中链甘油三酯，用这种脂类作为脂肪来源，可以不影响使用蛋白质与碳水化合物，并易为患者接受。详见下面章节。

以下是与营养有关的几个常见问题：

（1）头痛：食物的某些种类与头痛之间是否有联系，是一个长久以来的问题，特别是对于偏头痛这一类的病，因为诸如巧克力、乳酪、橘类水果以及一些酒精饮料往往是与偏头痛的发病有关，已知酪胺（tyramine）这一种单胺在上述这一类食物中含量较多，它是激发偏头痛症状的食物。酪胺在许多由微生物所分解的食物或饮料中存在的，例如凝乳粒乳酪、蓝乳酪和一些酒类，理论上，酪胺有类交感神经的特性，它可以直接或间接地通过释放去甲肾上腺素，这种激素具有对血管收缩的有力作用，这对于敏感的脑血管来说就可以产生偏头痛的病症，对一些病人的生物化学观察中，发现患者的血小板缺乏酚磺转移酶，这种酶对酚类有去毒作用，这种作用是在酚分子团中加入硫基。可见，偏头痛患者还有内在的影响因素。摄入酪胺可以引起抽动性的头痛，并往往和血压升高协同，这种情况也见于服用单氨基氧化酶制剂，这种制剂是用于医治抑郁症病人的，膳食中有一种苯乙基胺（phenylethylamine）也存在于巧克力、乳酪、各种酒精饮料中，也可以产生类似偏头痛的症状，估计是因为苯乙基胺的氧化产生这种作用的。此外，有的食物添加剂，例如在肉类加工使用的亚硝酸钠及硝酸盐。谷氨酸钠（味精）对于一些人来说，当大量使用时，也可以引起血管的收缩和头痛，当然这些食物与头痛的联系还有一些争议，但是偏头痛的患者不妨避免用那些可能引起麻烦的食物。

（2）神经痛与痴呆的治疗：很多未明原因的神经痛症状使用维生素治疗，纵然这样做还没有足够的论证。比较普遍的是用大剂量的 B 族维生素去治疗周围神经病变、神经痛以及痴呆。根据是这类维生素的缺乏可引起实验动物所产生类似症状；而一旦以维生素治疗，可以逆转这种病症，包括中枢及周围神经的病灶。在许多实验中确实也见到，病者的神经鞘膜发生病理性的退化，以及神经纤维的破坏，甚至神经细胞本身也毁坏了，这种情况也见于人类的疾病。但是这些观察导致一种可能错误的信念；以为用大剂量的 B 族维生素能使病程缩短，并可以使病人彻底的复原，因而剂量比推荐量大很多倍，其实这样做法至今还未有足够的科学根据。

（3）一些维生素的毒性与神经的损害：有两种维生素在过量摄入时会有不利的作用，主要是对神经系统有负性的影响，目前已知的有维生素 A 及吡哆醇。

维生素 A 有时用于痤疮的治疗，用量很大，有的曾以每日 25000IU 口服，这个量大于推荐量的 10 倍，如果服用时间很长，可以引起毒性症状，婴幼儿对过量维生素 A 更敏感，并可损害肾的功能，成人在纵酒的情况下，会进一步增强了维生素 A 的毒性。

当视黄醇结合系统在血浆及细胞中过量的时候，过多的视黄醇就转而提供给细胞膜与细胞器，估计这样就会增加脑脉络膜丛的通透性，结果是增加脑脊髓液的生产，这在临床上称为假性脑肿瘤，或称为"良性的脑压增加"。病者主诉头痛，晕眩，视觉模糊以及复视，增加脑内压的结果，还可以产生颈项僵直、视乳头水肿、双侧展神经的软弱等。所幸一旦停止大剂量的维生素 A,症状能在数天后消除。

在怀孕的第一个周期(即怀孕后的头 3 个月),过量服用维生素 A,也可引起胎儿兔唇、腭裂、巨舌症,以及影响眼的发育,甚至引起脑积水等不良后果,这是特别需要注意的。

大量的维生素 B_6,即吡哆醇,用于治疗月经前期的综合征,以及腕屈肌管综合征(carpal tunnel syndrome)、精神分裂,以及童年的孤僻人格等。纵然在最高容许剂量的吡哆醇一般是没有害处的,但有报告服用以克计的量并且以月计来服用,会形成不可逆的、对称性双侧的无神经反射症(例如膝反射缺失),感觉性的神经病也会发生。实际上,如果每日服用 500mg,已经能够造成神经病变,这些病人主诉为进行性的共济失调,尤以在暗处,因为视力也受影响,此外有下肢麻木,严重的感觉障碍,震动感消失,唇与舌的感觉迟钝等,病理检查可见神经的后根与半月神经节的变性。

(4)抗惊厥药物:与一些维生素的问题采用抗惊厥药物来治疗癫痫发作的病者,可以出现不同程度的叶酸缺乏。苯妥英钠这种药物是常用的,有时也合并使用苯巴比妥或朴痫酮(primidone),但这些药物干扰叶酸的代谢。主要是因为药物的代谢产物与叶酸的结构相似,干扰其吸收与运转,同时也竞争性而抑制维生素辅酶的形成等。长期服用上述药物后,在患者的血浆、脑脊液以及红细胞内的叶酸水平都下降,大细胞性贫血出现,神经精神性的并发症也会发生,病者表现为麻木、抑郁,甚至出现痴呆。

服用抗惊厥药的患者是否应该补充叶酸,是一个有争议的问题。主要是叶酸是否会增加惊厥的发作,这有待于进一步的研究,但定期检查长期服用抗惊厥药物的营养状态,尤以叶酸在血浆中的水平,仍然是必要而有益的,而叶酸的最高容许剂量(成年人为 1mg)是应该遵守的。

长期服用抗惊厥药,也有降低骨质矿物质含量的现象,骨质矿物化减低的严重性,与药物剂量的大小有相关;当然患者可能存在运动减少、晒太阳减少等也影响骨质,但病人发生骨折的很少。苯妥英钠与维生素 D 相互作用后,影响肠道对钙的吸收,因而维生素 D 的补充和血浆浓度的衡量是应该考虑的。

6.7 营养与呼吸系统疾病

6.7.1 概论

整个机体的细胞都需要氧来完成营养物质的利用和自身的功能;与此同时,所有细胞所产生二氧化碳作为副产品必须排除体外,这是一个生命活动过程不可以停止的活动。呼吸系统正是承受和完成这项气体交换的器官。氧的利用和二氧化碳的排出,与每一期的营养过程都关联着,因而营养影响呼吸系统,而呼吸系统又影响营养的每一过程,它的重要性是不言而喻的。

本章不得不涉及一些生理基础,目的是希望在后的讨论能够深入一些。

(1)呼吸系统的构成:呼吸系统是由以下五个方面组成的,即:①肺脏,包括肺泡、血管和支柱结构,以及气道;②胸廓,作为肺脏的框架与护体;③呼吸肌,是肺活动的泵和动力;④肺的神经组织;⑤肺内细胞构成物之一,提供宿主的自卫功能与代谢活动。引起上述 5 个组成中任何一个的异常,都可以导致疾病。下述的一些功能特别与营养的关系密切;亦即,营养不良将影响这些功能的发挥。

(2)呼吸的调控:整个呼吸系统受神经系统的调控,脑干控制自主呼吸,但自发的呼吸运动则由脑皮质控制,当最后的神经的信号传达到呼吸肌之前,在脊髓就交换了从中枢神经系统下达的神经冲动,与上行的从周围神经修正的神经冲动之间作了调节,这一相互反应,使呼吸系统能够适应对代谢要求的任何改变,作出迅速反应的关键。有节奏的自律呼吸是来自神经的输入,它又来源于脑桥延髓部分;并设置好呼吸的模式。异常的呼吸模式能反映特殊的问题。它可以从脑干的一个呼吸神经元中发出。讯号从更高一级中枢即脑皮质发出的输入,可以改变呼吸的速度、节奏与深度,或者中断自律性的呼吸,并接受与行为有关的呼吸模式,例如咳嗽、停止呼吸、加速与减慢呼吸等,以适应环境的要求。此外也调协周围神经和对中枢输出的反馈,这种调节也是重要的;例如呼吸的速度可作用于酸碱的平衡,适应代谢的需求等。

周围的化学感受器存在于颈动脉与大动脉,对动脉中的氧及二氧化碳分压作出反应,这些感受机构同时也反映血流的状况,特别是颈动脉的接受器。中枢的化学接受器则位于脑髓,它也对二氧化碳及 pH 值作反应,而不对氧作反应,但能提高通气量,以适应血液的酸度增高或是碳酸增多;但对动脉血的改变的反应则慢些。

其他的感受器存在于肺组织、上呼吸道以及呼吸肌中,这些感受器对呼吸的影响很大,例如当上呼吸道及肺接受到刺激性的激惹,它们可立刻组织协同的咳嗽反应动作,控制呼与吸,并产生和排出黏液等。呼吸肌内的感受器的作用未明,但至少这些肌肉的感受器可以对收缩与不收缩的肌群作协调作用;也能集合从脊髓传来的输入与输出的信息等。

在正常的休息状态下,吸气是主动的,而呼气是被动地使吸气的肌肉处于松弛状态,在需求增加通气量时,呼气变得主动,吸气的肌肉的收缩使胸廓扩张,结果使胸内形成了负压,负压的压力梯度始于呼吸的开口处,即口部存在着大气压,一直到了肺泡。在吸气时变得比大气压低,这两种不同的压力,就是肺内气体流动的动力,当两种压力达到平衡时,气流停止。如此周而复始的不断反复,产生了正常的呼吸。

呼吸肌的泵是膈肌,肋间的肌肉是辅助性的,腹肌也起类似的辅助作用,但膈肌还是起主要的作用,它的作用还包括把胸与腹腔隔开。膈肌由横纹肌组成,有丰富的血管分布,在静止的时候横膈呈圆盖形,收缩时则为扁平形,这有利于扩大空间。人一生这种横膈运动是不能停止的,但它不像心跳那样自律。肋间肌含有内外两部肌群,加上斜角肌、胸壁的肌肉及胸锁乳突肌,都具有呼吸肌作用。胸壁的肌肉,包括胸大肌、背阔肌、前锯肌及斜方肌等都能辅助呼气,腹肌在加速呼吸时也作辅助性的活动。

像其他骨骼肌群一样,呼吸肌在活动与机体的需求之间不平衡时,就会产生疲劳,这个时候肌肉失去原有的力量。呼吸肌的衰弱是慢性而无力承受负荷,即不能继续支持肺部进行出与入的气体的交换。临床上,高碳酸的呼吸衰竭,及其进一步的高碳酸与低氧血症的呼吸衰竭,实质是呼吸系统无力应付代谢的需求。呼吸肌群的疲劳可以是中枢性的(无适当的中枢神经通路),也可以是周围性的(原发性的肌衰竭)。

无论是肌肉疲劳或是虚弱,都与机体的营养状态有关。横膈肌及其他呼吸肌是由Ⅰ型或Ⅱ型的肌纤维组成的,Ⅰ型肌纤维是慢起动的纤维;需要比Ⅱ型肌纤维有多一点时间才达到张力的顶点;而Ⅱ型则是快起动的肌群。Ⅰ型肌纤维还有高水平的氧化酶,比较耐受肌肉的疲劳,故消除疲劳比Ⅱ型快;而Ⅱ型含的糖解酶活性比Ⅰ型多。总之,Ⅱ型肌纤维,因为氧化酶的水平高,对疲劳有抵抗性,因为氧化酶越多,越不易疲劳。在功能上,Ⅱ型肌纤维比Ⅰ型有能力发动大一些的峰值呼吸力量。

营养对这两种纤维的作用已有过许多研究,实验动物经过6周的低营养喂饲,其体重比原来降低50%时,横膈肌的两种纤维横切面就明显的减少,但是Ⅱ型纤维的切面则更明显地变小。Ⅱ型的快起动纤维内的氧化酶水平也降低,受害也更加明显。在临床上也看到营养不良会引起峰压力的消失与这些纤维的受损和萎缩有关。

呼吸肌的疲劳可以从呼与吸周期的时间上预见到,如果营养不良使肌张力的峰压力降低,则用肌电图是可以测出来的。

虽然疾病袭击的主要是肺脏,而不是肺的呼吸肌,但在肺有疾患时,呼吸肌却是一个重要的补偿机构。尽管在肺的实质及气道发生主要的病变,气体的交换仍能够进行而且能维持。如果肺患有纤维化性改变,呼吸肌的弹力负载就增加,而如果是气道阻塞性的病变,抵抗力的负载亦增加,如果呼吸肌能承受这些负载而以至于疲劳,虽然呼吸率增加,肺功能仍能保持,但呼吸肌的耐力和贮备会减弱。

(3)肺脏及其功能:肺脏主要由气道与气体交换的器官组成,包括肺泡及肺的毛细血管床,以及肺的支持结构,也包括气管支的血管与细胞组成等,肺的气道是由无数的气管支与小气管支的网络构成。从开口到末端,即肺泡成为一个体系。可以说气道有两种类型,即支气管式称软骨性的气道,以及其下一级的小气管支;以及非软骨性的膜状的气道,小气管以下再细分为呼吸性和非呼吸性小气管支,而最后为肺泡,参与气体的交换。气道不仅作用于通气,而且能改善气体交换的条件,例如温度、湿度、对气体的过滤等功能,这主要是气管的上皮专一性的细胞的参与,以及上皮中的柱状的纤毛细胞对吸收的异物清扫作用,一些黏液细胞参与黏液的分泌,一些细胞,例如嗜银细胞则有内分泌的功能等。对于外来的慢性刺激,这一大类细胞增加其输出以发挥作用,也可以使气路变窄作为防御。

在整个支气管树中都有平滑肌存在于气管壁,肌肉的收缩给气道增加强度,也使气道变窄,副交感及非肾上腺素能的神经是主要的支配神经,其中的受体供其他神经传递介质作用,气体的流动,主要通过气管树降低压力梯度作用,也受气道阻力的影响,亦即受气管的半径大小的影响。

呼吸系统的终端单位是一个特殊的结构,包括细气管支、肺泡管及肺泡。正常成人的总肺泡面积可达140m²,而气体交换正是在肺泡横条管膜上面,这个膜由肺泡与毛细的上皮及其基底膜,以及邻近间质空隙的细胞构成物和表面活性剂垫等构成。氧就是通过这个膜进入毛细血管内的红细胞,同时二氧化碳从相反的方向移动过来。表面活性剂垫的作用很重要,它是一种磷脂与蛋白质的复合物,由肺泡上皮分泌,作用是降低肺泡内的表面张力、减低肺泡的萎陷、在低肺容量时维持肺泡的稳定性等。

心脏的右边回流含氧低的血回到肺脏,使这些血得以充氧,而二氧化碳得以移走。在这一个过程中,在肺泡-毛细血管的水平内,氧可以扩散到一定的梯度,从肺泡转到毛细血管的血流,以便与红细胞的血红蛋白结合,仅有少量氧溶在血浆中。同时,二氧化碳离开血流进入肺泡,以相反的方向跨过一个浓度梯度而逸散出去。在吸气中,若以在海平面计,氧的分压为160mmHg,而二氧化碳为0mmHg。氧在肺泡中与其他余气混合后,在肺泡这一个末端单位中,分压为100,二氧化碳则为40。而在毛细血管进入气体交换区域的氧与二氧化碳分压,则分别是40mmHg及46mmHg,因此氧的推动压力正常为60mmHg,而二氧化碳应该为6mmHg,在气体交换的区域中达到上述气体的平衡时间是0.25秒之内。在休息状态下毛细血管的通过时间为0.75秒。气道的阻塞或是气道抵抗力的加大,或是限制了肺的扩张,都会使气体的供应不足,导致通气与血液灌注不能配合,当被血液灌注的肺泡不能通气,去氧的血液与充满氧的血混合,实际上使血液的含氧量降低,结果是动脉血出现低氧血症,出现分流的生理状态。反之,有良好的通气,但没有相应血液灌注的肺泡内,通气就变得浪费,也不能除去二氧化碳。这一种现象称为死腔换气。气道的上述任何改变使呼吸的做功加重,这种加重不仅是要应付气道的阻力;应付肺的顺应性下降,而且要为气体交换的补偿性做功。例如增加通气量,以满足代谢的需求,但是,一旦代谢的需求高于呼吸的补偿能力,气体交换的病态就呈现出来。

此外,肺脏作为一个过滤器也有很多重要的功能,包括肺可以合成表面活性剂,多种蛋白质(无论是结构性的还是酶性的),以及体液性的物质:包括合成花生四烯酸代谢产物、组胺、P-物质以及血管活性的肠蛋白。肺还具有将一些生物化合物质转变的功能,这一领域的许多方面还未充分的了解。

总之,肺脏疾患可以简单地归纳在一个范畴内;可以说是一种阻塞气体流动的疾病,或是限制气体流动的疾病。其中可以是急性的,也可以是慢性的。在气道阻塞的疾病中,如何维持肺气泡有足够的通气而配合血液灌注,以便能达到足够的气体的交换,是一个主要的问题。如果通气与灌注二者不匹配,就会出现低氧血症。许多肺部的疾病也都降低于肺的顺应性,例如肺的纤维性变、肺炎、肺水肿等,都会导致这一种结果。低氧血症可以迫使肺作出许多代偿性的活动,包括肺活量的改变,但也会因为呼吸肌的疲劳而引起另一些问题,严重时高碳酸和低氧血症会导致呼吸衰竭。

供给呼吸肌和中央的通路有足够的能量,以适应气体交换上的病态改变,是十分重要的。如果干扰这两个方面的代偿性机制,例如营养缺乏中所见到的,使呼吸肌的贮备降低,会使临床症状提前恶化。营养供给本身不一定改变肺病的临床表现,但是支持呼吸肌却是必要的,因为机体必须应付不断增加的呼吸负载,维持通气和避免传染病对肺的进一步损害等。

(4)呼吸系统:对营养的一般要求,严重的营养不良至少在三个方面影响呼吸系统:即降低呼吸肌的功能,改变其固有的结构;降低换气的通道的能力;以及降低肺部的宿主免疫和防御能力。在动物实验中看到,横膈肌的重量与体重成正的比例,长期营养不良的动物,其体重可降低达原有体重的28%,其横膈肌也有相应的改变,这在正常人和肺气肿病者的观察也是如此。从人寿保险的数据分析中看到,不良的营养条件(例如体重仅为理想体重的70%左右),呼吸肌张力和呼吸量峰值都会明显下降,呼气的压力也有相同的情况,可以估计,严重的营养不良使呼吸肌也发生病理性改变。

在志愿者的临床试验中看到,如果每日以3L的5%氨基酸溶液,即一共550kcal的热量,作10天的观察,并以同样量的氨基酸溶液,但加上每日补充10%的脂肪乳剂500ml(1000kcal)作为对照,结果,只供给氨基酸,全日仅550kcal的一组出现低氧的换气呼吸,而对照组没有这种现象。后继的实验也证明,合理而足够的,哪怕是能量方面的支持,对于维持正常换气是必要的,也有人在气管切开术的病人中观察,革兰阴性细菌的感染与营养状态呈正相关的关系。事实上,在严重营养不良的肺泡中见到,大吞噬细胞的吞噬活动下降,因此,不言而喻,对于呼吸道疾病的患者,与其他疾病的患者一样,基本的均衡营养是必要的,营养的不足或低下,同样也会干扰呼吸系统的有关代谢与功能。

6.7.2 急性肺损伤

急性肺的损伤是一大类肺疾患,比较单纯的是传染病疾病,例如肺炎,重的则可以有扩散性肺气泡的损伤,这是一种综合征,称为成人呼吸窘迫综合征(adult respiratory distress syndrome),它以严重缺氧血症、弥漫性肺浸润以及肺顺应性减低为特征。多数呼吸道疾患都发生下列系统性的症状:包括厌食、疲乏、虚弱等。当上述症状与咳嗽、气喘和呼吸困难结合时,则食欲会有明显的降低,如病人需要气管内插管或作辅助人工呼吸时,经口进食就可能等于零。如果这种状态是短期的,营养支持也许不那么紧急。但事实上人们无法估计病人的病情,一旦病人氮的负平衡明确,蛋白质的分解代谢就出现,呼吸肌的张力就降低,从而影响了换气过程,也影响其他功能,包括机体抵抗力。因此,在早期治疗中,营养状态应该也放在首要的地位。

如果出现成人呼吸窘迫综合征(ARDS),其代谢的反应和需要与其他重病没有区别,这些重病包括败血症、重的创伤、烧伤等,这种应激状态与正常的空腹状态不同。ARDS 的代谢的改变与整体的损害大小有关,在高分解代谢的情况下,氮的负平衡就难以避免,高碳水化合物代谢也发生,这里因为相对的周围组织对胰岛素的抵抗,以及扩大了的肝脏的糖原异生作用,加上反调节性的激素;包括高血糖素、肾上腺素,以及皮质醇的水平过量地升高,出现高血糖症和高的葡萄糖转化率。脂肪的氧化也变成能量的重要来源。在休克状态与多系统器官衰竭的情况下,脂肪可能利用得很少并引起堆积;肌肉的蛋白质能量以供应大脑必需的葡萄糖,其他依赖葡萄糖的组织也将导致氮的负平衡。

在上述复杂的情况下,能量的供给可以用间接法在床边测量,也可以用 Harris-Bene-dict 公式推断计算来作为参考值,计算方法见第 5 章,在此不重复。正确地估量热量供给十分重要,尤其对肺部损害的患者,因为过高的热量会引起液体的过高负载;引起葡萄糖不耐受;肝脏的脂肪浸润等。不管用管饲或是全静脉营养也是一样。体内脂肪的合成又会增加肺通气量的需求,因为继发于增加二氧化碳生成。此外,摄入过量的食物也可以因为食物的特殊动力作用,增加了热量的消耗。相反,如果低估了能量的供给,会引起营养不足,甚至引起氮的负平衡,从而将肌肉蛋白分解,前已提及。对于肺部疾病的患者来说,营养不良对肺的功能有决定性的影响;以致引起通气的不足;影响呼吸肌的功能,也干扰宿主的免疫反应等。因此,合适的营养补充有利于呼吸衰竭病者从人工心肺中解放出来,可惜这一方面的实验研究比较少,但是人们可以从烧伤病人中反复观察到,早期及时的管饲是可以制止重病人的高代谢与分解代谢的。虽然营养支持并不能全部地逆转中间代谢的异常,免除分解代谢状态(增加氮的排出,增加糖原异生,增加脂肪的利用)。在疾病还在发展的情况下,维持平衡是主要的目标,不应该像康复期那样,要求丢失了的营养物质与组织的复原。

6.7.3 肺疾患的营养供给

(1)底质营养物质的供给:营养物质的供给包括各种蛋白质、脂肪和碳水化合物等的混合物,在前面章节已提及有关的要领。在这里论及的是针对肺脏疾病的有关营养问题。

大部急性呼吸衰竭的病人,如需要人工的机械换气,往往都处于高代谢状态,体内的蛋白质也应急的分解,以适应紧迫的代谢需要,此外,依赖葡萄糖的器官,例如大脑、红细胞,以及愈合的伤口等,这些器官的需要往往是通过氨基酸的糖原异生作用来提供的,但这种作用毕竟有限,而且很不经济,为了减少这种异生作用,避免太多的氨基酸分解,对于肺病而无并发症的病人,可以每日给予 100g 以上的葡萄糖,亦即 5%葡萄糖溶液 2L 作为治疗的基础,如果并发损伤,甚至有败血症等,则应增加更多的葡萄糖。静脉注射的脂肪乳剂,亦能对体内的蛋白质发生保护作用,但最好还是以 500kcal 以上的葡萄糖作为基础,然后再加入脂肪乳剂。外源性的蛋白质摄入,可以作为营养物质的底质,阻止体内的蛋白分解。但是,提供蛋白质又会增加氧的需要,因为它可以引起食物的特殊动力作用,从而增加呼吸或换气量,因为高二氧化碳和低氧血症会增加换气的反应对疾病不利。临床上,高蛋白质的膳食对于那些呼吸困难,并已经扩大呼吸负荷,或是呼吸功能贮备已经到了边缘的人,是不适宜的。但尽力避免继续消耗体内蛋白质也同样的重要,因为蛋白质对于维持细胞的各种功能、机体抵抗力、酶活性等,都是不能忽视的。

大部分的营养制品,是根据推荐的营养素供给量制备的,包括各种微量营养素在内。这些制品可以根据实际情况,再调节水与电解质的供给,在没有现成的制品时,就需要根据病情作处方制备。

订定蛋白质、脂肪与碳水化合物的构成,应视病情和目的而定,如果病人有急或慢性呼吸衰竭,其呼吸能力贮备又低时,因为碳水化合物对于这种病人的呼吸系统要求较高,如前提及,碳水化合物在代谢时产生更多的二氧化碳,如果某食物的呼吸商是1,亦即1分子葡萄糖产生1分子的二氧化碳,但是脂肪的呼吸商仅为0.7,而蛋白质的呼吸商为0.8,也低于碳水化合物,故碳水化合物在氧化中比蛋白质与脂肪产生更多的二氧化碳,增加呼吸的负荷,是考虑的重点。

Askanazi在临床上曾观察过肺脏有上述疾病的对象,在全静脉营养的条件下,他以休息代谢的1.5倍提供总能量给病者,总能量的50%分别由葡萄糖或脂肪提供,两组不同的病人都是不需要人工呼吸机,病情较轻的患者,也未有呼吸上的其他并发问题。但是有慢性营养不良,因为糖类的呼吸商为1,是产热营养素中最大的,脂肪的呼吸商仅为0.7,代谢中产生二氧化碳的量远小于糖类,如果以高脂肪膳食改为高糖膳食,前后其二氧化碳的产生增加20%,瞬时通气量前后也增加26%,另一组为急性期的病人,高脂改为高糖的前后对比二氧化碳的产生也升高21%,说明高糖膳食是不利的。另一报告认为,以全静脉营养提供更高的葡萄糖时,瞬时通气可增加至70%。这些观察证明:从葡萄糖形成甘油三酯所产生的二氧化碳量,比从膳食中由脂肪转变为甘油三酯的量大30倍。因此,用较高的脂肪比用较高的糖来供给较为合理。同时,总热量也应该控制在维持的范围(休息代谢的1.2~1.5倍),以避免呼吸衰竭的出现。

(2)供给的途径:病人能经口进餐是最佳的选择。但是因为种种原因,不能经口摄入营养物质时,就应考虑用管饲,用全静脉营养则是不得已的措施。

管饲:用这种方式的供给,一般可以放置胃管,或以口径更小的鼻饲管插入十二指肠。胃管比较易于执行,但如使用呼吸辅助器的就不那么方便,胃管经过食管下段的括约肌,有时可以因为反胃逆流,将胃内容物呛入肺内。同时,食物是中性的,食物可使胃酸的pH改变,有可能引起细菌在胃中增殖,并会上行到口咽部,但是增加胃的pH也有利于避免胃的溃疡。为避免出现反胃的问题,放胃管的病者在喂饲时,头部最好与平卧的床成45°角,而且保持余下灌液100ml以上。但是这个体位很难维持,例如为了不出现褥疮,病人也需要移动。

用于十二指肠的饲管口径小而柔软性大些,这些饲管大多由非刺激性物质做成,以利于进入小肠,但是往往需要一条引线帮助插入并通过喉及食管,这项工作能在床边做较好,但如在X线的荧光下做,成功率会大得多,有人用内镜引导并能使成功率增加。

管饲的营养物质内容设计也是重要的,是否发生腹泻、恶心,水与电解质是否平衡,都不能忽视,但是首先要仔细研究的是,患者的营养物质的热量来源比例的确定。

(3)慢性肺脏疾患:大多数慢性肺疾患在病理生理上说,不属于阻塞性和限制性的病态;就属于单纯或是复合的肺脏的机械性问题。最常见的是慢性闭塞性的肺病(chronic obstructive pulmonary disease),大部分这类疾病都应注意改善呼吸肌的功能,这是与营养关系密切的问题。

还有一个重要的问题是:膳食的构成应与肺癌的预防结合,例如有些实验观察到β-胡萝卜素以及可能在绿叶蔬菜中的某些因素,对肺癌有保护作用,相反,可能胆固醇与动物脂肪有相反的作用。但是食物的正或负作用,比与吸烟与否的作用小得多。

囊状纤维变性在生理上类似慢性闭塞性肺病,这种病除了肺参与之外,化学离子在运输上的缺陷可以影响到肺以外的器官,如胰脏的功能不全,就会出现吸收不良,糖耐量不良,肠道的梗死,盐的耗竭,脂肪肝以及胆囊的疾病,是常见的非肺性的并发症,属囊状纤维性变的一种,也与营养有关。病人体重的增加或减少,不仅反映病人健康的一般状况,也是一个重要的监测和预后的指标,虽然囊状纤维变性可能是一种遗传性的疾病,但这不会减弱治疗的重要作用。重要的是,考虑高热量,高蛋白质的膳食,食物中补充胰酶,补充多种维生素等,是应该优先考虑的。

1)慢性闭塞性的肺病:这一病名包括肺气肿、支气管炎及慢性哮喘,由于呼吸肌中的平滑肌的挛缩,在呼气过程中气道的不通畅是疾病的主要原因,要除外支气管的炎症、水肿,气管腺体的肥大,以及气管的阻塞,上述情况也丧失反弹的能力。此外,当肺活量减少时,气道有动态性的萎缩,可以说,大部病人都兼有一种以上的上述改变,结果是肺脏高度膨胀及限制了气体的流动,肺内余气增加,横膈肌变得扁平,限制了病人的吸气与呼气。

在慢性闭塞性肺病(COPD)的患者中,如果开始发生进行性的体重减低,根据记载估计,病死率在3年内为30%,5年为49%,而体重下降少的患者则5年内病死率可降至25%。流行病学调查也提示了,不良的预后与不良的营养状态有正相关的关系。

体重减低的病理生理机制,与下列因素是有密切关系的,包括:胃肠功能减弱而摄入的食物不足,机体有一种适应低氧消耗的机制,以便对呼吸的要求减低,从而改变肺及心的血流动力学,使体内营养物质对各种器官的供应都减少了,而体内仍然存在着高代谢,并导致营养不良。Wilson认为,因为呼吸肌的效率下降,同时又增加气道抵抗力的负载,因此这类病人的能量消耗比正常增加,从而减少了体重。如果遇到并发其他疾病的应激状态,如感染、手术等,肺的功能会逐步下降,营养状态也逐步地变坏。

若按公式推算热量供给,很多病人的供给是够的。一些报告认为,计算病人的能量摄入大多能够达到需要的范围。但问题是,病人的实际能量消耗是难以确定的,其中的一个原因是呼吸肌的做功效率低于正常人,加上一部分的调查是根据病人自己回顾的,其中一些能量因素会被忽略,例如厌食、易饱、便秘、疲倦等。

很多学者都对COPD病人进行对照性的营养干预,有的取得干预的成功,有的失败。Efthimiou观察了为期3个月的经口营养支持,经过长时间的补充合适的食物,结果病者在体重与人体测量指标上都有进步;同时也测量到呼吸肌与周围的其他肌肉的张力与强度也有增高,肺功能与动脉血的气体含量也改善了。病人主观感到一般状况变好,呼吸测量的分数以及6分钟内步行的距离也明显地提高了。一些同类观察得到了同样的效果,但有一些临床试验结果只增加了体重,肺功能未有明显的改善。也有人使用生长激素(每天60μg/kg)注射,也获得氮的正平衡和增加体重,并增加肺的最大呼出压力。也有人采用生物合成的生长激素(0.03mg/kg)作皮下注射(每周三次,共6个月),使被测对象增加了去脂组织,降低脂肪组织;而摄入同样热量的对照组(30kcal/kg)则没有这种改变。这一种实验使用的是外源性的激素,降低了食物的特殊动力作用,收到较好的效果。纵然长期营养干预的效果观察仍未有报告,但推论提高体重至接近理想体重水平,有利于病者增加生存的时间。

2)营养素的组成与供给:因为COPD病人仅有较小的通气贮备,而高碳水化合物的膳食会提高呼吸商,使呼吸系统的负载加重,另一方面,高脂膳食会减少二氧化碳的生成是有利的,临床实验说明这一推论符合实际。例如Angelillo用一个随机的双盲试验给COPD病人5日低碳水化合物膳食(其中碳水化合物占总热量28%,脂肪占55%),结果明显降低原来的高二氧化碳血症,而对照的高碳水化合物之一组的食物构成为碳水化合物占总热量的74%,脂肪占9.4%。这一个观察模式,在健康人身上得到重复。

因为蛋白质的补充,可以增加氧的消耗,主要是因为食物特殊动力的作用引起,故增加瞬间的通气量,增加对高二氧化碳血症的反应,因而,在膳食中宜用适宜的优质蛋白。

电解质的缺乏,也能影响呼吸肌的功能,例如低磷血症,有人对低磷血症病者补充磷,结果可以改善横膈肌的收缩功能,与之相类似的是血浆钙的水平,它与呼吸肌的功能也有关系。

在微量营养素方面,维生素C、锌、尼克酸等都有正面效果的报告,因而各种微量营养素也应注意补给,但更重要的是产热营养素中,应尽可能增大脂肪的比例,以减少呼出CO_2的压力,至少在治疗的期间内,脂类可以在总热量的比例增加,但脂肪酸的比例应该合理,饱和脂肪酸应该限制。

纵然对肺脏疾患的营养干预是一个新的课题,但实际上这类患者大都处于营养不良的状态下,晚近的配对观察都认为营养干预是必要和有利的,但许多细节还有待于进一步的研究。

7 营养疗法

7.1 营养支持的基本方式

营养支持是现代治疗的一个不可分割的部分，是调动人体与疾病抗争的要素，有的直接与抗病有关。营养支持的价值，将随着人们对疾病过程的了解，食物生物化学的深化，以及深入了解在疾病过程中机体营养物质的改变和需求，营养与疾病的密切关系，尤以医院或病区领导者的组织艺术而发挥其特殊而又不可少的作用。

医院的膳食应该是全方位的，因为病种众多，在诊治中的要求多样，病者对饮食的要求也有大的差异，膳食的品种及其性状、营养物质结构与定量都有严格的要求，而在食物的性状上，应该有很大的适应性，例如软质、流质、半流质，在内容上有低钠、限盐和低盐以及无盐，食物中的蛋白、脂肪，热量的含量都有严格的量化，这也包括膳食纤维在内，这是最基本的要求，这是极其重要的，本书的重点是在这个基础上探讨肠内及肠外营养。

胃肠道功能正常的病人，按照不同的疾病状态，给予各种不同内容，不同物理性状的饮食和餐次的、均衡的膳食，是医院的一个最基本的服务项目。这种膳食应该营养可口，干净卫生；符合食品卫生法规的要求，从而符合治疗膳食的要求，这是各种营养支持的基础。

所谓营养支持，一般是指病者在疾病过程中，所存在的原发或继发引起营养不良，直接和间接影响疾病不良预后的情况下，有计划、有目的和有步骤地对存在的营养不良加以识别和进行最有效的饮食治疗，以提高病者的抗病和耐受能力，纠正异常的代谢状态，提高治愈率，从而延长病者康复后的生存期。这项工作常见的行政措施，是在院长领导下，建立临床主治医师、营养医师、营养师和有关医护人员的协作制度，对重点病人的营养支持、治疗及抢救事宜等工作负有全面的责任。营养支持的程序见图 7-1。

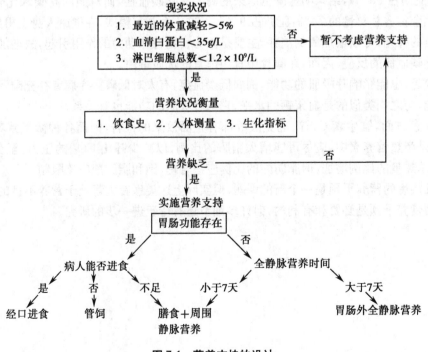

图 7-1 营养支持的设计

体重减轻是疾病过程营养状态不良的一个概述,但是最实用的指标之一。如果体重减轻未达到病前体重的 5%,估计病人营养不良不到一周时间,营养的补充不是非常急迫。但体重减轻达 10%,是一个营养缺乏并会波及病情的一个重要讯号,结合病者的病情确定是否在营养上加以纠正。在这一种状态下,就是一种明确的营养支持(nutrition supports)目标。

7.2 管饲

管饲(enteral feeding,tube feeding),也称肠内营养,以区别于肠外营养,即全静脉营养(parenteral nutrition)的一种重要支持方式,这两种支持方式,是近代科学技术发展的结晶之一。

管饲是将液状的营养物质,送入胃肠道的一种有效方式,主要的工具是特定的饲管,这种方法对于那些不能进食,或者不能消化足够食物的病者来说,是一种首先选择的方法。它之所以广泛被采用,有三个主要的原因:一是方法的有效性,一个昏迷而又不能进食的病人,可以通过管饲维持生命;二是放置饲管的方法,因为管的构成的不断改进,可以将饲管放入胃肠道,而不会引起麻烦,加之,采用经皮的胃瘘,或十二指肠瘘也同样有效;三是各种管饲的配方溶液或液体,已用现代工业生产的方法投放市场,有的制品方便而有良好的效果,现在的医院营养部门,也可以在消毒的条件下,自己制备用于管饲的天然食物匀浆,或是配方液体,使营养物质达到预定的要求,这一种方式在我国特别的重要。管饲的辅助设备,如管饲的送液泵,可以定时将液体食物在长时间内,不停地用稳定速度滴入肠内,加上饲液的保温设施等,都极有利于对管饲的执行。现代化的医疗机构都可以有无菌操作的场所,为这类食物的制配提供方便。

运用经肠的管饲对比全静脉营养有许多优点,其中包括:管饲能保存胃肠道的生理结构和功能。因为如果肠道里面没有营养物质和营养素存在,时间一长,肠黏膜就会萎缩,胰-胆系统的功能也会退化,这是非常重要的;用管饲也有利于使营养素的利用更有效,更少引起传染和代谢性的并发症;加上使用和执行方便,而且远比全静脉营养经济。

绕过口腔而将营养物质送到胃肠道的方法,古而有之,几个世纪以前学者就用灌肠的办法制止腹泻,并提供营养物质。在 1617 年间,有人以银制的管从鼻插入食管,以救治破伤风的病人,这是首次考虑用管的方法运送营养物质的,当时的外科学者 John Hunte,设计用鳗鱼的皮制造鼻胃管,用以治疗神经性咽下困难病人,结果这条管制造成功,并为病者送入营养液达 5 周,使病者能够恢复吞咽功能。此后,在 19 世纪,用鼻胃管作喂饲,以及用鼻胃管排空胃液已是一种广泛使用的方法。

约在 1918 年间开始用瘘管送入空肠喂饲,这是胃空肠切除后做的,从这一时期开始,医学工作者理解到,虽然做过胃的手术,但小肠的蠕动仍然正常地运转,而胃只不过停止活动数日,如果把食物磨碎混合,代替一部分胃的工作,又把磨碎成为均匀样的液体,用管把液体逐步地灌入胃肠,可以达到提供适宜营养的目的,而且每日可提供 2000kcal。1959 年 Barron 报告在许多手术后病者中,以聚乙烯制成的管,将天然的果汁,食物打碎成为精细的液体,他同时也灌入从胃肠道收集胆、胰、胃液以及肠瘘管收集消化液,这些液体用管从鼻插入胃而输送。专门为管饲考虑的处方,比这种措施要早,约在 1930 年间,人们已开始用酪蛋白的水解物,应用于管饲。再加工后成单体后;也在特定条件下用于静脉营养。其后,纯的结晶氨基酸,并结合不同量的碳水化合物、脂肪、矿物质、维生素的溶液开始利用于处方中,1942 年在国际市场上已出现管饲的处方产品,是用于儿童的肠道疾患及过敏症。晚近,由于宇宙航行的需要,这种处方食物获得很大的发展,因为单独用这种混合食物,可以维持一个成人的正常营养,正常生理状态达 6 个月以上。

7.2.1 管饲用的管及其类型

管饲的发展,使管的类别可分为两个大的范畴,一种是通过鼻进入胃肠道的鼻胃管(nasogastric 或称 nasoenteral tube),另一种是通过腹壁而进入胃肠道的,包括胃瘘、十二指肠瘘和空肠瘘等管,偶尔用咽及食管造口做。

(1)鼻胃管及鼻肠管:目前已有很多可供使用的鼻胃管,但大多是用聚硅酮,或聚氨基甲酸乙酯做的,这种管在不断改进之中,成人用长度为 75～109cm,直径为 5～16 French(即相当于 1.6～5.3mm)。长的用于鼻十二指肠或空肠,或用于容易发生胃内容物吸入气管的病人,因为用长一些的管子,易于避免这一问题。

管的尖端含有钨及硅酮,以利于通过胃肠道。过去用过汞,但因有毒性,故再没有采用。

饲管还有一条管心针,它有利于从鼻插入胃肠道中。一般来说,鼻胃管多半短期在医院使用,而且只有医务人员才能放进胃中去,因为还要明确鼻胃管的头部,是否确实存放于胃或肠中,而不是任何别的地方。方法是在 X 射线的荧光下来做。长期使用管饲时,尤其是在家执行管饲,目前认为还是以胃瘘为主。

管饲有两个大的方面可能遇到麻烦,其一是:插入管的过程引起鼻、胃及十二指肠的损伤、出血、穿孔,或放置的地方不对,尤其不可以放入气管,以导致肺炎或更严重的问题。其二是插入饲管后,可能有管的移位,注入液体呛入气管,管尖端对胃肠道黏膜的腐蚀作用,以及鼻的感染等。

饲管也可以失去功能,例如阻塞、绞缠以及破裂等,但是这些问题是可以通过管的改进以及细微周到的工作以及小心谨慎来避免。

(2)胃及空肠瘘管如长期的需要管饲,用胃或空肠瘘具有更大的优点,包括:管的直径可以再大些,直径可达 5.3~8mm,因而不易阻塞,也易于滴或输入饲料;需要时,速度可以快一些。包括食物和药物在内也可以预期地输送;这一类管还可以比较稳定存放在局部,不易移位到食管等地方,反胃和食物呛到气管的危险性大大减少,加之,放置相对容易,亦易于为患者接受。

胃及空肠瘘管,可以用手术或是用窥镜放置,手术野是小的,但需要剖腹,这种手术的并发症发病率为 2.5%~16%,病死率为 1%~6%,近年采用经皮肤的内镜胃瘘,比较易行故而被广泛使用,这种方法已经可以在合格的门诊部实施,因为可以用窥镜直接放入空肠襟,但这一运作要有较高技术及经验的医生。又因为空肠的直径比胃小得多,空肠管通过胃之后以镊子通入内镜,这一方法的并发症发病率为 5%~15%,而病死率为 0.3%~1%,比上述的胃瘘术低得多,关键仍然是操作者的技术、耐心与医德。

7.2.2 管饲的溶液

目前用于管饲的溶液有成百种之多,但是溶液的构成有不同品种与功能,故有非常大的差异,一些管饲溶液是为一般性的营养而设计的,另一些是为特殊的代谢,以及特定的临床的条件而设计的,但特别是使用胃及十二指肠瘘管时,因为直径大,可以避免因管径小所引起的阻塞,如果磨成为匀浆的食物,能够先过筛然后才入饲管,阻塞的可能性会更少,美国在 1989 年把管饲用的溶液性食物,定名为医用食物(medical food),这种食物有一个明确的定义。美国食物与药物管理局(FDA)作了以下的界定:

"医用食品"是可以与其他食物区别开来的,它有专门的膳食用途,或者说,这类食品达到健康的要求(例如膳食纤维与癌症有关系),根据需要,这些医用食品是在医学的监督下使用的。此外,单一的营养素配料产品作为对特殊疾病状态的治疗使用,将继续受现有的药物法规管制(例如硫酸锌用于治疗肢皮炎),或是用于所有可注射用的营养处方,一般来说,由于考虑到作为医用食品,故必须最低限度达到下述的指标:

这种产品是一种经口或管饲的食品。

这种产品在标签上标明是为膳食的措施之用,用于医学方面有病态、疾病或医学其他的状态。

这种产品标明,只能在医学监督下使用。

各种管饲溶液可以有不同的分类方法,但从临床应用的角度,可以把各种溶液分为下列 6 大类:

(1)天然食物:用捣碎机(一般 10000 r/min)磨碎的食物,可以用饲管经口供给足够营养。

(2)聚合性溶液:含有大分子营养素,用分离的完整的蛋白质、甘油三酯及碳水化合物的多聚体等的混合物,用于口服或管饲,并提供全面的营养。

(3)单体溶液:所含的蛋白质改为肽或氨基酸,脂肪则是长链脂肪酸,或是长链加上中链甘油三酯,碳水化合物是部分酶水解的淀粉麦芽糖右旋糖酐,以及葡萄糖寡糖,这种溶液常用于消化及吸收不良的病人,估计其效用比聚合性溶液优越些。

(4)针对特殊代谢需要的溶液:这种溶液为某种独特代谢需要的病人设计,例如先天性疾病、肾衰竭病等。

(5)调节性的溶液:含有营养性的组分,可以直接使用,或混合于上述几种溶液中,以调节并达到特殊要求,满足特定病需要。例如需增加热量和矿物质含量,可采用专门的产品。

(6)水合化溶液:提供矿物质、水及小量的碳水化合物。

下面是对六种上述食品的简要说明:

(1)天然食品类(natural foods)：天然磨细的均匀食物在市场上也有工业制品，医院及家庭也可以按设计制备。工业制造的这类食品的基本原料多以可食部分的乳、牛肉、水果、蔬菜及膳食纤维等，其营养素含量不一定非常准确，因为制备的食物原料只能是有限的种类，故营养不一定都是完全，或不完全能保证的，但工业制备的这类产品的价格很高。这类食物可以在医院制备，见下述。

(2)聚合性溶液类(polymeric solutions)：也有称为多聚性处方，表明这种溶液中含有大分子的营养素；例如从食物分离提纯但仍然是完整的蛋白质、甘油三酯及碳水化合物的多聚体的混合。多数这类的溶液所含的蛋白质占总热量的12%～18%，碳水化合物40%～60%，脂肪30%～40%。在标准的处方中，非蛋白质热量的比为150kcal/g氮(即150kcal/6.25g蛋白质)，但高蛋白质的聚合溶液的比值小得多，约为95kcal/g氮。

溶液中的分离蛋白(isolates)主要是酪蛋白、乳清蛋白、乳清、大豆分离蛋白(soy Isolate)、鸡蛋白，或是上述几种蛋白质的混合物；碳水化合物通常是葡聚糖，即淀粉及其水解产物，脂肪多来自植物油，如玉米、红花、茶籽、橄榄及向日葵籽油以及深海鱼油等，也加入维生素及必需微量元素。设计按每日1500～2000kcal，在这个范围内，所有营养素都能按推荐供给量提供。矿物质中的钠和钾则在不同商品溶液中，有不同的含量，因为针对不同的需要，这种溶液不含乳糖。其渗透压在300～450mOsm/kg之间。一般都设计为1kcal/ml。如果每ml中含热量增高，毫升当量就会升高。一些产品在溶液中含有复合的，非消化性的碳水化合物，约6～14g/1000kcal，有的热量较高的溶液可达2kcal/ml，这适于需要限制水分的病人，但使用时需要连续的监测，以免出现缺水和电解质紊乱。

上述溶液可通过饲管注入病人的胃肠道，但病人的胃功能必须基本上是正常的，如胃是完整的，每日可分3～5次，每次供给300～500ml，这比24小时连续滴入简易一些。若饲管放在空肠，也可用泵连续滴入；一般的滴速为每小时75～200ml。

(3)单体溶液类(monomeric solution)：这一类溶液由单体构成，估计对消化的要求比正规的食物少，比聚合性溶液也少，蛋白质在这种溶液中是以肽或是氨基酸的形式提供的；即使用酪蛋白、乳清蛋白或其他蛋白的水解物；二肽或三肽的净吸收率，比消化后分离的氨基酸更快和更高的吸收，这是对比的两种物质同等分量而言的。此外，三肽与二肽引起的渗透压也少于相应量的氨基酸，因此，单体溶液含有一部分消化了的蛋白质，比单独只有氨基酸的溶液有更多好处。

碳水化合物是以部分水解的淀粉，即是多聚的糊精及葡萄糖寡糖。脂肪多数是不饱和长链与中链甘油三酯的混合，热量的主体来源为碳水化合物，它占总热量的80%，而热量的1%～5%为脂肪，余下的12%～20%为蛋白质。故单体溶液的热量浓度为1～1.5kcal/ml，溶液中也含有足够的矿物质、微量元素、维生素等。故每日供给2L能够达到推荐摄入量的个体要求(RNI)，但若一些病人需要特别高的情况下，可能需要额外的补充。

单体溶液是不含乳糖的，目前也不存在膳食纤维。一部分消化了的大分子营养素，使这种单体溶液的渗透压增高，这种溶液的渗透压一般为400～700mOsm/kg(表7-1)。

从生理上考虑，这类处方可能适用于消化不够好的病人，例如胰功能不全，短肠综合征等。一些临床实验证明，这种溶液能在一定的程度上达到预定的效果。相反，单体溶液也有短处，即渗透压高，也就是这种溶液很易将肠外的液体渗透到肠内来，这样就会引起腹泻，一些多聚溶液虽然也有高的渗透压，但这些溶液的浓度大于1.5kcal/ml。

(4)为一些特殊代谢需要的溶液(special metabolic need solutions)

在这里举出4个主要的例子，分别为：

1)支链氨基酸(BACC)溶液：这一种溶液含有40%～50%的亮氨酸、异亮氨酸及缬氨酸的混合物，含芳香族氨基酸较低，即色氨酸、酪氨酸与苯丙氨酸较低。这种氨基酸溶液在设计上是针对两个方面的：一是用于肝衰竭与肝性脑病，二是针对伴有多器官衰竭的严重疾病应激症的，例如败血症或重病的创伤。

肝性脑病的病人血浆支链氨基酸下降，而芳香族氨基酸则升高，在脑脊液中的比例也是如此。而芳香族氨基酸(下称AAA)是对神经传递介质有负反应作用的物质，作用于中枢神经系统，它参与了肝性脑病的发病，故本溶液的设计正好是调节这种反常的对比关系，改善肝性脑病的状态，实践证明这种溶液是有一定好处的，但在一些病人中并未有明显的效果。

表 7-1 管饲处方举例

营养素	磨碎天然食物处方	聚合性处方（全价）	多聚性食物处方（全价）	单体性食物处方	特别疾病处方
kcal/ml	0.7～1.0	0.5～2.0	1.0～1.2	1.0～1.33	1.0～2.0
蛋白质	42.0～84.0	17.5～83.7	39.7～53.0	0	30.0～83.0
完整 g/L	0	0	0	31.5～58.1	0
水解 g/L	0	0	0	20.6～38.2	19.4～69.7
氨基酸 g/L	82.8～192.0	68.0～250.0	123.0～162.0	127.0～226.3	93.7～365.6
碳水化合物 g/L	20.0～42.8	17.5～106.0	35.0～46.0	1.45～52.0	7.4～96.0
脂肪 g/L	n.a.	20:80～73:27*	n.a.	40:60～70:30*	25:75～70:30*
MCT/LCT*	4.24	n.a.	5.9～14.4	n.a.	n.a.
渗透压	300～450	120～710	303～480	270～650	320～910
达到 RDA 要求的 ml 数	—	750～2000	1250～1800	1500～2250	947～3000
非蛋白质热量/比	131/1	75/1～167/1	116/1～148/1	125/1～284/1	n.a.
维生素 A(IU)	3332～9000	1250～10000	3300～5000	2500～5000	735～6700*
维生素 D(IU)	266.8～800.0	100.0～560.0	267.0～420.0	140.0～280.0	84.5～423.0*
维生素 E(IU)	24～42	15～75	21～64	15～40	10～60*
维生素 K(μg)	66.8～80.0	38.0～320.0	48.0～160.0	22.3～160.0	35.0～160.0*
维生素 C(mg)	60.0～120.0	56.0～317.0	120.0～254.0	33.3～200.0	30.0～317*
硫胺素(mg)	1.48～2.12	0.75～4.0	1.2～3.22	0.83～2.00	0.69～3.17*
核黄素(mg)	1.68～4.76	0.85～4.8	1.36～3.64	0.94～2.4	0.7～3.59*
烟酸(mg)	16.0～28.0	10.0～56.0	16.0～42.4	11.1～28.0	8.82～42.0*
维生素 B_6(mg)	2.0～2.8	1.0～8.0	1.6～42.4	1.11～4.0	1.07～8.61*
叶酸(μg)	266.8～560.0	200.0～1080.0	270.0～540.0	210.0～540.0	47.6～1056.0*
泛酸(mg)	6.68～14.0	5.0～28.0	8.0～21.2	5.0～14.0	2.62～21.1*
维生素 B_{12}(μg)	4.8～12.0	3.0～160	4.8～12.7	2.0～8.0	2.94～12.7*
生物素(μg)	49.2～440.0	150.0～800.0	240.0～400.0	100.0～400.0	142.5～634.0*
钠(mg)	760～1320	350～1184	500～930	460～1000	235～1310*
钾(mg)	1400～3640	600～2500	1250～1800	782～1661	882～1902*
氯(mg)	1132～3600	500～2000	1000～1440	819～2501	677～1691*
钙(mg)	668～2320	250～1400	667～910	451～800	491～1284*
磷(mg)	868～2000	250～1400	667～850	499～700	491～1056*
镁(mg)	240～560	100～680	267～340	200～400	192～423*
铁(mg)	12.0～25.2	4.5～24.0	12.0～15.0	9.0～13.3	8.08～19.0*
碘(μg)	100.0～212.0	37.5～200.0	100.0～127.0	74.7～101.3	73.5～158.4*
铜(mg)	1.32～2.8	0.5～3.0	1.3～1.7	1.0～1.6	0.96～2.11*
锌(mg)	12.0～21.2	3.75～30.0	12.0～20.0	8.33～15.0	7.35～23.8*
锰(mg)	0.16～4.0	1.0～5.4	1.77～3.8	0.94～3.33	1.23～5.3*

* MCT 中链甘油三酯，LCT 长链甘油三酯　　n.a. 无分析

重症的急性疾病,诸如严重的代谢应激,如败血症、严重创伤、大手术、烧伤等,都加速肌肉的分解代谢,因为支链氨基酸(BCAA)主要是可被肌肉所利用的,因此设计这种处方考虑到这种溶液有利于严重的分解代谢状态,以保留肌肉中的 BCAA。一些临床实践也证明,使用 BCAA 溶液有利于改进氮平衡,但一些临床实践尚未能证明这种溶液对危重病人的好处,尤以在降低病死率方面,但临床专家还是建议继续观察下去,估计这种溶液是有作用的。

2)必需氨基酸溶液:这一种溶液主要是为肾衰竭病人设计的,因为在肾衰竭时,虚弱的肾无力去处理蛋白质,对廓清许多代谢产物的能力也不断下降,这些代谢产物包括尿素、肌酐和尿酸等。肾脏也无力对付诸如钾、磷、镁等的矿物质。血浆中一些非必需氨基酸的水平也升高,而支链氨基酸却降低,因而,从肾衰竭的营养支持考虑,应提供最佳的营养配方以使肾脏对代谢产物的负载减至最低。这种管饲的溶液含9种必需氨基酸,小量的脂肪及电解质,不含维生素与微量元素,但这两类物质如需要也可以另外补充。低的电解质可以在使用本溶液时有更大的弹性,因为肾衰竭病人的肾比较难于处理电解质,加之,电解质如果需要,补充并不困难。可以一种一种地加。

3)高脂低碳水化合物溶液:这一类溶液,脂肪在总热量中占 50%~55%,相应地减低了碳水化合物的含量,这种是针对高碳水化合物的呼吸商高,二氧化碳产生相对高,会增加呼吸的负载而设计的,高碳水化合物增加氧的需求与二氧化碳的产生,对比高脂肪的食物尤为如此。尤其是病人的肺功能处于边缘状态时,可能是有利于肺功能的保护的,尤其是过多热量供应时更为明显。

4)调节免疫的溶液:有些营养素对免疫反应具有重要的影响,例如锌对免疫的促进作用,以及一些长链脂肪酸对免疫抑制作用,已为众所周知。有些物质目前仍未确定是否为成人所必需,例如 N-3 型的多不饱和脂肪酸、核酸(RNA)以及精氨酸等,这些物质很可能对免疫系统有利。据此,有的管饲溶液设计也基于这一点,把它们加于其他正常营养素制成。最近在癌肿术后病人作随机抽样的观察,这类产品有良好的免疫与代谢的作用,同时能使感染及伤口并发症降低,手术后住院时间也缩短。但这种溶液是否对非手术病人也有效,还有待于进一步的观察。

(5)调节性溶液(modular solution):调节性溶液是将大分子营养素与微量营养素,两个方面作适当的配合,或是单独任何一方面使用,用这一种溶液作为调配特殊处方的基础,或是用于扩大管饲,或是用于口服的营养物。

蛋白质调节性产品一般以粉末方式,用前加水混合,碳水化合物为葡聚糖,脂肪则以长链多不饱和脂肪酸或是中链脂肪酸,这些营养素在需要的时候可以添加,尤其在需要增加蛋白热量时,比较易于执行,这三类物质很有用,尤其是当病人不能耐受大量的管饲液体,而大分子营养素却又不足的时候,可以解决这一困难,即用这一类溶液可以改善现有的管饲配方,达到预定营养支持的目的。但是这种效能也是有限制的,脂肪的加入要用乳化剂,否则难以加入溶液中,而葡聚糖加入溶液后,溶液的渗透压就会升高,蛋白质粉剂不易混入溶液而且易于结块,增加注入饲管的困难。

如果需要增加微量营养素,可以用口服的或是用于全静脉营养的液体商品加入管饲中,问题是要注意盐类加入混合溶液会发生沉淀,这就会引起吸收的下降,例如磷加入管饲溶液,可以引起其中钙的沉淀,并能阻塞细孔径的饲管,也不一定能在肠道被吸收,但如果有疑问,解决的办法是分别加入不同餐次的管饲溶液中。

水合溶液:这种溶液多数是为儿童及成人设计的,当用于发生急性腹泻时,提供救命的水与盐类,避免失水,这种溶液曾经在流行性腹泻防治中成功地使用,同时也可以用于管饲,主要是提供水与盐类给需要的病人,例如短肠综合征的病者,曾有著名的简易口服补液处方。当然,管饲的制品日新月异,关键是对病者选择最有利的产品。以上仅用于举例。

7.2.3 管饲的适应证

管饲适用于不能进食足够营养物质的病人,但是有一个前提,即接受管饲的人必须有足够的胃肠道功能,以便能消化和吸收通过饲管注入胃肠道的食物或溶液;这一功能性指标也包括要有应用管饲的临床的条件,正确选择溶液种类,和实施也需要人与物的条件等。

采用管饲的指征如下:

(1)严重的咽下困难,喉及食管的阻塞及功能不全。

(2)昏迷或是谵妄状态。

(3)持续的厌食状态。

(4)恶心及呕吐,多半是胃的疾病,如胃炎,但又可以通过胃进入空肠。但如果有肠道的阻塞,不应采用管饲。

(5)胃及小肠的部分阻塞。

(6)远端小肠及回肠瘘。

(7)严重的吸收不良,并引起胃肠道的吸收能力的下降,例如短肠、肠的炎症,这种情况下应该用泵滴入营养液,使吸收率尽可能地提高。

(8)食物呛入呼吸道,反胃,宜插管放入空肠。

(9)需要给病者服用特殊的溶液。

(10)口服不能达到所需要的营养供给,例如烧伤病人。

完全性肠道梗阻是管饲的反指征,麻痹性的肠梗阻、严重的假性肠阻塞、严重的腹泻、严重的吸收不良等都不宜用管饲,病人如果有近端的肠瘘,那么只有在饲管能够越过瘘的远端才可进行管饲,但这种情况下,管饲也能激起瘘分泌更多的液体进入胃肠道(胃、胰及胆分泌)。

但管饲有一个指标:用来维持并避免肠黏膜的萎缩,所以对适应经口或是经管饲的病人,尤以那些创伤的病人,能够及时使用管饲是值得注意的。

7.2.4 管饲内容的组成与吸收

(1)蛋白质:蛋白质是重要的管饲物质的构成,它主要是以二肽、三肽或是单独的氨基酸的形式,在肠黏膜被吸收,因此,考虑给病人提供蛋白质时,应该考虑以什么形式给予。

1)二肽及三肽仅为游离氨基酸二分之一或三分之一的渗透压活性,虽然在一般情况下,渗透压不是一个大问题,但在有损害的肠道中,高渗会降低管饲的耐受力,尤以液体直接输入空肠。

2)水解小的低聚肽(oligopeptide)不需要胰蛋白分解酶,因为这一水解过程也可以出现在黏膜的酶解中,因此,这种小的肽在胰的衰竭中,也能被吸收,但用完整的蛋白水解液的效果就差。

3)如果病人食物通过的时间快,时间不足以使蛋白水解酶发生作用以分解蛋白质,这种情况下使用二肽或是三肽是有好处的,因为在这种情况下能吸收的机会大得多。

有不少实验证明,在正常的胃肠道中,灌注到空肠的乳白蛋白的低分子水解液(二肽及五肽),比原来的蛋白质或游离氨基酸的吸收好。以卵白蛋白的水解产物(主要为二肽与三肽),比主要为大分子蛋白(主要为四肽及五肽)的吸收好,但也有一些实验未证明这一点,因为有的观察认为,完整的蛋白质与水解的肽类之间,在吸收上没有明显的差别,有的观察甚至认为,在液体膳食中,含有多肽、寡糖及中链脂肪酸的食物,并不比聚合性溶液好,在短肠综合征病人中也是如此。但是,应该思考的是,对管饲食物的对比,应该是一个构成与另一个构成的对比,而不是某一种营养素间的对比,加之,病人间原有的肠胃道功能,并不一定是相等的。

氨基酸中,谷氨酰胺在管饲溶液中较少利用,因为它在水溶液中不稳定,可以分解为氨与焦谷氨酸,因此引起使用谷氨酰胺的困难,但谷氨酰胺是体内最丰富的游离氨基酸,大部分在肌肉中合成,并在肠中作为一种基本的、能被利用的物质,这种物质对维持肠黏膜的健康有十分重要的作用,有利于保护肠黏膜,包括在化学疗法、放射治疗以及其他损害有保护作用;也得到动物(鼠)实验的证明。但如何实际应用谷氨酰胺,它在应用中的安全性(有报告认为它可以为肿瘤直接利用)还有待进一步的研究。

(2)碳水化合物:加工过的淀粉在管饲溶液中进入肠道后,最终在小肠水解为葡萄糖,但淀粉中的葡萄糖单位很不相同,从400到上千,水解过程从多聚逐步减少葡萄糖的单位。管饲溶液的渗透性受葡萄糖、蔗糖以及短链的葡萄糖单位的影响,其次受氨基酸与电解质浓度的影响。

管饲在开始时,快速地注入胃或是空肠大量高渗性溶液应该避免。尤以对迷走神经切除(往往是食管手术过程切除的)、胃切除以及肠功能不全的患者。因为快的灌注必然引起快的通过,从而引起葡萄糖的吸收不良,腹部不适,甚至引起腹泻。高碳水化合物灌注也可以引起高渗性、非酮性昏迷,在糖尿病病人存在感染与脱水时,也可以出现这一种昏迷。过高糖的灌注也可以引起高碳酸血症,在前章已提及。

(3)脂类:在管饲的构成中,脂肪在总热量的比例变动很大,可自 2%至高达 45%,一般以玉米油或豆油作为原料,这种油含有大量的不饱和脂肪酸,有的因为需要乳化,故含有卵磷脂,一些制剂含有小量中链甘油三酯(MCT),使用 MCT 的目的,是因为它易于水解及吸收,但是否管饲中 MCT 比长链脂肪甘油三酯优越,还有待进一步实践和研究。因为 MCT 是产酮的,因此,用于糖尿病病人是不适宜的,对有酮血症及酸中毒的病人也不适宜,在许多管饲的处方中,都有大量的不饱和脂肪,因此,必需脂肪酸是够的,因为必需脂肪酸仅需要占总热量 3%~4.5%,最近有的处方在脂肪中加进鱼油,这种油含有大量的 N-3 型脂肪酸。有的报告认为:这些油比植物油好,因为适当的加入,对于免疫反应来说,用 N-3 型的鱼油有一定的好处。

脂肪的吸收率,在管饲中取决于灌注的速率,也与脂肪本身的浓度,并与胃肠道的消化能力有关。胰分泌功能不全的病人,纵然其胰脂酶的活性已很难测到,但仍能吸收 50%的膳食脂肪,这种吸收能力似乎是与舌及胃脂酶的作用有关。尽管如此,对于胰脏功能不全的病人,给予胰的抽提物是有用的。有人报告,短肠综合征的病人,用脂肪占总热量 46%的膳食,也能吸收 54%的脂肪。脂肪对于镁、钙及锌的吸收没有不利的影响,这些实验观察否定了认为短肠综合征病人要使用低脂膳食的说法。尤其是对于管饲的病人,高脂肪慢点滴输入,能取得较大的能量补充。

(4)维生素与微量元素:一般管饲处方都按每日灌注 1500~2000kcal 的能量,在其中加入推荐摄入量的维生素与微量元素。按照实测病人需要的热量提供给病人,可以满足需要,故仔细监护病人至少可以用管饲支持 6 个月,其血浆中维生素仍能维持在正常水平。

但是维生素在管饲的商品中,能否在货架上保持其浓度仍待探讨。有报告维生素 A、维生素 E 及核黄素能在出厂后保持原来水平仅 3 个月,但从长期以管饲的病人观察提示,病人还能长期维持血浆中维生素的正常水平,说明管饲产品是可以保持维生素含量的。

大部分的管饲产品含有足够的微量元素,包括铁、锌、铜及碘,但都是以 1500~2000kcal 的热量为供给量的 100%设计,故管饲的灌注量长期低于此值的病人,可能会相对地不足,然而这仍然是易于补救的。

(5)膳食纤维:最初的管饲溶液是没有膳食纤维的,但是磨成匀浆的天然食物中却有这类物质。随着人们对膳食纤维的理解,知道它是人体的生理与代谢的必需后,当前不少制品中加入这些纤维。

最常用的膳食纤维加入管饲溶液的,是大豆多糖,它是无味、无臭的物质,而且容易加入管饲的溶液中,但 6%的大豆多糖是可溶的,故它可以改善脂肪代谢,能对高脂血症以及糖尿病控制。一般在管饲液体中加入量每升 10~23.6g。

不同种类的膳食纤维有各自的生理性能,例如燕麦放入管饲液,它的膳食纤维有降低胆固醇的作用,但大部分的不溶性膳食纤维,例如纤维素和半纤维素,主要的作用是通便,防止便秘。目前将膳食纤维放入管饲溶液的主要原因,是它可以有助于促进肠道的运动。但若原先的管饲配料没有膳食纤维,需要时,还可以另加,以别的方式补充,例如以天然的麦胚。为了强化肠道的功能,一般推荐加入各种类型的膳食纤维 13g/1000kcal,一些临床观察认为加入膳食纤维有利于改善胃肠道功能,虽然过多的膳食纤维会降低一些微量元素的吸收,但使用大豆多糖未见有这种情况,至少在短时期内是如此。

7.2.5 并发症问题

应该认为,管饲是一种安全有效的营养支持方式,随着人们的实践,它的作用会进一步发挥。就目前来说,这种提供营养方式的安全性,取决于下述几种条件:

(1)应采取合适的处方,正确的灌注手段和方法,取得病者的理解与配合。

(2)饲管应放置在最适合的部位,和采用合适的管和合适的放置措施。

(3)在采用管饲之前和执行之后,对病人有合适的临床与代谢的评估。

管饲最大的问题是液体食物反胃或逆流吸入气道,这种并发症多见于胃排空不良的病人,尤以饲管的尖端(即头部)错误地放入胃的上部,或放在食管;或是病人以卧位接受管饲的灌注,这一点是应该能够避免的,因为体位改变一般能够克服,只要在身体的上部抬高 30°~45°就可,当然,如果管饲不符合使用指征,也会遇到麻烦。例如病人胃排空不良,最好是把饲管放入空肠。

管饲溶液也会被细菌污染，因为这种食品是全价的营养品，正确的保存和在使用中注意保存是能够实施的，现代医院的营养部，应有无菌操作设施，为病人制备管饲及全静脉营养制品，已如前述。

有一部分病人会因为使用不适宜的处方，在管饲中出现腹泻。确定为什么引起腹泻是件复杂的事，但是，必须及时作分析，因为病人对管饲的耐受性取决于下列几个因素，即：

(1)胃肠道功能和接受限量的大小。

(2)灌注的速度，和灌注时溶液的温度。

(3)处方的合适与否。

(4)另加入药物的影响。

正常人一次可以接受 500ml 的溶液，并在 10～30 分钟之内摄取，但有胃肠道病的病人，灌入的速度要慢，特别是放射治疗后的肠道，需要用滴注的方法，并以专用的泵来调控使速度稳定，在 10～20 小时内供全日的营养，故一般每小时为 100ml 灌入，等渗的溶液对腹泻的病人也重要，因为比较易于耐受，因此使用 300mOsm/kg 的溶液较适合于这类病人，而不用稀释，另一个要注意的问题是，含抗生素，含有镁的药物同时供给，也会引起腹泻。

此外，在使用管饲过程中，应对病者的反应作系统地监测，特别注意代谢上是否有不正常的反应，例如肾衰竭病人在管饲后，是否有高氮血症、高钾血症、高镁及高磷血症等，又如糖尿病病人有否高血糖，病人有否失水，这是一项重要的常规和不可忽视的责任。

7.3　全静脉营养

7.3.1　概论

全静脉营养(total parenteral nutrition，TPN)的成功，是 20 世纪的一项重要的成就。在第一次世界大战前后，从健康人身上取得血液，并输入病者的血管成功，为全静脉营养提示了一个重要模式，这样做可以把生命从死亡中夺回来。当然，输血和全静脉营养不完全是一个同一的概念，但全静脉营养从那里得到启发。

20 世纪的 30 年代后，静脉营养有了很大的发展，这包括解决了用于输液的无热源的注射用水；在许多国家学者参与的无数的研究，明确了各种营养素的化学物质，以及找到这些物质能够安全地从静脉输入的化学形式；又进一步了解机体的电解质需要，以及酸碱平衡；了解人在疾病过程中的各种异常代谢的情况与针对性；加之，21 世纪在分析技术上有关键性的许多进步等，使全静脉营养能够取得很多突破，可以说，全静脉营养是无数学者努力的结果。

第二次世界大战期间及以后，加速了静脉营养的使用与研究，这一段时间特别深入了解传染病、创伤等疾患在代谢上的改变，也进一步了解在严重疾患时，营养的重要地位和作用。

从周围血管注入的静脉营养物质，包括 5％～10％葡萄糖、蛋白质水解物，可用于静脉注射的脂肪、电解质、多种维生素等，这在 20 世纪 60 年代开始用于小量临床，因为当时一种输入的脂肪未能避免副作用而被迫停顿了，不用脂肪，势必加大了糖的注入量，注入液的渗透压增高，也难以在周围静脉输入，以后，在 20 世纪 60 年代末，一种安全的，可用于静脉注射的脂肪乳剂产生了，并允许在欧洲使用，在北美的使用则是 20 世纪 70 年代的事，但脂肪乳剂的安全性应用，使全静脉营养在周围血管的实施成为可能，并且逐渐被广泛地使用。

经皮切口在中心静脉灌注营养液有许多特点，因为该静脉有大的血流量，可以采用较高浓度的营养液也不致引起渗透压的问题，例如作为非蛋白质热量的葡萄糖能够使用高一倍以上的浓度。当时用全静脉营养解决了婴儿及成人的营养不良的事实，使这种营养措施取得了人们的信赖。

全静脉营养的后继发展，是以纯的氨基酸取代酪蛋白或血纤维蛋白水解物，加上安全的脂肪制剂，和进一步改进全静脉注射液的维生素与微量元素的处方，又加上很有效地使用的输液泵，使输液成为有非常稳定可靠的控制的过程。

全静脉营养与管饲有很大的不同，管饲保留了人体胃肠道的生理反应和调节的力量。而全静脉营养则绕过肠道而进入肝脏,没有肠道的反应和调节;全静脉营养的灌输还有比管饲更为复杂的技术和避免感染的要求,而且在静脉中总是长期有一个插管即异物的存在。

7.3.2　适应使用指征与途径

全静脉营养(TPN)的基本目标,是为处在关键时期内,病人不能维持日常活动,及改进营养与代谢状态,但又不能经口,或是用管饲来达到上述目的时使用的营养手段,其中典型的适应病例如下:

(1)严重的吸收不良,水与电解质紊乱,而经口与经管饲又未见有良好的反应。

(2)大段的肠切除。

(3)严重的慢性照射性肠炎,同时又有肠梗阻症状。

(4)严重的肠道炎症。

(5)小肠的瘘而又不能经旁路绕过而难以采用管饲。

(6)自身免疫性疾病并有肠绒毛的萎缩。

(7)长期术后肠梗阻。

(8)长期无法经口摄入食物,包括长期呕吐,如颅内压增高,药物、肠运动异常等。

(9)对低体重早产儿的营养支持。

(10)长期高代谢状态,用管饲不合适或是不能满足需要,例如严重烧伤加上创伤,或败血症等。

(11)精神性厌食的病人。

以上都是例子,至于有一些营养状态良好或仅稍有营养不良的选择性手术对象,在术前如在医院有5～7天的营养补充,估计病人在大手术后,可能出现并发症,或是会发生营养不良者,也有学者使用全静脉营养以充实手术前病者的营养状态。但是这类病人如有使用管饲的任何可能,都不应用全静脉营养。

使用全静脉营养的途径:

静脉营养可以有两个主要通路:一为中心静脉,静脉具有大的管径与大的血流量;二为周围静脉。周围静脉营养(peripheral parenteral nutrition,PPN)在技术上方便得多也减少对静脉的损害,因为使用的是等渗的脂肪乳剂溶液,加上5%～10%的葡萄糖与相对较小量的氨基酸、电解质及微量营养素,如果用3L的等渗溶液,提供2500kal,其中75%的热量来源于脂肪是可行的,虽然,从周围静脉输液,限制一定量的葡萄糖会引起一些问题。

中心静脉输液则可以输入高渗的葡萄糖溶液,因为在大静脉处,有大的血流量能即时稀释输入的营养物质,这样也可以避免或使静脉炎及血栓的发生率减至最低,一般经皮进入锁骨下静脉是一个能接受的办法,而在婴儿则在颈静脉进入。

为了减少感染,一般放置是以正规外科手术,将导管在锁骨下静脉,通入上腔静脉,在血管外的那一段导管,是在皮下有另一个套管或隧道管保护的,最近也可以在皮下放置一个类似保护装置,由硅酮或是弹性胶体做的,称为"港"(port),这一港与锁骨下静脉的导管连接,其尖部则伸入上腔静脉,营养液则用针通过皮肤灌注到港中。但是输液的这一过程,包括使用导管都存在着危险因素,包括可能引起气胸、血胸、动脉瘤、静脉与神经的损伤,微生物对导管污染也有可能。不同种类的导管材料,可能对引起血栓的机会有别;硅酮与聚氨基甲酸乙酯弹性胶体在目前好些,多管道的导管还可以同时输入药物,或用来抽取血的样品,但也易于感染。熟练和小心的医务人员,尤以外科人员很重要,一切都要注意无菌的操作,注意工作的环境及条件的净化,要在X线下明确导管是否在一个准确的位置,以及作必要的监护等。

如果病人突然有发热及寒战,首先要警惕和考虑的是菌血症和真菌血症,由于导管的污染而引起,而持久的发热也可能是在体内的某些部位发生溃疡,如果有这类情况发生,应将导管取血,并作细菌的培养,根据情况作抗菌治疗。

全静脉营养的混合液,是由瓶或塑料袋放置的,而且利用自身重力滴入静脉中,有的还有滴数的计算器,而中心静脉灌注的则可以用各种类型的泵来推动,但这类泵比较昂贵,因为至少一部分原因是还要有专门的管。但这些泵可以确保流速,也确保因为营养液要通过一个小的筛子所产生的阻抗,避免减少导管头部的阻塞,也可以减少监视的时间,用塑料袋放营养液可以减少破裂的机会,运输和存放也简化了,存放空间也减少。聚氯乙烯袋制作过程加入的增塑剂酞酸化物是不溶于水的,故好的塑料袋则不渗出残留物,但这些塑料口袋能够吸收加入营养液中的胰岛素,如果用于糖尿病病人就应注意。为了准确起见,应该检查溶液中的胰岛素含量。

7.3.3　全静脉营养液的组成与需要量

(1)一般的要求:作为一种提示来说,下面是一个例子:一个中年的病人,相对没有应激状态,活动有限制或以卧床为主,也没有发热和高代谢,在这种情况下,按每公斤体重 7.2kJ(即 30kcal,有的学者认为 35kcal),应可以能够维持其体重,但对不同类型的病者应个体化供给。一般全静脉营养液中,氮的克数与热量之比为 1∶250 至 1∶300(即 1∶60~1∶72N/kcal),这种比例是可以适合上述病人的。营养不良但又非高代谢的成年病人,可以在正氮平衡的水平上,如果热量相当于休息代谢的 1.3 倍,(即是 29kcal/kg)并以全静脉营养提供,其中包括按公斤体重每天提供 1.13g 的氨基酸(即相当于 180mgN/kg),如果氨基酸按每公斤体重加一倍,氮的存留会好些。因为体内要合成复原的组织,这种情况有点似生长发育期的儿童,如果希望增加体重,则取决于预计要增多少。对于有应激的病人,包括有创伤、传染病、烧伤等病人,则氮与热量比要从 1∶250 增加到 1∶150,这就相当于 40kcal/kg 或 45kcal/kg,但必须注意,不要长期供给超过热量的消耗的能量。

所有必需氨基酸和非必需氨基酸都应该足够,以提供体内蛋白质的合成需要,必需脂肪酸也要定期供给,以满足需要,各种大量和微量元素可按供给量提供,但是,任何一种微量或大量的营养素的缺乏,虽然其他营养物质都已足够,但如有一种缺乏,都可以造成氮的负平衡,其他营养物质同样也能受干扰。Rudman 等发现,单独某一种营养素,例如钾、钠及磷或氮的任何一种缺乏,都可引起其他营养素在体内的存留。Wolman 还发现:锌的缺乏,甚至可以引起氮的负平衡,关于氨基酸的含量在不断改进,以下仅为举例,见表 7-2。

表 7-2　几种氨基酸混合物举例(mg/2.5g)

氨基酸	AMINOSYN	AMINOSYN-PF	TRAVASOL[B]	NOVAMINE	FREAMINEⅢ	TROPHAMINE
异亮氨酸	180	191	120	124	175	204
亮氨酸	235	297	155	174	228	350
赖氨酸	180	170	145	198	182	204
蛋氨酸	100	45	145	124	132	83
苯丙氨酸	110	107	155	174	140	121
苏氨酸	130	129	105	124	100	104
色氨酸	40	45	45	41	38	50
缬氨酸	200	161	115	162	165	196
组氨酸	75	79	109	147	71	121
胱氨酸	0	0	0	<12	<6	<8
酪氨酸	11	16	10	9	0	58
牛磺酸	0	18	0	0	0	6
丙氨酸	320	175	518	353	178	133
天门冬氨酸	0	132	0	74	0	79
谷氨酸	0	206	0	124	0	125
甘氨酸	320	96	518	174	350	92
脯氨酸	215	204	104	147	280	171
丝氨酸	105	124	0	100	148	96
精氨酸	245	308	258	247	238	304

(2)水:水是生命的第一需要。故水的供给一定要足够,但也不应过量,以适应每一个个体的需要,对排尿困难的病者或保留水有困难的病者都同时要考虑。必须注意的是,水、电解质与激素之间有紧密的关系,同时,体内的代谢也可以产生水,故计算水量时,也应该估计到代谢过程中水的产生(表 7-3)。

表 7-3　组织代谢和能量来源中产生的水

来源	产生水的数量(ml)	注
肌肉	0.85/g	包括肌肉蛋白质产生的 0.1ml 及细胞内水 0.75ml
以混合的机体组织计(kcal)	10/100ml	
脂肪(g)	1.0/g	
蛋白质(g)	0.4/g	
葡萄糖(g)	0.64/g	
葡萄糖水(g)	0.60/g	
混合膳食(kcal)	20/100kcal	

例1：高浓度 TPN 液

750ml 10％氨基酸液能量为 300kcal 产生水 30ml

1175ml 50％葡萄糖水能量 2000kcal 产生水 353ml

143ml 10％脂肪乳剂能量 157kcal 产生水 14ml

共计：2068ml 该 TPN 液　能量 2457kcal 产生水 394ml

例2：葡萄糖-脂肪 TPN 液

750ml 10％氨基酸液能量为 300kcal 产生水 30ml

750ml 50％葡萄糖水能量 1275kcal 产生水 225ml

500ml 20％脂肪能量 1000kcal 产生水 100ml

共计：2000ml 该 TPN 液　能量 2575kcal 产生水 355ml

　　住院病人的营养缺乏会发生细胞外液(extracellar fluid,ECF)的扩大,这样一来,这类病人的体重反而增加了,这种情况下,血浆白蛋白也下降,所以给予这类病人以 TPN 时,体重会发生改变。如有严重的营养不良与炎症过程,在恢复的早期也往往有水及钠潴留的出现。

　　(3)碳水化合物：葡萄糖在 TPN 中,一般是作为提供主要能量的物质,也是主要的碳水化合物。全静脉营养的输液中,葡萄糖是以一水化物(monohydrate)的形式出现,故每克相当于 3.4kcal,而不是 4.0kcal,这种形式在任何浓度的液体中都可以迅速地吸收,而且相对地便宜,大部病人都能将它迅速地代谢掉,如果大量的葡萄糖作为能量的来源但又受溶液总量的限制,葡萄糖的浓度就势必增加,使溶液变得高渗性,见表 7-4。

表 7-4　TPN 中不同成分的渗透压

溶液种类	浓度	mOsm/kgH$_2$O	kcal/L
葡萄糖	5	278	170
葡萄糖	10	523	340
葡萄糖	20	1250	680
葡萄糖	50	3800	1700
脂类	10	280	1100
脂类	20	330	2000

注:血浆渗透压为 290mOsm/kgH$_2$O

生理盐水为 308mOsm/kgH$_2$O

　　其他静脉注射用的碳水化合物,可能全部或是部分地被吸收。果糖在肝脏转变为葡萄糖,而且需要胰岛素来利用这些转变了的葡萄糖,外源性果糖的利用率在低胰岛素血症时,是比较低的,当大量提供果糖时,就会使血中大量地增加乳酸,尿酸以及胆红素。同时也降低肝的三磷酸腺苷(ATP)与血浆磷酸盐的水平。当大量给予果糖时,因为它有一个低的肾阈,结果造成在尿中的大量排出。山梨醇,是另一种六碳糖类的羟化醇,在一些国家中使用,它转变为果糖。还有木糖醇是五碳羟化醇,它可以绕过依赖胰岛素的葡萄糖通路,像山梨醇一样,并不多用。麦芽糖及寡糖都不能足够地水解,故不用于 TPN 作为碳水化合物。含有 3%甘油,3%氨基酸及再加上电解质的溶液,可用于 TPN,甘油的利用良好,见于使用 10%脂肪乳剂的创伤病人,甘油与葡萄糖比较,则甘油所需的胰岛素量仅为糖的一半就可以维持糖尿病者的血糖水平(指在 8.4~11.2mmol/L 范围)。

1)葡萄糖与激素的问题:有人观察过在增加 TPN 中的葡萄糖负载的结果,及其过程中与激素的关系,一般病人的反应是良好的,主要的反应是:在灌注开始时,会出现相应的胰岛素分泌,逐步减少葡萄糖至空腹水平时,胰岛素分泌会随之而下降。其他的激素,如高血糖素、皮质醇以及生长激素并没有明显的改变。持续 12 小时灌注后,也有些人例外地产生高葡萄糖血症,同时伴有高血糖素、高胰岛素和高的生长激素水平。当然,这种病人较少见到,所以在使用 TPN 并增加葡萄糖含量的前后,检查病人的耐受情况是有益而且重要的。

2)高分解代谢病人底质代谢的改变:葡萄糖在正常人身上的代谢,与严重疾患病人的代谢是有极大的不同的,这些病人包括严重的创伤、败血症及晚期癌症病人,这些人的体重都降低,这里主要提及的是与采用 TPN 有关的问题。

相对稳定的病人大约按 14mg/(kg·min)可以将所灌注的葡萄糖氧化为二氧化碳,可是有严重疾患的病者的代谢能力,即能够氧化葡萄糖为二氧化碳的能力,只相当于正常的、但病情相对稳定的病人的一半。例如烧伤病人约为 5mg/(kg·min),手术后病人为 6~7mg/(kg·min),如果灌液量大于这个限值,葡萄糖就会转变为脂肪,同时增加了额外的能量消耗,也使呼吸商值大于 1。因为把多余的葡萄糖转变为脂肪是需要能量的,大约多耗费约 30%的能量。如果速度以 9mg/(kg·min)灌注给病人,那么有人计算每天就有相当于 206g 的甘油三酯在肝脏中形成,只有很少一部分这种新合成的脂肪留在肝内,成为脂肪肝的组成。其他不希望发生的作用就会发生,其中包括:因为过多的葡萄糖导致高脂血症,尿中出现糖,与之同时发生的是水和盐的丢失,尤其是对于失水与感染的糖尿病病人,可以引起高渗性非酮性昏迷。

营养不良的人,若其休息代谢不升高,但葡萄糖的摄入并不超过热量平衡需要,则不会发生问题。要是摄入大于需要,例如应该摄入 5kcal,现在增多 1kcal,即 6kcal,人体即会出现脂肪的积蓄,呼吸商大于 1。相反,在病人身上,即一个创伤而又并发感染的病人,如给予大量的葡萄糖,而 TPN 液又不含有脂肪乳剂,此时休息状态的二氧化碳产生和氧的消耗都有很明显的增加。但是,其非蛋白质的呼吸商仍然维持在 1.0 以下,这说明与上述的非病者不同,亦即在病人身上,脂肪的氧化不因为有葡萄糖的摄入而停止,反而继续在发生着。

手术后病人若使用不同的 TPN,会有完全不同的反应,例如用高葡萄糖的 TPN 处方,与同时含有糖及脂肪的处方,有一些处方,在非氮热量的 69%为脂肪。若以一种高碳水化合物的处方给病人灌注,其速度在碳水化合物为 4mg/(kg·min);这种情况下,能量比平时每日平均量高 11%,休息代谢比每日平均值高 21%,但如果后一个处方,即提供葡萄糖加脂肪的处方,上述的数值分别仅为 3%及 7%,一般情况下后一种处方要好些。

在呼吸量方面也有类似的情况:当给予营养不良的人以大量的葡萄糖,这个量又大于休息代谢的需要,于是势必引起这一对象在体内生成脂肪,同时,在休息条件下的分钟呼吸量增加 32%,但是,如果是在高代谢的病人中给予,呼吸量会更高。至于对二氧化碳敏感性降低的病人,或是那些病者早已存在过高通气量的;或是肺功能处于边沿状态的病人,若以高葡萄糖的 TPN 灌注,将会增加其通气的刺激,从而激化本来已经不好的肺功能不全。

TPN 溶液中含有葡萄糖,作为非蛋白质热量来源的一部分时,可以使血浆胆固醇与血浆甘油三酯的水平降低,LDL 的分解代谢比率将会增加约 26%,并且通过 LDL 及 HDL 的改变,使血浆中胆固醇的水平下降。

(4)脂类:在 TPN 中的脂类物质,加工为很小的脂肪小滴,其直径为 0.5μm 或更小,这种小滴以甘油三酯作为其核心,加上从卵磷脂及其间的胆固醇所包裹,形成一个可溶而又稳定的界面层,即乳化的磷脂层。目前在 TPN 溶液中，有的含有 10%，有的含有 20%的脂肪乳剂供选择，这种乳剂既可以充作能量来源，也可以作为必需脂肪酸的来源。

因为脂肪乳剂中有胆固醇的存在，故在灌注后胆固醇在血浆中的水平会升高。但在 4～6 小时后可以回复至灌注前的水平。长期使用其中一些脂肪乳剂，例如使用 intralipid，血浆中的胆固醇与游离胆固醇会升高。

甘油使脂肪乳剂等渗，它亦可以作为一种碳水化合物的来源，因为等渗性以及小血管上皮的耐受，使静脉注射的脂肪乳剂可以从周围的静脉输入，并且可以提供很大的能量，1 升的 20%脂肪乳剂约相当于 2000kcal，这相当于 1 升 59%的葡萄糖溶液，59%造成很高渗透压。就以市场上的一种 10%的脂肪乳剂 intralipid 为例，它是以豆油为主体制造的，10%脂肪溶液，相当于每毫升 1.1kcal，其中脂类含量按百分比计：含甘油为 2.25，蛋磷脂为 1.2，亚油酸 49，油酸 21，棕榈酸 11，亚麻酸 6.5，此外，胆固醇为 250～300mg/L，磷 150～200mg/L，为 300mOsm/L，pH 为 8；维生素 E 活性为 18，这是一种类型的脂肪乳剂，但可以看到别的乳剂的概况，市场上还有其他不同的构成的乳剂，不在此讨论。乳剂中成人的适用性与婴幼儿有一些不同，这将在有关章节中论及。

虽然脂肪乳剂的脂肪微粒的大小，和人体消化液作用的膳食脂肪，所形成的乳糜微粒比，直径是一样的，但这两种脂肪粒的结构有很大的不同，就人造的脂肪乳剂的微粒来说，在灌注前，其表面没有脂蛋白存在，故在血流中没有脂蛋白在小粒面上的包裹膜存在；人造的脂小滴所含的磷脂比乳糜微粒多，尤以在 10%的脂肪乳剂为然。将人造的脂肪乳剂作超速离心时，可见有两层分开，一层主要含丰富的甘油三酯，另一层主要为磷脂，至于血流中的乳糜微粒，脂蛋白脂酶在毛细血管上皮细胞的表面被脱脂蛋白 C(APOC)激活，作用于小滴，并水解乳糜微粒中心的甘油三酯，释放出游离脂肪酸和甘油。这是一个廓清中有限速的过程，游离脂肪酸连接在白蛋白上面，在循环中为心脏、肝脏、骨骼肌提供代谢能量，游离脂肪酸在肝脏转变为 VLDL 后，进入血流，并进入各种组织，在进入脂肪组织后，再被酯化成为甘油三酯而储存下来；进入肌肉后则被氧化，而在肝脏则转变为 VLDL，已如上述。

人造的脂肪小滴的磷脂较多，早期的观察若非氮的热量中的 83%为脂肪提供，经过 4 周的使用，血浆中之磷比正常增加 6 倍，同样，游离胆固醇也相应地升高，胆固醇酯升高 2.5 倍，但甘油三酯只有轻微的上升，用人造脂肪乳剂供给的病人，其血浆超高速离心后可看到异常的脂蛋白的明显升高，同时在 LDL 部分游离胆固醇及磷脂也高，它的组成大约与脂蛋白 X(LPX)相似，这种脂蛋白以胆汁郁积为特征，用人造的脂肪乳剂灌注，在成人及儿童都可见到这种蛋白的出现，似乎这是因为在注射中磷脂与游离胆固醇起物理化学作用所致。这种脂蛋白 X，在注射 10%脂肪乳剂(如 intralipid)比注射 20%同类乳剂高，估计 10%乳剂按热量计相对的磷脂含量高之故。脂蛋白 X 的半衰期为 2～4 天，第 7 天还有小量残留，有人报告，脂蛋白 X 的主要组成是脱脂蛋白 CⅢ及 E，此外，灌注上述 10%脂肪乳剂时，脱脂蛋白 B 也升高，这也表明同时有 LDL 的升高，intralipid 是众多脂肪乳剂的一种，不同工厂生产的乳剂大同小异，它的总脂含量为 10%，故每 ml 含 1.1kcal，其中甘油 2.25%，卵磷脂 1.2%，亚油酸占 50%，亚麻酸占 9%，油酸 26%，棕榈酸 10%，胆固醇 250～200mg/dl，磷酸盐 150～200mg/dl，α-生育酚 8～12mg/dl，渗透压为 300mOsm/L，其 pH 为 8，维生素 K 308μg，其中油脂为大豆油。

当脂蛋白被脂肪全部结合，即结合部位饱和以后，就达到了廓清率的最高点，正常成人最大的速率是 3.8g 脂肪/(kg·24h)，亦即约为 35kcal/(kg·24h)。处于饥饿状态时，其速度可增加约 50%，而在创伤时还可以再大些。

随着用脂肪乳剂灌注的时间增多，例如一周或更长些；人体的耐受性会提高，因为可以看到在灌注前的血浆甘油三酯降低，以及血浆中游离脂肪的廓清更加快，尤其是同时灌注碳水化合物的时候。但是在血浆中的廓清率并不相等于脂肪的被氧化率。

在 TPN 灌注中脂的作用是值得注意的。

当脂肪作为三分之一的总能量提供，灌注了 8 小时，同时早以葡萄糖为基础的 TPN 处方已供给 24 小时的情况下，脂肪的氧化率约为 6kcal/(kg·min)，停止输送脂肪乳剂后，又降到 3kcal/(kg·min)，而以葡萄糖为基础的 TPN 处方，没有脂肪乳剂的情况下，脂肪的氧化率约为 2kcal/(kg·min)，在 24 小时内降到 0kcal/(kg·min)。

高代谢的病人,例如有败血症或是重创伤病人,其脂肪分解的速度加快,这见于血中甘油的流动增高,脂肪的氧化增高,与正常人对比,病人的流动率为 5.3μmol/(kg·min),而健康人仅为 2.2μmol/(kg·min),病人的氧化率为 2mg/(kg·min),而正常人为 1mg/(kg·min),在有败血症的病人中可观察到,从 TPN 中灌注入脂肪后,大部被氧化的脂肪是内源性的脂贮,而不是注入的脂肪,故注入的脂肪的利用是快的。

另一在术后病人中观察为在 TPN 中的脂肪比例:全日的热量供应相同为 38kcal/kg,但一组提供 70% 的非蛋白质热量是以脂肪为来源,仅 30% 为葡萄糖,另一组 100% 均来自葡萄糖。结果,两组的氮平衡没有差别,血浆中的肝酶、尿素、白蛋白及前白蛋白都未有差别;但在大量脂肪的一组看到连续性从丙氨酸的糖原异生,而且血浆的运铁蛋白在手术后复原推迟,在这样的病人来说,可能需要更多的葡萄糖来抑制糖原异生作用,要有更多的葡萄糖。当然可以增加葡萄糖在静脉输液中的比例来达到。

碳水化合物对蛋白质的庇护作用早已比较明确,这包括甘油,但是脂肪似没有这一种庇护作用。虽然甘油可以最后分解为碳水化合物的前体,在低热量供给的条件下,碳水化合物对氮平衡的作用比脂肪大得多,如果摄入的碳水化合物从零增加至 100～150g(400～600kcal),氮平衡的增加约相当于每增加 1kcal 就增加 7.5mg/氮(即 1.8mgN/kJ),这一作用并不存在于脂肪的代谢,但若不是在低热供给,而是热量高于上述供给的情况下,每增加 1kcal 的碳水化合物热量,氮平衡约增加 1.5mg/N,这种情况下脂肪是参与了一部分作用的。但是,一部分的作者不认为脂肪可以对蛋白质有庇护作用,尤其是当氨基酸同时存在的情况下,也有些人,如 Long 在严重创伤者中观察到,当脂肪作为非蛋白质热量时,未能达到氮平衡,更不能达到正平衡,如果热量来源于碳水化合物,其分量也达到休息代谢的需要,才能达到最佳的氮存留。Jeejeebhoy 等认为,如果有 100g 以上的碳水化合物为基础,脂肪仍然起对蛋白质的一部分保护作用,因此,目前的材料和认识,碳水化合物是庇护蛋白质的主要营养物质。在这一前提下,脂肪可能有协同的作用。

(5)综合营养素混合液:用于静脉注射的脂肪乳剂,在多数情况下,将引管加入以水为基础的 TPN 中,或加入于 TPN 溶液的输出管中,在一个含氨基酸混合液的容器中混合,这种氨基酸溶液还有葡萄糖、矿物质、维生素,加上上述的脂肪乳剂,这一种综合混合物被称为总营养素混合物(total nutrition admixture,TNA),亦有称为三结合混合液(triple mix),这一个混合体系是隐藏着不稳定性的,因为这么多的营养物质的存在,有许多因素对稳定性产生影响。许多阳离子的混合有不同的电荷,以及有中性的阴离子表面基团的中和性,都会使脂肪粒子聚合集结,根据临界聚集数(critical aggregation number,CAN)的公式推算,这个数目不能大于 130 才不至于使脂肪小粒聚集成为大粒子。实际上,有的脂肪乳剂所在溶液的 CAN 大于 130 也不会聚集,上述的混合的 TNA 曾经能存放 3 天,这个处方中含有牛磺酸、胱氨酸及酪氨酸。但 TPN 可以放置一个月,其处方含有肝素、雷尼替丁及铁,可是,这类溶液含有大量的电解质、脂类等物质,贮放时间只能以天数来计算,混合后的溶液还是尽快使用为好。有的国家,如美国的疾病控制中心推荐在 12 小时之内使用,并且最好使用前用适当的过滤器过滤(例如 5μm 的滤膜),但在制品上正不断的改进,这些问题会得到解决。

总之,使用混合的 TNA 有下列好处:

1)投给病者时,使用方法可以简化,可以减少人力。

2)易于使用。

3)因为单一的管道输送,较少污染。

4)较少发生脂肪的毒性,因为可以增加稀释度和延长输注时间。

混合 TNA 也有不利的因素,包括:

1)微生物更易生长。

2)会有想不到的事情发生,例如碱性溶液比例不合适,可引起油脂的析出。

3)这一个混合体系不能用 0.22μm 的细菌筛过滤。

4)长期使用时,目前还有未明的因素,如使溶液中颗粒变大(大于 0.4/μm)。

(6)脂肪灌注的问题:机体能否将脂肪乳剂氧化是与婴儿是否成熟有直接的关系,因而使用乳剂对早产又未成熟的婴儿,低体重儿和小样儿等,都会有若干的问题。

1)对肺功能的影响:脂类在肝脏中集积于其网状内皮系统,并有压抑免疫反应的倾向性,同时又与胆红素等物质竞争与白蛋白结合,有人报告在幼儿中出现出血性的体液不调(dyscrasia)伴以高脂血症,而且血小板被脂肪所充盈。在急性的高脂血症的情况下,肺功能有多种改变的可能,例如可以改变动脉的氧合能力,出现低氧血症。

2)脂肪过载综合征:这是一种罕见的综合征,出现在脂肪的灌注中,主要的症状是突然的发热和高甘油三酯血症,肝、脾大,凝血时间延长,以及各种末端器官的功能不全。换血浆是其中一种治疗的方法。

3)关于免疫问题:因为长链的脂肪被病人的网状内皮系统所汲取,肝、脾大,以及脂肪的廓清率下降,这就有可能抑制免疫反应,并且对传染病的敏感性增高,动物(鼠)实验反映死亡率增加了,但在营养缺乏的癌症病人中,使用 TPN 处方,其中运用了脂肪在内,虽然在使用前细胞免疫已有一定的抑制,但使用后并未发现有任何改变。一个在癌症病人的对照观察中,认为在 TPN 中 50% 热量来自脂肪的人,在接受化学治疗过程中,得到感染的机会比不用脂肪的大 4 倍,但同样的另一个对照试验,却未发现两组有任何差别,故尚难肯定与否定脂肪乳剂对免疫影响的可能性,但努力去避免感染在任何情况下,也是应该的。

4)关于脂肪乳剂的新资源除了现有的,提供亚油酸和亚麻酸的植物油外,可以考虑用于静脉营养的,可能还有中链甘油三酯(medium-chain triglyceride, MCT)和 N-3 型脂肪酸。

MCT 用于对脂肪吸收不良的病人,因为它比长链甘油三酯(long-chain triglycerides, LCT)廓清和氧化得快,但其产热的能力却与 LCT 一样。

MCT 一般是以 8～10 个碳的脂肪链为主要构成部分,动物实验反映,MCT 有利于创伤动物的体重增加、氮的平衡与肝蛋白组分的合成,有的国家将 MCT 及 LCT(大豆油为主)各占一半混合的纯品脂肪乳剂用于临床,也有的以 75/25 的 MCT/LCT 比例作研究。MCT 可以迅速地被水解,而且没有产生食物的特殊动力作用,在比利时曾作过长期的实验观察,以 20% 的脂肪(其中 MCT 及 LCT 各占一半)灌注共 3 个月,未发现肝功能有任何异常,但在灌注仅一种 LCT 的 8 名对象中,有 3 人肝功能发生改变,一旦将灌注单一的 LCT 改为 MCT/LCT 各一半之后,肝功能又恢复正常。MCT 的脂肪酸的氧化较快,并产生酮体比 LCT 高,LCT 的灌注可明显地增加 LDL/HDL 胆固醇的比值,但 MCT/LCT 的灌注并不引起这一比值的改变。

另一个对 MCT 有利的因素是,LCT 在代谢中需要肉碱(carnitine)的帮助才能进入线粒体,才有效地被代谢,但 MCT 不需要这种帮助。

对 N-3 型的脂肪酸的研究正在深入,从亚油酸及亚麻酸形成的类前列腺素及细胞素,各自都有重要的生理功能,问题是,在灌注液中,是否含有 N-3 型脂肪酸,或是 γ-亚麻酸作为甘油三酯,或是磷脂用于制备脂肪乳剂对病人有好处,但是,类二十碳烷酸的调控,避免某种衍生物的过剩,避免副作用的产生等,都是需要认真考虑的问题。

(7)氨基酸问题:从水解的酪蛋白,或血液的纤维蛋白的提纯物作静脉营养的使用,已有较多的实践,以后又按优质蛋白质模式和需要,用结晶的纯 L-氨基酸作多种混合氨基酸的处方,并能适应临床上各种特殊的需要。可以说,目前用混合的氨基酸配方对于肾及肝的衰竭,对严重创伤,甚至对婴儿的生长,都有肯定的作用。一些氨基酸混合溶液配方举例见表 7-4。

正常成人所必需的八种氨基酸都反映在处方中,此外为组氨酸与精氨酸,是幼儿所需的,在这个年龄组以下的儿童处方中都有考虑,但在 TPN 条件下,成人对包括组氨酸在内的 9 种氨基酸都重要。甘氨酸、丙氨酸及脯氨酸在成人处方中,都有中等度的含量,作为非必需氨基氮的来源,一些处方还加上不同量的丝氨酸、酪氨酸、谷氨酸以及天门冬氨酸,也有的处方加上小量的牛磺酸,按重量比值计,必需氨基酸与总氨基酸的比值,在儿童及标准的成人溶液中约为 0.41 及 0.54,对于肝与肾衰竭的病人,则有更高一些比值。

要达到氮的平衡或达到氮的正平衡,需要有足够的必需氨基酸和足够的非必需氨基酸,还要有足够的非氮能量,以及其他营养素(例如钾及磷),这些营养素是氮利用所必需。

1)支链氨基酸:支链氨基酸(branched-chain amino acids, BCAA),包括亮氨酸及缬氨酸,是为肌肉组织汲取及代谢的必需氨基酸,在高代谢病人的肌分解代谢中,它们是氨基的供体,是否在严重创伤、败血症等病人特别需要 BCAA,或是在改善氮平衡上有特别的作用,过去曾作过许多研究。但实际上,在许多临床的研究中,若仅以氮代谢作为评价指标,在极严重病者中是有一定的阳性结果的,但用量要很大,但氮平衡不可能是唯一指标。故目前还没有论证 BCAA 的主要作用与最终效果。

2)牛磺酸:这种氨基酸以一个磺酸基团取代氨基酸的羧基,作为人类的一种非必需氨基酸。长期采用全静脉营养的成人与儿童中,它在血浆、血小板以及尿中的牛磺酸含量变得低下,因而引起很多学者注意。可是目前仍未发现牛磺酸的缺乏病,这种因缺乏可以引起猫的视觉改变的氨基酸,未发现因血浆中的浓度减少而引起病者视觉的任何改变。因为低体重婴儿仅有很低的合成牛磺酸的能力,而且 TPN 溶液中牛磺酸的前体,半胱氨酸的水平也低,故牛磺酸加入在儿童的处方中。

3)谷氨酸与谷氨酰胺:谷氨酸早就存在于全静脉注射的蛋白质水解物中,在游离氨基酸处方中,没有加上它,虽然早期氮平衡研究中,已证明它不是一种必需的氨基酸,而谷氨酸的前体酮酸,即 α-酮戊二酸,是在三羧酸循环中合成的,它可以转变为谷氨酸,故可以不加入。谷氨酸可以与氨反应,即在谷氨酰胺合成酶的作用下,形成谷氨酰胺。

在过去大量的临床观察,看到谷氨酰胺在临床上的重要性,现在至少了解到谷氨酰胺在血浆中含量丰富,它在细胞内是以游离的形式存在的,它的重要作用是在组织与组织之间运输氮与碳,而且,为急剧分裂的细胞提供最基本的氧化燃料,包括肠黏膜细胞、淋巴细胞等。在细胞内高度游离的谷氨酰胺,它的浓度是可变而又不稳定的,在一定的情况下,包括高代谢的疾病状态情况下,谷氨酰胺的浓度可以急剧地下降,可是,作为全静脉营养的考虑,谷氨酰胺在溶液中的稳定性、安全性和效率等,都有很多具体问题要注意。

游离的谷氨酰胺的溶解度是有限的,在 20℃的温度下为 35g,它在水溶液中不稳定,可以水解为氨与焦谷氨酸,并升高酸碱度。温度高时尤其易于水解,在灌注之后,开始酶解为谷氨酸及氨,因此,人们关注的是:谷氨酰胺是否可能产生氨的积蓄,以及会不会升高二羧酸的浓度;因为二羧酸是一种神经毒。Lowe 等作过人体的观察,健康成人在 5 天继续使用 TPN 中,其内含有 20～57g 的谷氨酰胺(136～390mmol),结果与对照比血氨及血浆中的谷氨酰胺水平没有明显的改变,氮平衡、激素水平、心理状态、视力等都没有改变。在这个实验中的谷氨酰胺溶液,是存放在－4℃中约 8 天,用前加入于 TPN 溶液中的。消毒了的谷氨酰胺 2.5%溶液,在存放于 4℃的情况下,每日损失在 0.05%以下。

在有限的研究中,L-谷氨酰胺放入 TPN 中也曾用于应激的病人,也以二肽的形式,即 L-丙酰 L-谷氨酰胺,或是它的前体 α-酮戊二酸,或是鸟氨酸 α-酮戊二酸等使用,在这些研究中,每日以 0.19g(1.3mmol)/kg 体重至 0.57g/kg,用于手术后的病人 3～5 天,结果可以不同程度地减低氮的负平衡,增加肌肉内游离谷氨酰胺的水平等的作用。以后 Furst 等认为,手术后病人每日以 13g 作为常规供给,可以满足肠黏膜的正常生长与肌肉的需求,但严重的创伤病人,需要 27～40g/d,这些有限的研究是有用的。

4)肉碱(carnitine):肉碱是在线粒体内运载长链脂肪酸方面,起重要而关键性的作用的类维生素。这里提及肉碱的一个原因,是在使用 TPN 的病人中,血浆的肉碱水平下降,这是与摄入正常食物的健康人比较而言的,也有报告认为,在使用 TPN 的病人中,当补充肉碱之后,改善了肝功能,也使肌肉的软弱感觉消失。许多观察提示,补充肉碱之后,血浆的肉碱水平提高了,但病人症状的改变,在不同的作者中有不完全相同的结果。但无论如何,当肝脏有严重损害而又无法合成肉碱时,补充肉碱是重要的。

5)短链多肽:用短链的多肽代替氨基酸,可以增加氮的利用,并且可以用更少的液体来提供;也可以在 TPN 溶液中减低渗透压,此外,短链多肽的溶解度,以及稳定性都比游离型的氨基酸要好。实验表明,短链多肽与游离氨基酸比较,在氮平衡、血浆及肌肉氨基酸水平、尿氮、血浆中的胰岛素浓度、葡萄糖浓度、脂类浓度等,二者都没有差别,在另一些人体的观察也提示,人体可以利用谷氨酰胺的多肽。

(8)矿物质与微量元素:矿物质中,大量元素很多是必需的,包括钠、钾、钙、镁、磷及氯等,因为相当一部分病人接受全静脉营养,但在使用 TPN 之前会有吸收不良的症状以及曾经有过失水的病例,因而继续注意病人的水与电解质平衡是十分重要的。

最基本的矿物质需要,是要维持正常的心血管、肠道、肾脏、激素及水合状态。基本的需求是 50～

60mEq(mmol)的钠,40mEq 的氮及碳酸氢钠(包括与氨基酸结合作为醋酸盐在内),以及 40～60mEq(mmol)的钾,但这些矿物质若是从肠或肾丢失过多,或相反潴留过多时,都应加以监测和调节。

1)钙、磷与镁:钙与磷(无机)在婴儿特别受到注意,因为婴儿的需要相对的大,同时这两种物质的溶解度与这两种物质一起存在于 TPN 溶液中,都会出现问题。有关学者推荐甘油磷化物,或是葡萄糖磷化物与葡萄糖酸钙,或与甘油磷酸钙作为使用的对象,当然可寻求更可溶的形式来达到要求,这二者的相对比例也可以用一定的公式求出,以适应新生儿 TPN 溶液的需求(表 7-5)。

表 7-5　钙、磷、镁的推荐供给水平

	儿童(mg/L)			成人
	未足月婴儿*	足月婴儿*	幼儿(<1 岁)	(mEq/d)
钙	500～600	500～600	200～400	10～25
磷	400～450	400～450	150～300	300～450
镁	50～70	50～70	20～40	12～20

自 Greene H. I.

注:等价计算

Ca 100rag=2.5mmol 5mEq

P 100mg=3.3mmol

Mg 12rag=0.5mmol=1mEq

* 为避免钙与磷发生沉淀,故应以升计算,再按每日每公斤体重 120～150ml 的液体供给

高钙尿症可导致钙的负平衡,这种情况可发生于成年人接受 TPN 过程中,尤以在灌注的周期性循环中,遇到这种情况下,可以补充醋酸钠或是醋酸钾(代替等量的 NaCl 或 KCl),这一改变可以避免尿钙的过量排出,尤以用于过去 24 小时循环 TPN 的人,醋酸钠及钾的主要作用,使肾小管的再吸收增加,但是这类大量元素的需要存在着个体差异,故定时的监测还是必要的。

2)微量元素:人体比较肯定的微量元素至少包括:铁、碘、锌、铜、铬(Cr^{3+})、硒及锰。有人报告,长期用 TPN 会出现钼的缺乏,阳离子型的微量元素(Fe、Ca、Cr、Mn)都有多种盐类,在人体肠道的吸收率较低,而一旦过量却又有毒性。因而在 TPN 中给予病人,就可能有一个过量的危险因素,而且这类元素不易排出,铜与锰以及小量的钼在胆汁中排入肠道,因此,给病人长期以铜及锰,而病人却又有阻塞性黄疸时,危险性就增加。相反,所有阴离子形式的微量元素,包括碘、硒或钼都比较易于吸收,并排出于尿,然过多亦同样都有毒性,有些微量元素在 TPN 液中是污染进去的,即从其他化合物中带进去的。此外,非必需微量元素有的是有毒的,不应该被污染。

铁:对于足月出生的婴儿,用静脉供给铁的情况下,每日估计为 100μg,而早产儿很可能要加倍,对于幼儿,每日需要静脉提供 1～2mg,对非月经的妇女与男性,每日为 1mg,月经周期中的妇女加倍,经常抽血检查者,有时也会过多丢失铁。

如果有明显的缺铁症状,通过静脉也可以提供铁,用的是稀释的右旋糖酐铁,但有些人对这种形式的铁过敏,故在使用时,应做必要的准备和敏感试验,柠檬酸铁也可以使用,但若有的病人在进行 TPN 前已给输过血,因此。病人的铁贮状况如何,也应该根据检测的结果而定,以免铁的供给过多。

碘:有的病人长达 10 年的 TPN 而未见甲状腺功能有任何异常,如果病者在前段时间碘的贮量很低,供给 1μg/kg 似可以满足需要,此量也适于婴儿,目的是同时避免不足和中毒,在 TPN 中的微量元素的供给量,美国医学会在 1979 年作出过推荐(表 7-6)。

锌:锌的供给在表 7-6 中已经反映了最新的情况,对于成人,严重的由传染病引起的腹泻条件下,以及儿童的短肠综合征等,锌的丢失和需要都增加,锌在 TPN 溶液中也会有不同的污染。

铜:铜与锌有不同之处,在粪便中丢失一定的铜,但不同时在尿中也增加排出,而且灌注到体内的量虽然小,但因为排出小,故每天 0.3～0.5mg 就可以适于稳定的病人,当然,有阻塞性黄疸的人要特别注意,因为铜在胆汁也有排泄。

表 7-6 推荐全静脉营养中的微量元素水平

微量元素	婴儿(μg/kg/天)		儿童	成人(天)		
	早产	足月	μg/kg/天	稳定	急性高代谢	有肠道丢失
Zn	400	<3 个月 250	50(5000)*	2.5～4mg	2.0mg	再适当增加
		>3 个月 100				
Cu	20	20	20(300)	0.3～0.5		共 0.5
Cr	0.20	0.20	0.20(50)	10～15		加 20μg
Mn	1.0	1.0	1.0(50)	60～100μg		
Se	2.0	2.0	2.0(30)	40～80		
Mo	0.25		0.25(5)			

据 GreeneH120(300)

注:Zn 1μg = 0.0153μmol, Cu 1μg = 0.0157μmol, Cr 1μg = 0.0192μmol, Mn 1μg = 0.0182μmol, Se 1μg = 0.0127μmol, Mo 1μg = 0.0104μmol

* 括号内为每日最大的微克数

锰:在 TPN 中,儿童的推荐量仅为 1.09g/kg,但是成人量加上污染为 8～22μg/d,但长期使用 TPN 的病人每日灌注的锰为 60～120μg Mn^{2+} 时,其血浆水平仍然正常。

铬:在 TPN 溶液中,长期以来都有铬的补充,而铬缺乏的报告因之也比较少,在高葡萄糖溶液的处方中,铬的补充为 2.4～8.1μg,而高脂肪的处方中则为 2.6～10.5μg。一种儿童的处方含有 4.0μg 的 Cr^{3+},使用长达 16 个月而不引起铬的缺乏,但有报告认为,1.3～14 岁的儿童长期使用 TPN,其中铬的浓度相当于 0.15μg/(kg·d)±0.09μg/(kg·d),却出现较高的血浆浓度,故建议儿童 TPN 的水平在 0.05μg/kg 即可达到需要。

硒:硒的作用和需要在我国防治克山病过程中,已经明确,但在 TPN 溶液中,若没有补充硒可以引起缺乏病,并已有过报告证明由于硒的缺乏引起心脏的疾患,甚至引起死亡,在血浆硒水平低(<10μg/ml,0.13μmol/L)情况下,不一定有症状出现,故应引起注意。

亚硒化物可作为静脉注射用,每天 40μg 在 TPN 中供给,能维持血浆的正常水平,若是先前硒不足的人,每日用 100μg;血浆能回到正常的范围即 100μg/ml(1.3μmol/L),硒的需要量随着空肠的吸收不良而稍增加。

钼:长期使用 TPN 可以引起钼的缺乏,但每日供给 300μg 钼酸铵后,临床症状及生化检查可以回复到正常。回肠造口的丢失是大的,每日可丢失 560μg、300μg、350μg 不等,有报告在一般的 TPN 溶液中,钼的含量为每日可达 244μg,其中一半是从氨基酸中污染而来,另外的四分之一则从葡萄糖而来,如果怀疑有钼的不足,应该定期检查血浆中的尿酸,及尿中的硫酸盐,对于成人,怀疑钼的不足时,可给一次剂量的钼酸铵 200～300μg,此量是安全的。

(9)维生素:在 1984 年前后有关部门制定了成人与儿童 TPN 的维生素水平(表 7-7),故这是生产 TPN 工厂的依据之一。在儿童的多种维生素中,有维生素 K 的推荐量,但成人取消,需要时可在 TPN 溶液中另外加入,每周加 5mg 的维生素 K 即可。

脂溶性维生素加入水溶液中,需要加入一种或一种以上的合成的助溶剂,此外,加入 TPN 溶液中的多种维生素也需要赋形剂;包括稳定剂,抗氧化剂,缓冲剂及防腐剂等;这些物质也有一个统一的规定,而且加入量在成人与在儿童不同,在欧洲的一些国家,脂溶性维生素是在大豆油中加乳化剂,或用蛋白磷脂乳化,使其分布在油中,作为脂肪乳剂用于静脉注射。

盛在塑料袋中的维生素,以及在接触输液的管道中,都会有若干的丢失,存放条件也会有一定的影响,加之,视黄醇在溶液中也会破坏,尤以在光的作用之下,但维生素 D 的丢失较小,如果在 TPN 溶液中补充维生素,不宜加入于未稀释的氨基酸溶液,而且在必要加入时,应在用之前才加。有铜及氧存在下,维生素 C 易于破坏,而叶酸在溶液 pH 为 5～6 时则是稳定的。

1)成人的需要对表 7-7 中的维生素供给,曾经在 16 名有严重吸收不良的病人中观察过,这些人使用

TPN 一年以上,结果各种维生素在血浆的水平,均能达到正常的范围。有少数人的维生素 C 水平在 0.3mg/dl 之下,估计是在灌注前后丢失之故。维生素 K 是以每月另外给 5mg 的,所有对象的凝血时间正常,反映这种维生素是不发生缺乏的。

成人给予维生素 D 有过讨论,因为维生素 D 的作用是促进肠道对钙的吸收,但静脉营养不需要经过肠道,是否可以省去;但维生素 D 除了作用于肠道之外,还作用于甲状旁腺激素,参加动员骨内的钙,这种维生素还对细胞的分化有一定的作用,故在成人的输液中,仍然将维生素 D 放进处方中。

2)儿童的需要主要问题是早产儿和低体重儿,这些对象对于表中提供的浓度也许还不能满足需要,包括维生素 E,核黄素与吡哆醇,这些问题待进一步的研究。

表 7-7 全静脉营养中的维生素含量举例

维生素	儿童		成 人		
	极低体重儿（按公斤计）	1～11 岁（按每天计）	AMA-FDA	solurit	ritalipid
维生素 A(μg)(IU)	500.0(167)	7000(2300)	990.0(3300)	—	750.0(2500)
维生素 D$_3$(μg)(IU)	4.0(160)	10.0(400)	5.0(200)	—	3.0(120)
维生素 E(mg)(IU)	2.8(2.8)	7.0(5)	10.0(10)	—	—
维生素 K$_1$(μg)	80.0	200.0	0		150.0
硫胺素(mg)	0.35	1.2	3.0	1.24	—
核黄素(mg)	0.15	1.4	3.6	2.47	—
吡哆醇(μg)	0.18	1.0	4.0	2.43	—
尼克酸(mg)	6.8	17.0	40.0	10.0	—
泛酸(mg)	2.0	5.0	15.0	10.0	—
生物素(μg)	6.0	20.0	60.0	300.0	
叶酸(μg)	56.0	140.0	400.0	200.0	
维生素 B$_{12}$(μg)	0.3	1.0	5.0	2.0	—
抗坏血酸(mg)	25.0	80.0	100.0	34.0	—

7.3.4 用全静脉营养可能的并发症

长期进行全静脉营养,可能发生种种的问题,包括水电解质的不正常,营养素的不足与过多,因为代谢的改变而引起营养素的需要改变,引起内稳态的问题,更重要的是败血症,静脉管的通路本身的问题,以及对体内器官影响等问题。因而,必须牢记全静脉营养与肠内营养是完全不同的一个体系,肠内营养本身,机体可以作调节、反应,但静脉营养则不能。因此,对于用全静脉营养的对象,应该在一个工作小组的共同协力下,作认真和周密的观察与照料其中包括选择合适配方制剂,这在前面已提及过。

(1)肝功能不全在早期的 TPN 实施中,有过胆汁阻塞和早产儿肝硬化的报告,人们都十分关注在 TPN 中的肝胆道疾病。但初步的意见认为:肝的功能不全是多因素的,这些多因素中,包括早产儿的未成熟程度,不能通过胃肠道进食因素,肠道的功能不全,外科手术情况,以及使用 TPN 的时间长短等。此外,长期给予过高的能量供给也与危险因素有关,肝排泄功能的不成熟,肠肝循环的不成熟,尤以在新生儿,也是造成胆汁阻塞的原因之一。

在成人,如果早已存在的肝及其他疾病、败血症,和已有的营养不良,加上肠段的切除大小,或是损伤的大小(放射治疗),过大的非蛋白热量,不能进食,以及 TPN 时间的长短,也是危险的因素,此时出现血的转氨酶、碱性磷酸酶、α-谷氨酰转换酶的增高,间有胆红素的增高,都提示着肝的功能不全。

脂肪肝、肝内胆管阻塞、门静脉炎症均可能发生,尤以在儿童,但也见于成人,这种病的发展可以形成门静脉的纤维化和浸润,可引起肝衰竭及死亡。

长期使用 TPN 的成人(一般指一年半),这些病者的热量供给若高于需要,而脂与氨基酸也不正常,在这种情况下,肝功能与胆状态就发生改变,但当不正常的营养调整为正常,这种病态的肝胆状态会逆转为正常。过多的热量可以造成脂肪肝,无论以碳水化合物或是脂肪提供都一样,如果病人的肠道切除,一点小肠也不能保留,就会成为一种危险因素,导致肝功能的下降和纤维化。

在肝功能不好,又不得不继续 TPN 的情况下,应使用什么营养素,这是个难题。有人试以 MCT 和 LCT 两种脂肪混合灌注,结果肝的大小未有改变,肝的灰计分值也未改变;但单独用 LCT 就会相反,前面两种指标都增加,有人以灭滴灵(metronidasule)控制肠道的细菌,免于破坏胆酸,对减低肝酶有一些作用,用鸟索去氧胆酸作治疗,能缓解早期原发性的胆汁性肝硬化,病人的黄疸可得到消退。

胆碱也试用于长期 TPN 的病者,这些对象原来血浆中的胆碱水平较低,并已有脂肪肝,使用胆碱结果,在 CT 图像中显示,肝脏有减少脂肪的趋势,甚至能够恢复到接近正常,病人采用的是静脉注射的氯化胆碱,时间为 1～4 周。

(2)胆石症在 TPN 的同时,肠道发生了休止状态,胆囊的淤滞就会发生,这一种条件有利于形成胆石。因为长期使用 TPN,胆盐的吸收不良,或是由于回肠末端的疾病或切除,体内的胆盐池变小,结果很少胆盐淤滞在胆囊中,这就造成更多胆固醇在胆汁中沉淀的倾向;因而有可能形成胆结石的核心。与此同时,胆液中也能见到不互相结合的胆红素与钙,这正是造成结石的条件。

用超声摄影可以看到,在使用 TPN12 天后,观察的 23 名病人中有 14 人出现胆汁淤滞,但 6 周后,所有人都发生胆汁淤滞,其中 6 人发生胆石,3 人需要做手术,但是这种胆汁淤滞的胆囊,在开始经口摄食的 4 周后消失了。另一报道在 29 名儿童中采用 TPN 后,有 9 名产生胆石,其中 64％的人有回肠的问题或回肠切除。急性的胆囊切除手术也见于以 TPN 灌注的人,其术后病死率达 11％。因此,如果病人能用口摄入食物,或是用管饲是比较安全的,因为经口摄食会减少胆的病症。此外,这类病人应作定时超声波检查,及时发现问题。一旦存在胆石,应考虑手术,如果病人要做肝叶切除,也应同时考虑是否做胆囊切除。

(3)代谢性骨病:用 TPN 供给的儿童有发生佝偻病的可能,其中一个原因是,新生儿需要很多钙与磷,但是灌注的一点点液体,不能提供所需要的钙,这也许是最易察觉的一个原因,不用说考虑维生素 D 的供给的重要性了。

有 12 名女病人作长期的 TPN,都用结晶氨基酸为氮来源(因为用酪蛋白水解液,可能会被铅所污染,从而引起钙代谢的干扰),并与 16 名志愿者作对照,用回肠的活检作组织形态学的观察。两组人大都是绝经期后的女性,在接受 TPN 的病者中,有多种组织学上的异常,提示这些人既不增加类骨质组织,也不抑制骨的形成,因而,作者认为,不一定用 TPN 就必然引起骨的病态。

在平均使用 TPN 55 个月的一组病人中,用双光束骨密度仪测定,反映脊柱骨的密度减低,但未见于骨骼,估计因为所有的丢失的骨质发生在骨小梁之中。另一些观察提示,长期 TPN 可引起骨质形成的减少,成骨细胞活性的减弱,类骨质表面的减少等。到底 TPN 对骨的影响作用有多大,影响是哪一个年龄组与哪一性别的人,以及哪一些疾病的患者等,这都有待人深入研究,但是,避免骨质的丢失无疑是一个重要的课题。

小结:全静脉营养的有益作用,远大于会发生的副作用。用这一措施确曾救活过许多危重的病人。改进全静脉营养的状况和条件是今后人们追求的。其中包括全静脉营养支持的病人怎样实施正常生活和运动锻炼;在全静脉营养的处方结构中,应该改进哪些营养素,包括种类与比例,又例如谷氨酰胺的利用怎样实施;在全静脉营养中能否阻断白介素的信号;以及如何进一步使用激素等,都需在实践中观察和研究,无论如何,在无法采用管饲的前提下,TPN 是有广阔的使用和研究前景的,而 TPN 的制剂在日新月异地开发,及时选择更为安全有效的制品,是医学营养工作者的重任。

8 常见病与营养

8.1 几种常见病的营养问题

8.1.1 概述

古往今来，人们早就知道食物与营养对生存和生长发育有密切关系，父母用心哺育儿女是最常见的一种行为，他们总是千方百计养育孩子，并认识到饮食与生长发育的直接关系，但总是有的人成功，有的人不完全成功。

社会上了解食物与疾病的关系的人正日渐增加，今天人们生活改善了，也有更多的选择食物的机会和可能，人们能够得到他(她)们认为好的，喜欢的食物。这是理所当然的，也是一件好事，但是喜欢吃什么，就吃什么，并不一定合理，偶然和短时间出现偏食倾向，往往在当时看不出后果，时间一长，不仅在个体上，而且在群体上就会显出问题来。

近十多年来，人们生活有了很大的变化，虽然城市、农村及贫穷落后地区之间，还存在明显的差别，但都有不同程度的改善，1989年8省16市32县的营养调查反映，20～45岁的成年人平均每日热量摄入为2654kcal、蛋白质79g、脂肪54g，这一基本数字提示了一个概貌，反映人们的营养有很大的改变。此外，体重低于体质指数低值，即低于18.5的人，占调查成年人的7%～10%，这一数值比一些工业发达的国家还低，而体质指数大于25的人，占7%～12%。1992年在全国213个点又作了调查，结果进一步说明，人们的膳食正在发生变化，也提出了许多引人注目的新问题。就以上述体质指数提示超重的人而论，1982年调查发生率为9.7%，而1992年则为14.9%，说明一部分人超重的倾向在持续着，这仅是一种不为人们注意的问题。有的人会认为人体超重是富裕的象征，巴不得自己发胖，而大多数的人，却不知不觉地渡过了自身的变化，我国2002年的全民营养与健康调查，进一步反映人们生活质量、营养状况又有进一步的提高，卫生部有一个详尽而有说服力的报告，简单来说，孩子们的身高比10年前增加了3cm以上，人们膳食中的肉类此前增加了30%，食用油每日增加了10g，低于正常体重的各类人群都明显下降，但因为营养知识还不够普及等多种因素，也出现值得关注的问题，例如超重的成人已达2亿，其中肥胖症已达6000万，糖尿病者估计在3000万以上，高血压患者达1.6亿，血脂异常者也达1.6亿等，这些现象都反映在社会高速发展中，也会有新的问题，事实上，经济发达的地区和国家，给人们生活上很多有利的改变，生活质量的改善是可喜的，然而也有一些负面影响，这对于我们却是特别值得汲取的，就以我们国家死亡率构成而论，近20年来的改变是令人瞩目的，疾病和病死的原因，已走向退行性疾病为重点的方向，走近了工业发达的国家的负面状态(表8-1)，心血管病、癌症和其他退行性的疾病，成为我国的主要问题和死亡原因。

表 8-1 我国与发达国家各种疾病死亡率的比较

病种	发达国家	发展中国家	全球平均	中国 1990 年 城市	中国 1990 年 农村
循环系统	40.8	16.0	23.0	32	23
肿瘤	19.0	6.0	9.0	23	14
呼吸系统	7.5	15.0	13.0	16	26
意外死亡	7.0	5.0	6.0	6	14
传染病		11.0	8.0	2	5

(据陈春明)

当然,有很多因素是要分析的,例如我国的人均寿命明显地延长了,环境条件改变了,特别是被污染了,人们的生活模式也在不断改变等等。虽然退行性疾病的治疗手段日新月异,并在快速的发展,但最好的方法始终是避免和预防疾病,在预防方面最关键的是人们的意识和理解,人们要有自我保健的意识和一个科学的导向。

8.2 心血管疾病

心血管疾病(cardiovascular diseases,CVD)是我国死亡率最高的三类疾病之一,这与发达的工业国家的发病情况一致,但发病因素是可以减少和避免的。这种疾病,与一系列生活方式的改变有关,也与生物学的因素有关,包括基因素质、性别、年龄的增加、饮食的不均衡;还与吸烟、高血压、血胆固醇浓度升高、肥胖症、糖尿病、长期处于静态的生活模式以及体力活动与机体的需要矛盾等都有极密切的关系。

许多国家的医学界都劝说人们注意自己的血浆胆固醇浓度、血压,并建立正确的饮食,以降低心血管的发病。对高危险性人群的干预也是十分重要的措施,例如高脂血症的人,膳食中对脂肪的调整将是有益的,重点将是使血中的 VLDL 胆固醇降低。本章将重点探讨在一个群体的预防与干预,也涉及个体,但不作重点的讨论。

8.2.1 血浆胆固醇水平与冠心病

冠状动脉硬化性心脏病(coronary heart disease,CHD)是心血管病中最常发的疾病,其中一个重要且可控制的因素是胆固醇在血中的浓度,这与膳食的关系最为密切。干预高血胆固醇的措施是一个看得见,测得到的方法。特别是对于血浆胆固醇不能控制至低于 5.2mmol/L(200mg/dl)的对象。许多国家采取广泛性、全民性的宣传教育措施,也收到良好的效果,例如美国的"国家胆固醇教育计划"是一个范例,在1988 年间,上述计划的专家组提出血浆胆固醇的指标(表 8-2),同时提出对膳食构成的推荐意见(表 8-3)影响很大。

表 8-2 冠心病危险性的分类

分类	总胆固醇		LDL 胆固醇	
	mmol/L	mg/dl	mmol/L	mg/dl
正常	<5.17	<200	<3.36	<130
最高限	5.17~6.18	200~239	3.36~4.11	130~159
高危险性	≥6.19	≥240	≥4.12	≥160

表 8-3 对预防冠心病膳食的推荐量(热量比)

营养素	目前人们的摄入量	推荐的改正膳食	
		第一步	第二步
总脂肪(%)	>30%	<30%	<25%
饱和脂肪酸	13%	<10%	<7%
单不饱和脂肪酸	14%	10%~15%	
多不饱和脂肪酸	7%	≤15%	
碳水化合物	46%	50%~60%	
蛋白质	16%	10%~20%	
胆固醇(mg/d)	370	<300	<200
热量		保持正常体重	

这一个措施,对我国成年人是一种参考性的预防措施,因为国情不同,但有很大的可接受性。例如我国人民多数以植物油为食用油,控制油脂在总热量中的比例,我国人民大多是可以通过正确的认识达到的,问题是总热量摄入的控制,仍然需要在群体中解决,因为饱和脂肪的多少是与热量分不开的,过高的热量,虽然饱和脂肪的比例合理,仍然在绝对值上增高,引起另一危险因素,即肥胖病的发生,这是要注意的。此外,还有许多膳食因素影响 CHD,下面将分别提出讨论。

(1)膳食脂肪:反复的流行病学调查说明,人体的血浆胆固醇浓度与摄食的饱和脂肪的比例之间,有明显的关系。例如在全球范围内的调查(至少在 18 个国家的合作研究)发现,饱和脂肪的消费与冠心病的死亡率有明显的相关,其 R 值为 0.713($P<0.001$)。这些调查包括不同的种族和广泛的地区,调查的 18 个国家中,有 13 个国家的平均总热量的 13%～15% 来自饱和脂肪,而仍然有成倍地增加死亡率,值得注意的是,这 18 个国家中的意大利与日本,其冠心病的死亡率与饱和脂肪酸的摄入的相关系数 R,不是 0.713,而是 0.559。这两个国家的饱和脂肪酸的摄入是最低的,如果将这两个国家排除在计算之外,那么饱和脂肪与冠心病死亡率在国际上呈明显的相关。

临床的观察证明,在总热量上每增加 1% 的饱和脂肪,胆固醇水平就增加 0.06mmol/L(或是 2mg/dl),如果从 13% 的饱和脂肪热量比例改为 10%,就会降低 0.19mmol/L(1mmol/L 即 7mg/dl)的血浆胆固醇水平,对于大多数人来说,饱和脂肪对于血胆固醇是单一的膳食中决定性因素,而大多数人也体会到降低饱和脂肪对降低胆固醇的作用和好处。当然,下降的程度有很大的个体差异。

最近的研究也提示,不是所有的饱和脂肪都有升高血浆胆固醇的作用,例如油酸(18∶0)与棕榈酸(16∶0)相比,油酸并不引起血浆胆固醇的水平升高,相反却降低了胆固醇的水平,目前估计只有三种饱和脂肪酸是能起升高胆固醇作用的;有月季酸(12∶0)、豆蔻酸(14∶0)及棕榈酸(16∶0)。这三类脂肪酸,在植物油中较少,而在动物性的肉类中较多,尤以棕榈酸。

与饱和脂肪不同的是多不饱和脂肪(polyunsaturated fat),实验表明,随着多不饱和脂肪在油脂中的比例增加,血浆的胆固醇水平下降。在流行病学也证明这一点,即多不饱和脂肪在膳食热量的比例增加,冠心病的死亡率下降,但是在统计学上还不明显($R=0.342,P>0.05$)。临床实验的结果认为,对多数人来说,每增加 1% 的多不饱和脂肪在脂肪热量的比例,可减少血浆胆固醇 0.04mmol/L(1.5mg/dl),如果在一个人群中多不饱和脂肪从 7% 增加到 10% 的热量比,就会降低血胆固醇 0.12mmol/L(5mg/dl)。

近来有很多临床研究放在 ω-3 型(即 N-3 型)的脂肪酸上,摄入 ω-3 型脂肪酸可以降低血小板与单核细胞的凝集,可以增加红细胞在通过毛细血管时的变形性,改变前列腺素的合成,降低血压,以及调整血脂等的良好作用,也可以使血液中升高了的甘油三酯水平降低。但在大多数情况下,中等的摄入量对血中的 LDL 胆固醇仅有较小的影响。一些流行病学的观察认为,吃鱼,作为膳食的一部分,可能降低冠心病的死亡率。当前的学者认为,重要的是 N-3 型与 N-6 型脂肪酸的合理比例,以及饱和脂肪酸的适当控制(10% 以下),一些学者认为 N-3 与 N-6 型脂肪酸的比例以 1∶4 为最佳,但比较难以达到,但尽量控制在 1∶10 之内,仍然是可以达到的,此外应该鼓励人们注意适当食用鱼类,但不一定鼓励人们专门吃这种油。

单不饱和脂肪在早期也做过许多临床的观察,认为它对血胆固醇的影响不明显。但最近的实验提示,当单不饱和脂肪在膳食中代替饱和脂肪时,对血胆固醇是有影响的,即有降低的作用。在流行病学的观察中也提示,单不饱和脂肪与冠心病的死亡率是负的相关关系,这见于地中海沿岸国家低的冠心病死亡率,事实上,单不饱和脂肪的食用有许多好处,尤其对于影响脂蛋白的构成方面,但是要有多少比例才对血胆固醇起作用,还需要考虑的地方,在下面将会提及。

是不是总的脂肪在膳食中的量降低,对胆固醇起作用? 有效的实验材料说明,使 LDL 降低的关键是降低饱和脂肪,尤以月季酸及棕榈酸,如果减少总脂肪中的不饱和脂肪对血胆固醇的影响是小的,一般提倡人少吃脂肪,往往少吃的是可见到的脂肪,而往往多不饱和脂肪是在低脂的膳食中,过分强调减去脂肪在热量上的比例,如果处理得不当,会使高密度脂蛋白(HDL)下降,而 HDL 正是一个抗冠心病的保护人体的因素。

(2)关于胆固醇:对于多数人来说,膳食中的胆固醇多少,对血浆胆固醇只有较小的影响,估计每增加

100mg 的胆固醇会改变血浆胆固醇浓度平均为 0.06mmol/L(2.2mg/dl)，故如果一天摄入的胆固醇从 385mg 降到 300mg，则平均减了 2mg/dl。但是人群中有较大的个体差异，对于多数人来说，在摄入较多的胆固醇时，体内合成的胆固醇就减少了，在生理状态下，血浆胆固醇会维持原来的水平。但一些人的这种反馈效应差，多摄入高胆固醇的膳食时，不能代偿性地减少体内的合成，但估计有三分之二的人是可以有反馈效应的。

(3)关于碳水化合物：多糖是我国人民膳食的主要构成部分，如果不过分加工，多糖能提供膳食纤维和 B 族维生素。可溶性膳食纤维还有降低胆固醇的作用，当然，足够的膳食纤维不仅要从谷类食物中取得，还要从其他植物性食物，特别是蔬菜与根茎类、果类食物中取得，估计每日如果有 20g 以上的膳食纤维，对成人的正常营养和代谢是有好处的。

酒精不是碳水化合物，只可说多半是碳水化合物制造的。流行病学提示，有限的小量酒精摄入与冠心病的发病与死亡率呈负相关的关系，但机制未明。一些临床的实验研究，认为小量的酒精可以增加血浆中的 HDL 的浓度。但酒精也有负面的作用，例如，一定量的酒精可以升高血中甘油三酯，也能引起高血压，故一般性地提倡饮酒，现在仍未有足够的证据来做。

(4)能量的摄入与体重：超重及肥胖症是冠状动脉硬化性心脏病的一个大敌，这已经是学者们所公认的了。肥胖病也许不是一个独立的因素对 CHD 发生作用，而是肥胖病本身已经有多种因素影响人体，其中包括活动和运动的限制性、高血压、高脂血症、高胆固醇血症、葡萄糖耐量的改变等等。这些因素也同时是 CHD 的危险因素。当然肥胖本身有其对机体的独立作用，因为估计每增加 1 个单位的体质指数 (1kg/m²)，就增加血浆胆固醇 0.20mmol/L(7.7mg/dl)，同时降低 0.02mmol/L(0.8mg/dl)的 HDL 胆固醇。每增加多余的 1kg 体重，内源性的胆固醇合成每天增加 20mg，也增加 VLDL 脱辅基蛋白 B 及三酰基甘油的生成率。故以这一观察结果，可以估计到若超重 10kg 的人，每日多生产 200mg 的胆固醇，并进入人体的胆固醇池，如果每日从膳食的胆固醇中减少摄入，例如上述的从 385mg 减至 300mg，又如果胆固醇的吸收率为 60%，则每日减少实际的摄入约为 45mg，那么，对于超重的人来说，因超重引起的过多胆固醇相对来说会更多。

流行病学的观察提示，人体过多脂肪的分布位置，与 CHD 也有一定的关系，中心性肥胖引起的危险性要高些，这在前面已提及。

在全球范围内，肥胖病除遗传因素外，主要是与饮食有关，其实控制饮食，以降低胆固醇，控制食物的构成，以降低高胆固醇血脂症，最重要的还是降低体重。增加运动量，保持均衡膳食更加有效。同时改变不良生活习惯，例如吸烟、酗酒等也会有更多的好处。

8.2.2 冠状动脉粥样硬化的预防问题

比较多的学者认为，CHD 受很多因素的影响，但在人群中有很大的个体差异。估计有两方面的因素在发生作用，亦即遗传因素与环境因素。估计遗传因素有一半的作用在发病上，因为具有遗传因素的人，虽然没有高脂血症，仍然有很高的 CHD 危险性。事实上大量的临床观察反映，病人与病人之间有很大的差异性，例如对同一膳食干预，会有非常不一致的反应，这种不一致的基本原因，是基因在起作用。最近有报告认为如果脱辅基蛋白 E4 的等位基因的存在，就能使血浆胆固醇水平增加，增强对胆固醇的吸收，而且在高胆固醇膳食摄入时，机体的合成并不出现代偿性减低。估计美国人中有 14% 具有这种等位基因，也估计白人高于亚洲人。这一研究很有用处，因为可以确定谁更加需作膳食干预，以避免发病，降低 CHD 的危险性。必须指出的是，生活模式与饮食会改变基因的表达，有脱辅基蛋白 E4 的人，如果严格处理饮食与生活，发生 CHD 的机会可以变小、甚至可以避免，反之，没有这种基因的人，如果不加注意，放任生活，也会出现 CHD，这是生命的辩证法。

膳食的干预目的，不仅希望引起动脉硬化的 LDL 及 VLDL 胆固醇降低，而且希望有保护人体不易发生动脉硬化的 HDL 胆固醇有所增加。估计 HDL 的作用比 LDL 胆固醇大两倍，而且血浆中的 HDL 胆固醇却是一个有用的指标。脂肪的摄入过少又可引起血浆中 HDL 的减少，同时往往伴随着血甘油三酯的升高，因为碳水化合物过高会引起甘油三酯的增高，故过低脂膳食也会引起降低 CHD 的危险性。

因而，今天强调降低胆固醇的膳食干预，是要降低具有引起动脉硬化的物质的浓度，首先是 LDL 胆固醇。因为它是引起 CHD 的重要原因之一,而脂蛋白组成的异常是另一重要的原因,例如一种脂蛋白(a)〔LP(a)〕与脱辅基蛋白 β 共价键以后,可以激发血纤维蛋白溶酶原(plasminogen),故增加 LP(a)就会增加血纤维蛋白溶解作用的时间,对 CHD 发病的危险性增加 2~3 倍,也增加脑卒中的机会,这种情况也不因为膳食的改变而起变化,CHD 因病人体内合成与代谢 LDL 的速度增加,而血浆内的 LDL 水平看来没有变化,这一种情况是高脱辅基 β 脂蛋白血症的一种特征,其血浆中 LDL 胆固醇水平没有改变,但血浆中 LDL 脱辅基脂蛋白 β 水平却增加,对于有遗传因素的人,膳食干预还未能完全改变这种状况。

在一个群体中进行膳食的干预,以降低 CHD 的发病是有用的。但需要对儿童、妇女及老人特别小心。在儿童方面,如何维持其需要,满足其生长发育的需求是一个总的前提,过分强调低脂膳食会引起发育不良,如果鸡蛋、肉及乳制品受限制,会引起儿童某些营养不足。再低年龄的孩子有没有必要用低脂和低胆固醇膳食,这是一个问题,可能父母自己限制食物会波及不应该限制的孩子们。

妇女,如果总的膳食脂肪水平降低,不但 LDL 降低,而且 HDL 也降低,这样又会从另一个方面增加 CHD 的危险性。

随着人的年龄的增加,血浆胆固醇的浓度与 CHD 的关系减弱了,而且血胆固醇的浓度随着年龄的增加而升高的,故 65 岁以上的对象如何干预仍不能认为已经完满,如果 65 岁以上老人也采取低脂、低胆固醇食物,增加碳水化合物的摄入,会激化轻型的糖耐量的不耐受,也会出现食后高血糖症和高胰岛素血症,这二者都是 CHD 的危险因素。故老年人的个体化指导特别需要考虑。

我们要找寻的一类膳食是既能够控制血浆胆固醇的正常浓度,又没有任何的副作用。目前不少学者认为,不是所有的饱和脂肪都是坏的,因为适当的饱和脂肪对 HDL 有正面的影响,也不能认为所有量的不饱和脂肪都是好的。过高的碳水化合物也会引起高甘油三酯血症。我国是一个多民族的大家庭,幅员辽阔,不同地域的生活条件与习惯不同,人和食物的关系,降低发病率与死亡率是一个强有力的目标,但达到目标的途径肯定不是简单的一条小路。

一个最不易引起群体副作用的指标和做法是提倡避免超重,这在成人和青春期的孩子也是合适的。避免超重和避免肥胖病不仅有利于避免早发的冠心病,而且也可以避免或减少其他诸如高血压、糖尿病等疾病的发病,增加人体对各种活动的潜在机会和能力,而避免超重的最佳方法,是在超过正常体重,即 BMI 超过 24.9 时就立即有恒地采取措施,这是最明智的选择,而且效果会立竿见影。加上人的正常活动,特别是合适的运动有利于健康。

我国农村人口中超重的发生率升高,这是一个值得研究的问题。高碳水化合物而又过高的能量摄入会引起肥胖病,特别是在农业的机械化过程中体力活动的减少,而摄入热量又没有调整的情况下发生。

我国老年人中一部分已发生高胆固醇血症,因而继了许多食物的禁忌和被取消了不该取消的食物,这是不必要和不幸的。对于老年人,保持一个正常的体重和体型依然是重要的,一味考虑限食和禁食在一定意义上说是消极的,减少能量的摄入不如增加能量的输出,这样引起缺乏病的机会少得多。例如步行是老年人最好的运动之一,安全又容易调节,如果能为社会作更多的贡献,发挥更多的余热,对人对己也都有好处,但一切活动都要适量。而且应该因人而异,要在活动后能够经过休息消除疲劳、恢复体力为度。也不宜操之过急。一定要心情舒畅。老人活动应在医学的监察和指导下来做。有一句对老人的说法叫"千金难买老来瘦",这一句话有一定的问题,但"瘦"字未有界定,到底什么叫"瘦"。如果老年人的去脂组织减少致瘦,将波及寿命,详见下一章。体质指数仍然适用于老年人,仍然可以用 18.5~25 作为一个正常范围,在应用这个指数的时候,还应该从历史来看,要个体化。

8.3 骨质疏松症

骨质疏松症(osteoporosis)是骨质的不断丢失和变薄,尤以骨小梁的变弱、变形与破坏,而钙质的不断丢失却是主因,其结果是易于在一般的外伤中引起骨折为特征。骨质在人的整个生命过程中在不断代谢和转换,这个过程受多种因素,特别是环境和遗传两种因素的影响,其中包括绝经期的年龄、身高、体重、体力活动、饮食习惯、膳食中的钙与维生素 D,以及其他有关营养素的摄入都有关系。这些因素对骨质丢失的作用机制仍不清楚，而且影响的因素也随着不同的年龄、性别和种族不同而异。加之，骨质疏松亦可以继发于一些疾病，例如甲状腺功能亢进症，以及性腺功能低下症等。而且一些药物，包括甲状腺激素、糖皮质激素，以及抗惊厥药物等，也可以促进钙的排泄和丢失。在本章，重点放在营养方面，因为用营养手段在一定程度上可以纠正这种状况。

根据 2002 年我国营养调查的结果提示，我国标准人每日的热能摄入量为 2250kcal，蛋白质 65.9g，其中城市为 69g，农村为 64.6g，脂肪 76.2g，其中城市为 85.5g，农村为 72.7g。反映广大人民的营养状况有进一步的改善，但在矿物质中，以钙的缺乏最为显著，平均钙摄入量 388.8mg，仅达我国膳食营养素推荐量（RDA）的 48％左右。我国儿童的佝偻病多发，老年妇女的骨质疏松症也较严重，这都与钙的摄入不足有关。这一问题，将在后提及。

（1）骨的结构：骨组织是由胶原纤维及其他蛋白质的基质，和结合集积在其中的矿物质而形成的。钙和磷，以及水分共同形成了骨的磷灰石结晶，故钙与磷是骨矿物质的主要组成。骨的结构可以分为密质骨和松质骨两种，管状的骨多为密质骨结构，而松质骨形成疏松的板块状骨，两种骨的内里为骨髓。

从幼年到老年，人体全身骨骼的骨质在不停地变动之中，包括骨质的形成与再吸收，矿物质的输出与输入，活动和静止等的不断循环，破骨细胞将骨吸收，在骨的表面形成空穴，在骨质形成期中，成骨细胞又填补这些空穴，填补的物质包括骨质蛋白作为基础，这些蛋白被钙和磷等矿物化。当骨的形成少于骨的吸收时，骨质的净丢失就发生。

骨的再定型化（remodeling）是骨质相对稳定的一种形态，受多种激素的影响：甲状旁腺激素刺激降钙素，它抑制骨的再吸收，这两种激素均受血清钙水平的调节，甲状旁腺激素的分泌，是血清钙水平下降时所作的反应，而降钙素则是在血清钙水平升高时反应。此外，对于骨的再吸收反应，甲状旁腺还激发形成 $1,25\text{-}(OH)_2\text{-}D_3$，这种活性的维生素使肠道对钙的吸收增强，甲状旁腺还作用于肾，使钙从尿中的排出减少。

（2）骨的变化：骨的发育在越过青春期之后，大约在出生的第三十至四十个年头达到了高峰，自此以后，不同的骨骼部位与不同的性别、种族与个体情况，会开始出现骨质的丢失。有的报告认为脊柱骨在绝经后开始有明显的钙丢失，估计其丢失率在停经的五年内为每年 3％以上，以后丢失率减慢，美国的一个横向调查认为：妇女在绝经期之前髋骨已开始丢失，在 20 岁到 40 岁之间的 20 年内大约丢失 10％骨质。在绝经期前后，骨的丢失增加，但纵向的调查未能证实这一点。另一个纵向的调查反映男性每年在脊柱骨中丢失 2％，在桡骨中丢失 1％，这一丢失速度与妇女在绝经前 6 年左右的情况相似，当然，这是美国人的情况，不一定适于其他国。

30 岁以前在创伤条件下的骨折，不一定取决于骨质的密度，但 30 岁以后，哪怕是中等度的损伤也会引起骨折。35 岁女性白人与男性白人骨折的比率为 2：11，以后，到了 80 岁就达到 8：1。桡骨的柯里氏骨折，在 35～39 岁的妇女每十万人计为 107 人，到 60～64 岁为十万分之 640。在同一情况下，男性35～39 岁为十万分之 44，而 50～54 岁为 118，到了发病率的顶点，可见，男女性别不同，骨折的发病率有显著的不同，同类的情况也见于欧洲的报告。

随着骨质，或是骨密度的降低，骨的张力也随之而下降，因而骨折的危险性也增高。骨折也并不一定能反映骨质疏松的全部特征。因为在骨折发生之前，骨小梁及其他细微的骨内组织已有损坏，骨外围的肌肉与脂肪的保护作用也许已经发生改变。故骨折在一定条件下是骨质疏松的确证。虽然骨矿物质密度（bone mineral density，BMD）的范围，在骨质疏松的人与健康人是会有很多不同的，但用骨密度预测骨折的可能性是可以做到的。因而测定骨密度的实践近年被广泛地应用，也用于治疗和研究。

8.3.1　骨质与骨折的营养因素

因为骨质中存在各种营养的物质，在形成骨的过程中有许多营养物质同时起作用，并且影响骨内的各种物质的代谢，例如膳食蛋白质的量，对于骨质的排出是有一定影响的，因此，下面对一些有关的营养物质作讨论。

（1）钙是骨质的主要构成，钙无疑是在膳食中影响骨质的一个重要物质。在捷克的两个地区的实验观察中，男女成人的钙摄入每天分别为 20.3～27.1mmol（812～1087mg），其掌骨的骨密度远大于每日摄入 8.6～12.9mmol（343～517mg）的人。但这两个不同地区的差别，随着年龄的增加而变得不明显，其中一个解释是认为钙的摄入对骨质的峰值(peak bone mass)的发展大于其后骨质的丢失。

对于绝经期前的妇女,以及在成熟为成人的早期,其钙的摄入与桡骨与脊椎骨的骨密度是正相关的。因为人的身高稳定之后,还有几年的时间骨质还继续在充实之中,而且可能高的钙摄入是会使骨密度的峰值升高。在国外许多国家与我国一样,对成年人的推荐钙供给是每日 20mmol(800mg)至 29.9mmol(1200mg)之间。其中一个原因,是保证有一个高的峰值。

在绝经前期钙的摄入,与钙的丢失之间是否有关系,是一个比较重要的问题,因为骨质疏松症往往是从这一个时间开始的,追踪性的研究提示,如果在绝经前期增加钙的摄入,每天 22.5～37.4mmol(900～1500mg),可以避免从脊椎骨丢失骨质,有同样的一个观察也证明肱骨也可以避免丢失,但对髋骨的作用未清楚。横切面的调查结果有的是相互矛盾的,一部分原因是对膳食的估量不够准确,加上很可能有其他环境因素的影响之故。

在绝经期的早期与后期的骨质丢失是不同的,而且骨质对钙及其他物质的干预反应也是不同的。在绝经期开始的几年中,如果从每日摄入钙 1000mg 加到 2000mg,可以见到从桡骨的近端丢失的骨质减少,但远端的桡骨及脊椎却未见明显的改变,但每日小量的增加钙,例如每天 650mg,也可见到桡骨近端有限的改变。

在绝经前后的骨质丢失是较明显的,但在这之后,对钙的补充会有较大的反应,尤其是对于那些平日摄入钙少的人,例如每日补充 500mg 共两年(以苹果柠檬酸钙的元素钙计),可以避免脊椎、股骨颈及桡骨的骨质丢失。同样的剂量,但使用的是碳酸钙,对股骨颈与桡骨的作用也一样好。平常膳食中有较高钙的人,补充小量钙却看不出有那么大的影响。一些实验观察也看到,过去曾经有过桡骨柯里氏骨折的老年妇女,给补充钙与用安慰剂作对比,如果每日补充达 1g 的钙,在保护股骨颈方面有明显的作用。

男性与女性的情况有些不同,30～87 岁的男性原来有 1100mg 的膳食钙摄入,若每日补充 25mmol,即 1g 的钙对桡骨和脊椎都没有明显的影响,亦即未能避免骨质的丢失。但若男性平时钙的摄入低,补充之后会有一定的影响,但作用大小还未能肯定。

流行病学的研究提示,钙的摄入与骨折的发病是有一定关系的,有一个作了 14 年的追踪观察反映,50 岁以上的人,摄入少钙的人其髋关节骨折率大于摄入钙高的人,亦即每日摄入量不论男或女仅为 11.7mmol,亦即 470mg,比每日摄入 19.1mmol,即 765mg 的男女,骨折率大 1.5～2 倍。一个在捷克的研究提示,75 岁以上的妇女,在高钙摄入者的髋骨骨折率为每年十万分之 15,低钙区则为十万分之 45。男性在上述同一情况下,骨折率先后为 11/10 万及 30/10 万,但是前臂骨折发生率在高钙与低钙两个地区却没有差别。美国的一个调查反映,50 岁以上的人若是每日摄入低于 1040mg 的钙,比高于此值的人多 6 倍的髋骨骨折危险性,但英国的观察未能反映这种在男性出现的现象,是否同样存在于妇女中。

总的来说,增加钙的摄入,包括增加奶及奶制品的摄入,是可以减少脊椎骨骨质丢失的,在绝经前后的五年内,增加或补充钙,有利于避免脊椎和桡骨的骨质丢失,或是减慢其丢失的,但对髋骨的作用如何,还不清楚。这些骨在骨质丢失上的差别,还受许多因素影响,包括不同的骨组织内的骨小梁构成,实质与松质等的不同分布,以及不同的重力负荷、不同的对激素的影响和对激素的敏感性。

我国人民过去就少用牛奶作为食物,牛用做耕耘的工具而不作为食物,故传统的农业社会经济,从根本上影响人们食用奶类习惯,但牧区例外。大部分的人膳食的钙偏低,钙的来源主要从谷类及蔬菜、粗粮等中提供,这是影响我国人民体格发育的一个值得注意的问题。可能长期的低钙膳食,使有限的膳食钙有较高的吸收,和排泄方面的减少。但这仅是一个方面,增加膳食中的钙,会因为原来水平低,而起良好的正面的效应,特别对于妇女和生长发育期的儿童为然。

(2)维生素 D:维生素 D 可从膳食中取得,也可以从晒太阳中得到,这些维生素在肝中羟化为 25-OH-D_3,以后又在肾中进一步羟化为 1,25-$(OH)_2$-D_3,成为机体的活性维生素,1,25-$(OH)_2$-D_3 增强肠道对钙的吸收,并对维持骨质的正常起作用。而在临床多以测定 25 羟基维生素 D_3 在血中浓度作为维生素 D 营养状态的指示物,反映包括从晒太阳到从膳食中所获得的维生素 D,但从晒太阳中取得的维生素 D 对 25-OH-D_3 的影响大些,然而在户外活动少的冬季,尤以高纬度地区的冬季,以及不愿到户外活动的人,从日晒中取得维生素的机会相对地少,多数成年或老年从膳食与从日晒中获得的维生素 D 是不足的或是低于推荐量。当人的年龄增加,户外活动减少,血中的甲状旁腺激素的浓度升高,同时 $25\text{-}OH\text{-}D_3$ 及 $1,25\text{-}(OH)_2\text{-}D_3$ 的浓度下降,这种状态是随着年龄增加而骨质丢失的,虽然这个过程的全部机制也还未完全清楚。当前,学者认为血中维生素 D 的浓度下降是全球性的现象,其中重要的原因是大气污染使人们实际的日照减少,高层住宅增加,交通工具的改进,户外活动的减少等都是普遍的原因,这是值得关注的。

血中 $25\text{-}OH\text{-}D$,$1,25\text{-}(OH)_2\text{-}D_3$ 以及甲状旁腺激素的浓度有很明显的个体差异,以及季节差异,尤见于我国的北方地区,这一现象早为学者们的观察所证实。研究表明,骨质疏松的人,血中 $25\text{-}OH\text{-}D$ 的浓度与 $1,25\text{-}(OH)_2\text{-}D_3$ 的浓度,均比同龄而没有骨质疏松的人低。如果明确 $1,25\text{-}(OH)_2\text{-}D_3$ 不足而引起骨质疏松,给病人以 $1,25\text{-}(OH)_2\text{-}D_3$,或口服维生素 D 可以减慢骨的丢失,有预防骨折的作用。例如 Gallagher 观察 62 例 60 岁以上对象,以每日 $0.5\sim1.0\mu g$ 的 $1,25\text{-}(OH)_2\text{-}D_3$ 供给一年,可以使脊椎骨减慢钙的丢失。但 Christiansen 观察 50 岁以上的 84 例对象,每日以 $0.25\mu g$ 的 $1,25\text{-}(OH)_2\text{-}D_3$ 供给一年,加上每日 500mg 的钙作补充,以桡骨为观察点,结果与对照组没有明显差别。这一个观察以桡骨的一个点作骨密度比较可能反映不出效果,加上对象膳食中的钙不清楚。同样,Alola 及 Off 等分别观察高龄的对象,添加 $0.5\sim1\mu g$ 的 $1,25\text{-}(OH)_2\text{-}D_3$ 是有阳性结果的。值得注意的是,补充 $1,25\text{-}(OH)_2\text{-}D_3$ 时,有时伴有高尿钙的排出,并会有高血钙症,而且这些研究未注意其对象是否处于绝经期出现的那一年,所以未能准确的反映观察的结果。

在绝经期前,或是绝经前期的妇女,对于 $1,25\text{-}(OH)_2\text{-}D_3$ 的反应是不敏感的。对年龄大的妇女,反映仅轻度地减少骨质的丢失。日常维生素 D 不足和日晒少的人可能例外。

(3)磷及其他营养素:磷在食物中非常丰富,以至于极少因为食物不足而引起缺乏,仅有很少的例外。相反,人们正在关心的是:是否因为磷太多而引起骨质疏松的危险性增加,因为血中的磷增加会压抑血中的 $1,25\text{-}(OH)_2\text{-}D_3$ 的浓度,从而降低肠道钙的吸收。同时,血钙的不足,增加了甲状旁腺激素分泌,这都会对骨质有负性的影响。但至今未能证实高磷膳食对骨的丢失有多大的作用。相反,高磷膳食使从尿排出的钙减少,因而磷对钙的代谢未能证明有多大的干扰,并且不影响钙的平衡。

其他营养物质对骨质疏松的影响,都受到关注,尤以对钙代谢是否有影响这一方面:

a. 一直认为高的蛋白质摄入使钙在尿中的排出量增加,因而有人认为高蛋白质膳食是骨质疏松的一个危险因素,而蛋白质本身对钙的吸收影响很少,肉类含有较高的磷,故摄入肉类过多磷就会增加,但一些实验表明,每日摄入 75g 的蛋白质,与每日摄入 131g 的蛋白质对比,看不出钙在尿中的排出增加,也未见氮的负平衡。相反,摄入高肉类的食物,每日摄入达 137g 以上的蛋白质却可以使钙得到正平衡,因为可以使钙从粪便的排出减少。当然,过高的蛋白质,特别是从肉类中摄入高于需要的蛋白质并不需要,甚至反而有不利因素。

b. 氟与钙也有一定的关系,氟可以刺激成骨细胞的活性,在一定的部位增加骨的骨质。氟可以在钙磷灰石中取代羟基,取代的结果,使骨增加晶体化的大小,而降低了弹性,故氟化的骨会对压力的抵抗有所增加,但降低对肌腱的张力,因而这种骨不见得对骨折有更大的预防能力。高氟饮水地区的人群,其骨密度增加,但氟骨症会导致另外的一种病态,并引起活动的困难,故有人曾用氟来治疗骨质疏松,作过一个 4 年的观察,并未成功。氟在相应较高的浓度下,可以增加腰脊椎的骨质密度,在一年内增加约 10%,但并未能改变脊椎的骨折发病率,而以桡骨作观察,加氟不起作用,而且骨折率反而增加。还有人报告添加氟使髋骨骨折率增加,故以高的氟,例如 6ppm 以上的饮水作为治疗,并未见有效。而一般饮用水约含 1ppm,此时已足够使人体的代谢处于正常状态。

c. 硼是一种非必需的元素,一些实验提示,每日摄入从 0.25mg 增到 3.25mg 的硼,可以使尿钙、尿磷及尿镁的排出减少,而且它可以刺激增加雌二醇的水平。在膳食中低镁时似更明显,似乎硼能够维持钙的平衡,但机制未明。估计硼对形成一些甾醇类激素是需要的。羟化维生素 D 也需要硼,但这种设想,还待有力的证明。

d. 镁是重要的元素,一半体内的镁存在于骨中,其中三分之一在骨的表面,是以一种游离并可以交换的形式存在,因此在低血镁时,可以从骨的表面动员,其余的镁,是结合到羟磷灰石内的。动物实验表明,限制镁的摄入,会增加钙的动员,减少骨质的形成,在人体还见到甲状旁腺激素的分泌减少,出现低血钙症,低尿钙排出。但在骨质疏松的绝经后妇女的观察,其结果是矛盾的,有的甚至有相反的结果。

(4)药物的作用:已经发生了骨质疏松症的病人,以膳食的方法纠正比较困难,目前仍未有一个很有效的方法,当然,不应当因此而放弃膳食中有合适的钙。在目前的情况下,一些学者倾向于同时予以药物的治疗,并且有一定的效果。例如,绝经后的数年内,骨钙的急速丢失可以用雌激素疗法来缓解和预防。最近发现在成骨样细胞中存在雌激素的受体,这说明雌激素可以直接作用于骨质的转换,雌激素也作用于增强钙的吸收,估计它是作用于 $1,25-(OH)_2-D_3$ 而引起的。

雌激素的补充剂量为 0.625mg 的结合型雌激素,或 92mmol(25μg) 的乙炔基雌二醇,预防从脊椎、肱骨及全身的骨质丢失,减少压迫性脊椎骨折。添加钙还可以减少雌激素的需求量以维持骨的矿物质,故用一天以 0.3mg 的结合雌激素,同时以 37.4mmol(1500mg) 的钙给绝经后三年内的妇女,可以预防骨的丢失,包括保持桡骨、脊椎及指骨骨质,当激素治疗停止,骨质的丢失就会再出现,但雌激素在绝经后骨质丢失减慢时的情况如何,以及对更老年的妇女有什么样的作用,还没有可靠的报告。

小结:骨质疏松症是一种疾病发展过程,其发展是持续而缓慢的,其特点则是持续性的骨丢失。至今解决骨质疏松的方法,主要是减慢及制止骨的丢失,而未涉及骨质的复原。故其根本的问题是预防。

我国人民膳食中的钙是明显地、普遍地低于膳食推荐的,因而提高膳食中的钙,对预防骨质疏松有重要的意义,尤其是对青春期到 40 岁前后的妇女,即骨密度高峰期的妇女,摄入足够的钙质,在理论上是十分重要的,对于男性也重要。从总体来说整个儿童阶段都应争取有合适的膳食钙,饮用牛奶和食用奶制品对于儿童是首选的。尤以离开母乳喂养之后。如果继续使用其他乳类,可以保持对乳糖的耐受力,这同样适用于孕妇和哺乳的妇女,补充钙的制剂是一种方法,但饮用牛奶不仅可以取得生物价值大的钙质,而且可以同时获得其他营养素。过胖的人可以采用脱脂乳。

有一部分人不重视蔬菜作为重要的食料,这样就会减少钙及其他元素的摄入,包括镁的摄入。有的蔬菜例如西兰花都含有良好的钙源,为了避免骨质疏松,第一个考虑是使膳食钙达到推荐的供给量。

运动可以减少钙从骨骼中丢失的速度,有益的运动往往会得到阳光的照射,也有利于机体的代谢与适应性。持之以恒的适宜运动,不但能使骨骼避免过快的钙丢失,而且可以减少一些过多的体脂与体重、减少骨的压力与负载。工业发达国家骨质疏松发病率在工业化过程中升高,其中一个原因是运动相对的减少,包括正常的体力活动减少。我国农业人口骨折的机会相对少于工业国,包括女性,这与下地劳动和日照有关,我国儿童佝偻病的发病率高,这种病的主要原因是维生素 D 的缺乏,北方地区发病高于南方,其中重要的原因是阳光照射的机会,如果同时又缺乏维生素 D 及钙,将加剧了发生佝偻病的危险性。

8.4 酒精中毒

我国人民制造和使用酒精已有数千年的历史,在古代的中国,酒作为饮料,也作为制药用的一种液体。不同度数的酒精饮料,是许多国家人民生活中的一部分,甚至是饮食中的一部分,但也有禁酒的地区和国家。在某些意义上说,酒或酒精饮料在社交上往往成为一种象征,而不一定看做一种食物。在一定的情况下,酒还往往用来代替一部分热能,用于一些特定的环境及条件,2002 年我国的营养与健康调查反映,人们的饮酒习惯明显地增高,男女两性合计在城市为 21%,农村为 21%,其中男性在城市为 39.6%,农村为 40%,这都反映饮酒习惯在不断增加的趋势。

酒精饮料的特点,是一种只含能量而不含有任何营养物质的饮品,并且与很多营养物质有矛盾,严重的可以造成营养不良,甚至引起疾病。本章讨论的主要是酒精饮料的负面作用这一个方面,并不对酒精作全面评述。

(1)酒精饮料:不同浓度酒精饮料都含有水、乙醇和少量碳水化合物,我们称为白酒;加上色素和添加剂或其他可食物质的为各种名称的酒。不论是哪一类的酒,主要构成物都是酒精。低酒精度的啤酒含酒精为 3%~4%,含有小量的维生素与氨基酸,但其营养价值是很低的,一些国家不将啤酒列为酒类,从葡萄酒到各种白酒,其酒精含量从 12% 到 50%~60%。1g 的酒精含有 7kcal 的热量。酒精的热能用于燃烧发出的热量,而不能为机体作功。住院观察的严重嗜酒者,每日给予均衡膳食2600kcal之外,增加1000kcal的酒精热量,并不能使体重增加,如果以均衡的膳食给予,单独以酒精取代碳水化合物热量的50%,则体重却可因之而减轻。如果在正常膳食之外,附加酒精的能量,酒精不能像碳水化合物与脂肪一样增加体重,但其间还有一定的个体差异。

不少的报告提出酒精可以提高人体代谢率,至少部分的原因是酒精降低生物能量值(blologic energy value)。乙醇增加正常人的氧的消耗,对于纵酒的人也如此。用等热量的酒精代替碳水化合物,会增加人体的代谢率。动物实验,在喂饲酒精10天之后,食物特殊动力作用增加15%,这种作用(又称膳食引起的产热作用diet-induced thermogenesis,DIT)在人体同样出现。理论上,在饮用酒精后,因为没有经过氧化磷酸化,而只经过微粒体乙醇氧化系统(microsomal ethanol oxidizing system),使能量浪费或无效地耗费掉,有一部分则是因为不能与微粒体中的烟酰胺腺嘌呤二核苷酸(NADH)的还原型结合而再氧化,引起能量的空耗。

(2)纵酒者的营养状态:纵酒者可以隐藏着营养不良的问题,主要是一种不容易看见的营养缺乏。工业发达国家因为酒精中毒而住院的占住院人数的相当(10%～20%)比例,这些人都以严重营养不良的状态入院的,包括蛋白质营养不良而消瘦,人体测量指标都可能低于正常。长期纵酒可使人体重降低,与吸烟习惯不同,戒酒可使人体重增加。纵酒者还会发生肝的病变,中等度纵酒者的反应因人而异,因为这些人的膳食不一定相同。以酒精代替其他食物,最基本的问题是减少了蛋白质以及维生素等营养素的摄入,长期纵酒还引起胃肠道的炎症,以后食欲和食量都降低,并可引起消化与吸收的许多问题。

(3)对消化道的影响:长期纵酒可引起直接与间接的消化道改变,特别是引起营养物质的吸收不良,例如叶酸的摄入不足和吸收不良。其他水溶性维生素也有相似的情况。

在一定的情况下,酒精对肝细胞是有毒性的,长期的纵酒的一个严重后果是肝硬化,病者的肝发生纤维化,脂肪浸润,同时也可引起腮腺的纤维化、唾液分泌的减少与酶活性的下降,食管的功能也有改变,包括蠕动的减弱,括约肌的松弛,甚至引起食管炎,这是干扰进食的其中一个重要原因。

酒精也可以引起胃炎及十二指肠炎,因为酒精停留在胃及十二指肠的时间相对地长,浓度也相对高。酒精使胃黏膜细胞的生长产生抑制,改变黏膜的血流供应和物质的运转,也因为胃的肥大细胞释放组胺、白介素以及C4,使胃的渗透性增高,黏膜受破坏,高渗透性,黏膜细胞的前列腺素与环磷酸腺苷(cAMP)发生改变,使胃黏膜发生腐蚀性的炎症。酒精也使胃排空的作用改变而变慢。纵酒者往往也出现腹泻,从而产生吸收不良。因为吸收不良不但起源于胃黏膜的改变,也由于肠道的异常,因而最终使许多营养物质的吸收下降。B族维生素,包括叶酸的缺乏会发生,因为酒精的作用,在空肠增加Ⅰ型波(阻抗),而在回肠则增加Ⅲ型波(推进)。酒精使肠绒毛的高度降低,和减低双糖酶的活性,引起乳糖的不耐受性。酒精对单糖的吸收也有不同程度的影响,高浓度的乙醇明显影响肠道对氨基酸的吸收。

酒精中毒者会出现脂肪痢,这种情况多见于叶酸的缺乏症,但可由于胆盐的缺乏而激化,这是由于急性的酒精摄入引起。酒精使肝硬化的病人,胆汁中的脱氧胆酸降低,可能是因为经细菌作用的胆盐转变为脱氢胆酸的减退有关。因此,胆酸的合成减少,胆酸池也变小,肠液中胆盐的浓度下降。由于肠道菌群的改变,对胆盐的作用也失常,因而脂肪痢就出现。此外,胆色素性的胆石症也常发于肝硬化。

(4)对各种维生素代谢的干扰:酒精饮用过多最先见到的是水溶性维生素的不足,原因至少是因为酒精影响吸收,而饮酒者摄入的维生素也减少,常见为B族维生素的硫胺素、核黄素、吡哆醇、叶酸,以及B族维生素以外的维生素C。估计酒精干扰这类维生素的吸收、激活和储存等方面。

1)硫胺素:在酗酒者中,最常见的症状之一是硫胺素的缺乏,并且出现韦-科(Wernicke-Korsakoff)综合征、脚气性心脏病,以及多发性周围神经炎。这种综合征可以因为单独缺乏硫胺素而引起。目前还未有证据证明可以由于先天性转酮酶的问题引起本病,如果酗酒者的能量主要由酒精提供,那么硫胺素是不会够的。用测定血中转酮酶(加入焦磷酸硫胺素,TPP法),是可以诊断出来的。有的认为单独测定红细胞转酮酶活性已能诊断文尼克氏脑病。但纵酒者如果在膳食中摄入的硫胺素不足,是较多见到上述病态。

住院的酒精中毒病人,用稳定同位素标志的硫胺素观察,病人对硫胺素的吸收是低的,故有人建议在所有酒精饮料中加入硫胺素,如果出现硫胺素缺乏的症状就明确了诊断,应该每日口服 50mg 的硫胺素,或以肌肉注射常量补充,以阻止疾病的发展。

2)核黄素:因为 B 族维生素往往是同时存在的,因而核黄素的缺乏会伴随硫胺素的缺乏而同时存在。我国人民核黄素的摄入相对也比较低,测定的方法可用红细胞谷胱甘肽还原酶的活性,并根据加入黄素二核苷酸(FAD)的反应结果而测知。动物实验证明酒精可以导致核黄素的缺乏,其发病情况与完全限制饲料中的核黄素所出现的缺乏病一致。但病人仍能对核黄素的补充有良好的反应。

3)吡哆醇:酗酒者若缺乏吡哆醇,可以引起神经、血液,以及皮肤等方面的症状。这类病人在测定血液中吡哆醛与磷酸吡哆醇(PLP)的浓度结果低于正常,因为 PLP 在红细胞内很快被乙醛破坏,而乙醛却是乙醇的第一个氧化产物,乙醛的产生也增强了细胞内磷酸酶类对 PLP 的水解,临床上补充吡哆醇可合用多种维生素,但有神经症状出现,例如共济失调的出现时,宜用稍大的剂量治疗。

4)叶酸:重的酗酒者都易发生叶酸的缺乏,病者血中的叶酸浓度会低,这种缺乏症很可能在摄入与吸收率二者都低,在临床上处理叶酸缺乏病可以提供富含叶酸的蔬菜类食物,严重时也可以适当给予补充制剂。但是如果病人出现贫血,那就会复杂得多,因为酒精会作用于骨髓、肝,引起脾亢进症,出血及缺铁性贫血,这些因素都可以反映于血象。但是有一定营养素摄入的酒精中毒者还是比较少发生叶酸缺乏的,遇到贫血现象,应该在血象中找到大红细胞的存在来加以确证。这种病人血清叶酸浓度低于 3ng/ml,但若同时又有缺铁性贫血也有可能,此时血象会同时反映两种不同的情况。

5)维生素 C:酗酒者在入院时血清维生素 C 低,以维生素 C 作尿负荷时,排出量也低,尤见于肝硬化的病人。一般可每日补充 200～500mg 的维生素 C 一周以上,使病者的组织得到补充,直到恢复血清的水平。

6)脂溶性维生素:长期的纵酒,对维生素 A 的营养是有很大影响,在肝中维生素 A 的储备耗空,而血清中的维生素 A,或是视黄醇结合蛋白的水平却没有改变。动物实验可以见到,酒精中毒后,虽然大量补充维生素 A,但对肝的储备没有多大的增加,尤见于肝硬化的纵酒者。因为乙醇的摄入,使微粒体酶类作用于视黄酸,使其变为 4-羟基及 4-氧代视黄酸,及其他有极性的代谢产物。此外,乙醇还动员维生素 A 从肝脏排出,因而临床上可以见到病者有夜盲症。有人观察到有肝硬化的病人,约有一半发生夜盲症。但对酒精中毒的人补充维生素 A 是一件复杂的事,因为大剂量的维生素 A 是有毒性的,而且如果继续饮酒,毒性更大,故宜作中下剂量的补充,而且确实要停止饮酒。有人建议在这种情况下,可每日给予维生素 A 2000μg 数周,并观察夜盲的改变,也有人认为锌与维生素 A 在代谢上的关系密切,宜同时以低剂量的补充硫酸锌。

和维生素 A 大致相似,维生素 D 在酗酒的病人中血清的 25-OH-D,或 1,25-(OH)₂-D₃ 的水平没有明显降低,但肝脏的储备耗空,因为这种病人会同时有摄入钙的不足,因而酒精中毒者可以发生骨质的丢失,或发生骨质疏松症。

因为对脂肪的吸收不良,所以酒精中毒的病人也会发生维生素 E 的缺乏,尤以存在肝硬化的病人。这种病人会出现神经症状,包括反应迟钝,异常步态,眼肌麻痹,震动感觉丧失等。酗酒者肝内维生素 E 耗竭的原因,是酒精促进肝微粒体将 α-生育酚氧化成为 α-生育酚醌。

(5)对水及矿物质的干扰:酒精中毒性的肝损害,经常发生水与电解质的不平衡问题,钠和水的潴留使病者的体重增高,即四肢的水肿、腹水、胸膜渗漏等都可能出现,进一步会发展为呼吸困难、脐疝。病人有时难以承受水的负载而不能排尿。因为呕吐,腹泻,高醛固酮,还会引起低钾,肌肉的消耗与肾小管性酸中毒,在使用利尿剂时也会如此。钾的耗竭会出现肾静脉的氨升高,加剧了肝性脑病的严重性。

病理性的液体潴留与腹水是复杂的,在肝脏,有门静脉高血压、低血蛋白血症,以及淋巴流动的改变是重要的因素,而机体内分泌的调节以解决有效的血容量,亦即在这种情况下,身体总血容量是正常甚至增加的,但不正常的比例分布在内脏部位,故血液的肾素水平增高;血的醛固酮增高,去甲肾上腺素也增高,使腹水能外流,肾脏也有排除钠的倾向,故房性钠利尿因子(atrial natriuretic factor)升高,肾的血流动力学基础变得不正常,其中也与肾的前列腺素的改变有关。

肝硬化病人水的过载,应该采取紧急措施,因为腹水与胸膜渗透会引起呼吸困难,或是脐疝的穿破会引起致死的腹膜炎,故应考虑立即做胸腔穿刺,或放液穿刺,或二者兼做的措施,而治疗还应包括避免水潴留的再发生。膳食上应实行水与钠的限制,这中间会有困难,因为一天仅能供给 0.5～1g 的钠和 1500ml 的水。此外还在需要时给予醛固酮的抑制剂如螺内酯,或随后给予呋塞米等利尿剂。一般使水肿病人每日减重 0.5kg,在监护之下,水肿可以逐步的消减。但同时应监测是否存在低钾或高钾血症、低钠血症等,还应注意肾衰竭的可能性。

1)镁:急性戒去酒精又有镁的缺乏,会发生神经肌肉的兴奋性,而酒精中毒者大量酒精的饮用会致尿中镁的排出增加,但慢性的小量饮用则没有这一个问题,有的研究证明,酒精中毒者往往发生镁的缺乏。血镁低,而且体内可转换的镁也低,而酒精的摄入能引起镁的排泄,完全取消酒精则可使镁回复正平衡。酒精中毒的病人可以因为镁的大量补充而引起低钙血症,因此,在酒精中毒者中补充镁是要严肃地缜密考虑的,尤以对于那些容易发生症状,而又有低血镁的病人;对于厌食的病人而又有低血镁状态;对于低钙血症的病人而又在补充钙时没有良好反应的人等,都应加以小心照料。但是大部酒精中毒的病人可以从正常的均衡膳食中,补回镁储备的。

2)铁:酒精中毒病人可能有铁的缺乏或铁过多,运铁蛋白的水平有时是一个指示物,可以反映有一个慢性的饮酒的历史。因为酒精可以引起多种胃肠道的损害,容易发生出血,包括食管炎、食管静脉曲张、胃或十二指肠炎等的出血,但一般实验室可诊断贫血的性质及程度。但须注意的是,不应该随便使用铁剂,因为必须明确诊断之后才采取这一措施。因为酒精性肝硬化的肝脏活检,反映这种病人肝中可能已储有大量的铁。肝内铁的增加,可能是由于肝细胞的坏死与体内有溶血的发生引起,甚或可能因为酒精增强了肠道对铁的吸收,有可能肝的储铁过多引起肝内脂肪的过氧化而引起肝的损害,其中包括促进肝的纤维化。

酒精中毒使运铁蛋白发生改变,在这种蛋白的分子中含有一个还原的唾液酸(sialicacid),这种物质的存在,反映了被测者有过时间不短的慢性酒精饮用史。这是一个很有用的诊断。在酒精性肝硬化出现时,肝对运铁蛋白的合成降低,在血浆中的浓度也降低。而在脂肪肝的起初阶段,运铁蛋白的浓度是正常的,当时在分解代谢与合成代谢两方面都同时增加。

3)锌:锌是人体的必需微量元素,在小肠被吸收。锌是体内多种含锌酶的重要组成部分,其中一种含锌的酶是肝内的乙醇脱氢酶,它作用于乙醇,使其转变为乙醛,也作用于眼的视黄醇脱氢酶,将视黄醇转变为视黄醛。肝脏的红细胞超氧化物歧化酶也含有锌,这种酶避免氧的破坏。锌的缺乏,在实验动物可以看到肝的乙醇脱氢酶下降与生长迟缓,酒精的氧化速度减慢等。

酒精性肝硬化也使锌的内稳态改变,血浆锌及肝脏的锌都低,而尿排出的锌却比正常高。但急性大量饮酒却未见尿锌的排出增加,酒精中毒性肝硬化,对锌的吸收少而又排出高,故锌很易发生缺乏。当前用锌作治疗,主要是用于维生素 A 所不能治疗的夜盲症,锌有可能起作用。估计这是因为锌与维生素 A 有相互作用之故。

4)铜及其他微量元素:酒精中毒性肝硬化时,肝的铜含量增加,血浆的铜也有增加的趋势。但也有的作者认为是正常的,酒精中毒时镍则是恒定地升高的,锰与铬则不改变在血中的浓度,但急性肝脏疾病时,钼在血中的浓度升高。

8.4.1 酒精对产热营养素代谢的影响

(1)糖:大量的群体调查反映,酒精的摄入与高血糖有关,但有胰腺炎和胰岛素不足者例外,估计是酒精引起葡萄糖的不耐受性,但这一设想还有待证明。

在进食状态时,肝糖原充足,糖原异生的支持使血糖保持正常水平,但在空腹时就不同,因为上述的代谢通路行不通,主要是受酒精的干扰,糖原异生改变为从氨基酸、甘油、乳酸,以及半乳糖等来形成,当病人有低血糖时用静脉供给葡萄糖是可行的,长期饮用酒精压抑的肠道双糖酶的活性(包括蔗糖酶、麦芽糖酶以及乳糖酶),而且往往出现乳糖的不耐受性。

尿酸不是产热营养素,但与酒精的作用有关,因为很早就知道饮用酒精往往引起急性痛风的发作。酒精引起高尿酸血症,是因为酒精使尿酸的排泄减少,故痛风病人不宜饮酒,尤不能喝含有嘌呤的啤酒。

(2)脂类酒精的摄入是与脂肪在肝中浸润相关的,也与高脂血症、酮中毒有关。脂肪肝是以膳食脂肪为浸润来源的,膳食中脂肪越多,积蓄在肝也越多,因为有酒精的作用,用低脂肪高蛋白的膳食可以使肝脏积蓄少一点脂肪,但不能完全避免脂肪肝,而使用中链甘油三酯可以减少脂肪在肝内的积蓄,酒精使血中增加 NADH/NAD 的比值,影响酒精氧化为乙醛,通过乙醇脱氢酶的作用,减低了 NAD 对脂肪氧化的作用,通过柠檬酸循环抑制脂肪酸的氧化。脂肪酸的合成是在胞浆内进行的,酒精中毒时并不增加。

长期饮酒的成年男人会持续的存在高脂血症,主要为高甘油三酯及胆固醇的稍升,其中包括 VLDL 及乳糜微粒增加。酒精也可以增加 HDL 的浓度。故酒精性的高脂血症一般列为 IV 型高脂血症。

一些观察认为,当每日饮酒 300g 达数周之久,当初成倍增加的甘油三酯水平可以回到正常,这一现象是因为很可能肝受到损害之故,此时脂蛋白脂酶的活性也增高。因为严重肝损害时高脂血症就消失,在肝硬化时,也是如此。相反,病人会出现低血脂症。有一些病人饮酒后出现明显的高脂血症,这种人很可能是遗传性脂代谢缺陷的病人,例如高乳糜微粒血脂症,即 I 型高脂血症,并与脂蛋白脂酶活性下降有关,这种病人应给予正常膳食而禁酒,但若有肥胖病、糖尿病则应该同时对症治疗。

中等程度的摄入酒精,可以增加空腹时的一种的高密度脂蛋白(HDL$_3$),它与 HDL$_2$ 不同,但未弄清其作用,因此能否通过酒精提高 HDL 而影响冠心病的预防,目前还有待确证。酒精的摄入往往伴有酮血症,但没有或是很少有酸中毒,血糖一般正常。

当酒精作为附加的热量时,对蛋白质有保护和节省的作用,但如果不是额外添加酒精,而是以酒精的热量取代碳水化合物,则尿素氮的排出增加。酒精可能干扰氨基酸在肠道的吸收,也影响肝的吸收,减少糖原异生作用,增加血清的支链氨基酸浓度,并干扰脂蛋白的合成。

1)膳食对酒精代谢的影响:酒精被代谢为乙醛,主要是乙醇脱氢酶(alcohol dehydrogenaxse,ADH),同时也受内质网的微粒体乙醇氧化系统(NEOS)的作用,而 ADH 的氧化作用是限速的,低蛋白质膳食可引起乙醇的氧化率降低,长期空腹也如此,因而营养不良的酒精中毒者,饮入的酒精的氧化时间延长,血酒精浓度会高于正常人。因为胃内也有 ADH,故酒精在胃内就开始被氧化。

2)酒精对肝脏的损害:酒精对肝脏的损害包括引起脂肪肝、肝炎及肝硬化,这是众所周知的。

营养不良是引起脂肪肝的主要原因,脂肪肝出现于水肿型蛋白热量营养不良(尤以儿童),膳食中脂肪低至占总热量的 10%,也不能避免酒精引起的脂肪肝,只是减低其程度,其实如果没有外源性脂肪,机体也出现内源性的脂肪在肝脏沉积,尤以长链的脂肪酸。

脂代谢的物质、向脂性的胆碱和蛋氨酸缺乏也可以引起脂肪肝。但是健康人不因为缺乏胆碱而引起脂肪肝。如果不停止饮酒,胆碱不起治疗的作用。

肝内的肉碱水平,随着饮酒而升高,但胆碱缺乏时却下降。肉碱对乳清酸(4-羧基尿嘧啶)补充的反应,对减少脂蛋白产生,及血清脂蛋白水平等,都因为胆碱的不足而发生改变。但对酒精中毒的病人补充胆碱,有时会出现副作用,包括恶心、呕吐、流涎等症状。

酒精对肝的毒性影响是多方面的,包括改变 NADH/NAD 的比例,改变肝脏的钙流动,引起脂肪的过氧化等,但毒性与剂量以及持续时间有密切关系,酒精中毒没有其他预防的方法,最好的方法是禁酒。

酒精中毒的饮食治疗,首要任务是除去酒精的影响,纠正因酒精中毒而引起的营养不良,应该以全面的均衡膳食来解决营养不良的问题,并且根据病人的实际和现状,采取针对性措施,诸如有脚气病,应采用硫胺素治疗。与此同时给予各种 B 族维生素,其他对症疗法的问题,见于前面的章节,不在此重复。

9 老年营养

9.1 老年营养

当前,全球每年以 2.4% 的速度增加 65 岁以上的人群,我国当前 65 岁以上的人群已超 1.2 亿,平均寿命已达 71 岁,进入一个老龄社会,这是我国社会发展和进步的巨大表现,但老年不是一种病,也许不合适在这一本书中作为一篇,但是人的衰老是一个不可逆的过程,随着年龄的增加,人体在不断老化,加之随着年龄的增加,存在的疾病以及体验新的疾病的机会也增加,但是减慢人们衰老的进程,预防疾病的发生,发挥余热和安享晚年,确是人们的追求和希望,也是我国学者的一个重要的课题。但无论怎么说,老年终究不是病,故本章列在本书的最后一部分。

9.1.1 生理背景

老龄一般以 65 岁以上的年龄为界,这是一个日历年龄,以出生之日起计算的,但实际每一个人都有不同的生理年龄。每一个人的各种生命活动器官的功能也存在差异,因而老龄人之间的个体差异远大于所有年龄组的人群。在同一年龄的人中,不论男女,其生理年龄可以有较大的距离。就外貌上,有的人看起来很老,而有的人看起来却很健壮,但人生总的趋势是,从出生到成熟,再到壮年,然后走向衰老,只是其进程有快有慢,其中一个重要的是各人的遭遇和环境条件不同,以及各人对外界的反应不同,这包括人本身的素质以及存在的环境,包括饮食环境,也包括社会环境等在内,当然人有时出现意外事故和意外的事件是无法估计的,有的会造成损害,这种损害的大小也与当事人的反应有关,重要的是,各人在社会中作出的贡献大小是有差异的,因而各人的心灵与价值观可以很不一致,生活的感受与幸福观会有相当的差别,这是众所周知的生命现象。

人在老年进程中,生理上可察觉到在发生变化,但不一定所有老龄人都一起按一个速度发生变化,然而这却是一个基础条件,作为对老龄认识的基础。生理上的变化有下列的基本改变:

(1)心肺功能的改变:心肺功能的主要方面是运输氧到肌肉和同时排出二氧化碳。估计在 25 岁到 65 岁之间,这种功能每年平均丢失 1%,亦即到 65 岁以后,其心肺功能会减少 30%～40%。这一数据是按相对机体组织来说的,因而肥胖的人或是有肥胖病的人的丢失就相对地大。可以见到,同一年龄的老人若其体质指数在正常范围之内,比肥胖的同龄人活泼和动作快捷得多,而肥胖者总是行动慢于正常体重的人。

如果存在慢性的呼吸道疾病,氧的运输及二氧化碳的排出就受到限制,这正是老龄人活动受限制的主要因素之一。但在轻活动状态,老人的心每搏输出量与 25 岁是相差不大的,差别出现在大的负荷量,这反映老年人的冠状动脉血流与心肌收缩的能力有改变,因而 25 岁人的心率可以耐受每分钟 195～200 次,而老人仅限于 170 次。

关于这一改变,在营养的考虑上可以说仍未有直接的要求,但是保证心肌的蛋白质不被干扰是主要的,如果存在肥胖病,减重有利于改善氧的供给,故保持机体的去脂组织,加强运动或活动,并且注意矿物质尤以钙及镁的摄入都十分重要。世界卫生组织建议在可能的条件下,每天至少活动半小时,或在可能条件下每天适当的运动(如步行)半小时,量力而行,量力而控制速度,持之以恒,这是一个值得重视的建议。为了增加氧的运输能力,老年性贫血应该受到注意,食物中铁的供给仍然是十分重要的。

（2）胃肠道功能的改变：65岁以上的老人都有可能存在齿患，有的甚至大部分牙齿丢失。老龄后一些人的味蕾萎缩，影响甜与咸两种味觉，有的会引起食欲与口渴的丧失，包括胃酸分泌的减少。老龄人可能使用的药物，其中有的是干扰食欲的，包括抗生素、洋地黄、抗惊厥药物，但这种情况属于少数。

胃黏膜不同程度的萎缩，会影响分泌功能，胃黏膜的改变往往又与血浆中出现胃壁细胞的抗体有关。胃黏蛋白的内因子减少使维生素 B_{12} 的吸收也受影响，胃酸的不足，也会影响对铁的吸收，但不多见。

十二指肠分泌的脂酶减少，故脂肪的吸收会受影响，但确诊是困难的。收集3～5天的粪便来测定脂肪含量能有所反映，但操作上难以接受。有人以丰富脂肪的餐后观察血浆中的乳糜微粒量以供参考。也有学者认为与十二指肠黏膜的绒毛变矮有关，但老人的大肠黏膜的萎缩和变薄是明显的，波及黏膜上的腺体，肠憩室的发病可能增加。老龄人肛门括约肌的功能会发生改变，但便秘不一定随着人的衰老而加剧。

在营养学上，胃肠道的改变中，值得注意的是蛋白质与矿物质的丢失，同时需要适宜量的膳食纤维，有的学者观察到老人味觉的改变，可以用补充锌而改善，这是其中一例。

（3）肝及肾功能的改变：人体的肝脏在青年时期占体重的3%，到老年占2%，故有逐渐减小的趋势，实际是肝实质细胞数目的减少。但双核及多核细胞增多，这些细胞会存在染色体的变异和色素的堆积，肝内贮存的糖原、抗坏血酸及核糖核酸也减少，蛋白质合成下降，酶的活力也降低，马尿酸的合成减慢，而酒精对肝的毒性加大，肝脏对维生素 B_{12} 的吸收也变弱。肝脏对胆酸的分泌也逐步下降，胆囊的排空能力未有明显的改变，但胆囊壁变薄影响胆汁的排泄。

肾实质细胞也在缓慢减少，肾单位数目下降，鲍曼氏囊的外膜变薄，减少了通透性，加上血管的内壁改变，引起肾单位的萎缩。此外许多关键性的酶活力下降，包括钠、钾激活的ATP酶，这些酶与氨基马尿酸的排出有关，肾的这些改变减少每天的尿流动、血中尿素升高、肾小球廓清率下降、肾小管再吸收能力削减、晨尿的比重下降、夜尿排出增加。

在营养上，可以考虑老年性的肝功能减弱，对适应食物的不均衡性与代谢上的改变能力稍差，故老年人比青年人更需要均衡的膳食。老人体内贮存的糖原相对地少，故难以适应长时间的负荷所引起的低血糖，老人低蛋白血症也较易发生。

如果肾功能有减低，避免过高的脂肪所引起的酮血症以及过高蛋白质所引起的尿毒症。因为肾素的分泌降低，以及醛固酮与抗利尿激素的降低，水电解质的平衡也会受到干扰。因为肾小球回收钾减少而低钾，肾的衰竭也会引起高钾血症。过量的水摄入会引起心脏的负载，但应在日间主动地、多次小口地饮水，以适应水代谢的平衡，老年人因为肾的功能减弱会需要更多的维生素D，因为肾羟化 25-OH-D_3 的能力小了。当然，不是所有老年人的肾都有功能明显减弱的问题。

（4）内分泌功能的改变：对老龄人的激素代谢状况有争议，从激素在尿的排出量而言，老龄人激素功能的改变似乎是不大的，但测量血浆中的激素水平，以及体内受体的敏感性，可以看到激素功能是逐渐降低的趋势。

老龄人的脑下垂体会发生进行性的纤维化，嗜碱性粒细胞减少，细胞核也变小，有时会发生嗜铬腺瘤。在实验中可见，老的动物对促肾上腺皮质激素的反应减弱。但老龄人在对胰岛素低血糖作反应时，皮质醇和生长激素的分泌并不明显减少，但在激烈运动中，生长激素不像青年人那样的反应。脑下垂体的功能改变易于在老龄人的基础代谢减低中见到，老龄人的甲状腺也有可能出现萎缩，其他细胞浸润，滤泡变小，内贮胶质减少而纤维增加。对老龄人测定基础代谢存在一定困难，但估计75岁后，基础代谢会逐渐下降。

最常见的老龄人代谢改变是出现糖尿病，尤以同时有超重或患有肥胖症的人。

睾丸的老化会引起雄激素的减少，而雌激素的减少是老龄妇女引起骨质疏松的一个主要原因。

从营养方面思考，脑下垂体的萎缩与营养不良有关，脑下垂体功能减弱，不仅可以导致整个代谢的改变，也影响老龄人在支持体力负载时，难以动员体内的脂肪来支持能量需要，故需求更多的葡萄糖和糖原异生，以致引起蛋白质的分解代谢。老龄人作较大体力活动时所引起生长激素的分泌是最有益的一个方面，而且基础代谢的降低，每天定时作半小时以上的体力活动包括一定速度的步行，也是一个有效的纠正方法。

在老龄人膳食中优质的蛋白质供给，应以每公斤体重1g的蛋白质总量为基本点，但是老龄人的蛋白质合成代谢远不如青年人那么容易，相反，长期卧床或在其他制动条件下，蛋白质的分解代谢却又难以避免的，因而补充蛋白质是对老年人的一个细微而又经常的重点课题。

(5)细胞与亚细胞的改变：一部分问题在前面已提及，老龄人体内细胞的代谢活性、生物化学转化率以及细胞功能与结构等，仍然是学者最关心的问题之一。

首先考虑的问题是老龄人体内逐步地丢失蛋白质，一部分专一性细胞的死亡，而代之以结缔组织，一些细胞可以再生和修复，而另一些则不能，如肌肉与神经组织的细胞分裂大部是停止了的。

导致体内细胞死亡的原因之一，是一部分的组织与细胞缺氧，例如动脉粥样硬化可以造成这种状况，而由于辐射、有毒化合物、病毒等的作用，也可以引起 DNA 模板产生致死性的扭曲而不能进行蛋白质的合成，有的细胞却是由于不断堆积有毒废物而受破坏，细胞内自身免疫作用的发生等。总之，细胞的老化及死亡是复杂的，有不同原因的作用，可使细胞的形态学发生种种异常，包括细胞核与细胞浆。

随着细胞的老化，细胞膜的通透性改变，因为在膜上钙质的结合是通透性下降的一个原因，干扰了钾及钠的运转和钠泵的作用，细胞内的酶的活性似乎改变不很明显，但这个问题仍有争议。

估计蛋白质的转换率在老龄人比青年人低 10%～15%，一些肌肉组织的蛋白质转移到内脏之中。血浆中的葡萄糖、胆固醇及尿酸在饱餐后升高，也意味着组织对这些物质的利用减少。细胞衰老的一个重要理论，是在代谢中出现过大量的单体氧游离基，亦即自由基(free radical)，它们对细胞染色体的攻击是极为有害的，故建议使用尽量多的含抗氧化剂的食物，例如类胡萝卜素、维生素 E、维生素 C 和植物化学素。但在动物实验中须用大剂量才能使动物延长寿命。较早期的实验是限制动物食物，能够延长寿命，但这种限制在动物成熟期前才有明显效果。有的学者认为，膳食限制可能发生类似脑下垂体切除的作用，因此，限制膳食以防止过早老化，至今仍有许多争议，其机制没有共识，但是，超重却是公认的多种疾病的危险因素。

比较多的学者认为老年尽可能摄入正常需要量的钠和钾会有好处，因为日常生活摄入的钠量往往远高于需要，而钾量却不一定达到需求。其实均衡的膳食对于老龄人更是一个基本的需求，只不过均衡应该按老龄人的实际来达到。

适当增加老龄人的活动，会增加总的摄入量而不致增加体脂，但活动使体重降低的速度是缓慢的，但适当的活动能提高食欲，吸纳更多的营养素，这样比过于静态的生活更能达到食物的均衡，争取获得氮的正平衡和减少氮的丢失。因此，将老龄人的营养与其生活和活动分开是错误的，因为就能量一项，其摄入与消耗是受整个生活模式所影响的，但老人的活动或运动的形式应该个体化，并受到充分的理解，才有利于坚持而收效。

(6)老年人体重的丧失：一般人到中年会出现超重和肥胖，但这种情况很少发生于老年，相反，由于上述的种种原因和老龄化，最大的问题则是老年人体重的丧失，而且体重的明显丧失往往是与死亡率有关的因素，老者低能量与食物的摄入，低于正常的 BMI，低的上臂围以及低的血浆白蛋白水平等，都是不利的因素，但当体重的下降扭转的情况下，无论是住院与否，都提示着存活率的升高，Andres 曾作过多年的研究，其结果反映老龄人的体质指数与其死亡率的关系，当体质指数与死亡率的关系放入二次方程中，其关系图形为 U 形的曲线而不是简单的回归方程，因而，体重下降，其 BMI 小于 21，或大于正常，都预示着机体功能性的下降与死亡率有增加的可能性。

在老龄期，腰臀围的比增加，这类人多数有吸烟等坏习惯，这类人如果出现为中心性肥胖，这与冠心病的死亡率呈正相关。

老龄者血浆白蛋白与胆固醇下降，也明显地提示死亡率的升高，因为这两种指标的出现，提示着不仅蛋白热量的摄入有关，也意味着在循环中细胞素的水平的升高，例如肿瘤坏死因子-α2，白介素-1 的升高，如果血浆中的白蛋白水平低于 30g/L，就意味着存在危险因素。

在生命周期中食物摄入的减少见于男性的例子，男性的摄入食物的高峰为 16～19 岁，可达每日 3000kcal 以上，但 80 岁后下降了 39%，对于女性，到 60 岁下降 14%，80 岁后下降 22%，其他地区的观察也有同样的状况，其中也包括膳食中脂肪的逐步减少。

对于老龄人来说，脂肪是生存的关键营养素，在灾荒年代，体脂是能量的储库，对老年住院(养老院)的调查提示，老年病者往往未取得足够的能量摄入以保持体重，并未能取得足量的维生素和矿物质，以致体重下降的延续会引起一系列的问题,体脂是维持体温的机构,而体脂肪组织则是高代谢效率的组织,它是机体的一个重要的保护组织,至少可以减少股骨骨折的可能性,脂肪组织也释放许多重要的多肽,如瘦素、细胞素等。

蛋白质热量营养不良对老者产生一系列有害的影响,包括压迫性溃疡、感染、股骨骨折、认知障碍、贫血,以及肌乏力、疲乏、水肿等问题。此外,蛋白热量营养不良也导致免疫系统的功能受损,例如敏感性的延缓,胸腺功能的紊乱,降低淋巴细胞的增殖,降低白介素-2,以至于降低免疫反应的能力,包括(CD4$^+$)T淋巴细胞的降低,以致易于受到传染病的威胁。

在老龄化过程中总体的代谢率下降,原因是体力活动的减少,休息代谢率也有所降低,这一降低的主要影响是体内受体组织的减少,这一组织的减少程度决定了休息代谢的下降程度,其中的一个因素是老龄人产能力量的下降,例如 Na$^+$-K$^+$-ATP 酶活性的降低,同时食物特殊动力作用或称食后产热作用也下降,这些下降又与胃排空时间的延缓有关,但是,从总体上去观察,老年人体重下降主要有下列四种因素:

1)生理性厌食症:主要是生理性的厌食,并且主要是由于体力活动的减少与静态生活模式的强化,孤独状态,味觉的改变,嗅觉的改变,以及胃肠道功能的改变所引发,加上老龄化使睾丸激素下降,致使瘦素升高。

在社会因素上,老人独自进食量少于有人共同进餐的进食,这在老人院中也可以观察到这种现象,加之,老人的味嗅觉灵敏度改变,以致进食的愉悦下降,有报告认为在老人膳食中添加增味剂可以使其体重增加,此外,老人如果牙齿不健全也影响饮食的兴趣与质量。

当食物进入胃底后引起胃分泌氧化氮,从而使平滑肌处于松弛状态,生理上称之为适应性松弛,但老龄人氧化氮的释放减少,以致小量食物进入胃窦的时间缩短,以致饱腹感易于出现,同时也使胃排空时间减慢。

当食物进入十二指肠后,胆囊素分泌,老龄人这种激素的分泌却加大,尤其是富含油脂的膳食,其原因之一是这种激素的清除减慢,总的是使老龄人对脂肪的吸收减少。

胃底还分泌一种多肽激素 Ghrelin,这种激素增加食物的摄入并使生长激素释放,但老年人这种激素下降,同样的是睾丸激素也下降,并使瘦素升高,这些都反映生理性厌食的发生。

2)病理性厌食:这主要是社会条件的改变,或住老人院、独居,家人的失去等引起的忧郁症,有时多种药物同时使用也会引起食物的摄入,其中某些治疗性饮食与老者的接受矛盾,例如一些糖尿病病人的治疗饮食是低胆固醇(例如肉蛋类的严格控制)和低盐,这并不一定被接受。

3)肌群或肌肉的减少:这是指上述多种因素引起老年人肌肉或肌群中肌肉的逐步减少,只维持着脂肪组织,这就很大地影响肌肉在体内的各种功能,这种改变会导致不利的后果,其作用因素也包括睾丸激素和胰岛素类的生长因素-1的减少,同时致炎症性的细胞素增加,这些因素也影响肌肉蛋白质的合成,从而减少肌肉的前体细胞(satellite precursor cell)的合成。

4)恶液质:这一般是指体内的受体组织(lean body mass)以及脂肪组织的大量丢失,加上存在疾病的恶化而出现的病态,尽管这类老人摄入的能量充足,但体内细胞素的释放同时极大的增加,包括白介素-1,白介素-6,以及肿瘤坏死因子的剧增,也极大地压抑了蛋白质的合成,而且相反地增加蛋白质的分解,也促使肝脏合成C反应蛋白质,也加大了对胰岛素的抵抗,当然,上述情况已不属于一般的老年人,而是带病的老者了。

此外,还有其他因素,例如老人口渴感的下降以至于失水状态,此时血中的尿素氮与肌酐的比值大于20:1,这种状态下本应该及时补充水来处理。

上述提及的老年人有的是没有明显疾病的,也有的是存在慢性疾患的。老年人,包括两性老年人的个体差异,是所有群组中最大的,不仅是生理上的差异,而且社会条件,生活习惯与心态等都有很大的不同,因而老龄人的习性与心态等都有很大的不同,老龄人的营养特别需要个体化和全局化,亦即对这类人群需要从生理、心理、社会条件等因素考虑,这不仅是医学,而是社会学和艺术学了。

小结:人的变老是一个生理过程,其进程是缓慢以致需要数十年的时间,但因人而有不同的速度,当前认为人的老化是由于 DNA 复制能力的损害,细胞生活力的丧失以波及器官的功能,因此人体衰老的学说,目前主要包括下列的问题,即:免疫能力的降低,细胞的增生,基础代谢,DNA 修复率,自由基的作用,以及蛋白质的崩解与合成等方面,影响人的衰老进程,很可能是一个以上的因素引起的。人的精神与心理压力,社会压力这个大的方面,不应该忽视。老年人营养应面向其生理改变的背景,对减缓人的衰老,应有所针对性和倾向性,尽管其效果会因人而异。

9.2 老年人营养素的需要和推荐量

前已提及,老年人这一个群组的个体差异远大于其他人群,因而在营养的需求上也有类似情况,加上老年人可以存在不同的种类与程度的慢性疾患,其社会、心理、体力、情绪等都有差异,故需要分别对待,尽管如此,老年人的营养素的供给应该有一个依据。

(1)能量供给:老年人的能量需要比中年少,有的观察认为一个 30 岁的中年人每日平均需要 2100kcal,到 80 岁时仅 1800kcal,这些热量的减少需求是与体力活动的减少与基础代谢的降低有关的,实际上 65 岁至 70 岁的老年人,如果每日的体力活动量不大,又有一定的工作,每日的能量供给可在 2000kcal 上下,实际上能量的供给如果能以体质指数来做自我保健是有益的。定期了解体重的改变有利于对摄入热量合理性作衡量与微调。

(2)蛋白质:老龄人对蛋白质的消化吸收能力较大差异,有的人能保持较高的吸收率。老龄人特别需要适宜的且又足够的蛋白质,当老龄人摄入的热量相对少的时候,蛋白质占总热量比值的计算会偏低,例如仅供给 1400kcal/d 的热量,若蛋白质占总热量的 15%,那么总蛋白质量为 52g,这对 55kg 体重的人来说仍是不充分的,若按 kg 体重来计算,那些瘦弱的老龄人,也会偏低。对于那些以谷类为主的膳食结构,依靠谷类蛋白为主要来源的老龄人,难以满足其蛋白质的需求。在我国的实践上,优质加工的大豆及其制品,仍然是老人补充蛋白质的良好来源,因为豆类与肉类比较,豆制品没有肉类附带的油脂问题,相反,大豆制品还会对过高的胆固醇有一定的调节作用。优质蛋白质的供给的低限,以每公斤体重 1g 为宜。若体重低于 50kg 的健康老龄人,又没有肝及肾的疾病,每日蛋白质的供给按 1.2g/kg 是合适的。蛋白质总量不宜少于 60g。

(3)碳水化合物:以谷类为主要碳水化合物来源的我国人民,较少出现糖类的营养问题。但乳糖、木糖等的不耐受性是应该警惕的。大部分老龄人肠绒毛刷状缘的水解酶活性仍然能够保持一定的水平,一些对乳糖不耐受的老龄人,如果一次仅饮用一杯牛奶,乳糖仅含 12.5g,一般还是能承受的,而且可以使用乳糖酶和酸牛乳,以避免不耐受性的问题。在目前,老龄人的膳食构成中,碳水化合物,即淀粉类尤以谷类作为主要的碳水化合物,在总热量中占 55%~60% 是有利的,但尽可能采用一些粗粮化根茎类食物。

(4)脂肪:老龄人对脂肪的吸收能力是难以维持正常状态的,如果摄入正常的量,其吸收率远低于青年人,一些吸收不良的人有时是由于细菌的作用干扰胆酸的结合。

老年人应取得适当的脂肪,因为脂肪的热量浓度高,而且有利于脂溶性维生素的吸收。老龄人每日从总热量中取得占 25%~30% 热量的脂肪或脂类被认为是可以接受的,一个每日消耗 1800kcal 的老人,每日膳食中的总的脂肪量为 60g,也是多数人可以接受的,这里是指食物本身的脂类与烹调用油合计,至少也可以达到 50g,问题是这 50%~66% 脂肪的构成,目前的认识应该是多样的,在总热量占 30% 的脂肪中,饱和脂肪酸应在 10% 以下,单不饱和脂肪酸可占 10%~15%,多不饱和脂肪酸占 10% 以上。如以上述 1800kcal 热量计,60g 的脂类中,饱和脂肪酸约占 6g,多不饱和脂肪酸约占 10~30g 或以下,其余为单不饱和脂肪酸,约 24g 左右。这种比例在以植物油为烹调油的条件下,是比较易于调节的,例如花生油含油酸(单不饱和脂肪酸)约 60%,亚油酸(即多不饱和脂肪酸)约 21%,饱和脂肪酸约 20%,这种结构可以与食物中的脂肪成分调配至适当的比例,无非是按照植物油的脂肪酸含量,增加单不饱和脂肪酸的比例,并对烹调以外的脂肪作适当的估计。这样的结构,必需脂肪酸是能满足需要的。

(5)液体:老龄人对水液的平衡的要求和中青年人一样,但很值得给以特别的关注,因为有时失水和脱水会在不知不觉之中发生,包括摄入的不足与丢失的过多,有慢性疾患、神智有问题的病人往往未能取得足够的液体,而且如果出现发热、腹泻、呕吐、吸收不良等症状,以及失血等,也可招致失水。在治疗中使用利尿剂、通便剂,以及用高张葡萄糖溶液注射,也会出现同样的问题。在没有严重的临床症状下,老人至少按每公斤体重摄入液体30ml,即一个60kg体重的老龄人,至少每日从食物与饮用液体中摄入1800ml的水分,加上代谢水,每日约达2000ml,当然可以用不同形式供给,例如淡茶和汤水。

(6)维生素类:老龄人摄入食物的量减少,故蛋白质热量尽管可以达到需求,而维生素却不一定达到应有的水平,加上老龄人的肠道吸收会减弱,因而老龄人不一定能达到中年人的推荐供给量。这一推荐量,也未必全部达到要求,因而应考虑微量营养素的适当补充。

1)硫胺素:估计老龄男性每日需1.2mg,女性1.0mg,最低不宜低于0.5mg/1000kcal,目前还未能证明随着老龄而影响对硫胺素的吸收,然而因为一部分老龄人使用酒精饮料,使硫胺素吸收减弱引起相对的不足。

2)核黄素:其推荐量与硫胺素相似,但我国膳食构成中核黄素相对低,这是值得注意的。

3)抗坏血酸:对两性中年人的推荐量为100mg,但使用药物、应激等因素都会使这种维生素的需求增加,而且随着年龄的增加,白细胞内的抗坏血酸有减少的趋势,但未能证明老龄人需求更多的抗坏血酸,故各国学者不认为有必要修改。

4)烟酸:在老龄人中未证明随着年岁增加而有明显的改变,只是随热量及碳水化合物的摄入量减少而在推荐量上有微小的变动。

5)吡哆醇:老龄人血浆中的吡哆醇有下降的倾向而适当补充有明显的好转,故学者建议的推荐量为每日2mg。

6)叶酸:估计老龄人需要每天200～400μg。

7)维生素B_{12}:老龄人血浆中维生素B_{12}的浓度都较中年低,估计与吸收率下降有关,慢性胃炎也会影响内因子的产生,故一些学者或国家推荐每日2μg供给。

8)脂溶性维生素中,老龄人对视黄醇的需求略减,但考虑到胡萝卜素的抗氧化作用和视黄醇的类似影响,故仍主张维持每日供给800μg。维生素D及维生素E均应与中年一致,一些国家推荐维生素K对男性每日供给80μg,女性60μg。

(7)矿物质

1)钙:两性终生都需要适当钙补充,因为人到中年后会有不同程度的丢失钙质,尤以女性。老龄因为胃酸的减少而影响钙的吸收,加上维生素D的取得因户外活动的减少而减弱。老龄人体力活动也相对地少,都影响钙的吸收,故多数学者推荐每日800mg的供给。

2)老龄因为胃酸的减少而影响铁的吸收,老龄妇女也避免了月经失血,但学者仍认为铁的供给宜每日10mg。其他微量元素老龄人的推荐量都与中年人一致。镁广泛存在于食物中,尤以植物性食物,但有的老龄人因为食物量少和偏食,也会引起不足,因而强调老年人每日摄入足够的蔬菜与水果是极为重要的加以注意,是不难解决的。

9.3 老年营养的战略和实施

老年人的营养是从中年而继续下来的,按照均衡的原则,没有必要突然转变到另一种模式,而是沿着已有的习惯逐步调整。但从总体来说,老龄人的膳食,在随着老龄的增加与生理上的改变而调整,以适应其需求,但其基本的战略是不变的。

(1)膳食应该随着改变了的情况,始终维持均衡的原则。例如体重在正常范围内的增与减,热量应随之改变,保持体质指数在正常范围是一个具有战略意义的措施,超重者逐步地减重,过于瘦弱者适当增加体格的丰满度是十分重要的。饮食定时、多样、适中、平和是重要的,老年人在有条件的情况下,与家人共进餐,哪怕是有时与家人共进餐也是有重要意义的。

(2)均衡膳食的总目标是预防及避免主要的疾病,包括动脉硬化性疾病、癌肿及其他退行性疾病,或是推迟这一类疾病的发生,延缓人体的衰老过程。

(3)老人膳食不能离开其生活模式能发生预期的作用,体力活动过低将引起激素代谢、食欲、肌肉蛋白、骨骼钙质的丢失加快,如果有适当的户外活动,会得到新鲜空气和阳光,对心境等有益处。可能时,应将活动相对的定型化、个体化,持之以恒。这里所指的是体力上的活动,它可以配合社会性的脑力活动。老龄人有一个好的,适合其个人的生活模式才能有一个好的膳食基础,而不是相反。

(4)据上述老龄人营养素推荐量,可将食物的结构概括为下述构成:如一个65岁的老龄人,体重在55~60kg,其每日食物结构可以下述七个方面作为基础增减、调整,在一个食物的架构内设计其制作和使用方式,以适应主体的需求。推荐每日膳食的大体结构为:

1)适当的粮食作为主食,可用杂粮代其一部分。

2)食用约500g(1市斤)上下的水果和蔬菜,挑选适宜的品种和多样选择和变换口味。

3)约50g的豆类及豆制品,或用豆类做的稀饭作为主食。

4)约100g的鱼、禽肉类、蛋类一天可食用一个。

5)适当吃动物的油脂类,包括深海鱼及其油。

6)适当选择食用奶类,例如酸牛乳及乳制品,主要为奶酪。

7)每日定时饮用适当的汤、淡茶及饮用水。

8)定时于清晨便后称量体重,记录,有体重明显变化时,咨询正规的保健医生或营养医师。定时做体格与健康检查。

仅用几条建议给整个老年人群体是不明智的,因为老年人群的年龄差异,个体差异与阅历差异都很大,例如上述的几条就不适用于素食者,而且食物不是药物,食物对于老人有一个习惯与喜好,进食应该是一件愉悦的事情,还有家庭的大小、是否与家人同食的伦理学问题,与家人同食时,食物的品种会多,而多种食物的选择会大,利多而弊少。此外,微量营养素补充剂量是老者可以考虑使用的。

老年人的营养有生理、心理、社会与伦理等诸问题,本书仅是其中的一个方面,对于老年人应取得个体化的、正确的科学的营养知识,而不必理会当前的商业宣传是极为重要的,有的广告宣传会使一部分老者受到错误的引导,这是要特别避免的。

本书的结束语:古往今来,世界上没有的通常认定为不良的可食食物,但一旦一种食物与人的需要以及与进食的其他食物有矛盾,就会对摄食者产生不良的干扰以致出现负面的影响,水和食盐都极为重要,但非常大量的盲目吞食是可以中毒甚至死亡;反之,缺乏任何的一种必需营养素,时间一长,也可以使人患病以致死亡。人若滥用食物,它作为一种自然力向人类报复是无情的,而人却是没有还手之力,这是不可逃避的自然辩证法,古人早就说过"物极必反",是量变引起质变的客观规律。

附　　录

附录 1

附表-1　存在于代谢而不存在于蛋白质中的重要氨基酸

名称	分子量	结　　构	主要功能
鸟氨酸	132	$\overset{NH_2}{\underset{\vert}{CH_2}}-CH_2-CH_2-\overset{NH_2}{\underset{\vert}{CH}}-COOH$	尿素合成 瓜氨酸合成
瓜氨酸	175	$\begin{array}{c} NH_2 \\ \vert \\ C{=}O \\ \vert \\ NH \\ \vert \\ CH_2-CH_2-CH_2-\overset{NH_2}{\underset{\vert}{CH}}-COOH \end{array}$	尿素合成 谷氨酰胺代谢
精氨琥珀酸	290	$\begin{array}{c} COOH \\ \vert \\ NH-CH-CH_2-COOH \\ \vert \\ C{=}NH \\ \vert \\ NH \\ \vert \\ CH_2-CH_2-CH_2-\overset{NH_2}{\underset{\vert}{CH}}-COOH \end{array}$	尿素合成
高半胱氨酸	135	$\overset{SH}{\underset{\vert}{CH_2}}-CH_2-\overset{NH_2}{\underset{\vert}{CH}}-COOH$	蛋氨酸代谢
半胱亚磺硫	153	$\begin{array}{c} O \\ \parallel \\ SOH \\ \vert \\ CH_2-\overset{NH_2}{\underset{\vert}{CH}}-COOH \end{array}$	半胱氨酸分解代谢
胱硫醚	222	$\begin{array}{c} NH_2 \\ \vert \\ CH-COOH \\ \vert \\ CH_2 \\ \vert \\ S-CH_2-CH_2-\overset{NH_2}{\underset{\vert}{CH}}-COOH \end{array}$	蛋氨酸代谢 半胱氨酸合成
高丝氨酸	119	$\overset{OH}{\underset{\vert}{CH_2}}-CH_2-\overset{NH_2}{\underset{\vert}{CH}}-COOH$	蛋氨酸代谢

名称	分子量	结　构	主要功能
酵母氨酸	276	COOH ｜ CH－CH$_2$－CH$_2$－COOH ｜ NH　　　　　　　　　NH$_2$ ｜　　　　　　　　　　｜ CH$_2$－CH$_2$－CH$_2$－CH$_2$－CH－COOH	赖氨酸代谢
谷氨酰胺		NH$_2$　　　　　　　　NH$_2$ ｜　　　　　　　　　　｜ C－CH$_2$－CH$_2$－CH$_2$－C－COOH ‖ O	
二羟苯丙氨酸	197	HO　　　　　NH$_2$ HO—〈 〉—CH$_2$－CH－COOH	黑色素合成 苯丙氨酸/酪氨酸的代谢
甲状腺素	777	NH$_2$ ｜ HO—〈 〉—O—〈 〉—CH$_2$－CH－COOH	甲状腺激素前体
β-丙氨酸	89	NH$_2$ ｜ CH$_2$－CH$_2$－COOH	辅酶 A 及肌肽的一部分 参加嘧啶代谢
β-氨基异丁酸	103	NH$_2$　CH$_3$ ｜　　｜ CH$_2$－CH－COOH	嘧啶代谢
γ-氨基丁酸	103	NH$_2$ ｜ CH$_2$－CH$_2$－CH$_2$－COOH	从谷氨酸形成的神经传递介质
牛磺酸	125	NH$_2$ ｜ CH$_2$－CH$_2$－SO$_3$H	胆酸组成物,可能为神经传递介质
δ-氨基-γ-酮戊酸 （ALA）	131	NH$_2$　O ｜　　‖ CH$_2$－C－CH$_2$－CH$_2$－COOH	卟啉合成

附表-2　体质指数表

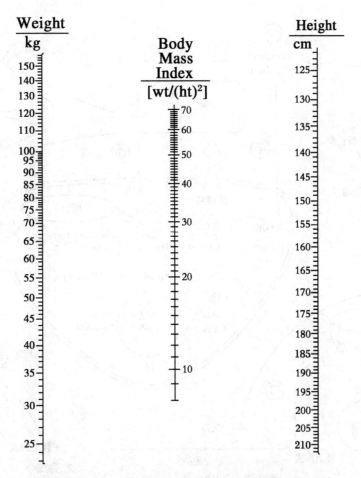

体质指数（BMI），以体重（kg），除以身高（m）的数值，即 kg/m^2。本表是以同一原理，但仅用一直尺，将身高 cm 和体重 kg 二数所对准的指数，即为 BMI。一般人的正常值为 18.5～25，大于此值为超重，用计算机运算可取得准确的数值

附录 2

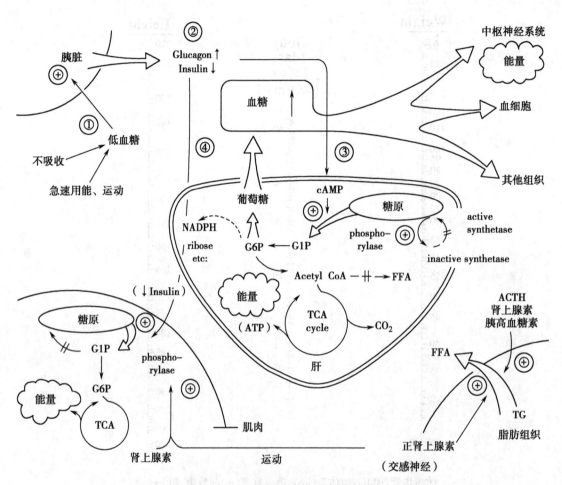

附图-1　早期禁食的碳水化合物代谢

代号：ACTH　　　促肾上腺皮质激素　　　①血糖降低引起胰高血糖素升高与胰岛素下降
　　　FFA　　　　游离脂肪酸　　　　　　②，③胰高血糖素在肝通过 cAMP 分解糖原
　　　TG　　　　 甘油三酯　　　　　　　④胰岛素水平下降，增加肌肉糖原的分解
　　　TCA　　　　三羧酸循环
　　　Insulin　　　胰岛素
　　　Glucagon　　胰高血糖素

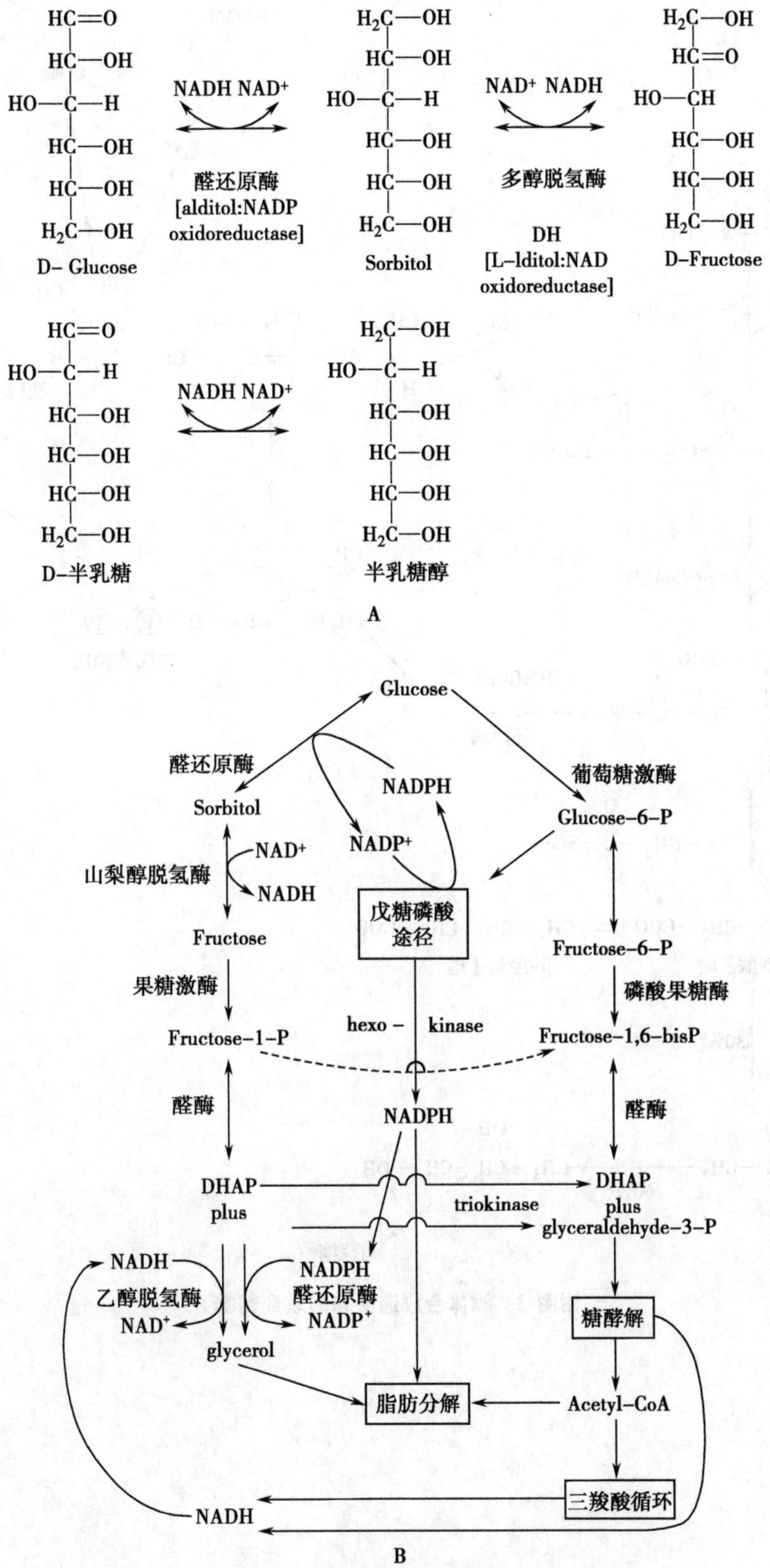

附图-2　糖醇形成与山梨醇代谢

A. 糖醇的形成；B. 山梨醇代谢

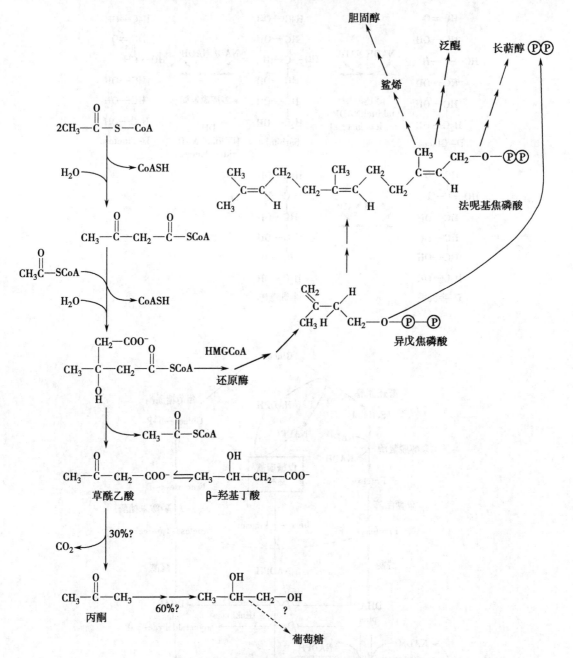

附图-3　酮体合成通路和形成葡萄糖

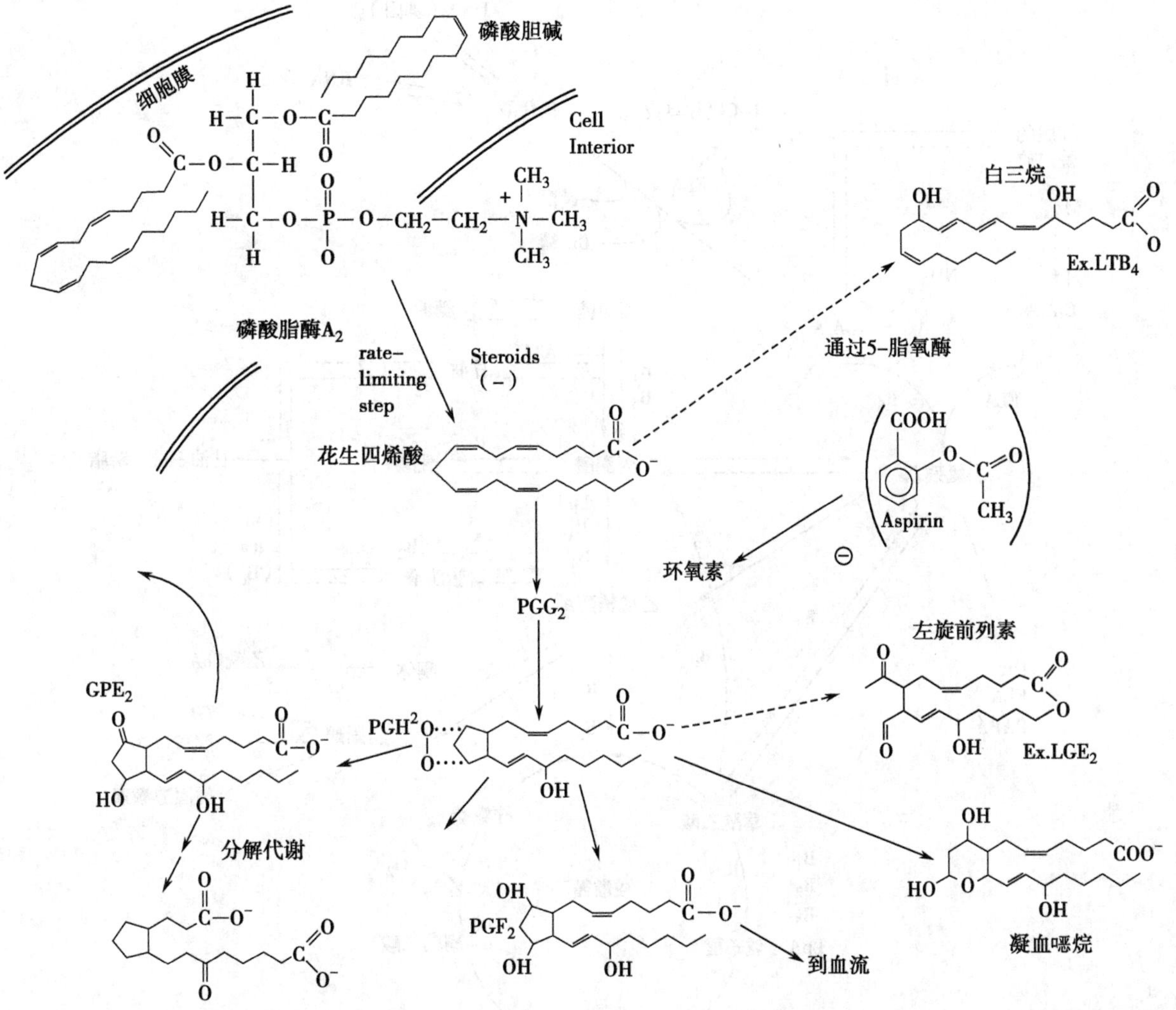
磷酸胆碱
细胞膜
Cell Interior
白三烷
Ex.LTB4
磷酸脂酶A2
rate-limiting step
Steroids (-)
通过5-脂氧酶
花生四烯酸
Aspirin
环氧素
PGG2
左旋前列素
GPE2
PGH2
Ex.LGE2
分解代谢
PGF2
到血流
凝血噁烷

附图-4　前列腺素合成

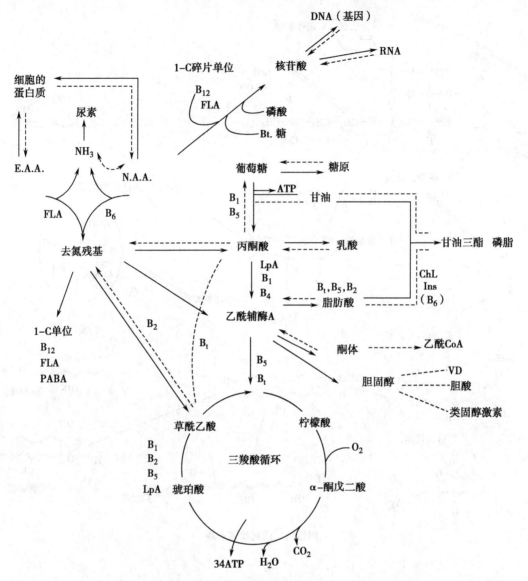

附图-5　B族维生素参与中间代谢

代号	B_1	硫胺素	LpA	硫辛酸	N. A. A.	非必需氨基酸
	B_2	核黄素	FLA	叶酸	E. A. A.	必需氨基酸
	B_4	泛酸	BT	生物素	VD	维生素D
	B_5	尼克酸	PABA	对氨基苯甲酸		
	B_6	吡哚醇	ChL	胆碱		
			Ins	肌醇		

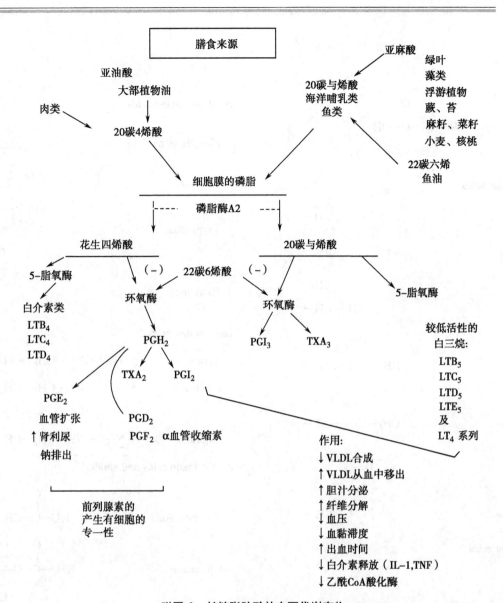

附图-6　长链脂肪酸的主要代谢产物

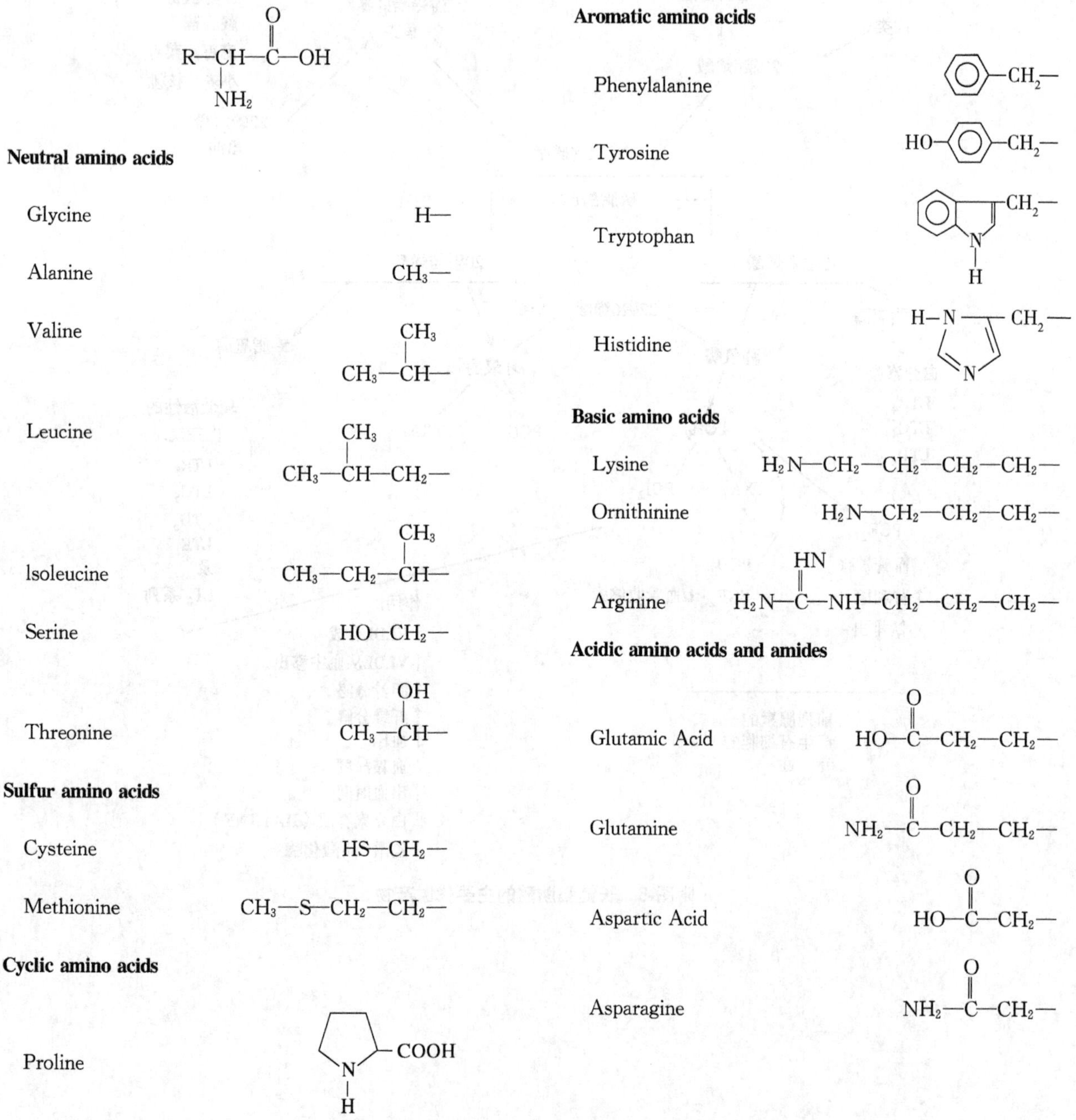
R—CH—C—OH
O
NH2
Neutral amino acids
Glycine
H—
Alanine
CH3—
Valine
CH3—CH—
CH3
Leucine
CH3—CH—CH2—
CH3
Isoleucine
CH3—CH2—CH—
CH3
Serine
HO—CH2—
Threonine
CH3—CH—
OH
Sulfur amino acids
Cysteine
HS—CH2—
Methionine
CH3—S—CH2—CH2—
Cyclic amino acids
Proline
COOH
N
H
Aromatic amino acids
Phenylalanine
CH2—
Tyrosine
HO—
CH2—
Tryptophan
CH2—
N
H
Histidine
H—N
CH2—
N
Basic amino acids
Lysine
H2N—CH2—CH2—CH2—CH2—
Ornithinine
H2N—CH2—CH2—CH2—
Arginine
HN
H2N—C—NH—CH2—CH2—CH2—
Acidic amino acids and amides
Glutamic Acid
O
HO—C—CH2—CH2—
Glutamine
O
NH2—C—CH2—CH2—
Aspartic Acid
O
HO—C—CH2—
Asparagine
O
NH2—C—CH2—

附图-7 常见氨基酸结构

附录 3

常用度量衡的符号表示

kg	公斤	L	升
g	克	dl	分升
mg	毫克	ml	毫升
μg	微克	cm	厘米
kcal	千卡	mm	毫米
kJ	千焦耳	mol	摩尔
MJ	兆焦耳	mmol	毫摩尔
IU	国际单位	mOsm	毫渗量
sec	秒	kPa	千帕
min	分	h	小时

常用度量衡的换算

1 公斤＝2 市斤＝1000 克

1 市斤＝10 两

1 磅＝454 克

1 盎司≈30 克

1 克＝1000 毫克

1 毫克＝1000 微克

1 升＝1000 毫升

1 分升＝100 毫升

1 摩尔＝1000 毫摩尔

1 千卡＝4.18 千焦耳

1 千焦耳＝0.24 千卡

1 兆焦耳＝1000 千焦耳

1 杯＝16 汤匙＝240 毫升

1 汤匙＝3 茶匙＝15 毫升

1 茶匙＝5 毫升

1 英寸＝2.54 厘米

附录 4

常用元素的符号、原子量、原子序数表

元素	符号	原子量	原子序数
氢	H	1.008	1
碳	C	12.01	6
氮	N	14.01	7
氧	O	16.00	8
氟	F	19.00	9
钠	Na	22.99	11
镁	Mg	24.31	12
铝	Al	26.98	13
硅	Si	28.09	14
磷	P	30.97	15
硫	S	32.06	16
氯	Cl	35.45	17
钾	K	39.10	19
钙	Ca	40.08	20
钒	V	50.94	23
铬	Cr	52.00	24
锰	Mn	54.94	25
铁	Fe	55.85	26
钴	Co	58.93	27
镍	Ni	58.69	28
铜	Cu	63.55	29
锌	Zn	65.38	30
锗	Ge	72.59	32
砷	As	74.92	33
硒	Se	78.96	34
溴	Br	79.90	35
钼	Mo	95.94	42
镉	Cd	112.4	48
锡	In	118.7	50
碘	I	126.9	53
钡	Ba	137.3	56
汞	Hg	200.6	80
铅	Pb	209.0	82

附录 5

常用缩略词

TBW	整体水
GER	肾小球滤过率
IGF-1	类生长激素胰岛素-1
FFM	去脂体块
BCM	体细胞群块
ECS	细胞外固体
TBK	全体内钾
MCT	中链脂肪酸
LCT	长链脂肪酸
PuFA	多不饱和脂肪酸
SFA	饱和脂肪酸
EFF	必需脂肪酸
EAA	必需氨基酸
TSF	三头肌皮褶厚度
MAC	臂中围
THSF	股皮褶厚度
MTC	股中围
BMD	骨矿物质密度
TUN	总尿氮
UUN	尿素氮
PTH	甲状旁腺激素
FAD	黄素腺嘌呤二核苷酸
FMN	黄素单核苷酸
PLP	吡哆醇-5-磷酸
ADH	乙醇脱氢酶
CCK	肠促胰酶肽
TXA	凝血噁烷
STS	生长激素释放因子
IL-1	白介素-1
LBM	去脂组织
BMI	体质指数
IgE	免疫球蛋白 E
PGG	前列腺素 G

主要参考文献

1. 何志谦. 人类营养学. 第 3 版. 北京；人民卫生出版社, 2008
2. 杨月欣. 中国食物成分表. 北京；北京大学医学出版社, 2002
3. M. G. Shis Modern Nutrition in Health And Disease Lippincoff Wifiams and Wilkins, 2006

62检